全国高等中医药院校创新教材

中医内科学

主　编　张允岭

副主编　郭蓉娟　张声生

编　委（以姓氏笔画为序）

王暴魁（北京中医药大学东方医院）
史利卿（北京中医药大学东方医院）
朱跃兰（北京中医药大学东方医院）
刘金民（北京中医药大学第三附属医院）
李　仝（北京中医药大学第三附属医院）
李军祥（北京中医药大学东方医院）
杨晓晖（北京中医药大学东方医院）
杨道文（中日友好医院）
张允岭（北京中医药大学东方医院）
张立平（北京中医药大学）
张声生（首都医科大学附属北京中医医院）
张洪春（中日友好医院）
张培彤（中国中医科学院广安门医院）
徐春军（首都医科大学附属北京中医医院）
衷敬柏（中国中医科学院西苑医院）
郭蓉娟（北京中医药大学东方医院）
谢春娥（北京中医药大学东方医院）
谢颖帧（北京中医药大学东直门医院）

人民卫生出版社

图书在版编目（CIP）数据

中医内科学/张允玲主编. —北京：人民卫生出版社，2015
ISBN 978-7-117-21745-3

Ⅰ. ①中… Ⅱ. ①张… Ⅲ. ①中医内科学－中医学院－教材 Ⅳ. ①R25

中国版本图书馆 CIP 数据核字（2015）第 267109 号

人卫社官网	**www.pmph.com**	**出版物查询，在线购书**
人卫医学网	**www.ipmph.com**	**医学考试辅导，医学数据库服务，医学教育资源，大众健康资讯**

中医内科学

主　　编： 张允岭
出版发行： 人民卫生出版社（中继线 010-59780011）
地　　址： 北京市朝阳区潘家园南里 19 号
邮　　编： 100021
E - mail： pmph @ pmph.com
购书热线： 010-59787592　010-59787584　010-65264830
印　　刷： 三河市博文印刷有限公司
经　　销： 新华书店
开　　本： 787×1092　1/16　**印张：** 31
字　　数： 774 千字
版　　次： 2015 年 12 月第 1 版　2015 年 12 月第 1 版第 1 次印刷
标准书号： ISBN 978-7-117-21745-3/R · 21746
定　　价： 75.00 元
打击盗版举报电话：010-59787491　E-mail：WQ @ pmph.com
（凡属印装质量问题请与本社市场营销中心联系退换）

编写说明

本教材属北京市精品教材，供全国普通高等中医药院校中医类、中西医结合专业（本科）教学使用。本教材18位编委均为长期从事内科各专科专病临床教学及研究，具有丰富临床经验的一线中年专家学者。

中医内科学是中医临床学科的主干课程，占有极其重要的地位。根据培养目标和教学大纲的要求，在本教材编写过程中，强调从解决临床实际问题出发，突出肯定疗效、规范标准、发现机制的临床医学三要素，着重临床实践能力的培养。注重教学内容的思想性、科学性、先进性、启迪性和实用性，着力体现出中医内科学学科体系的多层次、多形式、纵横结合的动态辨证论治体系，将临床确有疗效的工作经验或新见解等部分内容纳入本书中，以开拓学生思路。

全书分为总论、各论两部分。总论系统地阐述了中医内科学术发展史略，内科疾病病因病机，治则治法，内科临证思路。内容注重理论联系实际，强调基础理论对临床实践的指导作用，使临床经验在理论上得以深化，从而为辨证论治开拓思路。

各论51种疾病，根据临床实际情况，增加了风温肺热病、肺痹、癌症等病证。在编写体例上，每病下分为案例、概述、病因病机、诊断、鉴别诊断、辨证论治、预后与转归、预防与康复、相关资料链接、思考题等几部分内容，各部分既各自独立，又相互联系，蔚成一体。

篇首案例要求结合教材内容，从文献中精选出典型、真实、有高度概括性的病案，体现疾病动态发展过程及临床疾病的复杂性。在概述中，从病因、基本病机（或病位）和主要临床特征三个方面界定病证的定义，并按年代顺序选取历代代表性医家最经典的理论和最具代表性的医论，注重体现历代临床大家丰富独到的临床诊治经验。在诊断中，诊断标准注明国标、行标、新药指导原则、学会标准或其他著作转载标准等，对于少见或当前尚无统一标准的病证，由撰稿专家先拟定，统审时专家组讨论再决定，并且需要对诊断标准进行说明，介绍该病临床诊断中的常见问题，尽可能联系目前的临床实际，体现实用性。鉴别诊断则选择相关病证，抓住关键点如主症、主病机等相互鉴别。在辨证论治中，注重从临床实际出发，紧密结合各位专家经验以及前文的病因病机，写出治疗的关键，并强调特色用药、治疗，给学生以启迪。在相关资料链接中，给出了篇首案例分析，以培养临床实际分析及应用的能力，并在临证经验举隅中给出一个名老中医验案，此验案不限古今，医案后分析其治法思路或学术思想，可开拓思路、启迪思维。思考题为考核学生对该病的病因病机及发展、预后转归、治疗等内容的掌握情况而设置，并模拟中医执业医师临床技能考试第一站考题的形式，给出一个实际病案，要求回答诊断、治法、方药，以考核学生的临床判断分析能力。

本书渗透了许多中医界前辈及同仁们的学术成就和耕耘所获，在此表示谢意。

本书编写中，还吸收了部分研究生参加稿件校对工作，他们刻苦攻读，深入钻研，严谨治学，为本书的完成发挥了积极的作用。

本书不足之处实属难免，恳望各位读者不吝赐教和指正。

《中医内科学》编委会

2015 年 5 月

目 录

上篇 总 论

下篇 各 论

上篇　总　　论

第一章　中医内科学术发展史略

中医内科学是中医学的重要组成部分，是研究各种内科病证的病因病机、临床特征、辨证论治以及预防保健等的一门临床学科。它能够系统地反映出中医独特的理论体系和丰富的辨证论治内容。根据中医学整体观念的特点，任何病证都是整个机体的病理变化在局部的反映，人体内部脏腑、外部苗窍和经络相互关联组成一个整体，均与中医内科学的辨证论治具有一脉相承的关系。从这个意义上来讲，中医内科学也是中医各临床学科的一门基础学科。从广义的概念看，中医的理论核心辨证论治的全过程，也应属于内科学的范畴。由于学科的分化和发展，辨证论治中的辨证部分已经成为诊断学科的部分内容，而论治部分除去其他各个临床专门学科之外的内容，就是狭义的中医内科，包括与脏腑经络相关的各类病证。

先秦时期，对中医内科病证的认识多是散在记载，如甲骨文中有病蛊、病首（头病）之类的内科病名等。这一时期是中医内科的萌芽阶段。春秋战国之际，《黄帝内经》全面地总结了秦汉以前的医学成就，为中医学奠定了理论基础，标志着中国医学发展到系统的理论总结阶段。

中医学在两汉至唐宋时期得到了空前发展。《伤寒杂病论》是汉代名医张仲景熔中医理论与方药于一炉，总结当时医家以及自己长期积累的医疗实践经验撰写而成，是我国第一部中医内科学专著，也是中国医学发展史上的一个里程碑，标志着中医学，尤其是中医内科学的体系已确立。

唐代从医学理论、药物学、方剂学到临证各科都得到了全面的发展，内科虽仍无命名，但已有大量的内科疾病被记载。如《外台秘要》指出消渴病人的尿甜，《备急千金要方》记载对消渴病治疗采用饮食疗法和起居禁忌等。这些都足以反映了对内科病证的诊断、治疗、预防已达到当时医学的巅峰。

金元时代，出现了不同的医学流派。影响较大的有刘完素主寒凉说，张从正的古今异轨说、主攻说，李杲的脾胃论，朱震亨的“阴不足，阳有余”论等。在中医内科学术方面，创造性地提出了独特的理论见解，总结了治疗方面的经验。

明清时期，温病学说无论在理论上或在具体治疗措施上都有重大发展，从而形成独立的温病学体系。此期最为突出的有叶天士、薛生白、吴鞠通、王孟英等“温病四大家”。此外，明清时期不少医家对内科病证的诊治做了总结，其中薛己的《内科摘要》是我国最早以“内科”命名的医书。

鸦片战争以后，产生了中西汇通流派，其重点在于中医脏腑理论与西洋医学脏器解剖生理病理之间的汇通，而脏腑病机探讨的内容又与内科关系至关密切，因此，中西医汇通派的形成与发展对内科学术的发展有着重要的影响。如张锡纯《医学衷中参西录》做了很多探索,开中西药并用于临床之先河,已成为我国近代中医内科学发展的一个重要方面,至今仍有现实意义。

新中国诞生后,中医内科学的发展进入了一个崭新的历史时期。党和政府十分重视中医工作,采取了一系列重大决策,促进了中医内科学术的继承和发扬。1982 年全国中医学会内科分会成立,以后各省市也相继成立了中医内科三级学会,推动了中医内科学术的进一步发展,标志着中医内科学的逐步成熟。

面向未来,历史又给中医内科学提出了新的要求,中医内科学亟待有一个更大的发展,积极吸收前沿相关学科的先进技术与手段,寻找科学研究的新生长点,开展全国性的协作攻关,寻找到与国际接轨的切入点,大力培养跨世纪中医内科人才,在继承与创新的实践中做出更大的贡献,推进中医内科学的现代化。

第二章　中医内科疾病病因病机学

第一节　病　因　学

一、病因学概念

病因是引起疾病的原因。凡可以破坏人体的生理状态导致疾病发生的一切因素与条件，都属于病因的范畴。

病因学将病因分为两大类，把“六淫”及疫疠邪毒等病因称为“外感”，把七情、房室、劳倦、饮食等所伤之病因称为“内伤”，即外感性致病因素和内伤性致病因素。瘀血、痰饮等在一定条件下可以是很多疾病发展变化的原因，因此后世有些医家认为瘀血和痰饮属于继发性致病因素。

二、外感性致病因素

（一）六淫

即风、寒、暑、湿、燥、火六种外感病邪的统称。六淫作为外感疾病的主要致病因素，常概称为外邪。

1. 风邪　风为百病之长，风邪四时皆可致病，是外感病的先导，寒、湿、燥、火等邪，往往都依附于风而侵犯人体。风为阳邪，其性开泄，善行数变。

2. 寒邪　寒邪致病多在冬季，也包括其他季节因气温骤降而致病者。凡临床表现具有寒冷、凝滞、收引等特点者，即为寒邪致病。寒为阴邪，易伤人阳气；寒性凝滞，主痛；寒主收引、拘急。

3. 暑邪　暑邪致病有明显的季节性，夏天气候炎热，湿气熏蒸，故暑邪致病的特点是炎热与夹湿。暑为阳邪，其性炎热；暑性升散，易伤津耗气；暑多夹湿。

4. 湿邪　湿为长夏之主气，物受湿则重浊黏腻，容易霉烂。人久居潮湿环境，每感胸闷不畅，困倦乏力。因此湿邪有潮湿、黏滞、重浊、固着等特性。湿为阴邪，易阻遏气机，损伤阳气；湿性黏滞、趋下、重浊。

5. 燥邪　燥与湿是相对的，为秋令主气。其主要特点为干燥、劲急、敛肃。燥邪干涩，易伤肺。

6. 火邪　“火为热之极”，温、热、火属同一自然气候，但有程度不同，故常温热并提，火热并称。火具炎上与急迫的特性。故火邪致病，发病急、变化快。火为阳邪，其性炎上；火易消灼阴津，易生风动血。

总之，六淫致病是以形象化的类比方法，把人体对致病因素的典型反应状态加以分类，并将邪气性质和临床致病特点联系起来，主要是为了使人能够抓住纲领，便于临床运用。

（二）疫毒

疫毒是一种具有一定季节性和强烈传染性的致病因素，又称"异气"、"疠气"等。其临床特点为起病急，传变快，致病酷烈。其致病特点有：致病后发病急骤，病情危笃；具有传染性、流行性和致病多样性。

三、内伤性致病因素

（一）情志失常

喜、怒、忧、思、悲、恐、惊七种因精神刺激引起的情绪反应简称"七情"。七情变化与脏腑功能活动有密切的关系。

在一般情况下，正常的情绪变化可不致病。但是突然的或剧烈的或长期的精神刺激，使情绪反应过于强烈和持久，再加上人体气机的疏泄功能不强，便会扰乱气血和脏腑功能活动，导致阴阳失调，气血不和，经脉阻塞，脏腑功能紊乱而发病。

（二）饮食失宜

人之生长发育，赖饮食之营养以维护，但饮食失宜也可以引起疾病。饮食有节，才能保证正常的生理功能。如《济生方·宿食门》所说："若素禀怯弱，饥饱失时，或过餐五味，鱼腥乳酪，强食生冷果菜，停蓄胃脘，遂成宿滞，轻则吞酸呕恶，胸满噎噫，或泄或痢；久则结聚，结为癥瘕，面黄羸瘦，此皆宿食不消而主病焉。"

（三）劳逸不当

劳伤包括两方面内容，一是指过度而持久地从事某种劳动（包括体力和脑力劳动），过度劳心和过度劳力，超过人体所能承受的限度，则耗伤人体气血，导致脏腑功能失调而致病，此为常见的内伤病因；二是指房劳过度，常会导致肾精亏损而产生疾病。

四、继发病因

瘀血、痰饮等是人体受某种致病因素作用，阴阳失去动态平衡，机体产生疾病后，在疾病过程中所形成的病理产物，由于继发于其他病因作用之后，通常被称为继发性病因。

第二节　病　机　学

一、内科病证基本病机

（一）邪正斗争

邪正斗争是指致病因素与人体正气的相互作用，它不仅关系着疾病的发生，而且直接影响疾病的发展和转归，也影响着疾病的虚实变化。在一定的意义上说，疾病的过程就是邪正斗争的过程，疾病的变化随邪正的变化而变化。疾病过程中，邪气与正气的相互作用，具体表现为一方面病邪损害机体，破坏脏腑阴阳气血平衡；另一方面正气抵抗邪气，力求恢复自身平衡，以及由邪气引起的脏腑气血功能紊乱与人体自我阴阳调节的代偿。另外，邪气盛则实，精气夺则虚，虚实是邪正盛衰在临床证候上的反映。

（二）阴阳失调

《素问·生气通天论》云："阴平阳秘，精神乃治。阴阳离决，精气乃绝。"阳平阳秘，即人体处于阴阳平衡的健康状态；阴阳离决，即人体阴阳双方失却互相依存、互相制约和互相资生的关系，处于分离决裂的状态，即死亡的象征。从"阴平阳秘"至"阴阳离决"的过程，是不同层次的和不同程度的"阴阳不调"、"阴阳不和"。所以，阴阳失调是疾病发生、发展、变化的内在根据，其表现有阴阳的偏盛偏衰等不同形式。

（三）升降失常

升降是指人体脏腑气机运行的一种形式。其中，脾胃是升降的枢纽，肾是升清降浊的动力。肺之宣发、肃降，肝气升发、疏泄，心火下降，肾水上升，无不配合脾胃完成升降运动，以保证新陈代谢的正常进行，也都是脏腑气机升降运行的具体表现。归纳起来，升降失常的基本病理变化，不外升降不及，升降太过和升降反常三类。

二、气血、津液、经络的主要病机

气血是人体生命活动的动力和源泉，在生理上既是脏腑功能活动的物质基础，又是脏腑功能活动的产物。气血的病变是不能离开脏腑而孤立存在的，可以认为气血病变是脏腑病变的一个组成部分。掌握气血病机的一般规律，就能为深入研究脏腑病机打下基础。

（一）气病病机

1. 气虚　是气的生成与来源不足，或因疾病、劳倦消耗过度，致气亏虚不能正常发挥作用，以致人体脏腑功能活动减退所形成的病理变化。

2. 气陷　是气虚与气的无力升举相复合的一种病理变化，主要是由先天禀赋不足、久病体虚、年老体弱、饮食损伤及烦劳过度等所致。

3. 气脱　指元气溢于外的一种病理机制，为气虚已极，至亡气、失气，濒于气竭、气绝的病理变化。多因大出血、大汗出、严重吐泻、久病衰竭等所致。

4. 气滞　是气机郁滞，气的运行不畅所致的病理状态，主要由于七情内郁，或因寒冷刺激，或因痰湿、食积、瘀血等阻滞，形成气机不畅。

5. 气逆　是指气的上升运动太过或下降运动不及的一种病理状态。多因情志所伤，或饮食寒温不适，或痰浊壅阻所致。

6. 气闭　指脏腑经络气机闭塞不通的一种病理状态。多由风、寒、湿、热、痰、浊等邪深陷于脏腑或郁闭于经络，或七情过激、气郁过极所致。

（二）血病病机

1. 血虚　其形成机制以各种急、慢性失血为多见，亦可因脾虚生化不足、久病暗耗等因而成。血虚可导致三种病理结果：一为脏腑四肢百骸失于濡养；二为血虚气亦亏，因气血相依，血为气母，血虚不养气，故血虚气亦亏；三为血瘀。

2. 血溢　一般为火热或气机逆乱（如大怒）导致血液妄行、损伤血络所致；或气虚血失统摄而外溢；或瘀血阻滞，导致血不循经溢出络外而成。血溢首先可导致各种出血证，如吐血、咳血、尿血等；其次，因出血量大或持续时间长，可引起血液亏虚的病机和证候；第三，急性大失血又称血脱，血脱则气亦脱，甚则使患者"阴阳离决"而死亡；第四，溢出络外的血如未及时排出体外，是继发血瘀病机和证候的重要原因。

3. 血瘀　血瘀可以引起以下结果，一为局部瘀血病证，如唇舌紫黯，眼睑黯黑，体内肿块等；二为血不能濡养机体，导致肌肤甲错，肢体麻木，虚劳羸瘦等；三为瘀血阻滞气机，如瘀阻于心而致癫狂、谵语、痴呆，瘀阻经络脏腑而致疼痛、肿胀等；四为血溢，瘀血阻滞，血行不畅而另行他道，致使血溢络外。

(三) 气血同病病机

气属阳，血属阴，气血之间具有阴阳相随、相互依存、相互为用的关系。气对于血，具有温煦、推动、化生和统摄的作用；血对于气，则具有濡养和运载的作用。因此常发生气血同病。

1. 气滞血瘀　气滞不畅而血液运行因之发生障碍，于是发生气滞血瘀之证。临床常见的症状为病变部位胀满、疼痛，或有肿块、拒按，舌质紫黯或有瘀点、瘀斑等。

2. 气虚血瘀　气虚不足以充分推动血液运行，以致血不畅行而瘀滞。临床上出现气虚症状的同时，伴有病变部位的刺痛、肢体麻木、疼痛，甚或见瘫痪、面色紫黯、舌有瘀点瘀斑等血瘀症状。

3. 气不摄血　主要是指气虚不足，固摄血液的功能减退，而致血不循经，溢出脉外，从而导致各种失血的病理状态。此多与久病伤脾，脾气虚损，中气不足有关。临床可见鼻衄、齿衄、吐血等症，同时伴有气虚症状。若气虚下陷，而致血从下溢者，则称血随气陷，而见便血、尿血等。

4. 气随血脱　是指在大出血的同时，气亦随血液的流失而脱散，从而形成虚脱的危象。由于大量出血时，气无以附而随血脱，故可见大量出血时，面色㿠白；由于气脱则亡阳，不能温煦固摄肌表，则见冷汗淋漓，四肢厥冷则是阳虚不达四末所致；气血两脱，不能上荣于头目，清窍失养，故见晕厥；血脉失于气血充盈鼓动，故见脉微细欲绝或芤。

5. 气血两虚　是指气虚与血虚同时存在的病理状态。多由久病不愈，气血俱伤；或先有失血，气随血耗；或先因气虚，不能生化血液，以致气血两虚。由于气血俱虚，既失于温养，又失于濡养，故见短气懒言、乏力、自汗、心悸、失眠，面色苍白或萎黄，唇舌色淡，脉细弱等。若气血不能荣养经络、筋脉和肌肤，还可见肢体麻木不仁，或运动失灵，以及肌肤瘙痒、干燥、甲错等。

6. 血随气逆　是指因气的升降失常，升举过度或有升无降，血则随之上逆。如肝、胃、肺气上逆，血则随之而逆，发为吐血、咳血，以及鼻衄、目衄、舌衄等。严重者，血随气上壅于脑，发为昏厥猝倒。

(四) 津液病病机

1. 津液亏虚　是指机体津液不足的一种病理状态。其形成机制很多，如燥热病邪损伤、辛燥药物耗灼，或大汗、吐泻、失血，或脾胃功能障碍不能化生等都可致津液亏虚。津液亏虚又导致机体失于濡养，使机体出现一系列干燥失濡的病证，如肌肤干燥、皮毛枯槁、眼目干涩、咽干口燥、大便秘结等；因精、血、津液同源而异生，相互资生，相互影响，故津液亏虚又是形成血虚、精亏、阴虚等病理机制的重要因素；津液亏虚还可促成瘀血的形成。

2. 津液输布障碍　津液不能正常地转输、布散和代谢(如汗液、尿液的排泄)的病理状态，称为津液输布障碍。形成津液输布障碍的机制，与肺、脾、肾三脏不能正常司主津液代谢之职密切相关，其病理结果是津液停聚而成为湿浊、痰饮、水湿等病理产物，进而引起一系列病证。一类为有形之病证，如痰核、瘰疬、水肿等；另一类为气机困阻的病证，如胸痹、心悸、痞满、眩晕、厌食、身重、咳嗽、哮喘等。

(五) 经络病病机

经络遍布全身，把人体联结成一个有机的整体，具有运行气血、联系内外上下的生理功能。故经络的功能失常,可以导致相应脏腑及循行部位发生病证。在疾病过程中,无论邪气的传变、脏腑病变的相互影响以及内部病变形诸于外,都是由经络参与其中而实现的。一般地说,疾病由表入里、由浅入深的传变过程,就是邪气沿着经脉入舍脏腑的过程。经络气血的虚实,是经络病证的常见原因,如“胃足阳明之脉……气盛则身以前皆热,其有余于胃,则消谷善饥,溺色黄。气不足,则身以前皆寒栗,胃中寒则胀满”(《灵枢·经脉》)。经络气血循行不畅,或经脉气血循行逆乱,是经络功能失常的主要形式。经气不通,则发生相应脏腑的气机闭塞或循行经络的疼痛。

另外,“有诸内必形诸外”。体内病变的显露于外,多与经络的通联作用和分布循行部位紧密相关。由于经络有一定的络属脏腑和循行部位,因而内部病变可以通过经络反映到体表的一定部位。如,肝病所见两胁或少腹痛,或睾丸痛,是由于足厥阴肝经所循布胁肋、抵少腹、络阴器。

(六) 内生五邪及痰饮病机

所谓内生五邪,是指在疾病的发展过程中,气血、津液和脏腑等生理功能变化而产生类似于风、寒、湿、燥、火邪致病的五种病理状态。由于病起于内,不是由外邪所引起,故称作内生五邪,属病机范畴。

1. 内风 是机体阳气亢逆变动而形成的一种病理状态,由于内风与肝的关系甚为密切,故又称其为“肝风内动”。

(1) 热极生风:热极之证,必灼伤津液,消灼营血;营血既伤,心肝受病,筋脉失养,邪热上扰,可出现惊厥神昏之症,此即所谓“热极生风”之病机,多见于热性病热极盛期。

(2) 肝风内动:肝脏内寄相火,体阴用阳,赖肾水以滋之。肾水不足,肝失所养,体弱用强,则肝火偏亢而上炎;风自火升,血随气逆,横窜络道,上冲巅顶,直扰神明,可出现眩晕、抽搐,或卒中不省人事等症,此即“肝风内动”和“诸风掉眩,皆属于肝”的病机。

(3) 阴虚风动:阴虚风动多见于热病后期,阴液亏损,或由久病耗伤阴液所致。其主要病机是阴液枯竭,无以濡养筋脉,筋脉失养则变生内风。此属虚风内动,临床可见筋挛肉瞤,手足蠕动等象。

(4) 血虚生风:肝为藏血之脏,其性刚强,赖血以濡养。血虚则肝阴不足,肝阳偏亢,筋脉失养,风自内生,也会出现瘛疭、眩晕、痉厥等症。

2. 内寒 是指机体阳气虚衰,温煦气化功能减弱,寒从内生,成阴寒之邪弥漫的病理状态。内寒以虚为主。

(1) 阳气不足:虚寒是阳气虚衰,功能衰退的一种表现。机体的代谢全赖阳气的气化功能,若阳气不足,阴寒偏盛,则气化功能减退,因而导致水谷不能化生精微,水湿不得温化,以致形成“水湿”、“痰饮”等阴寒性病理产物的积聚或停滞。临床多见尿频、小便清长,涕、唾、痰、涎清冷,或大便溏泄,或发为水肿等病证。

(2) 阴寒内盛:机体阳衰,而致阴寒内生。临床以畏寒喜暖为基本特点,见有畏寒肢冷、面色苍白、蜷卧喜暖、腹泻便溏、舌润不渴等。但不同脏腑的内寒偏盛,其临床表现又不尽相同。如心阳虚,则心胸憋闷或绞痛,面唇青紫等;脾阳不足,则腹泻便溏;肾阳虚,则腰膝冷痛,下利清谷,小便清长,男子阳痿,女子宫寒不孕等。

3. 内火 又称“内热”,主要是脏腑阴阳偏盛偏衰所致。内火多由情志抑郁、劳欲过度、饮食不节等,影响脏腑阴阳失调而成。内火的病机,以本虚标实之病理为多。

(1) 虚火上浮:凡因人体阴阳气血亏虚所生之内火,均为虚火;因虚火导致人体上部出现火热病变者，即称之为虚火上浮。虚火上浮有阴虚、阳虚、气虚及血虚的不同。阳虚火浮，主要是指肾阳虚衰，阴盛于内，逼阳于外，或阴盛于下，阳浮于上，这种真寒假热之病理变化多见于病情危笃阶段；血虚火浮的病机，多由失血、脾虚等所致之血虚，日久阴血不复而引起，可见血虚发热的证候；阴虚火旺可由血虚火旺发展而来，也可由热病后期，伤及肾阴，阴虚阳亢，虚火妄动，或因劳伤、久咳耗伤肺肾之阴所致，可见形体虚弱、头晕耳鸣、少寐健忘、腰酸腿软、颧红唇赤、潮热盗汗等症；气虚生火，多由饮食劳倦及七情过激而致脾胃元气虚弱，升降失司，清阳不升，浊阴不降，阻塞中焦，阳气不能升发敷布至阳分，下陷阴分，化而为火，形成阴火内炽的病理，临床可见气虚证候的同时又见内热症状。

(2) 脏腑实火：脏腑实火起因复杂，多因感受外邪、饮食不节、七情过激等所致。其病变涉及心、肝、肺、胃，而以心、肝为主，多由情志之火内发或肝郁化火，思虑气结，郁而化火，气火上逆造成，临床可见心烦失眠、面赤口渴、口舌生疮、头痛眩晕、耳鸣如潮、烦躁易怒、舌红、苔黄、脉弦数等。

4. 内燥　是津液耗伤，阴血亏耗，机体之组织器官和孔窍失去濡润，从而产生干燥枯涩的病理状态。内燥的形成，多由热盛津伤，或汗、吐、下后伤及津液，或失血过多，或久病精血内夺等原因所致。其病机特点为津亏液少，病变可见于各脏腑组织器官，多见于肺胃津伤，而出现鼻咽干燥，干咳无痰，口渴欲饮；亦可见肝肾阴亏，此由大量失血，久病不愈，精血内夺所致，而见腰膝酸软，五心烦热，毛发干枯不荣，肌肉消瘦，遗精盗汗，舌红少苔，脉细数等。另外，内燥病变，津亏而阴虚，则虚热内生，虚火内灼，故内燥时常伴有虚热的临床表现。

5. 内湿　是指由于脾的运化功能减退或障碍，从而导致水谷不能化生精微而形成水湿痰浊的病理状态。内湿的形成多由饮食不节，如恣食生冷酒醴肥甘，或饥饱失常，损伤脾胃，脾伤则运化失职，致津液不得运化输布，故湿从内生，聚而为患，成为泄泻，或为肿满，或为饮邪，湿阻中焦，脾为湿困，则为必见之证。此外，外湿与内湿在生成上虽有分别，但二者在病变之中，又可互相影响。湿邪外袭，每易伤脾，生成内湿；而脾虚不运，湿浊内蕴，又易招致外湿侵袭而发病，最终导致内外皆湿。

6. 痰饮　痰和饮是人体疾病过程中的病理产物，是水液停积反映于临床的两种不同证候。水、饮、痰三者的区别即稠浊者为痰，清稀者为饮，更清者为水。痰饮之产生，与肺脾肾三脏关系最为密切。

在生理状态下，水谷之精微得脾之健运、肺之调节、肾之煦蒸、三焦之气化，或化为血，或化为津液，以营养全身；或变为汗，或变为汽，或变为溺，而排出体外。而在病理状态下，脏腑失去正常生化输布功能，使游溢之水谷精微，遇阴寒聚而为水为饮，得火气之煎熬变津成痰；脾虚使中阳不振，运化失职，水谷精气敷布失常，则可聚而成饮生痰；阴虚生热，或肝郁化火，火热上炎，灼熬津液，因而生痰；风寒犯肺，气机郁阻，或化热化燥，蒸灼肺津而成痰。痰迷心窍，则神昏癫痫，犯肺则咳嗽痰多，留滞中焦而肠鸣腹泻，流窜肌肉筋骨而为瘰疬痰核。饮在肌肉，溢而为肿；留在胁则咳吐引胁而痛，心下痞硬；居膈上则咳喘不能平卧；下注肠中则漉漉有声。肾司开阖，肾阳不足，开阖不利，水湿上泛，可聚而为痰；命门火衰，不能温运脾阳，致生湿生痰。总之，凡内伤外感，在一定的条件下，只要影响水液代谢，其运化输布失常，水液停聚体内，即可形成痰饮。

三、脏腑病机

脏腑病机，是探讨疾病发生演变过程中脏腑功能活动病理变化的机制。任何疾病，无论外感或内伤，其发生、发展变化，都与脏腑经络的阴阳气血失调、生理功能紊乱有密切关系。

（一）心与小肠病机

1. 心的病机 《灵枢·邪客》说："心者，五脏六腑之大主也，精神之所舍也"。心的生理功能主要是主神明；《素问·痿论》说："心主身之血脉"。心主血脉是其另一重要生理功能，故神明失主和血脉不利，是心的基本病理变化。

心的常见病机如下。

心气不足：心气虚是指心的功能减弱，致运血无力，不能推动血脉，或痰浊、瘀血痹阻心脉的病理状态。若久病不愈，脾肺气虚，或年老体弱，肾气亏损，都可因生化无源而致心气虚衰。此外，若暴病伤阳耗气，或汗下太过，气随津泄，亦可因心气耗伤太过，而致心气不足。心气不足，神失所养而见心悸、气短，气虚无力运血，可见脉虚细、结代。

心阳暴脱：因心阳虚极或心气伤，而致猝然虚脱。多由平素心气虚弱，心阳不振，复用力持重或剧烈活动，致令心气不支，心阳猝绝；或汗下太过或失血过多，致阳随阴脱，或邪热壅闭于内，阳气浮越于外，而致阳气暴脱，神气消亡。一般见证为心悸怔忡，面色苍白，汗出肢冷，甚至脉微疾数，散乱欲绝。

心火上炎：指因心经火盛，循经上炎而致。多由情志所伤，五志过极化火，致内扰心神，而见心中烦热，烦躁不眠，循经上炎，则口苦舌红，口舌生疮，舌肿疼痛。

心血亏虚：血赖心以行，心赖血以养。血虚不能养心，心中筑筑然而动，是为怔忡。《济生方》说："夫怔忡者，此心血不足也"。由血不足而怔忡者常伴见结、代、促等脉象。

心脉痹阻：脉络的病变，也易引起血流瘀滞。特别是心脉痹阻，血不能养心，对心脏的危害尤大，它是心痹、真心痛的基本病理变化，多因瘀血、痰浊阻络所致。如《素问·痹论》所说"心痹者，脉不通，烦则心下鼓，暴上气而喘"，就属于这种病变。

2. 小肠病机 小肠受盛胃之水谷，主泌别清浊，清者输布周身，浊者渗入膀胱，下注大肠。小肠病变多表现为清浊不分，转输障碍，泌别失职。

小肠的常见病机如下。

小肠气滞：多由寒邪直中，阳气不通，气机阻滞，或侵犯肝脉，气不得疏泄而致。主要可见小腹暴急疼痛，下控睾丸，上下攻冲，牵引疼痛。

小肠虚寒：多由脾胃受损，中阳不足，致小肠泌别失职；或肾阳不足，不能温暖下焦，小肠失于温养而致虚寒。可见小腹冷而隐痛，喜温喜按，泄泻下利等。

小肠实热：是指实热壅滞小肠，影响其泌别清浊功能的病理。多由心热下移所致，常与心火上炎病变同时发生。所见证候，同"心火上炎"。

（二）肺与大肠病机

1. 肺的病机 肺对人体气血津液代谢和脏腑功能起着调节、治理的作用。《素问·灵兰秘典论》说："肺者，相傅之官，治节出焉"。肺的功能是通过肺气的升降出入，即宣发肃降的运动形式来实现的，故肺失宣肃是其主要病理变化。

肺的常见病机如下。

外邪犯肺：肺为清虚之脏，一旦外邪袭肺，都可使清虚之体受扰，则宣肃失司。若风寒袭肺，表卫失调，营卫运行受阻，可见恶寒发热、无汗、头疼身痛、咳嗽气喘等症状。风热犯肺，可致肺热壅盛，腠理开泄，津液耗伤，而见发热恶寒、汗出、口渴、咳逆上气等症。

肺热壅盛：外邪侵犯肺脏，郁而化热，或过食而致胃火炽盛，或五志过极，肝火熏蒸，均可使肺气失宣、上逆，引发胸闷咳嗽；热淫于内，迫津外出，则发热汗出；痰热互结，阻于气道，则见呼吸不利，咳喘气急，痰黄黏稠，久可引起肺痈。

肺气不足：肺主气功能衰弱，肺气宣降无力，致表卫不固，津气宣散失常。多由久病、劳伤或脾虚生化不足所致，进而造成宗气功能减弱，卫外不固，呼吸不利，可见气短不续，语声低微，痰多稀白，畏寒自汗，易生感冒。

肺阴亏损：多由燥热病邪或内热、虚火灼伤肺津，造成肺阴不足，肺失濡润，可见鼻干咽燥、干咳少痰、潮热、盗汗、手足心热、咳血等症。

2. 大肠病机　大肠主传导糟粕，又对津液进一步吸收，与肺相表里。

大肠的常见病机如下。

传导失司：是指大肠腑气壅滞，或津液不足，传送糟粕功能失常。若燥热伤津者，腹满便秘；气机壅滞者，腑气壅塞，传导不利，出现腹满疼痛，大便不畅，甚则便秘不通；气血不足者，肠失濡润，传导不利，亦成便秘；阴寒凝滞者，伤及脾胃之阳，无力传导，大便闭涩，畏寒腹痛。

大肠湿热：多外感湿热秽浊之邪，或过食肥甘，则湿热蕴结于肠，气血郁滞，传导失职，下注则腹痛泄泻，便下脓血；邪热炽盛，则上攻，或深入营血，或内陷心包，可见神昏窍闭。

大肠虚寒：多因寒湿内犯脾胃，或久病阳虚，致寒从内生，而见泄泻不止，久利脱肛。

（三）脾与胃病机

1. 脾的病机　脾主运化，其气主升，生化气血，为后天之本，又主统血。

脾的常见病机如下。

脾气虚弱：饮食不节、情志失调或病后虚弱等因素，可引起脾运化功能不足之病理变化。脾气虚可致气血生化不足，而见肌肉、四肢、口唇失于荣养，出现面色不华，口唇淡白，四肢萎软无力；若清阳不升，浊阴不降，则见食少纳呆、脘腹胀满、呕恶便溏等症；若水液不得布化，则引起胸闷泛恶、浮肿、小便不利、大便溏薄等症。

脾阳不振：多由脾气不足，气损及阳，或寒邪侵袭，脾阳受伤所致。使机体失于温养，运化功能障碍，除脾气虚症状外，又常见脘腹冷痛、喜温喜按、四肢清冷、呕吐、泄泻、水肿、肠滑不固等病症。

脾气下陷：此乃脾气虚的进一步发展，形成气陷于下、固摄及升举功能衰退的病理状态。临床除见脾气虚症状外，尚见脘腹坠胀、脱肛、久泄久利、尿频失禁等气虚下陷症状。

脾不统血：指因脾气虚弱，不能统摄血液，以致血液外溢的病机。病因上多缘于劳倦思虑，或久病耗伤脾气等，引起脾气不足而致气血化生不足，且不能摄血，以致发生出血。临床表现除脾虚表现外，主要表现为出血，如吐血、衄血、尿血、便血、肌衄等。出血日久，或出血不止，可使气随血脱。

痰湿碍脾：多因外感寒湿，或夏月贪凉饮冷，外湿由表入里，脾气受阻，运化失常，致使水湿内停的病理变化。若湿伤阳气，阻遏中焦气机，则可见脘腹胀满，呕恶食少，怠惰嗜卧；若寒湿困脾，中阳被伤，湿聚成饮，可成寒饮内停证，见胸胁支满、头晕目眩、气短等；若湿热蕴郁中焦，则可见口苦黏腻，小便黄赤，大便秘结或黏稠不爽等。

2. 胃的病机　胃主受纳腐熟，为水谷之海，其气主降；胃的病变以和降失常为常见之病理改变。又因胃为燥土，喜润恶燥，故食积郁热、津伤燥热之证亦较为多见。

胃的常见病机如下。

胃失腐熟：多由暴饮暴食，损伤胃气，致胃气损伤虚弱，受纳腐熟无力，水谷难消；或胃阴不足，胃肠失于濡润，亦使腐熟能力减弱，致纳少化迟。

胃失和降：此指胃失降浊之常，甚至上逆的病理变化。其致病原因很多，临床表现却多不相同。如饮食停滞之胃失和降，可见恶心呕吐，嗳气食臭，脘闷腹胀；若痰饮内停，阻滞胃脘，气失和降，饮随气逆，常见呕吐清稀痰涎，脘闷食少，苔腻脉滑等；若因肝失条达，横逆犯胃，胃失和降者，则见恶心呕吐，胸闷胁痛。另因传导不利，气化失司所致者，如大肠气滞，腑气不通，大便秘结，使胃气不能下降，则上为吐逆，下为便秘阻隔；如因下焦气化不利，小便不畅，水逆于上，胃气失和，则上为呃逆或水入即吐，下为小便不利，甚至癃闭不通等。

（四）肝与胆病机

1. 肝的病机　肝的主要功能为主疏泄。其疏泄功能体现在可畅达一身之气，调节和贮藏周身血液及柔润筋膜。若其功能失常，则可有以下的病理变化。

气机失调：肝疏泄失职，可使脏腑经络诸气机出现郁滞或逆乱，临床以肝脾两脏病变为多。疏泄不及多因患者心绪不畅，或湿热、瘀血病邪阻滞肝气所致。疏泄不及又称为“肝气郁结”、“肝郁气滞”，临床症状以悒悒寡欢、善太息、胁肋胀痛为多见。若影响脾气使之郁结，又称“木不疏土”，临床症状以胁痛、腹胀、嗳气、大便不爽为多见。若影响局部气机，则在相应的部位出现气滞、血瘀、痰气交阻的病证，如痛经、梅核气等。疏泄太过，每因暴怒所致，或肝气郁结化火所为，这两种情况都属实。亦可因肝阴不足、肝阳过亢而成，此则属虚。肝疏泄太过，气机逆乱，临床以情绪不稳、激动易怒为特征；若以脾运失常为主，可见泛酸、泄泻等症，称为“肝气横逆”或“肝木侮土”。若以气机上逆为主，可见头痛、眩晕、耳鸣、耳聋；或血随气升而见咯血、吐血等病证；若以气机下降为主，可见暴崩等病证，为肝气对胞宫疏泄太过所致。

肝不藏血：肝主藏血，如果肝的藏血功能失常，人体也会发生出血证，如咯血、呕血、肌衄等，以及由出血所致的血虚证。肝不藏血，常因肝火旺盛或肝经湿热，使肝疏泄太过所致。因此，肝不藏血者常伴胁痛、口苦、发热等肝火的症状或病史，而发热、出血、血虚是肝不藏血的重要特征。

肝不主筋：筋力之充沛，全赖肝血、肝阴对筋脉的濡润，故《素问·痿论》说：“肝主身之筋膜”。或因邪热燔灼阴津，或因劳倦久病阴血耗损，或因失血过多，或脾胃虚弱阴血化生不足，肝血、肝阴亏虚，不足以滋养濡润筋膜，发生筋膜罢（疲）极无力，或筋膜燥急生风两种病理机制。筋膜罢极不用可导致四肢痿软、瘫痪、眼睑下垂、目睛上吊等病证；筋膜燥急生风则导致筋惕肉瞤、手足蠕动，甚则搐搦、痉厥等病证。若因暴感温热之邪，热邪深入厥阴，筋膜燥急失柔者，又称“热极生风”；若阴血暗耗，亏损至极，筋膜失润而燥急者，又称“虚风内动”。

2. 胆的病机　胆附于肝，其经脉络肝，其主要功能为贮藏和排泄胆汁，以助脾胃腐熟水谷。但胆汁的生成与排泄受肝的疏泄功能的调节与控制，故胆汁的分泌和排泄与肝密切相关。胆的病机变化如下。

胆气虚怯：指胆气不足，失于决断的病理变化。多因大惊卒恐伤及胆气，或心气不足而使胆气亦虚，亦可因肝气虚弱所致，胆气不足，决断无权，可见胆怯易惊，多梦惊恐，或惊惕不安，以及遇事优柔寡断等症。

胆气郁滞：外邪侵袭胆经，或情志郁结，肝气不疏，均可致胆气失和、郁热生痰之病理变化，可见寒热往来，口苦咽干，胸胁苦满，耳聋目眩；热壅胆腑，胆热液泄，外溢肌肤，可见黄疸；胆气郁阻，可见胁下剧痛；若因情志郁结，痰热内扰，使胆气郁滞，可见头晕目眩，胸闷呕恶，善叹息等；若胆气郁滞进而横逆犯胃，胃气失和，则见呕恶口苦；若胆气郁滞进而胆热上扰心神，可见烦躁不安或惊悸不宁等症。

（五）肾与膀胱病机

1. 肾的病机　肾的主要功能是藏精与气化。若外邪或内伤耗散真精，或影响肾脏气化，则引起肾脏病变。

肾的常见病机如下。

藏精失常：肾藏先天"两神相搏"所生之精，藏"五脏六腑之精"，即人身之精华。肾所藏之精，合之则一，分之则二，即元阴元阳。一切生命运动，如生长壮老、生育繁殖、物质代谢、抗病驱邪、作劳技巧等活动，皆与此精相系。故肾精应充盈藏密，才能维持健康的生机。若肾虚封藏无能，或因君相之火、湿热之邪扰动精室，或因气阴亏虚、筋脉失养、宗筋弛纵、玉关虚惫，都可引起肾藏精失常而致肾精亏虚。肾精亏虚又可连锁反应地引起以下各种病机：

其一，阴阳亏虚。肾精为生命之源，五脏之阴气非此不能生，五脏之阳气非此不能发。肾精亏虚则阴阳不能生发，从而导致阴阳亏虚。

其二，作强不能。《素问·灵兰秘典论》说："肾者，作强之官，伎巧出焉"。肾精充足，阴精阳气源源生发，五脏六腑、百骸机窍受其充养，则体魄强健，聪慧灵巧，精力充沛，耐于作劳。肾精亏虚，阴阳不能生发，阴亏阳虚，机体失养，则作强不能，出现耳鸣失聪、弱视健忘、腰酸膝软、智能低下、痴呆迷惘、行动笨拙等症。

其三，抗病能力低下。肾精具有抵御外邪而使人免于疾病的作用。精充则生命力强，卫外固密。反之，肾精亏虚，则生命力减弱，卫外不固，则人不能御邪免病。故有"冬不藏精，春必病温"（《素问·金匮真言论》）之说。

其四，生殖功能异常。肾精亏虚，生命力减弱，或因肝郁、湿热、痰浊干扰肾精，可导致生殖功能异常，如不育、阳痿、遗精、月经不调等病证。

其五，生长发育障碍。肾精亏虚，阴阳不得生发，机体失于充养，生命力减弱，在小儿则出现五迟、五软、鸡胸、龟背等发育不良或迟缓的病证，在成人则出现发落齿摇、脑转耳鸣、步态迟缓等早衰之病证。

肾不主水：全身水液的生成、转输及水液代谢的调节，由肺、脾、肾、三焦、膀胱等脏腑的功能活动共同完成。但水为至阴，各脏腑在水液代谢方面的作用均靠肾的"气化"来实现，犹如水闸，通过开阖作用进行着水液代谢的调节控制。肾不主水，将导致水液代谢与排泄的障碍，以及肿满、痰饮、湿浊、消渴、燥证等。

肾不纳气：肺主呼气，肾主纳气，肺肾协调，一呼一吸，才能保证气的正常出入，维持气代谢的正常进行。肾气虚弱，不能纳气归元，气不下行而浮逆于上，就会出现呼多吸少、吸气困难、动则喘甚等肾不纳气之病证。

2. 膀胱的病机　膀胱为贮尿和排尿的器官，其经脉络肾，与肾相表里。膀胱的病机主要是不约和气化不利。

膀胱不约：指贮藏和约束尿液的功能不及。因膀胱的生理功能有赖肾气的温化，若肾阳不足，导致膀胱虚冷，使贮尿和排尿的功能减弱，引起膀胱失约。临床可见小便清长、频数，或滴沥不尽，或小便不禁、遗尿等。

气化不利：指气化无权，排尿功能障碍或减弱。多由肾经瘀热或膀胱湿热，或中焦湿热下注，以致膀胱积热，水热互结而致；有的则因肾阳不足，命门火衰，膀胱寒凝，气化无权引起；亦有因瘀血败精与溺浊瘀结阻塞膀胱或尿道所致。临床所见因病因不同而有所不同；如小便黄赤短少，滴沥艰涩；小便不通或尿血；尿排出无力，尿液清白；尿细如线，甚至尿闭不通，小腹胀痛等。

第三章　中医内科治则与治法

第一节　中医内科治疗原则

治疗原则又称治则、法则，它是在中医基本理论和辨证论治精神指导下制定的，是治疗疾病必须遵守的法则，对于临床治疗的立法、处方、用药等具有指导意义。

一、治病宜早

一般情况下，疾病的发展总是由轻到重，由比较单纯到错综复杂。疾病的早期，机体正气较盛，病情较单纯，治疗较简单，容易取得较好的疗效。否则，随着疾病的发展，病情复杂多变，虚实互见，寒热错杂，给治疗带来许多困难，甚至产生严重后果。

二、标本缓急

标本，是指疾病的主次本末和病情轻重缓急的情况。标是疾病表现于临床的现象和所出现的证候；本是疾病发生的病机，即疾病的本质，或者相对地指先病的脏腑及其病理机制。治病求本，就是要求从疾病的本质入手，从根本上加以治疗。按照"急则治标，缓则治本，标本俱急则标本同治"和"治病求本"为原则。

三、以平为期

疾病意味着机体失却正常的生理平衡。以平为期的治疗原则，即是以恢复机体的生理平衡为治疗目标。掌握以平为期的原则，要求对各种治疗措施和方药的应用都应以平为期而不可过，过则伤正气，使机体出现新的不平衡。

四、分期论治

疾病随着不断发展变化而形成不同的传变、转归趋势，因此应根据疾病发展的不同阶段，因势利导，顺其病势，才能制定出最佳治疗方案。

五、异法方宜

异法方宜治则，指治疗疾病不能固守一法，应根据不同的个体、时间、地域等采取不同的治疗方法，方为适宜。这种因人、因时、因地制宜的治疗原则，是具体问题具体分析，是治病的原则性与灵活性的结合。

六、辨证施护

把治疗与护理结合在一起，成为辨证治疗的基本原则之一。所谓“三分治疗，七分护理”，即是肯定了调护工作在治疗中的重要地位。恰当的护理，有利于正气的恢复、邪气的祛除，促进人体早日康复。

七、扶正祛邪

疾病的过程就是正气与邪气矛盾双方斗争的过程，邪胜于正则病进，正胜于邪则病退。所以治疗疾病，须扶助正气，祛除邪气，改变邪正双方力量的对比，使疾病向痊愈方面转化。运用扶正祛邪法则需明确邪正盛衰的力量对比，扶正祛邪大体分为先攻后补、先补后攻、攻补兼施。

第二节 中医内科常用治法

治法是在治疗原则指导下制定的治疗疾病的方法，临床上常用“汗、吐、下、和、温、清、补、消”八种治法。

一、解表法

解表法又称汗法，是通过开泄腠理，使邪从肌腠外泄，表证随汗出而解的一种治法。本法具有解表、消肿、祛风湿、透斑疹等作用，广泛适用于邪遏肌表、宜从汗泄的病证。

注意事项：

1. 注意不可过汗　发汗过多，甚则大汗淋漓，则耗伤阴液，可致伤阴或亡阳。
2. 注意不可妄汗　汗家、淋家、疮家、衄家、亡血家、咽喉干燥、尺中脉微、尺中脉迟，以及病在里者、剧烈吐下之后均不可发汗。
3. 注意兼杂病证　由于表证有兼杂证候的不同，汗法又当配以其他治法。
4. 注意用药峻缓　发汗解表时，应视病情轻重与正气强弱、气候寒热、地域不同而定用药之峻缓。

二、清热法

清热法又称清法，即通过寒凉泄热的药物和措施，以消除热证的一种治法。

注意事项：

1. 注意寒热真假　使用清热法，必须针对实热之证，勿为假象所迷惑。
2. 注意虚火实火　使用清热法，又须分清外感与内伤，虚火与实火。
3. 注意因人而清　应根据病人体质之强弱斟酌药量轻重。
4. 注意清热不可苦寒太过　苦寒太过易化燥伤阴，甘寒咸寒太过易壅脾碍胃，寒凉药多伤阳气，故应用本法清热时不应伤正，养阴不应碍脾。
5. 注意药物格拒　如邪热炽盛，服清热药入口即吐者，可于清热剂中少佐辛温之姜汁，或采取凉药热服的方法。

三、攻下法

攻下法亦称下法，是通过通便、下积、泻实、逐水，以消除燥屎、积滞、实热及水饮等实邪的一种治法。

注意事项：

1. 注意把握下之时机　不可邪实已存，仍瞻顾失下，导致热邪胶固，消津灼液，以致攻补两难；或邪虽陷里，尚未成实，过早攻下，则邪正相扰，易生变证。

2. 注意下之峻缓　使用下法，用药的峻与缓，应以病症的新旧微甚为标准。

3. 注意分清虚实　使用下法，应以实证为主，虚人禁下。

4. 注意邪祛为度　不宜过量，中病即止，以防伤正气。

四、消导法

消导法亦称消散法，是通过消导和散结，使积聚之实邪逐渐消散的一种治法。广泛应用于化食、磨积、豁痰、利水等诸方面。

注意事项：

1. 注意病位　应按其受病部位之不同论治，用药亦须使其直达病所，则病处当之，收效较快，且不致诛伐无辜。

2. 注意虚实　消法用药多为克伐之剂，久用会耗损人体正气，故务须分清虚实，以免误治。

3. 注意不可急于求成　“消”是逐渐消磨之意，用药只宜软坚削积，渐消缓散，不可峻猛急攻，急于求成，否则积未消而正已伤。

五、补益法

补益法又称补法，即通过补益人体的阴阳气血，以消除各种不足证候，或扶正以祛邪，促使病证向愈的一种治法。

注意事项：

1. 注意不可妄补　虚证当补，无可非议。若没有虚证时，不可妄补。

2. 注意补之峻缓　补法有峻缓，应量证而施。如极虚之人，垂危之病，非大剂汤液不能挽回，用参附煎汤，以救阳微将脱之证；至于病邪未尽，元气虽虚，不任重补，则从容和缓以补之。

六、温里法

温里法又称温法，是通过扶助人体阳气，以温里祛寒、回阳，从而消除里寒证的一种治法。

注意事项：

1. 注意辨识假象　使用温法，须针对寒证用之，勿为假象所惑。

2. 注意掌握缓急　寒证较重，温之应峻；寒证轻轻，温之宜缓。由于温法所用之药，性多辛温燥热，易伤阴动血，故素体阴虚、咽喉干燥者，或有吐血、衄血等出血史者，应慎用。

七、涌吐法

涌吐法，是通过引起呕吐的方药或以物探吐引导，引起病人呕吐，使有害病邪排出体外的一种治法。适用于痰涎、宿食和毒物等有形实邪停留咽喉、胸膈、胃脘者，以达到治疗目的。

注意事项：

1. 注意吐法适应证　吐法易伤胃气，故必须用得其时，适合其证，了解其人，选药恰当，反之则非但无益，而反为害。凡虚人、孕妇、产后者，一般均不宜使用。且凡用吐法，应一吐为快，不可反复使用。

2. 注意吐后调养　催吐之后，应注意调理胃气，糜粥自养，不可恣进油腻煎炸等不易消化的食物。

八、和解法

和解法又称和法，是和解少阳、扶正达邪、协调内脏功能的一种治法。和法内容丰富，应用广，对外感疾病用于和解表里，对内伤杂病则主要用于调和肝脾、调和胆胃，以及调和胃肠等。

注意事项：

1. 注意和法之适应证　和法应用范围较广，且药性平和，用之平稳，常为医者采用，但不可滥用。原则上凡单纯的实证或虚证，均不得用和解法。

2. 邪入少阳，病在半表半里，或邪不盛而正渐虚者，宜用和法，但有偏表偏里及偏寒偏热，或偏于邪盛或偏于正虚之不同，治宜适当增损，变通用之，用药与病邪之偏重相称。

第四章　中医内科临证思路

临证思路是指临床医师对疾病进行分析、判断,从而提出治疗方案的思维过程。一位内科医师,其思维方法是否科学、正确,对于临床诊疗的效果有着决定性的影响。

第一节　临证思路的基本指导原则

一、整体观

整体观原则,包含整体全面地认识人体自身和认识自然环境对人体疾病的影响两方面。人与自然之间以及机体内部各脏腑器官之间都是统一的整体,在临证思维时必须从整体出发,全面、动态地观察和分析病情;另一方面在搜集和观察病人临床资料时,必须从整体出发,人体的官窍、肌表、筋骨和经络,都与脏腑息息相关,内外相通,人体一旦发病,内部的病可表现于外,外部的病可传变入里,临证时既要诊察局部,也要审察全身,不可偏废。

二、动态观

疾病是不断发展、变化的,不是静止的和一成不变的。患同一种疾病的不同病人,或者同一病人在不同的病理阶段,疾病的反应是不同的;特别是一些急重病证患者,其病情发展更是瞬息万变,一些临床表现往往稍纵即逝。所以,在进行临证思维时必须以发展的、动态的眼光去观察和分析病情,根据病情的发展变化,及时改变或调整治疗方案进行治疗。

三、治病求本

疾病是复杂的,临床症状错综复杂,临证时应善于从复杂的表现中,透过现象,找出疾病的本质,针对引起疾病的根本原因进行治疗,即“治病求本”,这是中医治疗学的总原则。另外,在治疗疾病时,还应注意疾病经常处于发展变化之中,因此“标”“本”也不是一成不变的。临床应分清标本,抓住疾病的本质,才能予以正确的治疗。

第二节　临证思路的步骤方法

临证思路实质上就是临床医师对疾病进行辨证论治的思维过程。历代医家在长期的医疗实践中,不断发展完善了中医治疗方法,拓宽了临证思路,采取“具体问题具体分析”的方法对待疾病,使诊疗过程完全建立在客观务实和正确思维的基础之上,成为中医学最鲜明的特点，中医师的临证思路不是固定不变、千篇一律的，这与医师的学识经验及思维方法有关。现就临证常见的几种思路介绍如下。

一、常规辨证论治

根据四诊合参的原则，详细而准确地掌握患者的证候资料并进行分析后，首先应运用八纲辨证方法，分析病变的部位、证候的性质、邪正的消长、病情的浅深，再根据病情，辨明其属于内伤、外感何种范畴，选择适合的辨证方法进一步分析。如系外感病则应运用热性病辨证方法，以分析判断其病情处于哪一阶段，及其病变发展的来龙去脉。如系内伤杂病，则应运用气血津液辨证、脏腑辨证等方法，以辨清其病变在气在血，何脏何腑，兼有哪脏哪腑病变及其相互关系如何。最后对病因病机进行综合分析，从而得出辨证诊断结论。在运用此法时，应有意识地在分析病例时运用症状鉴别诊断方法，对临床病症进行多方面的分析考虑，逐一鉴别分析，排除各种可能性，以求全面正确地辨析病情，得出正确无误的诊断结论。

当病证已辨识清楚，就应按照中医理论拟出相应的治法及方药，这时的基本思维方式应该是依理立法，依法施治和施护，即理法方药贯通一致。例如辨识为外感表寒证后，应确立辛温解表法治疗，可选用麻黄汤或荆防败毒散，并采用相应的护理措施。

二、抓主证

在临床辨证时，许多医家重视抓主证。疾病发生后，主证是指决定全局而占主导地位的证候。所以，主证是纲，纲举目张，选准并解决了主证，兼证、变证、夹杂证等亦即迎刃而解。

临床运用时，应以患者的主诉为线索，有目的地和选择性地诊察，随时分析、收集有意义的临床资料，且随时与自己记忆中的主证系统进行对照比较、分析检验。在此过程中，应充分考虑各种病证的可能性，而不应拘泥，刻板。一般来说，主证包含的脉症，应在人体发病时表现较为突出，且主证中多有特异性脉症存在，应细心辨析。抓主证时，不必强求某一证候全部症状均出现，否则就会作茧自缚，抓住少数能反映疾病本质的脉症即可做出诊断。在抓主证时，往往遇到相似的脉症，要细心观察，多考虑几种可能性，以免误诊误治。当确定抓住了主证之后，就应当机立断，迅速以相应方药处治。如太阳病中风，但见汗出、发热，恶风，即投以桂枝汤。

三、试诊法

又称“探病法”，如果对病证一时辨识不清楚，可根据已获得的四诊资料，按拟诊病证进行试诊，又称“诊断性治疗”，先行投以药物、食物等探病，投石问路，仔细观察疗效结果，再引进一步治疗，在试诊过程中，不断审证求因，对因施治，加减化裁，补偏救弊。如病在虚实之间时，先拟按“虚证”进行诊断性治疗，经扶正补虚后，病情缓解者则证明所拟“虚证”是正确的，否则则相反。应用此法，必须严密观察病人病情变化，在不危及病人生命、不增加病人痛苦的前提下进行。另外，在病情不甚明了时，也可暂不处理，待病情充分显示后，再行诊断治疗，如腹痛病人，在辨识不清时，暂不予止痛药物，以免掩盖病情，贻误治疗。

四、演绎法

疾病的发生发展一直是处于动态的变化过程中，无论外感、内伤，其临床证候都不是固定不变的，它随着病势的进退而时刻变化着。由于脏腑之间有互为表里、生克乘侮的关系，而脏腑又与六经密不可分，不少经络病证，常常通过脏腑的病理变化反映出来，所以各脏腑、经络的疾病又是相互影响，相互传变的，而这种传变又多具有一定的规律和范围。演绎法就是要以脏腑经络为纲，把握病理发展趋势，将疾病的治疗建立在脏腑、六经辨证的基础之中，并按其疾病的传变规律，进行防范性治疗，如"见肝之病，知肝传脾，当先实脾"这种治未病的思想即属此范畴。

五、辨病论治

辨病分两种，一种是辨中医的病，一种是辨西医的病，两者对有些疾病的命名是相同的。这些病包括，传统的以症状或临床表现命名的病，或病位病性结合命名的病，及西医命名的病等。

中医认为疾病的本质和属性，往往是通过"证"的形式表现于临床的，所以"证"是认识疾病的基础；而"病"是"证"的综合和全过程的临床反映。辨病是认识和解决疾病的基本矛盾；辨证则是认识和解决疾病某一阶段中的主要矛盾。历代中医均有采用辨病论治方法的，如奔豚汤治奔豚，鳖甲煎丸治疗疟母等，均是辨病论治。临床常见辨病论治思路有如下几种。

1. 中、西医辨病明确后，分型辨证。如食道癌，可根据症状、体征、各种检查确定疾病诊断后，以中医辨证分型施治，肝郁气结则疏肝解郁；瘀血凝滞则活血化瘀；脾虚湿聚治以健脾燥湿化痰；气阴两虚治以益气养阴；或中医病证名或西医病名确定后，不拘一方，在同病异证时选用不同方剂治疗。

2. 宏观整体的辨证与辨病用药相结合。是指在从整体上调整人体阴阳失衡的同时，选择针对"病"有效的药物组入方中，这是中医辨证论治与专方专药相结合的发展。古人积累了不少治病的专方专药，如茵陈治黄疸，常山治疟疾，现代又发现了不少治病的专方专药。但宏观辨证用药与微观辨病用药的结合不应是机械的相加，应当是有机结合，必须全面考虑阴阳消长的态势，有分寸、有选择地应用。

3. 无"证"从病，灵活施治。由于中医辨证是通过对四诊获得的临床症状、体征以及引起疾病的原因进行综合分析归纳而得出的诊断结果，西医辨病则是凭借物理、生理、生化等检查而获得的，有时在临床上可出现病人症状不突出或自我感觉无症状而西医检查认为确有其病的情况。对此中医将处在无证可辨的境地；如临床常见的"单纯性转氨酶升高"、"蛋白尿"等。此时若无"证"可辨，则应从病施治。从病施治的方法有：从中医对本病基本病机的认识着手治疗，如糖尿病，属中医消渴范畴，基本病机多为肺燥、胃热、肾虚，临床可依此病机选用相应方药治之，可达降低血糖的目的；或根据一般情况推而论之，如肝炎患者，虽无症状，仍可通过对肝炎一般情况的推理为肝之气血郁滞，可采用疏肝理气、活血化瘀之法，又因肝体阴而用阳的生理特点，再酌加一些养阴柔肝之品以收效；或按前期有效方法守方治疗；或运用中西理论结合辨治，如肾小球肾炎的尿蛋白，中医认为是精气外泄，由于中医理论认为脾主统摄升清，肾主藏精，故临床可采用健脾补肾之法治之。总之，临床上应辨证、辨病相结合治疗疾病。

以上仅介绍了临床最常见的临证思路。实际上，完整的临证思路的步骤，在不同的方法中均包括在搜集临床资料、辨病识病、提出治疗方案、验证和随访的过程当中。疾病是多种多样的，病情是错综复杂、不断发展变化的，因此高明的医师就在于善于抓住疾病的本质，进行正确的临证思维，圆机活法，随证化裁，以取得满意的疗效。

下篇　各　论

感　冒

【案例】

患者，男，16岁，学生。初诊时间：1999年8月22日。患者2周前感冒发热，入当地医院输液，仍持续发热，遂转入北京某医院，然治疗效果不佳，患者连日发热38~39℃之间，时轻时重。初怀疑“胆囊炎”，后排除。后又因患者时恶心、小腹痛，考虑“慢性阑尾炎”，经手术切除阑尾仍发热如初，脉细滑数，苔质红，苔薄黄，根部略厚。本病应诊断为何病？如何进行辨证、立法、处方及调护？

【概述】

感冒是感受风邪或时行疫毒，邪犯肺卫所引起的常见外感疾病，初起多见鼻塞声重、喷嚏流涕、恶风，继见发热、咳嗽、咽痒或痛、头痛、周身酸楚不适、脉浮等。本病一年四季均可发生，尤以冬春季多见，起病急，病程短。如病情较重，并在一个时期内广泛流行，证候多相类似者，称时行感冒。

感冒之名首见于宋代杨仁斋《仁斋直指方·诸风》：“感冒风邪，发热头痛，咳嗽声重，涕唾稠粘”，此感冒为感受之意。元代朱震亨《丹溪心法·头痛》中始把感冒作为病证名。宋以前虽无感冒之名，但已有类似感冒的记载，如《素问·风论》：“风气藏于皮肤之间，内不得通，外不得泄，风者善行而数变，腠理开则洒然寒，闭则热而闷”；认为其病因主要是感受风寒之邪，如《素问·玉机真脏论》：“是故风者百病之长也，今风寒客于人，使人毫毛毕直，皮肤闭而为热，当是之时，可汗而发也……”。隋代巢元方在《诸病源候论·时气病诸候》中指出：“夫时气病者，此皆因岁时不和，温凉失节，人感乖戾之气而生，病者多相染易。故预服药及为方法以防之”，认为较强传染性的时行感冒当隶属于“时行病”之类，其病因为感受“时行之气”而致，指出“非其时而有其气，是以一岁之中，病无长少，率相近似者，此则时行之气也。”

本病既是一个独立疾病，又是许多慢性病（如慢性支气管炎、支气管哮喘、支气管扩张、肺心病等）常见的反复及加重的因素。西医学上呼吸道感染、流行性感冒可参本节辨证论治。

【病因病机】

感冒主要为感受风邪疫毒，风邪乘人体御邪能力不足之时，侵袭肺卫皮毛所致。

一、病因

1. 六淫侵袭　气候突变，六淫侵袭，寒热失调，人体卫外之气未能及时应变，致虚邪贼风伤人。风邪是引起感冒最重要的病因,当气候突变、寒暖失常时,风邪最易侵袭人体。风邪虽为六淫之首,但在不同季节往往夹四时不正之气而入侵,以风寒、风热两种证候最常见。此外,时令之暑、湿、燥邪亦能杂感而为病。

2. 时行疫毒　时行感冒常病情重而多变,往往相互传染,造成广泛流行,且无明显季节性。

3. 起居失当　生活起居失当,寒温失调,致使外邪乘袭。

4. 正气亏虚,卫外不固　正气不足,腠理疏松,卫外不固,极易为外邪所客。阳虚者,易受风寒;阴虚者,易受风热;脾虚痰湿偏盛者,易受外湿等。

二、病机

1. 发病　外邪侵袭人体是否发病,关键在于人体御邪能力的强弱,同时与感邪的轻重有关。若内外相因,则发病迅速。

2. 病位　主要在肺卫。风邪多由肺卫入侵并常局限于肺卫。若正气虚弱,或素有旧病,以及时行杂感,则可涉及其他脏腑。如外邪入里,病及少阳,邪入半表半里,枢机不利;若痰湿之体,易受外湿,内外相因,可累及中焦脾胃。

3. 病性　一般以实证居多,如体虚感邪,则为本虚标实证。实证因表里寒热及邪气之兼杂而有别,虚证因气血阴阳之虚有异。

4. 病势　总发病趋势为邪袭肺卫,多以表证为主,很少发生传变,一般病程短而易于治愈。年老体弱,抗病能力较差者,外邪由表及里,缠绵难解。素有旧病,复感外邪,可使病趋恶化,或变生他病。

5. 病机转化　初起多感风寒或风热之邪,外邪束表,肺卫功能失调;风热不解或寒邪郁而化热,则转为肺热证;病邪传里化热而表寒未解,以致内外俱实,发为表寒里热证;反复感邪,正气耗散,由实转虚,或体虚感邪,正气愈亏,病机则转化为本虚标实。

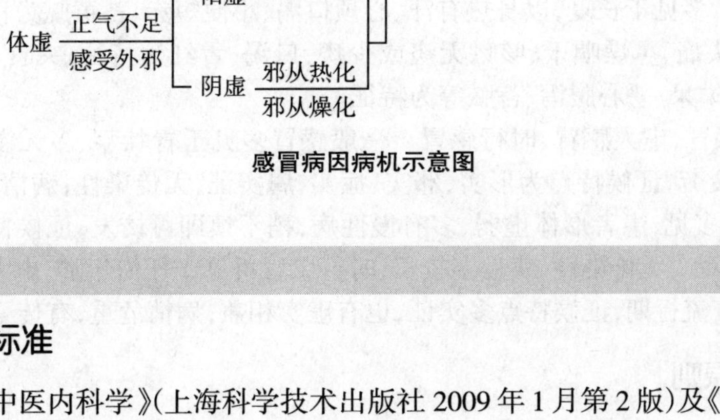

感冒病因病机示意图

【诊断】

一、诊断标准

参照《实用中医内科学》(上海科学技术出版社 2009 年 1 月第 2 版)及《中医内科学》(人民卫生出版社 21 世纪课程教材 2010 年 5 月第 1 版)。

1. 临床表现　初起多见鼻窍和卫表症状，鼻咽痒，鼻塞流涕，喷嚏，声重而嘶，头痛、恶风等；继见恶寒发热、咳嗽、咽痒或痛、肢体酸楚等。部分患者病及脾胃，见胸脘痞闷、呕恶、纳差、便溏等症。

时行感冒多呈流行性，一家、一处众人突然同时发病，迅速蔓延，首发症状见恶寒、发热，体温达 39~40℃，周身酸痛，疲乏无力；1~3 日后出现喷嚏、鼻塞流涕、咳嗽、咽痛等，病情较一般感冒为重且可发生传变、入里化热，或合并他病，体力恢复较慢。

2. 四时皆有，以冬春季节多见。

二、诊断说明

临床不难诊断，病程较短，一般 3~7 日可愈，普通感冒一般不传变。时行感冒若为散在性，因与诸多温病早期症状相类似，应及时掌握疫情，对诊断有帮助。

【鉴别诊断】

1. 鼻渊　感冒与鼻渊二者均可见鼻塞流涕伴头痛。鼻渊多流腥臭浊涕，感冒多流清涕，无腥味；鼻渊一般无恶寒发热，感冒多见外感表证；鼻渊病程长、反复发作、难愈，感冒病程短，治疗后症状可较快消失。

2. 风温肺热病　风热感冒与风温肺热病二者均由风热病邪引起，可出现发热、咳嗽、咯痰等症状。风热感冒四时而发，病性轻，发热多不高，或不发热，汗出即热退身凉，病位一般局限在卫分，极少传变，治疗多以解表宣肺之药即可，病程短，预后佳。风温肺热病有明显的季节性，病势急骤，寒战高热，热势甚壮，汗出后亦不易迅速退热，咳嗽胸痛，头痛较剧，传变迅速，由卫而气、入营入血，甚至出现神志昏迷、惊厥、谵妄等，如治疗不当，可产生严重后果。

【辨证论治】

一、辨证要点

1. 辨寒热　风寒感冒者，多见于一般体质或阳虚体质，冬季多见，恶寒重发热轻，头痛身痛，鼻流清涕，口不渴，咽痒、不痛不肿，苔白脉浮紧；风热感冒者，多见于一般体质或阴虚阳盛之体，春季易发，发热重恶寒轻，鼻流黄涕，口渴，咽痛，苔白少津或薄黄、脉浮数。

2. 辨兼夹证　夹湿者多见于梅雨季节，以身热不扬、头胀如裹、骨节疼痛、胸闷口淡或黏为特征；夹暑者多见于长夏，以身热有汗、心烦口渴、小便短赤、苔黄腻为特征；夹燥者多见于秋季，以身热头痛、鼻燥咽干、咳嗽无痰或少痰、口渴、舌红为特征；夹食者多见于饱食过度，以身热、脘胀纳呆、恶心腹泻、苔腻等为特征。

3. 辨一般感冒、虚人感冒、时行感冒　一般感冒多见于青壮年、多无慢性病，诱因多为寒温失调、过度疲劳，证候特点为形实、邪实、症实，属实证，无传染性，病情较轻，病程较短；虚人感冒以老年多见，患者形体虚弱、多有慢性病，稍不慎即可诱发，证候特点为虚实、寒热错综，病情轻重不一，无传染性，病程多较长；时行感冒可见于任何年龄，虚人易感，不一定有慢性病，多为时疫流行期，证候特点多实证，也有虚实相兼，病情危重，有传染性，病程较长。

二、治疗原则

风性轻扬，多犯上焦，肺处胸中、位上焦，感冒病位在肺卫，一般多实证。治疗感冒应遵循“其在皮者，汗而发之，以解表达邪”的原则，夹湿化燥者，又当随证加减，病有入里之趋势或兼里证者，又应表里双解。时行感冒多属风热重证，除辛凉解表之外，当佐以清热解表之品；虚人感冒，应识气、血、阴、阳、虚之别，扶正祛邪兼顾。治疗感冒，总以解表为法，但不宜发散太过，耗伤津液；除体虚感冒外，不宜早进补以防留邪、甚至内传于里；体虚感冒应标本兼顾，尤不宜单用发汗，以免重伤肺气。

三、分证论治

1. 风寒感冒

主症：恶寒发热，恶寒重、发热轻，无汗，头项强痛，鼻塞声重，时流清涕，或有喉痒咳嗽，痰稀白，口不渴，肢节酸痛。

兼次症：夹湿者，头痛体倦，胸闷泛恶，纳呆腹泻，口淡不渴；夹痰浊者，咳嗽痰多，胸闷食少；夹气滞者，胸闷不舒，甚则胁肋疼痛；寒包火者，既见风寒重证，又见口渴咽痛、咳嗽气急、痰黄黏稠、心烦溲赤、便秘等内热证。

舌脉：苔薄白，脉浮或浮紧。夹湿或痰浊者，苔白腻、脉滑；夹气滞者，脉弦；寒包火者，苔黄、脉浮。

分析：风寒外束，寒为阴邪，最易伤阳；又寒主收引，卫阳被郁，不能温分肉，故见恶寒重；正邪相争，故见发热；风寒外束，腠理闭塞，故见无汗；鼻为肺窍，肺主皮毛，风寒犯表，肺气不宣，故见鼻塞声重流涕、喉痒、咳嗽痰白；寒为阴邪，故见口不渴；足太阳膀胱经主一身之表，寒邪犯表，太阳经气不疏，故见肢节酸痛；苔薄白，脉浮或浮紧为风寒袭表之象。

治法：辛温解表，宣肺散寒。

方药：荆防败毒散加减。方中以荆芥、防风辛温散寒，柴胡疏表退热，川芎活血散风止痛；前胡、桔梗、枳壳、茯苓、生甘草宣肺理气、化痰止咳，羌活、独活祛风散寒、兼以祛湿。

加减：头痛者，加白芷、藁本，或蔓荆子、白蒺藜；项背强痛者，加葛根；咳嗽痰多色白者，加橘红、半夏、杏仁、炒莱菔子；鼻塞流涕者，加苍耳子、辛夷；四肢酸痛者，加桑枝；舌苔厚腻、嗳腐吞酸重者，加焦三仙，轻者加香橼皮、佛手。

临证参考：外感风寒，分表实、表虚，用药皆宜辛温，若风寒夹湿困遏卫表，痹阻经络，可见身热不扬，恶寒汗少，头重胀如裹，肢体骨节酸重疼痛，咳嗽声重，鼻塞多涕，舌苔白腻，脉濡，治宜疏表祛湿，方选羌活胜湿汤加减。有时风寒感冒以头痛为主诉，头痛时作、痛连项背、恶风畏寒、遇风尤剧、喜裹、口不渴、苔薄白脉浮，则又当辨为风寒头痛，治以疏散风寒，方用川芎茶调散加减。

2. 风热感冒

主症：发热，微恶寒，汗出不畅，头痛、鼻塞浊涕，口干而渴，咽喉红肿疼痛，咳嗽，痰黄黏稠。

兼次症：风热重证或感受时疫之邪者，高热不退、恶寒或寒战、头痛、鼻咽干燥、口渴心烦；风热夹湿者，头重体倦、胸闷、泛恶、小便赤；秋令夹燥邪者，口唇鼻咽干燥、口渴、干咳无痰或咳痰不爽。

舌脉：苔薄黄，脉浮数。若风热重证者，舌红，苔黄；夹湿者，苔黄腻；夹燥者，舌红，少津。

分析：风热犯表，热郁肌腠，卫表失和，故见发热，微恶风寒，汗出不畅；风热上扰，故见头痛；风热熏蒸，故见鼻塞浊涕、口干而渴、咽喉红肿疼痛；风热犯肺，肺失清肃，故见咳嗽痰黏或黄；苔薄黄，脉浮数为风热袭肺卫之象。

治法:辛凉解表,清肺透邪。

方药:银翘散加减。方中金银花、连翘辛凉透邪清热,芳香辟秽解毒,共为君药;荆芥穗、淡豆豉祛邪外出,薄荷、牛蒡子疏风清热,清利咽喉,共为臣药;桔梗宣肺利咽,甘草清热解毒,竹叶清热除烦,苇根清热生津止渴,共为佐使药。

加减:头痛重者,加桑叶、菊花;咳嗽痰多者,加杏仁、贝母、瓜蒌皮;咽喉红肿疼痛甚者,加板蓝根、马勃、元参;风热重证或时疫外感者,加葛根、黄芩、石膏、知母、天花粉;风热夹湿者,加藿香、佩兰;暑令发病者,据时令特点加鲜荷叶、荷梗、鲜藿香、鲜佩兰、西瓜皮、六一散;秋季夹湿者,加杏仁、梨皮、瓜蒌皮,也可用桑杏汤加减。

临证参考:本证治应宣化,用药宜轻宣,不宜重浊。且娇脏不耐寒热,以辛平甘润最宜。以头痛为主诉者则又当辨为风热头痛,治以疏风清热;风热等邪从外入,少阳相火受扰,郁于少阳,脉络闭塞,可致外感耳鸣耳聋,治宜疏风清热,方选翘荷汤。

3. 暑湿感冒

主症:发于夏季,发热,汗出热不解,面垢,鼻塞流浊涕。

兼次症:头昏重胀痛,身重倦怠,心烦口渴,胸闷欲呕,小便短赤。

舌脉:舌红,苔黄腻,脉濡数。

分析:夏季感冒,感受当令之暑邪,暑多夹湿,暑湿并重,暑湿伤表,表卫不和,故见发热,汗出热不解;风暑夹湿上犯,故见面垢、头昏重胀痛;暑湿犯肺,肺气不清,故见鼻塞流浊涕;暑湿阻滞,气机不展,故见身重倦怠、胸闷欲呕;暑热内扰,热灼津伤,故见心烦口渴,小便短赤。舌红,苔黄腻,脉濡数为暑热夹湿之象。

治法:清暑祛湿解表。

方药:新加香薷饮加减。方中香薷祛暑发汗解表,金银花、连翘辛凉清解,厚朴、扁豆和中化湿。

加减:暑热偏盛者,加黄连、黄芩、青蒿,还可加鲜荷叶、鲜芦根;湿困卫表,身重少汗恶风者,加大豆卷、藿香、佩兰;小便短赤者,加六一散、赤茯苓。

临证参考:感冒兼感风湿之邪以头痛为主诉,证见头痛如裹、肢体困重、纳呆胸闷、小便不利、大便或溏、苔白腻脉濡,又当辨为风湿头痛,治以祛风胜湿,方选羌活胜湿汤加减。

4. 体虚感冒

(1) 气虚感冒

主症:恶寒发热,头痛鼻塞,倦怠无力,气短懒言,反复发作,稍有不慎则发病。

兼次症:年老或多病,恶风,易汗出。

舌脉:舌淡,苔薄白,脉浮而无力。

分析:年老或多病,腠理不固,易受邪侵,风寒外袭,卫表不和,故见恶寒发热、头痛鼻塞;素体气虚体弱,故见气短懒言、倦怠无力;气虚则卫表不密,故见恶风、易汗出;舌淡、脉浮无力为气虚邪在卫表之象。

治法:益气解表。

方药:参苏饮加减。方中人参、茯苓、炙甘草益气、扶正祛邪,紫苏叶、葛根疏风解表,前胡、桔梗、枳壳、半夏、木香、陈皮宣肺理气、化痰止咳,生姜解表散寒,大枣和中补益。

加减:气虚较甚者,加黄芪,也可用补中益气汤加苏叶等益气升阳解表。

临证参考:气虚者,往往反复感冒,当以扶正祛邪为主,可用玉屏风散;若偏阳气虚而感风寒者,症见身热较轻、恶寒较重,头身痛,面色㿠白,四肢不温,语声低微,舌质淡胖苔薄白,脉沉无力，治当温阳解表，宜选参附再造丸加减；若恶寒无汗，阳虚不甚者，也可选用麻黄附子细辛汤加减。

(2) 阴虚感冒

主症：头痛身热，微恶风，无汗或微汗。

兼次症：阴虚体质或体弱病后而常有盗汗，头晕心悸，口干不欲饮，手足心热，干咳少痰，或痰中带血丝，心烦失眠。

舌脉：舌红，苔剥脱或无苔，脉细数。

分析：素体阴虚，感邪后邪从热化，故见头痛身热，微恶风，无汗或微汗；阴虚则易生内热，故见头晕，盗汗，心悸，手足心热；阴虚津少，故见口干不欲饮，干咳少痰；虚火内扰，灼烧肺络，故见痰中带血丝；热扰心神，故见心烦失眠；舌红，苔剥或无苔，脉细数均为阴虚内热之象。

治法：滋阴解表。

方药：加减葳蕤汤化裁。方中葳蕤滋阴养液，清燥润肺，为君药；葱白、淡豆豉、薄荷、桔梗解表疏风散热，宣肺止咳利咽，共为臣药；白薇益阴凉血清热，甘草、大枣滋脾生津，共为佐药；甘草兼调和诸药，亦为使药。

加减：表证较重者，加荆芥；咽干、咳嗽、咯痰不爽者，加牛蒡子，浙贝母；心烦、口干较甚者，加竹叶、天花粉；产后或月经淋漓过多、肌衄、便血等出血病后者，症见头痛身热，微寒无汗，面色不华，心悸头晕，舌淡苔白，脉细或浮而无力，选葱白七味饮加减。

临证参考：年老体弱者多患本证，用养阴之品药量宜轻。

以上虚人感冒虽以气虚，阴虚进行分类，但临床上还可见气阴两虚，气血不足，阴阳俱虚等，需详细辨证，兼顾用药。

【预后与转归】

风寒感冒，寒热不退，邪气可化热而见口干欲饮、痰转黄稠、咽痛等症状；反复感冒，引起正气耗散，可由实转虚；或在素体亏虚的基础上反复感邪，以致正气愈亏，而成本虚标实之证。

感冒本属轻浅之疾，病位在表，一般预后良好，病程约为 1 周左右，经及时而恰当诊治可痊愈，多不变生他病；但也不能认为感冒是小恙而加以忽视，对老年、婴幼、体弱患者及时行感冒之重症，必须予以重视，详查正不胜邪之象，并及时调治，防止发生传变；若感冒失治误治，邪气不能及时去除，还可诱发痹证、肾风水肿、胸痹心痛等，古人有“伤风不醒便成劳”之说；如因感冒诱发其他宿疾而使病情恶化者，其预后又当别论。

【预防与康复】

一、预防

1. 加强锻炼、增强体质　根据不同的年龄和体质状况，进行各种体育活动，如广播体操、太极拳、八段锦、跑步等，养成经常参加户外活动的习惯。

2. 慎避时邪　一年四季，特别是在春季，应注意起居有节，并避免与感冒病人接触，防时邪入侵；同时应注意防寒保暖，在气候冷热变化时增减衣服，避免受凉雨淋及过度疲劳；劝阻患者到公共场所活动，防止交叉感染，以控制其流行。

3. 药物预防　对气虚易感冒、易汗出并常伴神疲乏力、气短、恶风寒者，可选用以下验方：

绵马贯众、紫苏、荆芥各 16g，甘草 3g，水煎顿服，连服 3 天，适用于冬春风寒当令季节。

藿香、佩兰各 10g，薄荷 5g，煮汤代茶饮，适用于暑湿当令季节；

贯众 15g、板蓝根（或大青叶）12g、生甘草 3g，煎服日一剂，适用于时邪疫毒盛行之时。

二、康复

本病患者初愈，正气未复，可适当配合体育锻炼；注意劳逸结合，避免劳动过度；饮食定时定量，宜清淡、多饮水，避免饥饿劳作，忌暴饮暴食及过食肥甘辛辣之品。

【结语】

感冒是感受风邪或时行疫毒，邪犯肺卫所引起的常见外感疾病，初起多见鼻塞声重、喷嚏流涕、恶风，继见发热、咳嗽、咽痒或痛、头痛、周身酸楚不适、脉浮等，四季皆有，以冬春季为多。病机为卫表不和，肺失宣肃，治疗以解表宣肺为原则，但应分清风寒、风热与暑湿及兼夹病邪的不同，而分别采用辛温解表、辛凉解表和解表清暑祛湿等治法祛除表邪，时邪病毒又当以清热解毒为治疗重点。感冒的治疗一般鲜用补法，以免敛邪，但若体虚之人，又当在解表剂中佐以益气、养阴等补益之品，以扶正祛邪。

【相关资料链接】

一、篇首案例分析

辨证分析：夏季感受暑邪、夹湿，暑湿伤表，表卫不和，故发热，热势高；暑湿阻滞，中焦气机不畅，故恶心欲呕。舌质红，苔薄黄根部略厚，脉细滑数，为暑热夹湿之象。

诊断：中医：感冒　暑湿感冒

西医：上呼吸道感染

治法：清解暑热

处方：新加香薷饮加减

清豆卷 12g	银花 15g	连翘 10g	青蒿 10g
白薇 12g	丹皮 10g	清半夏 10g	黄芩 10g
茯苓 30g	滑石 15g	通草 6g	

3 剂，水煎服，每日 1 剂。

预后：服 3 剂后，患者发热减，效不更方，原方再服 3 剂，热尽退。

按：本例感冒发热，病程长，西医各项检查均正常。中医辨证：脉数、舌红苔薄黄根略厚，为暑热之邪郁于气分，兼及营分，湿热内蕴。故用清豆卷清解暑热，银花、连翘清透气营之热，青蒿、白薇、丹皮泄营分之热，半夏、茯苓化湿和胃，滑石、通草清利小便，使湿热从小便出。上药合用，共奏清解暑热之功。全方辨证、立法、用药准确精湛，故收奇效。

摘自：吴嘉瑞，张冰．国医大师颜正华感冒治验举隅[J]．中华中医药杂志．2010，25(5)：700-701.

二、临证经验举隅

罗某，女，46 岁，1996 年 11 月 29 日初诊。平素体弱易感冒、自汗，手脚冰凉，言语低微，舌淡胖，苔白，脉沉细。证属表阳虚证，予复元益气汤：党参 20g、黄芪 30g、桂枝 12g、制附片

10g、白芍 10g、白术 10g、防风 10g、煅龙骨 15g、煅牡蛎 15g、五味子 10g、干姜 6g、甘草 5g、大枣 3 枚，4 剂后自觉诸症好转，后改汤为散，每日 3 次，每次 20g 冲服。连服 1 个月后自觉症状消失，随访 2 年，从此后很少感冒。

摘自：巨邦科．白云辉老中医辨治感冒经验[J]. 中国临床医生 .2000，28(12)：18-19.

【思考题】

1. 简述感冒的病因病机。
2. 简述感冒的辨证论治。
3. 病案分析

患者男，2 岁，1960 年 3 月 4 日初诊：患儿发热 3 日，体温 39℃左右，恶寒无汗，鼻塞流涕，面红目赤，口唇生疮，干噫食臭，食欲大减，腹胀便秘，舌苔微黄而腻，脉数。

【附】甲型 H1N1 流感

甲型 H1N1 流感为急性呼吸道传染病,其病原体为甲型 H1N1 流感病毒,人群普遍易感。

一、临床特点

传染源:主要为病人,无症状感染者也具有传染性。

传播途径:主要通过感染者飞沫经呼吸道传播,也可经黏膜直接或间接接触传播;接触患者体液和被病毒污染物品亦可感染。

临床表现:潜伏期多为 1~3 天,通常表现为流感样症状,部分病例可出现呕吐、腹泻。

实验室检查:

1. 外周血象　白细胞总数一般不高或降低。

2. 生化　部分病例出现低钾血症,少数病例 CK、AST、ALT、LDH 升高。

3. 病原学检查　甲型流感病毒检测阳性。

4. 胸部影像学检查　合并肺炎时肺内可见片状阴影。

二、诊断

1. 疑似病例

(1) 发病前 7 天内与传染期甲型 H1N1 流感确诊病例有密切接触并出现流感样临床表现。

(2) 发病前 7 天内曾到过甲型 H1N1 流感流行的地区,出现流感样临床表现。

(3) 出现流感样临床表现,甲型流感病毒检测阳性,尚未进一步检测病毒亚型。

2. 临床诊断　同一起甲型 H1N1 流感暴发疫情中,未经实验室确诊的流感样症状病例,排除其他致流感样症状疾病时可诊为临床诊断病例。甲型 H1N1 流感暴发是指一个地区或单位短时间出现异常增多的流感样病例,经实验室检测确认为甲型 H1N1 流感疫情。

3. 确诊病例

(1) 甲型 H1N1 流感病毒核酸检测阳性(采用 real-time RT-PCR 和 RT-PCR 方法)。

(2) 分离到甲型 H1N1 流感病毒。

(3) 双份血清甲型 H1N1 流感病毒的特异性抗体水平呈 4 倍或 4 倍以上升高。

4. 重症病例　出现以下情况之一为重症病例:①持续高热 >3 天;②剧烈咳嗽、咳脓血痰、胸痛;③呼吸频率快,呼吸困难,口唇紫绀;④神志改变:反应迟钝、嗜睡、躁动、惊厥等;⑤严重呕吐、腹泻,出现脱水表现;⑥影像学检查有肺炎征象;⑦肌酸激酶(CK)、肌酸激酶同工酶(CK-MB)等心肌酶水平迅速增高;⑧原有基础疾病加重。

出现以下情况之一为危重病例:①呼吸衰竭;②感染中毒性休克;③多脏器功能不全;④出现其他需进行监护治疗的严重临床情况。

三、中医辨证治疗

1. 风热毒邪袭肺卫

发热，微恶寒，流涕，鼻塞，喷嚏，咽痛，咽干，全身肌肉酸痛，舌尖红，苔薄黄或苔薄白或苔薄黄腻，脉浮数。治疗以“在卫汗之可也”、“治上焦如羽”为原则，选用银翘散化裁。

2. 风热毒邪外袭，卫气同病

发热，微恶寒，流涕，鼻塞，喷嚏，咽痛，咽干，口渴，汗出，咳嗽，全身肌肉酸痛，舌红，苔薄黄或苔薄白或苔薄黄腻，脉浮数或滑数。治疗以“在卫汗之可也，到气才可清气”为原则，选用银翘散合麻杏石甘汤，以卫分、气分邪之轻重而化裁，如果有气分证而无卫分证，只用麻杏石甘汤加减。

风温肺热病

【案例】

于某，女，57岁。1983年2月1日初诊。发热5天，微恶风寒，无汗，头晕，身痛，咳嗽，咯痰白黏，咽红咽痛，舌尖红苔薄白，脉细。本病应诊断为何病？如何进行辨证、立法、处方及调护？

【概述】

风温肺热病是感受风热病邪引起的以发热、咳嗽、胸痛、咯痰等肺系症状为主要临床特征的急性外感热病，冬春两季多发。

本病命名依据中医理论中有关“风温”及“肺热”等的论述而来。《素问·刺热篇》云：“肺热病者，先淅然厥，起毫毛，恶风寒，舌上黄，身热。热争则喘咳，痛走胸膺背，不得大息，头痛不堪，汗出而寒”，最早提出“肺热”病名及临床表现；清代陈平伯在《外感温病篇》中明确了“风温病”的概念，指出“风温为病，春月与冬季居多，或恶风，或不恶风，必身热、咳嗽、烦渴，此风温证之提纲也”。清代叶天士根据《内经》“伤于风者，上先受之”理论，进一步阐述了风温病，病位在肺，在《三时伏气外感温病篇》中指出：“风温者，春月受风，其气已温，经谓春气病在头，治在上焦，肺位最高，邪必先伤，此手太阴气分先病，失治则入手厥阴心包络”。现代医家总结了“肺热病”和“风温病”的临床特点，在对病因病机深入认识的基础上，将“风温”与“肺热”统一起来，合称为“风温肺热病”。

本病相当于西医的急性肺炎、支气管周围炎和急性支气管炎等急性肺部感染疾病，为临床常见病、多发病。根据肺炎感染的环境，目前将肺炎分为社区获得性肺炎（CAP）和医院获得性肺炎（HAP），其中非重症社区获得性肺炎可参照本节辨证论治。

【病因病机】

一、病因

（一）原发病因

风热病邪是引起本病不可或缺的因素，具有风邪和温热之邪的双重特点。因其风性轻扬、善行多变而易侵袭上焦肺卫头面咽喉，且在病变中传变迅速；又因其热灼津液，更易出现肺胃津伤之证。

（二）继发病因

1. 热毒　热毒是风热之邪入侵体内而产生的病理产物，同时又是新的病因。热毒一方面致使热势炽张，耗气伤津，另一方面，又使病情传变异常，最易产生逆传。

2. 痰热　由于风热病邪犯肺，使肺肃降宣发功能下降，津停为痰；痰一旦形成，又作为新的病因存在，痰浊化热加重发热，痰浊阻肺加重咳喘，热痰为患闭阻心包，亦可致神昏。

3. 燥屎　由于热移胃肠，耗伤津液，大便不得外排而结于内。燥屎一旦形成，必然影响胃肠传导功能，重则可出现热结神昏之证。

（三）诱发因素

寒冷、饥饿、劳累、失眠、气候骤变等，皆可使人体对外界的适应力和抵抗力下降，因而是本病的诱发因素。

二、病机

1. 发病　感邪即发，发病急骤，但亦有少数属伏邪发病者。感受风热病邪能否发病，与机体正气之强弱密切相关，正气虚弱者每易发病。

2. 病位　以肺为最主要的病位，在不同的证类中病位中心有所不同，可牵及心、胃、大肠等。

3. 病性　温热为主，也可有温热夹湿或湿热者。为标实证或本虚标实证，标实主要表现在邪热、痰热、热毒、瘀血、燥屎等，多出现在急性期；本虚表现为气虚、阴虚等，主要见于恢复期及体质虚弱的患者。

4. 病势　风热病邪轻扬侵上，故本病早期病势易于侵上，尔后热势渐涨，劫灼津液，可深入肝肾。

5. 病机转化　若所感风热之毒邪不盛，正气不衰，则可能邪不传里。反之，邪热深入，出现里证，津液亏耗渐有加重，出现热退正衰或正气衰败；在表证期，主要是邪气未入里，正气又不能达邪外出，正邪交争处于相持阶段而致表里不和；在里证期，主要是邪气深入，而正气损伤较重，正邪交争处于邪盛而正有所伤的局面。

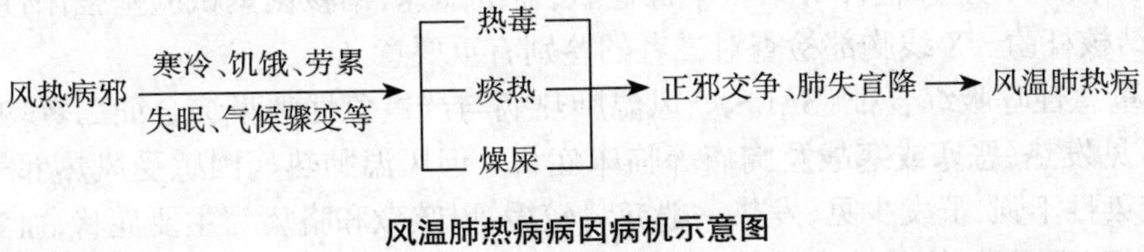

风温肺热病病因病机示意图

【诊断】

一、诊断标准

按照1995年国家中医药管理局发布的《中华人民共和国中医药行业标准·中医病证诊断疗效标准》。

1. 病史及发病特点　起病急，传变快，病程短，四季发病，以冬春多见。

2. 临床表现　发病初起，发热重恶寒轻、咳嗽、咳痰不爽、头痛、舌边尖红、苔薄黄或黄白相间、脉浮数，或高热烦渴、咳喘胸痛、咯痰色黄或带血丝、舌红苔黄或腻、脉滑数。

3. 主要体征 肺部局部叩诊可有浊音，听诊呼吸音降低或有湿啰音，或有支气管呼吸音。

4. 主要辅助检查 肺部X线可有炎性改变；血常规：白细胞总数或中性粒细胞增多。

二、诊断说明

临床上，本病初起与风热感冒均具有发热、恶寒、咳嗽、口渴、脉浮等肺卫见症，鉴别较困难，但风热感冒病情轻浅，全身症状不重，病程较短，数日即愈，很少传变，而本病病机变化，初起见肺卫证，继则出现肺热壅盛等气分症状，后期多致肺胃阴伤，此为诊断本病的主要依据。肺部听诊、血常规检查及胸部X线有助于明确诊断。

【鉴别诊断】

1. 风热感冒 详见“感冒”一节。

2. 悬饮 风温肺热病与悬饮均可出现胸痛、胸闷等症状。风温肺热病初期，胸痛多重，饮停胸胁时，喘息胸闷重，可伴悬饮，无悬饮并发时风温肺热病不会出现胸痛随呼吸运动加剧。悬饮主要由水饮之邪引起，临床表现为胸痛并随呼吸运动加剧、咳嗽、胸闷、憋气，又因水饮郁而化热而多见发热症状，发热多为中低度热，物理学检查及超声波、胸部X线片可鉴别。

3. 肺痈 风温肺热病与肺痈二者均可由外感邪气引起，初期均以恶寒，高热，胸痛等为主要症状。风温肺热病中毒症状较轻，虽有咳痰，但痰量较其为少，脓血痰不多见，对于少数难以确诊的病例，可结合胸部X线检查结果。肺痈发病更急，常突然出现恶寒或寒战，高热，午后热甚，咳嗽胸痛，咯吐黏浊痰，继则咳痰增多，咯痰如脓，有腥臭味，或脓血相兼，随着脓血的大量排出，身热下降，症状减轻，病情好转，经数周逐渐恢复，如脓毒不净，则持续咳嗽，咯吐脓血臭痰，低热，盗汗，形体消瘦，转入慢性过程。

4. 急痨 风温肺热病与急痨二者均可出现发热及肺系症状。风温肺热病起病较急，X线病变常局限于一个肺叶或肺段，血白细胞总数及中性粒细胞增多，抗生素治疗有效。急痨患者发热以午后为主，伴盗汗等结核中毒症状，血沉加速，结核菌素试验呈强阳性，痰培养、PCR发现结核杆菌。X线胸部检查对二者的鉴别有重要意义。

5. 严重急性呼吸综合征（SARS） 风温肺热病与严重急性呼吸综合征二者均因外感邪气引起，可见发热，恶寒或寒战及胸痛等临床症状。但风温肺热病因感受风热邪气发病，冬春多见，传染性不强，群发少见，发热一般起势较缓，以咳嗽和咯痰为主要症状，血象增高，症状与影像学改变同步，抗菌治疗敏感。SARS为感染冠状病毒而发，无明显季节性，极易传染，常表现为接触、密切接触后群发，SARS发热常表现为突发、骤然的高热，体温>38℃，甚或达到39~41℃，以明显呼吸窘迫为主要症状，伴关节、周身肌肉酸痛等典型兼症及乏力、腹泻等兼症，血象不高甚至降低，症状与影像学改变不同步，表现为肺部影像学改变重而症状却较轻，病情进展迅速者表现为大片状阴影，吸收消散较慢，抗菌治疗不敏感。

【辨证论治】

一、辨证要点

1. 辨病位 本病的发生发展，主要表现为卫气营血四个层次的病机变化，具体辨证又须参合三焦所属脏腑的功能失调和实质损害,故当以卫气营血为纲,脏腑辨证为目。如初期邪袭卫分,应识肺卫同病;中期邪入气分,又当分在肺、在胃、在肠及胸脘之不同;逆传之变,实为心营受累。

2. 识传变　传变迅速,故辨证应及时注意其不同的传变趋向,及时用药,防止传变。初期邪在卫分,继之可至气分或营分,或逆传心包。

3. 审虚实　初期及中期邪热亢盛,多以实证为主,或邪实正虚;后期邪热渐解,肺胃阴伤,则多以正虚为主,亦可出现正虚邪恋或虚中夹实的证候。

二、治疗原则

风为阳,温亦为阳,两阳相劫,必伤阴液。而肺为多气少血之脏,故把住气分关是治疗关键。故治疗基本原则为宣肺透邪,顾护阴液。

三、分证论治

1. 邪犯肺卫

主症:发热,微恶风寒,无汗或少汗,咳嗽。

兼次症:头痛,口微渴,咽喉肿痛。

舌脉:舌边尖红,苔薄白或微黄,脉浮数。

分析:风热袭表,卫气被郁,肺卫失和,故见发热,微恶风寒;卫气开合失司,故见无汗或少汗;肺气失宣,故见咳嗽;邪未外泄,热蒸于上,经脉不利,故见头痛;温邪初伤津液,故见口微渴;风热之邪熏蒸,故见咽喉肿痛;舌边尖红,苔薄白,脉浮数均为风热袭表之象。

治法:辛凉解表,宣肺泄热。

方药:银翘散加减。方中金银花、连翘辛凉透邪清热,芳香辟秽解毒,共为君药;荆芥穗、淡豆豉祛邪外出,薄荷、牛蒡子疏风清热,清利咽喉,共为臣药;桔梗宣肺利咽,甘草清热解毒,竹叶清热除烦,苇根清热生津止渴,共为佐使药。

加减:口渴较甚者,加天花粉;项肿咽痛者,加马勃、玄参;咳嗽较甚者,加杏仁;小便短少者,加知母、黄芩、栀子;发热恶寒、咽痛者,加银花、连翘、黄芩、野荞麦根;发热少汗、咽痛明显者,加桔梗、甘草、牛蒡子、芦根;发热、微恶风寒、少汗、鼻塞、流涕者,加苍耳子、辛夷花、白芷、蔓荆子。

临证参考:此证见于发病早期,外感风热病邪,多从口鼻而入,肺位居高,邪必先伤,另肺主气属卫,其合皮毛,卫气通于肺,卫气敷布于皮毛,邪袭肺卫,见以上诸症,治以辛凉解表、宣肺透邪,选用银翘散之辛凉平剂。中成药可选用银翘解毒丸。

2. 痰热壅肺

主症:发热,咳嗽咯痰,胸闷气粗,或喘促不宁。

兼次症:痰多而鸣,质黏色黄或白,潮热汗出,烦渴,便秘。

舌脉:舌红,苔黄或腻,脉滑数。

分析:邪热入里,热壅气分,肺热内壅,迫津外泄,故见发热汗出;邪热壅肺,肺气失于宣降,则咳嗽咯痰;肺气壅塞,气机不能宣达,肃降无权,故见胸闷气粗,或喘促不宁;邪热灼津炼液成痰,故见痰多而鸣,质黏色黄或白;热伤津液,故见烦渴;肺气不降,肠腑壅滞,故见潮热便秘;舌红,苔黄或腻,脉滑数为痰热壅盛之象。

治法:清热解毒,宣肺化痰。

方药:麻杏石甘汤合千金苇茎汤加减。方中麻黄宣开肺气,石膏、芦根清泄肺热,杏仁清肺平喘,桃仁化痰浊通瘀散结,冬瓜仁清热化痰,薏苡仁上清肺热,下利肠胃,使热邪从小便而解,甘草调和诸药。

加减:痰多咳甚、胸闷者,加浙贝母、瓜蒌、郁金;咳痰带血者,加白茅根、仙鹤草、黑山栀、侧柏炭;热毒炽盛者,加蒲公英、银花、连翘、鱼腥草;胸痛者,加郁金、丝瓜络;咳吐腥臭脓痰较甚者,加桔梗、甘草、贝母。

临证参考:在临床应用时,对肺热显著者,可重用石膏而酌减麻黄之量,是以本方虽亦属辛凉宣透之剂,但其作用主要是宣肺透热而并不在于解表,与银翘散、桑菊饮之辛凉散表不同。热毒炽盛者,加银花、连翘,称银翘麻杏石甘汤,可增强解毒清热之功,亦可加黄芩、知母、鱼腥草、鸭跖草等,以助清肺化痰之效。如若痰热腑实较重,可选用宣白承气汤,为取麻杏石甘汤合承气汤之意衍化而来,方中用石膏以两清肺胃之热,杏仁配瓜蒌皮以宣肺化痰,佐大黄以攻下腑实,诸药相伍,宣上通下,正如吴鞠通所述"脏腑合治法也"。中成药可选用羚羊清肺丸、痰热清注射液、双黄连粉针剂。

3. 痰浊阻肺

主症:咳嗽痰多,咳声重浊,痰白黏腻。

兼次症:胸闷,疲倦纳呆,呕恶,腹胀,大便溏。

舌脉:舌淡红,苔白腻,脉滑。

分析:外邪犯肺,津液输布失常,痰浊内生,痰阻肺络,肺失宣降,肺气上逆,故见咳嗽痰多,咳声重浊,痰白黏腻;痰浊阻滞气机,中焦气机不畅,脾胃失和,胃气不降,故见胸闷,疲倦纳呆,呕恶,腹胀,大便溏;舌淡红,苔白腻,脉滑均为痰浊内停之象。

治法:燥湿化痰,宣肺止咳。

方药:二陈汤合三子养亲汤加减。方中半夏、茯苓燥湿化痰;陈皮、甘草理气和中;白芥子温肺利气化痰;苏子、莱菔子降气化痰消食,与芥子共奏降气化痰止咳之功。

加减:痰湿较重,见咳而痰多稠厚,苔腻者,加苍术、厚朴;久病脾虚者,加党参、白术;便秘者,加大黄;脘痞,呕恶,纳呆者,加蔻仁、砂仁、竹茹、神曲、焦山楂。

临证参考:"脾为生痰之源,肺为贮痰之器",本证病机除肺失宣降外,还存在中焦脾胃功能失常的情况,故临床应用上除宣肺降气止咳外,还应酌加健脾燥湿化痰之品,如患者平素脾胃虚弱,可用六君子汤调理,顾护脾胃,杜绝生痰之源,利于疾病恢复。中成药可选用祛痰止咳冲剂、蛇胆陈皮口服液、橘红丸。

4. 气阴两伤,余热未尽

主症:身热不甚或不发热,或自觉发热,干咳或痰少而黏。

兼次症:神疲乏力,口燥咽干,两目干涩,皮肤干燥,纳差,便干。

舌脉:舌红裂,苔少或黑或焦,脉细数。

分析:若邪热已退,则身热亦退,故见不发热;若邪热衰其大半而余邪未净,故见身热不甚,或自觉发热;肺燥津伤,肃降失职,故见干咳或痰少而黏;邪热侵袭,耗气伤津,不能濡养肢窍,故见神疲乏力,口燥咽干,两目干涩,皮肤干燥;余邪未净,胃气未复,故见纳差;余热未净,阴液已伤,故见便干;舌红裂,苔少或黑或焦,脉数细为气阴两伤之象。

治法:益气养阴,清泄余热;阴伤为主者,以滋补肺阴为主。

方药:生脉散加减;阴虚为主者方用沙参麦冬汤加减。生脉散方中人参大补元气,益肺生津,固脱止汗,为君药;麦冬滋阴润燥,为臣药;五味子益气生津,敛阴止汗,为佐使药。

沙参麦冬汤方中沙参、麦冬、玉竹、天花粉滋养肺胃津液，桑叶清透余热，扁豆、甘草和养胃气。

加减：舌红干燥明显，胃津受伤较甚者，加石斛滋养胃津；胃气未复食欲不振者，加炒谷芽、麦芽；干咳明显，痰少而黏者，加杏仁、桑白皮；久热久咳者，加地骨皮；胃气上逆，泛恶欲吐者，加半夏、姜竹茹。

临证参考：《温病条辨·中焦篇》所载之益胃汤亦可选用，方内有沙参、麦冬、细生地、玉竹、冰糖等，系属一派甘寒生津养液之品，该方总体说亦具有滋养肺胃之功，与沙参麦冬汤功效相近，均适用于本病恢复期肺胃阴伤者，但益胃汤滋养阴液偏重于胃，而无清透余邪之力，如若邪气不甚，可以选用。中成药可选用养阴清肺糖浆、生脉饮口服液、生脉注射液。

【预后与转归】

本病若卫分之邪不解，可传入气分，进而深入营分、血分。但卫分之邪亦可不经气分，直接陷入心包，即"逆传心包"。邪入营分，若治疗得当，邪热亦可转出气分而解。本病预后主要决定于邪热的轻重、传变的深浅及正气阴液损伤的程度。邪势不盛，传变不深，无"逆传"，多预后良好。否则，预后较差，可危及生命。

根据本病的发病规律，初期治疗应以辛凉清解、透表为先，切勿过早使用寒凉，冰伏其邪，使热不得外泄而内陷，延长病程；中期顺传以辛寒清热为主，兼顾养阴，此阶段气分病变为该病病机转化的关键，如能及时正确地应用辛寒治法清气泄热，往往能使热退邪清，而无内传心营之忧；后期以甘寒濡润，滋养肺胃法收功，注意权衡邪正盛衰情况，依次决定透泄余邪药物的多寡轻重。临床应用上要注意该病的治疗禁忌：解表禁用辛温发汗，清热不可早用寒滞之品，祛邪当予疏解以使热势孤立，滋阴须防余邪留恋。

【预防与康复】

1. 对老年、儿童等易患人群开展预防知识教育，保持室内干燥、温暖、空气清新；禁止吸烟，避免疲劳、酗酒等诱发因素；加强锻炼，增强体质，预防感冒。

2. 对于卧床患者注意经常改变体位、翻身、拍背，促进痰液排出；注意保暖，避免衣物潮湿。

3. 恢复期，除了药物调理方面，还必须注意饮食起居，初期可卧床休息，逐渐适量运动，饮食上，选择高蛋白、高维生素、营养丰富、易消化的食品，宜清淡饮食，如米粥、烂面条、蒸蛋、新鲜蔬菜、水果等，忌辛辣刺激、甜腻肥厚之品。

【结语】

风温肺热病是感受风热病邪引起的以发热、咳嗽、胸痛、咯痰等肺系症状为主要临床特征的急性外感热病。病位在肺，急性期以邪热、痰热、热毒、瘀血、燥屎等标实证为主，恢复期及体质虚弱者，则表现为气虚、阴虚等本虚标实证。本病传变规律和辨治原则多遵卫气营血。传变趋势一是顺传于肺胃，卫分之邪不解，传入气分，进而深入营分、血分；二是逆传心包，卫分之邪不经气分，直接陷入心包。治疗上因风为阳邪，温亦为阳邪，两阳两劫，则伤阴耗液，下竭肝肾，故要宣肺透邪，顾护阴液。本病预后主要决定于邪热的轻重、传变的深浅及正气阴液损伤的程度。邪势不盛，传变不深，无"逆传"，多预后良好。否则，预后较差，可危及生命。

【相关资料链接】

一、篇首案例分析

辨证分析：风热袭表，卫气被郁，肺卫失和，故见发热，微恶寒；卫气开合失司，则无汗；邪未外泄，热蒸于上，经脉不利，则头晕、身痛；肺气失宣，故见咳嗽；邪热灼津炼液成痰，见痰黏色白；风热之邪熏蒸则咽红咽痛；风温之邪属热所以舌尖红；舌苔薄白，脉细，系风热袭表之象。

诊断：风温肺热病　风热之邪，初袭肺卫

治法：辛凉清解，以护阴液

处方：银翘散加减

银花 10g	连翘 10g	牛蒡子 10g	荆芥 10g
淡豆豉 10g	冬瓜子 15g	桑叶 6g	桑枝 10g
甘草 3g	薄荷(后下)5g	芦根 20g	桔梗 6g

水煎服，每日 1 剂，分早晚服。

预后：服上药 4 剂后，微微汗出，热退脉静。但咳嗽未已，痰白，左胁隐痛，舌黯苔薄白，脉细滑。为外受风温郁遏，内因肝胆阳升莫制，此皆肺失清肃，治以宣肺止嗽，疏肝理气止痛。银花 10g，桔梗 5g，桑叶 6g，菊花 10g，杏仁 10g，川贝母 3g，前胡 10g，苏子 6g，广郁金 10g，赤芍 6g，柴胡 6g。又服上药 6 剂，诸症悉平。

按：吴鞠通指出："温病忌汗，汗之不惟不解，反生他患。"吴氏主张，温邪在表初用辛凉轻剂，取凉性清解表热，取辛凉以宣郁散邪，辛凉清散，用意非在发汗，而在宣泄表邪，开其表郁。一旦肺气得宣，气机调畅，腠理通达，营卫调和，自然汗出而病解。若用麻桂辛温之品以发汗，犹如火上浇油，劫胃阴，泄阳气，或化火动风，或热陷心包，后患无穷。

摘自：王永炎，杜怀棠，田德禄．中国百年百名中医临床家丛书——董建华[M]．北京：中国中医药出版社，2001:59.

二、临证经验举隅

患者，男，35 岁。1983 年 1 月 20 日初诊。发热 3 天已退，头晕身痛，咽干，口渴，咳嗽，不思饮食，舌红苔白，脉濡细。此乃肺胃阴伤。治宜滋润肺胃。芦根 20g，沙参 10g，麦冬 10g，白芍 10g，杏仁 10g，桔梗 5g，甘草 3g，枇杷叶 10g，桑叶 5g，桑枝 10g，川贝母 5g，焦三仙各 10g。服 6 剂病愈。按：温病后期，邪热已退，肺胃阴伤。胃阴一亏，胃失濡润，则失和降，受纳失司，无津润肺。取甘凉濡润，但又不可过用滋腻。兼湿者，化湿养阴共用。临床常用益胃汤合沙参麦冬汤少佐益气之品，振奋气机，津得气布，阴液自复。

摘自：季秀芬．董建华教授治疗温热病医案七则[J]．河北中医，1992，14(5):18-19.

【思考题】

1. 如何理解《温病条辨》中"治上焦如羽，非轻不举"？
2. 简述风温肺热病和风热感冒的鉴别要点。
3. 试分析风温肺热病的病因病机及传变规律。

4. 病案分析

杨某，男，34岁，2004年3月16日初诊。

患者1天前不慎受凉后头晕胀，发热恶寒，咳嗽。现症：高热微汗，咳嗽，胸闷痛，舌质红，苔黄微腻，脉细数。体温39℃，脉搏106次/min，血压96/60mmHg。查体：右下肺可闻及细湿性啰音。胸片示：右下肺炎症。化验：白细胞15.8×10^9/L，中性粒细胞80%。

【附】严重急性呼吸综合征
（Severe Acute Respiratory Syndrome，SARS）

SARS 是由 SARS 冠状病毒（SARS-CoV）引起的一种具有明显传染性、可累及多个脏器系统的特殊肺炎。临床上以发热、乏力、头痛、肌肉关节酸痛等全身症状和干咳、胸闷、呼吸困难等呼吸道症状为主要表现，部分病例可有腹泻等消化道症状；胸部 X 线检查可见肺部炎性浸润影、实验室检查外周血白细胞总数不高或降低、抗菌药物治疗无效是其重要特征。

SARS 符合《素问·刺法论》"五疫之至，皆相染易，无问大小，病状相似"的论述，属于瘟疫、热病的范畴。其病因病机为疫毒之邪由口鼻而入，首先犯肺，可累及心、肾、胃、肠等脏腑。肺主表，受邪而寒热身痛；肺主气、司呼吸，因疫毒之邪郁闭肺气而致干咳、呼吸困难、气促胸闷、喘息憋气。起病急，病情重，传变快，主要病位在肺，亦可累及其他脏腑。积极应用中医药早预防、早治疗、重祛邪、早扶正、防传变可以取得良好的防治效果。

辨证论治：

1. 疫毒犯肺

初起发热，或有恶寒，头痛，身痛，干咳，少痰，或有咽痛，肢困，乏力，气短，口干，苔白或黄或腻，脉滑数。治疗以清肺解毒、化湿透邪为法。方药选用银花、连翘、黄芩、柴胡、青蒿、白蔻、杏仁、生苡仁、沙参、芦根等。

2. 疫毒壅肺

高热，汗出热不解，咳嗽，少痰，胸闷，气促，腹泻，恶心呕吐，口干不欲饮，气短，乏力，舌红或绛，苔黄腻，脉滑数。治疗以清热解毒、宣肺化湿为法。方药选用生石膏、知母、炙麻黄、银花、炒杏仁、生苡仁、浙贝母、太子参、生甘草等。

3. 肺闭喘憋

高热不退或开始减退，呼吸困难、喘息气促，气短，或有干咳、少痰、痰中带血，疲乏无力，口唇紫黯，舌红或黯红，苔黄腻，脉滑。治疗以清热泻肺，祛瘀化浊，佐以扶正为法。方药选用葶苈子、桑白皮、黄芩、郁金、全瓜蒌、蚕砂、萆薢、丹参、败酱草、西洋参等。

4. 内闭外脱

呼吸窘迫、呼多吸少，躁扰不安，甚则神昏，语声低微，汗出肢冷，口唇紫黯，舌黯红，苔黄腻，脉沉细欲绝。治疗以益气敛阴、回阳固脱、化浊开闭为法。方药选用红参、炮附子、山萸肉、麦冬、郁金、三七。

5. 气阴亏虚、痰瘀阻络

自觉发热或低热，胸闷、气短，神疲乏力，动则气喘，或见咳嗽，自汗，焦虑不安，纳呆，口干咽燥，舌红少津，舌苔黄或腻，脉象多见沉细无力。治疗以益气养阴、化痰通络为法。方药选用党参、沙参、麦冬、生地、赤芍、紫菀、浙贝、麦芽。

咳　嗽

【案例】

程某，女，40岁。受凉伤风后干咳无痰3周，曾用抗生素治疗无明显效果，伴胸闷、咽痒、苔薄黄略干，脉弦。本病应诊断为何病？如何进行辨证、立法、处方及调护？

【概述】

咳嗽是因外感或内伤损伤肺系，肺失宣降，肺气不清，气逆作声所致，以咳嗽或兼有咯吐痰液为主要症状的病证。它既可以是多种肺系疾患的一个常见症状，也可以是一个独立性的疾病。有声无痰者为咳，无声有痰者为嗽，有声又有痰者为咳嗽。咳与嗽的病机、病证表现常密切关联，痰声并见，难以截然分开，故一般统称为咳嗽。

咳嗽病名始见于《素问·阴阳应象大论》："秋伤于湿，冬生咳嗽"。咳嗽的分类，历代医家立论颇多。《素问·咳论》以脏腑命名，分为肺咳、心咳、肝咳、脾咳、肾咳、胆咳、大肠咳、小肠咳、膀胱咳、三焦咳。隋代巢元方《诸病源候论·咳嗽候》有十咳之称，除五脏咳外，尚有风咳、寒咳、支咳、胆咳、厥阴咳等。宋代陈无择《三因极一病证方论》将咳嗽分为内因、外因、不内外因所致三类。明代李梴《医学入门》首先出现外感、内伤分类。明代张介宾《景岳全书·咳嗽》中明确地将咳嗽分为外感、内伤两大类，至此，咳嗽的辨证分类始较完善，切合临床实用，并沿用至今。

西医学中的上气道咳嗽综合征、咳嗽变异性哮喘、嗜酸粒细胞性支气管炎、胃食管反流性咳嗽、变应性咳嗽、上呼吸道感染、急慢性支气管炎、支气管扩张、肺炎、肺结核、肺癌，以及其他系统疾病中伴有咳嗽症状者均可参照本篇辨证论治。

【病因病机】

一、病因

1. 六淫邪气　六淫外感，侵袭肺系，致使肺失宣降，肺气不清，气逆不降而咳者为外感咳嗽。风为六淫之首，外感咳嗽常以风邪为先导，夹寒、湿、热、燥等邪而致咳嗽。

2. 饮食不节　过食寒凉之品伤及中焦阳气；嗜酒、肥甘厚味、辛辣燥热之品易化火生痰；损伤脾胃，脾失健运，不能输布水谷精微，酿湿生痰，上渍于肺，壅塞肺气，影响气机的升降出入，发为咳嗽。

3. 情志失调　肝主升而肺主降，情志不舒，肝气郁结，失其升发疏泄之能，影响肺气的肃降可致咳嗽；大怒致肝火上炎，灼伤肺阴，亦可出现咳嗽。

4. 先天禀赋不足、久病伤正　先天禀赋不足者脏腑功能虚弱，久病亦可损伤脏腑功能，而致咳嗽。临床见症随所涉脏腑、阴阳气血的不同，表现各异。

二、病机

1. 发病　外感咳嗽起病急，多是新病，病程较短。内伤咳嗽起病较缓，多有慢性、反复发作病史，病程较长。

2. 病位　在肺，内伤咳嗽还涉及脾、肝、肾。

3. 病性　外感咳嗽的病程较短，发病较急，病位较浅，人体的正气未伤，故多属邪实；内伤咳嗽则因病程较长，发病缓慢，病位较深，人体脏腑功能失调，故多属正虚或虚实夹杂。

4. 病势　外感咳嗽与内伤咳嗽的转归，从疾病性质上来说，主要是由实转虚的变化。从脏腑病转归来说，主要是肺、脾、肾之间的相互累及。

5. 病机转化　外感咳嗽的预后良好，大多可在较短时间获得治愈，但是调治失宜，亦可转为内伤而累及他脏。内伤咳嗽的预后一般也较好，病程较长，部分患者易于反复发作，转化为喘病、肺胀，预后较差，往往病程缠绵，迁延难愈。

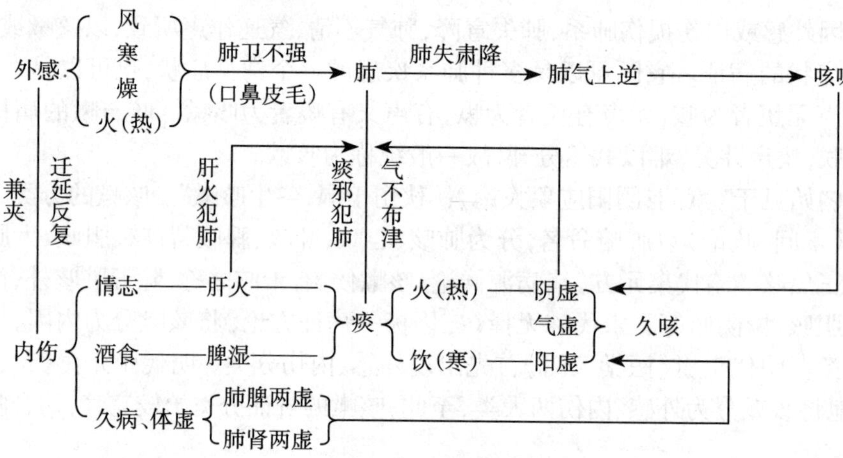

咳嗽病因病机示意图

【诊断】

一、诊断标准

按照1995年国家中医药管理局发布的《中华人民共和国中医药行业标准·中医病证诊断疗效标准》。

1. 咳逆有声，或伴咽痒咳痰。
2. 外感咳嗽，起病急，可伴有寒热等表证。
3. 内伤咳嗽，每因外感反复发作，病程较长，可咳而伴喘。
4. 急性期查血白细胞总数和中性粒细胞增高。
5. 两肺听诊可闻及呼吸音增粗，或伴散在干湿性啰音。

6. 肺部X线摄片检查,正常或肺纹理增粗。

二、诊断说明

咳嗽既可是一个独立的疾病,又可为多种肺系疾患中的常见症状之一,如感冒、喘病、肺痨、肺胀等疾病皆可出现咳嗽,临床诊断时当分清各症状的主次、轻重,防止误诊。

【鉴别诊断】

1. 喘病　喘病可兼见咳嗽,咳嗽亦可为喘病的前驱症状,但喘病突出的症状是呼吸急促、呼吸困难、气不接续,甚至张口抬肩,鼻翼扇动,不能平卧。

2. 肺痈　咳嗽常是肺痈的主要症状之一,但肺痈咳嗽以咳吐大量腥臭脓痰为主要特征,并伴有发热、胸痛等,多由感受风热毒邪或痰热内盛引起,反映了热渐成毒,肉腐成脓的病理特征。结合痰培养及胸部X片可加以鉴别。

3. 肺痨　咳嗽是肺痨的主要症状之一。肺痨是由痨虫犯肺引起,以咳嗽、咯血、潮热、盗汗、消瘦为主要症状,典型的慢性病程及阴虚火旺的病理特征,是具有传染性的慢性消耗性疾病,痰检出结核杆菌是诊断的金标准。

4. 肺癌　咳嗽是肺癌的常见症状。但肺癌以阵发性呛咳多见,且经久不愈,逐渐出现咯血、憋气、喘息、消瘦、乏力等症状,多发生于40岁以上吸烟男性。胸部X片、胸部CT片、痰脱落细胞检查、支气管镜检查可协助诊断。

5. 肺胀　咳嗽是肺胀的早期症状之一。但肺胀是咳嗽等多种慢性肺系疾病经久不愈,慢性发展的结果,除咳嗽、咯痰外,临床并见喘息气促、胸闷胀满、憋闷如塞、甚至唇甲紫绀、颜面四肢浮肿、心悸等症状。

【辨证论治】

一、辨证要点

1. 辨外感与内伤　外感咳嗽常在受凉后突发,起病较急,病程较短,病情较轻,初起伴有鼻塞、咽痒、头痛、恶寒发热等症,一般无其他脏腑兼证。内伤咳嗽多虚实并存,病情较重,病程较长,病变主要在肺,常涉及肝、脾、肾,病机复杂,多呈慢性反复发作过程。

2. 辨寒热虚实　恶寒、咯痰流涕清稀色白者多属寒;恶风、咯痰流涕黏稠而黄者多属热;病势急,病程短,咳声洪亮而有力者属实;病势缓,病程长,咳声低弱,气怯,乏力者属虚。

二、治疗原则

外感咳嗽多属邪实,以宣肺散邪为主,忌敛涩留邪;内伤咳嗽多属邪实正虚,当扶正祛邪,标本兼治,根据病之所在,肺、脾、肝、肾同调,防宣散伤正。

三、分证论治

1. 风寒袭肺

主症:咳嗽,咳声闷重不畅,痰稀薄色白。

兼次症:咽痒,鼻塞流涕,打喷嚏,恶寒发热,头痛无汗,骨节酸痛。

舌脉:苔薄白,脉浮紧。

分析：风寒袭肺，肺气郁闭不宣，故见咳嗽，咳声闷重不畅，咽痒，鼻塞流涕，打喷嚏；肺气郁闭，水谷精微失于输布，聚湿生痰，故见咯痰，痰稀薄色白；风寒束表，皮毛闭塞，卫外之阳气被遏，故见恶寒发热，头痛无汗，骨节酸痛；苔薄白、脉浮紧为风寒袭肺之象。

治法：疏风散寒，宣通肺气。

方药：三拗汤合止嗽散加减。方中用麻黄、荆芥疏风散寒，合杏仁宣肺降气；紫菀、白前、百部、陈皮理肺祛痰；桔梗、甘草利咽止咳。

加减：咽痒甚者，加牛蒡子、蝉蜕；鼻塞声重加辛夷花、苍耳子；夹痰湿，咳而痰黏，胸闷，苔腻者，加半夏、茯苓、厚朴；表证较甚者，加防风、苏叶；表寒未解，里有郁热，热为寒遏者加生石膏、桑白皮、黄芩。

临证参考：若风寒外束，肺热内郁所致咳嗽，治宜散寒清热，用麻杏石甘汤加减；若风寒外感，水饮内停，肺失宣降而发咳嗽，治宜疏散风寒以除表邪，温化寒饮以逐内患，用小青龙汤加减。

2. 风热犯肺

主症：咳嗽，咳声高亢急迫，鼻塞流黄涕。

兼次症：咯痰黏白或黄，咯痰不爽，咽喉疼痛，或咳声嘶哑，口干，或发热，汗出，恶风，头痛。

舌脉：舌尖红，苔薄白或黄，脉浮数。

分析：风热之邪从口鼻而入，内迫于肺，肺失宣降，故见咳嗽，咳声高亢急迫，鼻塞流黄涕；肺气失宣，水谷精微失于输布，聚湿生痰，故见咯痰黏白或黄；热灼肺津，故见咳声嘶哑，口干，咯痰不爽；风热之邪炎上，故见咽喉疼痛；风热客表，营卫失和，故头痛，发热，汗出，恶风；舌尖红，苔薄白或黄，脉浮数为风热犯肺之象。

治法：疏风清热，宣肺止咳。

方药：桑菊饮加减。方中桑叶清透肺络之热，菊花疏散上焦风热，为君药；薄荷辛凉透表，桔梗、杏仁宣降肺气而止咳，为臣药；连翘清热解毒，芦根清热生津止渴，为佐药；甘草调和诸药，润肺止咳，为佐使药。

加减：咳嗽甚者，加前胡、枇杷叶、浙贝母；表热甚者，加金银花、荆芥、防风；咽喉疼痛，声音嘎哑者，加射干、牛蒡子、山豆根、板蓝根；肺热甚者，加黄芩、知母、石膏；风热伤络，鼻衄或痰中带血丝者，加白茅根、生地黄；热伤肺津，口干咽燥者，加沙参、麦冬；夏令暑湿者，加六一散、鲜荷叶。

临证参考：宣肺散邪是风热犯肺证治疗的基础，可以打开风热外解之门，否则风热之邪难以祛除。但应避免用大量清热药、解毒药，以防冰伏外邪，致病情迁延。

3. 风燥伤肺

主症：干咳，无痰或痰少而粘连成丝，咳痰不爽。

兼次症：喉痒，或痰中带有血丝，咽喉干痛，唇鼻干燥，口干，常伴鼻塞，头痛，畏寒，身热等表证。

舌脉：舌红干而少津，苔薄白或薄黄，脉浮。

分析：风燥伤肺，肺失清润，故见干咳，无痰或痰少而粘连成丝，咳痰不爽，咽痒；燥邪伤津，口咽失濡，故见咽喉干痛，唇鼻干燥，口干；风燥外客，卫气失和，故见鼻塞，头痛，畏寒，身热等表证；燥热伤肺，肺络受损，故见痰中带有血丝；舌红干而少津，苔薄白或薄黄，脉浮为风燥伤肺之象。

治法：疏风宣肺，润燥止咳。

方药：桑杏汤加减。方中桑叶清宣燥热，透邪外出，杏仁宣降肺气，润燥止咳，共为君药；淡豆豉辛凉解表，浙贝母清化痰热，沙参润肺止咳生津，共为臣药；栀子清泄肺热，梨皮清热润燥，止咳化痰，共为佐药。

加减：表证较重者，加薄荷、荆芥；津伤较甚者，加麦冬、玉竹；肺热重者，加生石膏、知母；痰中带血丝者，加生地黄、白茅根。

临证参考：另有凉燥伤肺咳嗽，乃风寒与燥邪相兼犯肺所致，表现干咳而少痰或无痰，咽干鼻燥，兼有恶寒发热，头痛无汗，舌苔薄白而干等症。用药当以温而不燥，润而不凉为原则，方取杏苏散加减。若恶寒甚、无汗，可配荆芥、防风以解表发汗。

4. 风邪伏肺

主症：阵发性咳嗽或呛咳，咽痒，遇外界寒热变化、冷风、油烟、异味等因素刺激可诱使咳嗽突发或加重。

兼次症：干咳无痰或少痰，夜卧晨起咳剧，咳嗽反复发作或常年不愈。

舌脉：舌淡红，苔薄白，脉弦。

分析：风为阳邪，易袭阳位，肺为五脏六腑之华盖，易受风侵，风盛则动，故见阵发性咳嗽或呛咳；风邪入里与气血搏结于咽喉，故见咽痒；肺之经气旺于寅时，风邪羁肺，肺气壅遏不宣而上逆，故见夜卧晨起咳剧；风邪伏肺，久而化热，灼伤肺阴，故见干咳无痰或少痰；外感风邪未尽，久之入里，内风暗生，同气相求，内外风合邪，故见遇外界寒热变化、冷风、油烟、异味等因素刺激可诱使咳嗽突发或加重；舌淡红，苔薄白，脉弦为风邪伏肺之象。

治法：祛风宣肺，化痰止咳。

方药：止嗽散加减。方中紫菀、百部下气化痰，理肺止嗽，共为君药；桔梗开宣肺气而化痰，白前降气祛痰而止咳，共为臣药；橘红理气化痰，荆芥疏风解表，共为佐药；甘草合桔梗利咽止咳，调和诸药，为佐使药。

加减：咽痒甚者，加蝉衣、木蝴蝶；咳重者，加炙麻黄、杏仁；痰多者加贝母、瓜蒌；肺热咯痰色黄者，加生石膏、桑白皮；津液受损，口咽干燥者，加沙参、麦冬；兼有湿热，口干、口苦、口黏者，加薏苡仁、佩兰、藿香、白豆蔻。

临证参考：本证的重点在于风邪羁肺，咽痒即咳体现了“风盛则痒”的特点，咳嗽呈阵发性、突然发生或加重体现了“风善行而数变”的特点。风咳证常无明显寒热偏向，若兼有寒、热、湿、阴虚等病理因素，当注意兼顾。

5. 痰浊蕴肺

主症：咳声重浊，痰多色白，黏稠或清稀。

兼次症：胸闷，气促，喘息。

舌脉：舌苔白腻，脉滑。

分析：饮食生冷，脾胃不和，脾失健运，痰浊内生，上渍于肺，壅遏肺气，宣降失常，故见咳声重浊，痰多色白；气机不畅，故见胸闷、气促、喘息；舌苔白腻，脉滑为痰浊之象。

治法：宣肺化痰，理气止咳。

方药：二陈汤合三子养亲汤加减。二陈汤以半夏、茯苓燥湿化痰；陈皮、甘草理气和中；三子养亲汤以白芥子温肺利气、快膈消痰；苏子降气行痰，使气降则痰不逆；莱菔子消食导滞，使气行则痰行。两方合用，则燥湿化痰，理气止咳。

加减：胸闷脘痞者，加苍术、厚朴；寒痰较重，痰黏白如泡沫，怯寒背冷者，加干姜、细辛；

脾虚证候明显者，加党参、白术；兼有表寒者，加紫苏、荆芥、防风。病情平稳后可服六君子汤加减以资调理。

临证参考：痰浊之证首先要分辨寒热之象。临床上有寒痰、湿痰、热痰之分，应注意观察痰量、痰色、痰质，治法上有温化、燥湿、清化之别。痰浊较重者，往往伴有气机不畅的表现，佐以调理气机、宣降肺气之药，有利于燥湿化痰，起到事半功倍的作用。

6. 痰热壅肺

主症：咳嗽气息急促，或喉中有痰声，痰多稠黏或为黄痰。

兼次症：痰液咯吐不爽，或痰有热腥味，或咳吐血痰，胸胁胀满，或咳引胸痛，面赤，或有身热，口干欲饮。

舌脉：舌红，苔薄黄腻，脉滑数。

分析：咳嗽不愈，或素体痰湿蕴肺，久而化热，痰热互结，壅塞于肺，肺失宣降，肺气上逆，故见咳嗽气息急促，或喉中有痰声，痰多稠黏或为黄痰，痰液咯吐不爽；痰热壅肺，损伤肺络，则痰有热腥味，或咳吐血痰；阻遏胸膈，故见胸胁胀满，咳引胸痛，热邪耗伤津液，故见面赤，身热，口干欲饮；舌红，苔薄黄腻，脉滑数为痰热内盛之象。

治法：清热肃肺，化痰止咳。

方药：清金化痰汤加减。方中用黄芩、知母、山栀、桑白皮清泄肺热；茯苓、贝母、瓜蒌、桔梗、陈皮、甘草化痰止咳；麦冬养阴润肺以宁咳。

加减：痰热郁蒸，痰黄如脓或有热腥味者，加鱼腥草、金荞麦根、浙贝母、冬瓜仁；胸满咳逆，痰涌，便秘者，加葶苈子、风化硝；痰热伤津，咳痰不爽者，加北沙参、天花粉。

临证参考：痰终属阴邪，清热之品不可过用，方中可稍加温化之品如陈皮等。久治不愈者酌情选用五味子、白果、山萸肉、罂粟壳等。

7. 肺阴亏虚

主症：咳久不愈，干咳无痰，或痰少，咯吐不爽。

兼次症：痰黏或夹血丝，食少，口干舌燥，或手足心热，潮热盗汗，形瘦无华。

舌脉：舌红，少苔，脉细数。

分析：阴虚内燥，肺失清润，肃降无权，肺气上逆。阴虚肺燥，故干咳少痰、咯吐不爽，口舌干燥；阴虚火旺，故五心烦热、潮热盗汗、形瘦无华；热伤肺络，则见咯血；舌红少苔，脉细数，为阴虚内热之象。

治法：养阴润肺，宁肺止嗽。

方药：沙参麦冬汤加减。方中用沙参、麦冬、玉竹、天花粉滋阴润肺以止咳；桑叶轻清宣透，以散燥热；甘草、扁豆培土生金。

加减：肺燥干咳少痰者，加川贝母、杏仁、百部；阴虚肺热较盛者，去桑白皮，加桑叶、地骨皮；肺气不敛，咳而气促者，加五味子、诃子；咳吐黄痰者，加海蛤粉、知母、竹茹、黄芩；痰中带血者，加山栀、白茅根、白及、藕节；潮热骨蒸者，加功劳叶、银柴胡、青蒿、白薇；盗汗者，加糯稻根须、浮小麦。

临证参考：阴虚咳嗽兼见五心烦热、颧红、腰膝酸软、梦遗滑精者，为肺肾阴虚，可用八仙长寿丸，以六味地黄丸滋肾润肺，麦冬、五味子滋阴润肺止咳；虚火明显者，可用知柏地黄丸或大补阴丸加沙参、百合、百部、青蒿等味治之，亦可用百合固金汤加减。

8. 肺阳亏虚

主症：咳嗽，气短，背寒如掌大。

兼次症：咳吐涎沫，质清稀而量多，形寒肢冷，自汗，易感寒，面白神疲，口不渴，腹胀纳差，大便溏。

舌脉：舌淡胖，苔白润，脉迟缓或迟弦。

分析：肺主一身之气，气属阳，肺阳亏虚，肺气虚寒，气不布津，水饮不化，肺失宣降，可见咳嗽，咳吐较多量清稀涎沫；肺阳亏虚，卫阳不足，故见背寒冷如掌大，形寒肢冷，自汗，易感寒，面白神疲，口不渴；子病及母，脾阳不足，故见腹胀纳差，大便溏；舌质淡胖，苔白润，脉迟缓或迟弦皆为肺阳亏虚之象。

治法：温肺化饮。

方药：苓甘五味姜辛汤合止嗽散加减。方中干姜扶阳祛寒，温化水湿；细辛宣散寒邪，助干姜温化痰饮；茯苓甘淡渗利，健脾祛湿；五味子既可敛肺止咳，又可敛阴生津，制姜、辛之温燥辛散，使饮去而正不伤；甘草合干姜辛甘化阳，助茯苓健脾益气，并调和诸药。止嗽散中紫菀、百部下气化痰、理气止嗽；荆芥、桔梗宣肺化痰；白前降气祛痰止咳；陈皮理气化痰；甘草合桔梗以利咽止咳。

加减：脾虚，面白神疲者，加白术、党参、黄芪；肺脾气滞，胸脘胀满者，加厚朴；兼有表寒者，加麻黄、桂枝。

临证参考：此证不独见于年高体弱之人，也有年青之人因贪凉饮冷伤及脾肺之阳，或禀赋不足肺气虚寒，亦可见肺阳虚之证，临床最重要的症状为“背寒如掌大”。本证亦可兼夹痰热，而见咳吐黄痰、舌红、苔黄腻等症状，治疗中当标本兼顾，虚实并治。

【预后与转归】

咳嗽有新久之分，又有外感、内伤之异。外感咳嗽因为新感外邪，病位较浅，病情较轻，若治疗及时得法，则易治愈，病势发展一般较顺利；如果外感咳嗽不能得到及时、准确治疗，日久可转化为内伤咳嗽。内伤咳嗽多呈慢性病程，迁延反复，治疗不易收效。久咳伤肺，可转而涉及脾、肾，此时因卫外薄弱，而每易感受外邪，反复发作加重，导致痰、喘、肿、悸、绀等症的陆续出现，久而成衰、成脱，危及生命。

【预防与康复】

一、预防

1. 戒烟　吸烟是诱发咳嗽的最常见原因，吸烟对肺功能的损害是肯定的，长期较大量吸烟者损害尤为明显。

2. 避免过敏因素　过敏原可诱发咳嗽，天花粉、尘螨、动物皮毛、冷空气、粉尘、刺激性气味等应尽量避免接触。

3. 预防感冒　感冒是诱发急、慢性咳嗽，以及慢性咳嗽急性加重的重要原因，有效地预防感冒，是防治咳嗽的重要手段。

二、康复

1. 忌食辛辣、油腻、寒凉之品，忌食海腥食物。
2. 按摩迎香穴及风池穴，有助于本病的康复。
3. 急性发作期，患者应当注意休息。

4. 急性期过后，适当加强体育锻炼，增强机体抵抗力。

【结语】

咳嗽是多种肺系疾患的一个常见症状，也可以是一个独立性的疾病，病因有外感、内伤之分。外感咳嗽为六淫外邪犯肺，有风寒、风热、风燥等不同，内伤咳嗽为脏腑功能失调，有痰浊、痰热、肺虚区别。病位在肺，其基本病机主要为肺失宣降，肺气不清，气逆作声。外感新病多属邪实，治以宣肺散邪为主；内伤咳嗽多属邪实正虚，当扶正祛邪，标本兼治，根据病之所在，肺、脾、肝、肾同调，防宣散伤正。咳嗽虽有外感内伤之分，但二者关系密切，常相互影响致证情复杂或加重，治疗常寒热并用，虚实兼顾。

【相关资料链接】

一、篇首案例分析

辨证分析：患者外感风邪，风邪羁肺，肺失宣降，故见咳嗽；风邪入里，与气血相搏结于咽喉，风盛则痒，故见咽痒；苔薄黄略干，脉弦为风邪羁肺后表邪入里，化燥伤阴之象。

诊断：咳嗽　风邪羁肺，化燥伤阴

治法：祛风宣肺，养阴清肺

处方：

荆芥 10g	百部 10g	紫菀 10g	陈皮 10g
柴胡 10g	防风 10g	桑叶皮（各）10g	杏仁 10g
大贝母 10g	前胡 10g	桔梗 6g	乌梅 6g
南沙参 12g			

4 剂，水煎服，每日 1 剂，早晚分服。

调护：避风寒，慎起居，节饮食，注意休息。

预后：4 剂后患者咳嗽明显减轻，为巩固续服 3 剂，诸症均解。

按：本证属风邪羁肺，兼有阴伤的病例，治疗予止嗽散合过敏煎加减以达祛风、宣肺、养阴的目的。方中荆芥、柴胡、防风、桑叶祛风宣肺解表；百部、紫菀、大贝母、前胡、陈皮化痰止咳；桔梗、杏仁一升一降，以复肺之宣肃；南沙参、乌梅养阴生津；少佐桑白皮以清肺热；纵观全方，配伍得当，共奏祛风宣肺、养阴清肺之功。

摘自：梁文华．武维屏治疗咳嗽运用止嗽散的经验[J]．浙江中医杂志，2005，40(2)：52-53.

二、临证经验举隅

患者，女性，65 岁，2002 年 8 月初诊。2002 年 3 月始，因感冒后咳嗽 5 个月，感冒已愈，但咳嗽不止，阵咳，呛咳，咽痒不适，咳嗽夜重昼轻，影响睡眠，胸痛，无哮喘；曾多次用抗生素、止咳药不愈，查 X 线胸片、嗜酸性粒细胞、气道激发试验及过敏原检测，经查符合咳嗽变异性哮喘，经中药疏风宣肺，缓急解痉，止咳利咽，口服 3 剂中药后开始减轻，后又用 7 剂，疗效显著而愈。愈后 2 个月余复发一次，经来电，嘱其继续服用原方治疗而愈。参考用药：杏仁、紫菀、冬花、炙杷叶、紫苏子、紫苏叶、五味子、地龙、蝉蜕、僵蚕、瓜蒌皮、葛根等，前 3 剂方中有米壳，不必久用。

摘自:邓铁涛.著名中医学家经验传薪:碥石集[M].北京:中国中医药出版社,2004,249.

【思考题】

1. 咳嗽的基本病因、病机是什么？为什么内伤咳嗽的主要病理因素为“痰”与“火”？
2. 如何辨别外感咳嗽与内伤咳嗽？
3. 咳嗽治疗原则是什么？为何治疗咳嗽不能单纯地“见咳止咳”？
4. 病案分析

患者,女,61岁,久咳不愈,干咳无痰,手足心热,形体偏瘦,舌红少津,苔少而干,脉虚数。

哮 病

【案例】

余某，女，52岁，1991年1月24日初诊。喘哮数年，反复不愈，去冬受寒后剧发，呼吸急促，喉中哮鸣有声，胸膈满闷如塞，咳不甚，咯痰稀薄量不多，色白有泡沫，咯吐不爽，面色晦滞带青，喜热饮，形寒怕冷，背部尤甚，舌苔白滑而润，脉细弦。本病应诊断为何病？如何进行辨证、立法、处方及调护？

【概述】

哮病是一种常见的反复发作的肺系疾病，多由宿痰伏肺，外邪、饮食、情志、劳倦等因素诱发，致痰阻气逆，肺失肃降，气道挛急、狭窄而发病，以发作性喉中哮鸣有声，呼吸困难，甚则喘息不能平卧为主要表现。

《内经》虽无哮病之名，但记载的"喘鸣"与本病的发作特点相似。《金匮要略·肺痿肺痈咳嗽上气病脉证治》中云："咳而上气，喉中水鸡声，射干麻黄汤主之"，描述了本病发作时的典型症状，提出了治疗方药，还从病理上将其归属于痰饮病中的"伏饮"，堪称后世顽痰伏肺为哮病夙根的理论渊源。此后还有呷嗽、哮吼、齁䶎等形象病名，直至元代朱丹溪才首创"哮喘"病名，阐明病机专于痰，提出"未发以扶正气为主，既发以攻邪气为急"的治疗原则，不但把本病从笼统的喘鸣、上气中分离出来，成为一个独立的病名，而且确定了本病的施治要领。明代虞抟在《医学正传》中首次对哮与喘做了区别，"喘以气息言，哮以声响言"，"夫喘促喉中如水鸡声者，谓之哮；气促而连续不能以息者，谓之喘"。后世医家鉴于哮必兼喘，故一般通称"哮喘"，为与喘病区分，故名为"哮病"。

本病相当于西医学的支气管哮喘、喘息性支气管炎，其他如嗜酸性粒细胞增多症、心源性哮喘、慢性阻塞性肺气肿、肺源性心脏病等具有本病证候特点者，可参照本节辨证论治。

【病因病机】

一、病因

1. 素禀异质　先天不足，易感外邪，肺失布津，伏痰内留，每遇新感而引动伏邪发为哮病。另素禀异质，在多种因素综合作用下，如吸入尘螨、花粉等以及食物、气候变化、剧烈运动、精神因素或某些药物、妇女月经期等诸多因素均可引发哮病。

2. 外邪侵袭　外感风寒或风热诸邪，从口鼻、皮毛而入，失于表散，内舍于肺，壅塞气道，肺失宣降而致哮鸣气急。

3. 饮食不当　贪食生冷，寒饮内停，或嗜食海鲜发物，腌、熏、烤制品以及辛辣等刺激性食物，损伤脾胃，痰浊内生，上壅于肺，阻塞气道，痰气相搏而发生哮鸣喘促。

4. 情志失调　素有伏痰，遇情志刺激，或悲、或喜、或怒、或思虑过度，脏腑功能受损，肝气冲逆犯肺，痰气交阻于肺而引发哮喘。

5. 劳倦过度　过度疲劳或运动过度，脏腑功能失调，肺失宣降，气逆上冲，引动伏痰搏击气道亦可发为哮病。

6. 体虚病后　体质素弱，或病后体虚，致使肺气亏虚，阳虚阴盛，气不化津，痰饮内生；或阴虚火旺，炼液为痰，痰热交阻，肺失宣降所致。

二、病机

1. 发病　为宿痰内伏于肺，每因外感、饮食、情志、劳倦等诱因触发，以致痰阻气道，肺失肃降，气道挛急。发病前可有喷嚏、鼻塞等先兆，亦有骤然起病而无先兆者。

2. 病位　在肺，但与肾、脾、肝等有密切关系。

3. 病性　为本虚标实。本虚指先天禀赋不足，脏腑功能失调，由此导致宿痰内伏于肺。标实指外邪入侵、饮食失调、冷暖不当或情志不畅等因素引发宿痰，致痰气交阻、肺失肃降、气道挛急。

4. 病势　随正气强弱、病邪盛衰、病情轻重、病程长短以及治疗是否及时得当而不同。一般病邪不盛，治疗及时，则病势缓，多趋于邪外解而向愈。若邪盛或正虚较著，治疗不当，病势急，多趋于邪内伏而恶化。

5. 病机转化　若因于寒或素体阳虚，痰从寒化，则发为冷哮；病因于热，或素体阳盛，痰从热化，则发为热哮；若痰热内郁，风寒外袭，则发为寒包火证。本病长年累月反复发作，可累及心、肾导致肺胀而出现心悸、水肿等危候；亦可因哮病严重发作发生喘脱，若救治不及可致死亡。

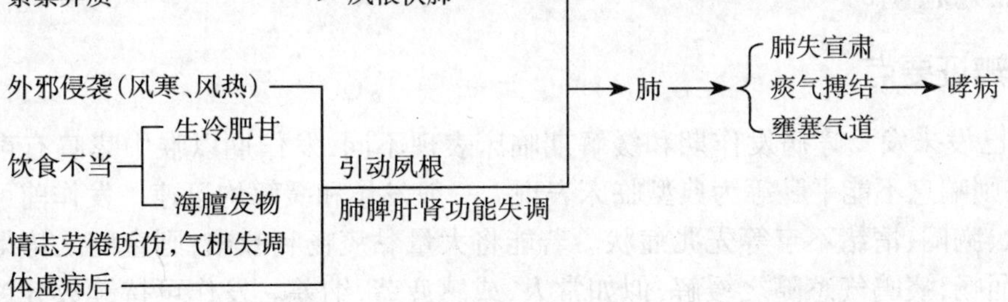

哮病病因病机示意图

【诊断】

一、诊断标准

按照1995年国家中医药管理局发布的《中华人民共和国中医药行业标准·中医病证诊断疗效标准》。

1. 发作时喉中哮鸣有声，呼吸困难，甚则张口抬肩，不能平卧，或唇甲青紫。

2. 呈反复发作性。常因气候突变、饮食不当、情志失调、劳累等因素诱发。发作前多有鼻痒、喷嚏、咳嗽、胸闷、情绪不宁等先兆。

3. 多有过敏史或家族史。

4. 两肺可闻及哮鸣音，或伴有湿啰音。

5. 血嗜酸性粒细胞计数、痰液涂片、胸部X线检查等有助于诊断。

二、诊断说明

哮病多为特应性体质人群接触过敏原后发作，起病急，病情较重，发作前往往有吸入花粉、异味、冷热空气或者食入蛋、奶、鱼类食品等情况。稳定期患者往往有喷嚏、鼻痒、流清涕等过敏性鼻炎症状，或表现为以咽痒、咳嗽为主的咳嗽变异性哮喘症状，可行肺功能检查明确是否存在气道高反应性，积极预防哮病的发生。

【鉴别诊断】

1. 喘病　哮病与喘病二者均可见呼吸气粗困难，甚则不能平卧等症状。哮病以声响言，是一种反复发作的独立性疾病，多由宿痰伏肺，遇诱因引触，致痰阻气道，气道挛急，肺失肃降而成，以喉中哮鸣有声为主要表现。喘病以气息言，是多种急慢性肺系疾病的一个共同症状，多由外感六淫，内伤饮食、情志，或劳欲、久病，致邪壅于肺，宣降失司所致，或肺不主气，肾失摄纳而成，以呼吸气促困难为主要表现。

2. 支饮　支饮为受寒饮冷，久咳致喘，迁延伤肺，肺不布津，饮邪留伏，支撑胸膈，上逆迫肺所致，以咳逆倚息不能平卧为主症，虽也有痰鸣气喘症状，但多进行性加重，发作与间歇的界限不清，咳喘重于哮鸣。

3. 肺胀　哮病长期反复发作，可发展为肺胀。肺胀为多种慢性肺部疾病长期反复发作，迁延不愈发展而来，以喘促、咳嗽、咯痰、胸部膨满，憋闷如塞等为临床特征。

【辨证论治】

一、辨证要点

1. 辨已发未发　哮病发作期和缓解期临床表现不同，发作期以喉中哮鸣有声，呼吸气促困难，甚则喘息不能平卧等为典型临床表现。一般发作和缓解均迅速。发作前可有鼻痒、喷嚏、咳嗽、胸闷、情绪不宁等先兆症状。若能将大量黏痰畅利吐出，则窒闷之势得以渐减，呼吸渐感通畅，痰鸣气憋随之缓解，似如常人，或感疲劳，纳差。发作可持续数分钟、几小时或更长。缓解期无典型症状，若病程日久，反复发作，导致身体虚弱，平时可有轻度哮病，而以肺、脾、肾虚损为主要表现，或肺气虚、或肺气阴两虚、或脾气虚、肾气虚、肺脾气虚、肺肾两虚等。素有轻度哮病者，大发作时持续难平。

2. 辨证候虚实　哮病属邪实正虚之证，发作时以邪实为主，未发时以正虚为主。肺虚者，气短声低，咯痰清稀色白，喉中常有轻度哮鸣音，自汗恶风；脾虚者，食少，便溏，痰多；肾虚者，平素短气息促，动则喘甚，腰酸耳鸣。但久病正虚者，发作时每多虚实夹杂，又当按病程新久及全身症状以辨别其主次。虚证应审其阴阳之偏虚，区别脏腑之所属。

3. 辨痰性质　发作期痰阻气道，气道挛急，肺失肃降，以邪实为主，痰有寒痰、热痰、痰湿、风痰之异，分别引起寒哮、热哮、痰哮、风哮。一般寒哮内外皆寒，哮鸣如水鸡声，咳痰清稀，或色白如泡沫，口不渴，舌质淡，苔白滑，脉浮紧；热哮痰热壅盛，痰鸣如吼，声高气粗，咳痰黄稠胶黏，咯吐不利，口渴喜饮，舌质红，苔黄腻，脉滑数；痰哮寒热征象不明显，喘咳胸满，但坐不得卧，痰涎壅盛，声如拽锯，咯痰黏腻难出；风哮反复发作，时作时止，发时喉中哮鸣，止时如常人，或伴恶风，汗出，或咽干口燥，面色潮红或萎黄不华。

二、治疗原则

一般遵循“急则治其标，缓则治其本”的原则，即发时攻邪治标，祛痰利气，寒痰宜温化宣肺，热痰当清化肃肺，痰浊壅肺当祛壅泻肺，风痰当祛风化痰，表证明显者兼以解表；反复日久，正虚邪实者又当攻补兼顾，不可拘泥。平时扶正治本，阳气虚者应温补，阴虚者宜滋养，分别采取补肺、健脾、益肾等法，以冀减轻、减少或控制其发作。如寒热虚实错杂者，当兼以治之。

三、分证论治

发作期

1. 寒哮

主症：呼吸急促，喉中哮鸣有声，胸膈满闷如塞。

兼次症：咳痰稀白，面色晦滞，形寒怕冷，口不渴或渴喜热饮，天冷或受寒易发，或有恶寒、发热、身痛。

舌脉：舌淡，苔白滑，脉浮紧。

分析：寒痰伏肺，复遇诱因触发，痰升气阻，壅塞气道，痰气搏击，故见呼吸急促，喉中哮鸣有声；肺气闭郁，不得宣畅，痰出不利，故见胸膈满闷；寒痰内阻，故见咳痰稀白；阴盛于内，阳气不得宣达，故见面色晦滞，形寒怕冷；病因于寒，内无郁热，故见口不渴或渴喜热饮；外寒引动内饮，故见天冷或受寒易发；外感风寒而诱发，故见恶寒、发热、身痛；舌淡，苔白滑，脉浮紧为外有表寒，内有寒饮之象。

治法：温肺散寒，化痰平喘。

方药：射干麻黄汤加减。方中射干、麻黄开痰结，宣肺气；干姜、细辛温肺蠲饮；紫菀、款冬花、半夏降气化痰；五味子收敛肺气，大枣和中并调和诸药。

加减：痰涌胸满，喘逆不得卧者，加葶苈子、苏子、瓜蒌、杏仁；表寒里饮，寒象较甚者，用小青龙汤，加杏仁、苏子、白前、陈皮、青皮；瘀血内阻者，加桃仁、红花、丹参、赤芍；痰稠胶黏难出者，加皂荚、白芥子；痰郁化热者，加石膏、黄芩、桑白皮、枇杷叶、浙贝母。

临证参考：本证患者多为素体阳虚，痰从寒化，或感受寒邪，在治疗过程中，如能及时给予温肺散寒、化痰平喘之剂，使表寒得以宣散，里寒得以温化，病情可得以控制。如迁延日久，损伤正气，由肺及肾，可形成虚哮或上盛下虚之证。如过用温燥、温散之剂，又可使痰从热化，转为热哮。

2. 热哮

主症：喉中痰鸣如吼，气粗息涌，胸高胁胀。

兼次症：呛咳阵作，痰黄黏稠，不易咯出，面红，伴有发热，心烦口渴。

舌脉：舌红，苔黄腻，脉滑数。

分析：肺内素有邪热伏痰，又因外邪侵犯，肺失清肃，肺气上逆，阻塞气道，故见喉中痰鸣如吼，气粗息涌，胸高胁胀，呛咳阵作；火热壅盛，灼津为痰，痰热壅肺，故见痰黄黏稠，不易咯出；痰热郁蒸于内，故见面红，发热，心烦；病因于热，故见口渴；舌红，苔黄腻，脉滑数为痰热内盛之象。

治法：清热宣肺，化痰平喘。

方药：定喘汤加减。方中麻黄宣肺平喘，解表散邪，白果敛肺定喘，祛痰止咳，共为君药；桑白皮泄肺平喘，黄芩清热化痰，共为臣药；杏仁、款冬花降气平喘，苏子、半夏化痰止咳，共为佐药；甘草调和诸药，兼能止咳，为佐使药。

加减：痰稠胶黏者，加知母、浙贝母、海蛤粉、瓜蒌、胆南星；气息喘促甚者，加葶苈子、地龙；内热壅盛者，加石膏、金银花、鱼腥草；大便秘结者，加大黄、芒硝；表寒里热者，加桂枝、生姜。

临证参考：本证以痰热郁肺为主，多为感受热邪或素体阳盛，痰从热化而成。若及时予清热宣肺、化痰定喘之剂，使痰热得以清化，表热得以清宣，火郁得以清降，病情即可得以控制。治疗时不宜过用苦寒之品，以免损伤中阳。由于邪热易于劫灼津液，用药当时时顾护阴津。

3. 风哮

主症：发作突然，突发突止，喘促气急，喉中哮鸣有声，止时如常人。

兼次症：咳嗽痰少或无痰，发作前多有鼻痒、咽痒、喷嚏等。

舌脉：舌淡，苔薄白，脉弦。

分析：哮喘患者感受风邪，风邪犯肺，肺失宣降，气道挛急而发哮喘，风善行而数变，故见哮喘突发突止；风盛挛急，风邪犯肺，气道挛急，肺气上逆，故见喘促气急，喉中哮鸣有声；肺气不能宣畅，故见咳嗽痰少或无痰；风为阳邪，最易侵袭在上之孔窍，风盛则痒，故见鼻痒、喷嚏、流涕；舌淡，苔薄白，脉弦为风邪犯肺之象。

治法：疏风宣肺，化痰平喘。

方药：黄龙疏喘汤加减。方中炙麻黄宣肺平喘，为君药；地龙、僵蚕解痉缓急，为臣药；苏子降气，白芍、五味子酸甘缓急，为佐药；石菖蒲开窍化痰、防风散风、炙甘草调和诸药，共为使药。

加减：鼻塞、喷嚏、流涕甚者，加荆芥；胸闷明显或闷痛者，加瓜蒌、薤白、法半夏；喉中痰涌，倚息不得卧者，加射干、葶苈子，或合葶苈大枣泻肺汤；情志不遂，肝郁化风引发者，过敏煎加郁金、僵蚕、钩藤、地龙、白附子；阴血亏虚，虚风内动引发者，补肝汤加钩藤、菊花、刺蒺藜；哮喘反复发作，兼唇甲青紫，舌质紫黯或有瘀斑，脉涩者，加当归、赤芍、红花、丹参。

临证参考：本证常见于素有“宿根”的患者。此类患者，予疏风解痉、止咳平喘治疗，使风散挛解，肺气得以宣降，多可在2周内缓解。若失治误治，以致正气损伤，少数患者可出现喘憋严重，口唇紫绀明显，大汗淋漓的哮喘危证。

4. 痰哮

主症：哮喘喉如拽锯，喘咳胸满，不能平卧。

兼次症：发作时无痰或少痰，痰黏难咯，发后则痰多咳嗽，痰出而哮喘缓解，呕恶，纳呆，口黏不渴，神倦乏力。

舌脉：舌淡或淡胖，苔厚，脉滑实。

分析：痰浊阻肺，阻塞气道，肺失清肃，肺气上逆，故见哮喘胸满，不能平卧；痰浊内阻，气道挛急，故见喉如拽锯，痰黏难咯；痰浊蕴中，脾气受困，中焦气机不利，故见呕恶，纳呆，口黏不渴，神倦乏力；舌淡或淡胖，苔厚，脉滑实为痰浊内壅之象。

治法：涤痰利窍，降气平喘。

方药：二陈汤合三子养亲汤加减。方中半夏燥湿化痰，陈皮调中利气，化痰宽胸；茯苓健脾渗湿；甘草益脾和中。白芥子温肺利气消痰；紫苏子降气行痰；莱菔子消食导滞，行气化痰。

加减：痰多色黄而稠，苔黄腻者，加连翘、漏芦、黄芩；腹胀便秘者，加大黄、芒硝；喘逆甚，兼胸胁满闷不舒，脉弦滑实者，加郁金、川楝子、香橼皮、沉香；痰涎涌盛者，合葶苈大枣泻肺汤。

临证参考：本证以痰气壅实为主，寒热俱不显著，临床上随着病程的演变，可出现痰从寒化、热化的不同情况，治疗应灵活掌握。同时，痰壅气阻，往往影响血液的运行，致血行不畅，因此可少佐柴胡、香附、丹参、全蝎等疏肝理气、活血化瘀之品。

缓解期

1. 肺气亏虚

主症：气短声低，咯痰清稀色白，或喉中常有哮鸣声，每因气候变化而诱发。

兼次症：平素自汗，怕风，常易感冒，发病前喷嚏频发，鼻塞流清涕。

舌脉：舌淡，苔薄白，脉细弱或虚大。

分析：哮病日久不愈，肺气亏虚，卫外不固，卫阳不能充实腠理，外邪易侵，故见平素自汗，怕风，易感冒，每因气候变化而诱发。外邪犯肺，肺气失宣，窍道不利，故发病前喷嚏频发，鼻塞流涕；肺气亏虚，津液不能输布，痰浊内蕴于肺，故见气短声低，咯痰清稀色白；痰饮伏肺，气道不利，故见喉中常有哮鸣声；舌淡，苔薄白，脉细弱或虚大为肺气虚弱之象。

治法：补肺固卫。

方药：玉屏风散加减。方中黄芪补脾肺之气，为君药；白术益气健脾，为臣药；防风解表散邪，为佐药。

加减：自汗，畏风明显者，加桂枝、白芍、生姜、大枣；自汗甚者，加浮小麦、麻黄根；阳虚而肺中虚冷者，加附子、干姜、黄芪；气阴两虚，呛咳，痰少质黏，口干咽燥，舌红者，生脉散加黄芪、北沙参、玉竹。

临证参考：本证为哮喘缓解期常见的证类之一，若能及时给予补肺固卫之剂，使肺虚得补，卫气得充，则可使病情稳定。若失治或误治，常使肺气更伤，痰浊不化，易受外邪的侵犯而诱发哮喘。如此反复，可由肺及脾、肾，使病情难以控制，日久又可转化为肺胀等病证。

2. 脾气亏虚

主症：每因饮食失当而诱发，气短不足以息，语言无力。

兼次症：平素痰多，倦怠乏力，食少便溏。

舌脉：舌淡，苔薄腻或白滑，脉细缓。

分析：哮喘反复发作，脾气亏虚，运化失职，复因饮食不当而更伤脾胃，故见每因饮食失当而诱发哮喘；脾虚失运，聚湿生痰，故痰多而质黏；脾气亏虚，中气不足，故见气短不足以息，言语无力；脾虚健运无力，四肢无以充养，故见倦怠乏力，食少便溏；舌淡，苔薄腻或白滑，脉细缓为脾气亏虚之象。

治法：益气健脾化痰。

方药：六君子汤加减。方中党参、白术、茯苓、甘草健脾益气；陈皮、半夏理气燥湿化痰。

加减：脾阳不振，形寒肢冷，便溏者，加桂枝、干姜或合用理中丸；中气下陷，便溏，少腹下坠，脱肛者，改用补中益气汤。

临证参考：本证多为他证转化而来，亦可见于素体脾气亏虚而发哮喘者。若能给予健脾益气化痰之剂治疗，使脾气健，痰浊化，可以控制病情，稳定在缓解期相当长的时间。若失治误治，致使脾气更虚，易因饮食不当或外邪侵袭而变生发作期各证。

3. 肾气亏虚

主症：平素气息短促，动则为甚，吸气不利，气不得接续。

兼次症：腰酸腿软，头晕耳鸣，遇劳累后易发哮喘，下肢欠温，小便清长，咳吐白色泡沫痰。

舌脉：舌淡胖嫩，苔白，脉沉细或细数。

分析：哮病久治不愈，正气亏虚，由肺脾及肾。久病肾虚，摄纳失常，气不归元，故见平素气息短促，动则为甚，吸气不利；肾虚精气亏乏，不能充养四肢百骸，故见腰酸腿软，头晕耳鸣，遇劳累后易发哮喘；肾气亏虚，阳虚外寒，故见下肢欠温，小便清长；阳虚肺失温养，痰饮内停，故见痰白清稀；舌淡胖嫩，苔白，脉沉细或细数为肾气亏虚之象。

治法：补肾摄纳。

方药：金匮肾气丸加减。方中附子温阳补火，桂枝温通阳气，干地黄滋阴补肾生精，山茱萸、山药补肝养脾益精，泽泻、茯苓利水渗湿，丹皮活血散瘀。

加减：阳虚明显者，加补骨脂、仙灵脾、鹿角片；阳虚痰盛者，用苏子降气汤；肾虚不能纳气而喘者，加胡桃肉、冬虫夏草、紫石英、灵磁石，或予参蛤散。

临证参考：本证为哮喘缓解期最为严重的证候，已由肺及脾及肾，一般预后不佳。若能坚持治疗，予补肾摄纳之剂，使肾气渐充，精气充盛，可减少哮喘发作的次数，减轻哮喘发作的程度。若不能及时治疗，使正气愈虚，病邪深伏，可反复发作，日久可转为肺胀等病证。

【预后与转归】

一般的哮喘发作经及时治疗，症状、体征可以很快消失，但若治疗失当，或频繁复发，缠绵不愈，终致肺功能损伤及肺气肿，甚则肺心病，可使患者丧失劳动力，并影响其生活质量。重度支气管哮喘是哮喘病的一个危急重症，严重危害患者的生命安全，故治疗上应予足够的重视。应用中西医结合疗法，给予氧疗和足量敏感的抗生素抗感染，大量激素进行抗感染治疗，并嘱患者随身携带急救性吸入剂以应急，及时对患者进行血气监测，有效治疗呼吸衰竭，以挽救患者生命。

【预防与康复】

一、预防

1. 加强体质锻炼　根据个人身体情况，选择太极拳、内养功、八段锦、慢跑、呼吸体操等方法长期锻炼。

2. 药物预防　可根据具体情况辨证用药，肺脾气虚者宜常服玉屏风散、补中益气汤；脾肾阳虚者可常服金匮肾气丸、右归丸、右归饮、保元汤等；肝肾阴虚者可常服六味地黄丸、滋水清肝饮、左归丸等方药。

3. 避免接触诱因　如过敏药物、食物及其他异物。

4. 预防感冒　注意天气变化，做好防寒保暖工作。

二、康复

1. 药物康复 在康复阶段可继续使用扶正固本方药，如六君子汤、麦门冬汤、金匮肾气丸、十全大补汤。

2. 食疗康复 可辨证选用羊蜜膏、人参粥、羊脊骨粥等。

(1) 肺肾阴虚者，可选羊蜜膏。方用熟羊脂 150g，熟羊髓 50g，白沙蜜 150g，生姜汁 200ml，生地黄汁 1500ml。先以羊脂煎令沸，次下羊髓又令沸，再下蜜、生姜汁、地黄汁，不停搅拌，微火熬数沸成膏。每日空心温酒调服 1 匙，或作姜汤，或作粥食之亦可。

(2) 肺肾气虚者，可用人参粥。人参末 5g 或党参末 15g，姜汁 15g，米 100g，煮粥，空腹服。

(3) 脾肾阳虚者，可用羊脊骨粥。羊脊骨 1 具(全者、捣碎)，肉苁蓉(洗、切作片)50g，草果 3 个，荜茇 9g，水煎成汁，滤去渣，入葱白。五味，作粥食之。

3. 自我疗法 自我按摩足三里、合谷、后溪、昆仑等穴。

【结语】

哮病是一种以发作性喉中哮鸣有声，呼吸困难，甚则喘息不能平卧为主要表现的疾病。素禀异质、外邪侵袭、饮食不当、情志失调、劳倦体虚等为其常见病因。病理因素以痰为主，因痰伏于肺，遇感诱发。发作时痰阻气道，肺失肃降，表现为邪实之证；如反复发作，气阴耗损，肺脾肾渐虚，则可出现正虚之证。大发作时可见正虚与邪实相互错杂。辨治原则遵循“急则治其标，缓则治其本”，即发作时攻邪治标，祛痰利气，寒痰宜温化宣肺，热痰当清化肃肺，痰浊壅肺当祛壅泻肺，风痰当祛风化痰，表证明显者兼以解表；反复日久，正虚邪实者又当攻补兼顾。平时扶正治本，阳气虚者应温补，阴虚者宜滋养，分别采取补肺、健脾、益肾等法。如寒热虚实错杂者，当兼以治之。

【相关资料链接】

一、篇首案例分析

辨证分析：患者喘哮数年，反复不愈，本次起病源于受寒，发病时呼吸急促，喉中哮鸣有声，胸膈满闷如塞，咳不甚，符合哮病的证候特征。故诊断为哮病。患者寒痰伏肺，复因诱因触发，痰升气阻，壅塞气道，痰气搏击，故而呼吸急促，喉中哮鸣有声。肺气闭郁，不得宣畅，痰出不利而胸膈满闷，痰从寒化为饮，故痰白质稀，阴盛于内，阳气不得宣达，故面色晦滞带青，形寒怕冷而喜热饮，舌苔白滑而润，脉细弦均为寒哮之象。综观舌脉症，病位在肺，病性以标实为主。

诊断：哮病 寒哮

治法：温肺散寒，化痰平喘

处方：小青龙汤合止嗽散加减

蜜炙麻黄 6g	桂枝 6g	细辛 3g	淡干姜 3g
法半夏 10g	白前 10g	杏仁 10g	橘皮 6g
紫菀 10g	款冬 10g	苏子 10g	炙甘草 3g

7 剂，水煎服，每日 1 剂，分早晚服。

调护：避风寒，畅情志，节饮食，注意休息。

预后:2月4日,喘哮能平,胸膈满闷消失,形寒怕冷减轻,痰少色白稀薄,易于咯出,效不更方,原方7剂巩固,病即稳定不发。

按:临床观察可见,冷哮多因寒冷刺激而发病,故在气候由热转冷之深秋、寒冬之时易作,有明显的季节性和一定的地区性。本案哮喘数年不愈,素有风痰内伏,遇寒即发,证候表现为咯痰稀薄,色白有泡沫,素日喜热饮、形寒怕冷、背部尤甚、苔白滑而润为主,显系寒饮伏肺为患;发则呼吸急促,哮鸣有声,微咳,但胸膈满闷如塞,皆由寒饮阻滞气道,肺气升降不利所致,证属哮病之寒哮无疑。温肺散寒,化痰平喘实乃正治之法。方用小青龙汤止嗽散化裁,仅服10剂,哮喘即平,巩固1周,病即稳定不发,可谓"效若桴鼓"。

摘自:叶放,周学平,王志英,等.周仲瑛哮喘临证医案心法[J].辽宁中医杂志.2009,4(36):626.

二、临证经验举隅

葛某,女,54岁,2007年3月7日初诊。1997年迁新居诱发哮喘,反复发作,逐渐加重,给予吸入性糖皮质激素等治疗后出现声哑,哮喘疗效不显。去年9月份至今持续哮喘发作,夜间1~3点因喘息影响睡眠,痰呈白色泡沫状,苔薄,脉细缓。治宜清肺化痰、降气平喘。处方:桑白皮30g,白果仁30g,法半夏15g,制南星15g,胡颓叶15g,野荞麦根30g,黄荆子30g,紫菀15g,款冬花15g,党参30g,黄芪20g,川厚朴10g,泽漆15g,鬼箭羽30g,甘草10g。并予舒利迭250μg/喷,每日2次。服药14剂后,症状明显好转。守法前方出入,服28剂后哮喘控制,舒利迭逐渐减量,仅为每晚1次。处方:党参30g,黄芪20g,白术15g,防风9g,桑白皮30g,桑寄生30g,桑椹子30g,女贞子30g,法半夏15g,制南星15g,仙灵脾15g,巴戟天15g,制首乌15g,甘草9g。加减治疗3个月余,舒利迭已停用,哮喘未再发作。本例为顽固性哮喘。初诊时以清肺化痰、降气平喘、益气活血为主。方中使用了泽漆、鬼箭羽消痰化瘀,服药后吸入性糖皮质激素顺利撤减,哮喘得到控制。嗣后以温阳补肾扶正之法调治,病情稳定。

摘自:石克华,熊必丹.吴银根辨治支气管哮喘临床经验[J].上海中医药杂志,2007,12(41):10.

【思考题】

1. 简述哮病的临床表现。
2. 简述哮病的病因病机。
3. 哮病如何辨证论治?
4. 哮病与喘病如何相互鉴别?
5. 病案分析

王某,女,76岁,2011年3月14日初诊。患者哮喘反复发作20余年,此次主因受风感冒后诱发哮病。素日畏风怕冷,倦怠乏力,汗出较多,每遇风自觉后背凉甚则发喘憋胸闷,喉中哮鸣有声,短气不足以息,纳差,便溏,舌淡黯,苔白腻,脉左弦右细滑。查体:T:36.6℃,P:92次/分,R:22次/分,BP:128/88mmHg,肺部听诊可闻及两肺广泛的呼气相哮鸣音,血气分析提示呼酸、代碱失代偿,肺CT提示肺纹理增粗、紊乱,双肺多发肺大泡。

喘 病

【案例】

冯某，77岁，退休工人。咳嗽、咯痰20年，近一周加重。就诊时症见咳嗽、气喘、胸闷、喉中痰鸣、脘腹胀满、咳痰量多色白，较易咯出，夜寐欠佳、畏寒、舌苔白腻，脉弦。本病应诊断为何病？如何进行辨证、立法、处方及调护？

【概述】

喘病是由内伤、外感等多种原因导致的肺失宣降，肺气上逆，或肺肾出纳失常，在临床上以呼吸困难，动则加重，甚至张口抬肩，鼻翼扇动，不能平卧等为主要表现的一种病证，严重者可发生喘脱。

喘名源于《内经》，该书对本病有喘满、喘喝、喘逆、喘息、喘呼、上喘、上气、气喘、报息、肩息、息贲等诸多称谓。汉代张仲景将此类患者称为喘家或息高，《伤寒论》、《金匮要略》中有多处论及。隋代巢元方在《诸病源候论》中命名为逆喘、上气、咳嗽上气。唐代王焘在《外台秘要》中称为奔喘。宋代许叔微《普济本事方》称为肥气、肺膹、齁喘等。至此，哮与喘未臻界别，混称为喘；直至金元，才正式将“哮”作为一个独立的病证与“喘”剥离开来。明代程充所辑《丹溪心法·哮喘》中，首次以哮“专主于痰”和具有发作性的特点而与喘病相区别。明代虞抟在《医学正传》中进一步对哮和喘从症状特征方面做了明确的界定：“喘以气息言，哮以声响言；喘促喉中如水鸡响者，谓之哮；气促而连续不能以息者，谓之喘”，对后世认识和治疗本病产生了重大而深远的影响。清代全面总结了喘病分期治疗的不同观点，即发作期或实喘治肺或治胃，缓解期或虚喘治脾肾或治肺胃；发作期单纯祛邪，缓解期单纯扶正或发作期以祛邪为主，缓解期以扶正为主等。这使得喘病的治疗进入系统化阶段。

西医学慢性阻塞性肺病、慢性限制性肺病、心肺功能不全、急性呼吸窘迫综合征等病，临床表现为喘病者可参照本节辨证论治。

【病因病机】

一、病因

1. 外感六淫　外邪（风寒、风热、燥邪等）袭肺，外闭皮毛，内郁肺气，致肺失宣降上逆而喘。因于外感者，发病急骤，病程短，多有表证。

2. 饮食不节　多食膏粱厚味，致脾失健运，痰浊内生，上干于肺，肺气不得宣降，上逆而喘。

3. 七情内伤　情志不遂，郁怒伤肝或惊恐伤及心肾，致肺气升降失常，气逆而喘。

4. 劳欲过度　过劳伤脾，过欲伤肾，脾肾既虚则根本不固，生化乏源、摄纳无权而为喘。

二、病机

1. 发病　实喘发病多急，虚喘发病多缓。发作前常有咳嗽、气急、胸闷、咽喉不适等症状。

2. 病位　多在肺、肾，与脾、肝相关，重可累及于心。

3. 病性　应首辨虚实。实喘由外邪侵袭、内伤饮食或情志不遂所致，以寒、热、痰、湿为主，症见呼吸深长有余，呼出为快，气粗声高，伴有痰鸣咳嗽，脉数有力；虚喘多由久病迁延、或劳欲损伤所致，病程较长，常反复发作，以气阴两虚为主，症见呼吸短促难续，深吸为快，声低气怯，少有痰鸣咳嗽，脉象微弱或浮大中空，病势徐缓，时轻时重，遇劳则甚。肺虚者劳后则喘，肾虚者静息时亦气息喘促，动则尤甚，若心气虚衰，可见喘息持续不已。久病者多见虚中夹实。

4. 病势　多为由表及里，由上及下，由肺及肝脾肾，甚及于心。

5. 病机转化　其转化取决于邪实与正虚的消长变化。外邪所致失于表散者可由表及里；痰浊、肝郁所致日久不愈者可化热、化火；肺虚所致反复不愈者可伤及脾、肾；肾虚致喘复感外邪者可转为上实下虚之证；迁延日久致肺脾肾严重虚损者，可累及于心转为心阳虚脱。

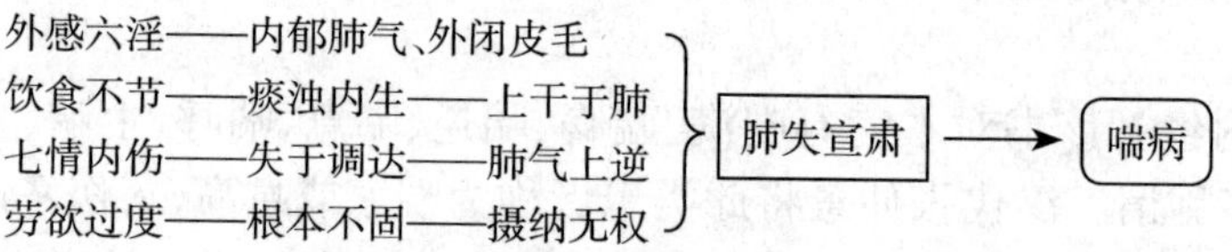

喘病病因病机示意图

【诊断】

一、诊断标准

按照1995年国家中医药管理局发布的《中华人民共和国中医药行业标准·中医病证诊断疗效标准》。

1. 以气短喘促，呼吸困难，甚至张口抬肩，鼻翼扇动，不能平卧，口唇发绀为特征。

2. 多有慢性咳嗽，哮病，肺痨，心悸等疾病史，每遇外感或劳累而诱发。

3. 呈桶状胸，叩诊胸部呈过清音，心浊音界缩小或消失，肝浊音界下移。肺呼吸音减低，可闻及湿性啰音或哮鸣音。或肝大、下肢浮肿、颈静脉怒张。

4. 合并感染者，白细胞总数及中性粒细胞可增高。必要时查血钾、钠、二氧化碳结合力及X线胸部摄片，心电图，心、肺功能测定，血气分析等。

二、诊断说明

喘病起病往往是一个较为漫长的过程，前期仅表现为长期反复发作的咳嗽、咯痰，渐进性发展为活动后气短，甚则喘憋，此过程长者可达数十年之久，后期可影响患者的生活质量，甚至危及生命。要注意与哮病相鉴别,凡喘甚而闻喉中哮鸣有声、肺部听诊可闻及哮鸣音者皆归为哮病的范畴,除此之外的喘息气短者可诊断为喘病。胸部CT、肺功能等检查可协助明确诊断。

【鉴别诊断】

1. 气短　喘病与气短二者均表现为呼吸异常。但气短即少气,多为自我感觉呼吸微弱而喘促,或短气不足以息,为虚者多,似喘而无声,尚可平卧,无抬肩撷肚。喘病则表现为呼吸困难,张口抬肩,摇身撷肚,分虚实两类。

2. 哮病　详见“哮病”一节。

3. 肺胀　肺胀为多种慢性肺部疾病长期反复发作,迁延不愈而成,临床除喘促、呼吸困难外,尚具有咳嗽、咯痰、胸部膨满,憋闷如塞等特征。喘病以喘促、呼吸困难为临床表现,亦可出现在哮病、胸痹、水肿等多种急慢性疾病过程中,日久可发展为肺胀。

【辨证论治】

一、辨证要点

1. 辨病因　外感引起者,起病急,病程短,多有表证。内伤引起者,病程长,反复发作,外无表证。

2. 辨病位　主要在肺肾,涉及心、脾、肝各脏。喘息气促,咳吐白痰,病位在肺;呼多吸少,喘声浊恶,病位在肾。实喘多责之于肺,虚喘多责之于肾。气喘伴见大汗淋漓,当属心阳虚脱。

3. 辨病性　喘病的病性当分虚实,实证以寒、热、痰、湿为主,虚证以气阴两虚为主。呼吸深长而有余、呼出为快、气促声高、张口抬肩、咳吐黄、白痰,病性属实;呼吸短促难续、深吸为快、声低气怯,病性属虚;喘作不重、活动后气难接续、咳嗽无力、咯痰不爽,甚至神志恍惚,属虚实夹杂。喘声高而息数,口渴心烦、病性属热;遇冷则发,咳吐白色稀痰,病性属寒。

二、治疗原则

本病以久病肺虚为主,由于反复感邪,而使病情进行性加重。初起病位在肺,继则影响到脾、肾,后期及心、肝、脑。病理性质多为气虚、气阴两虚,发展为阴阳两虚。在病程中可形成痰、饮、瘀等病理产物。标本虚实,常相兼夹,或互为影响。以祛除外邪、降气平喘为基本治则。

三、分证论治

实喘

1. 外邪犯肺

主症:喘息,呼吸气促,胸部胀闷。

兼次症:咳嗽,痰多稀薄色白,头痛,鼻塞,喷嚏,流清涕,无汗,恶寒,或伴发热,口不渴。

舌脉:苔薄白而滑,脉浮紧。

分析:寒邪闭肺,肺郁不宣,肺气上逆,故见喘息,呼吸气促,胸部闷胀,咳嗽,痰多稀薄色白;寒邪凝滞,经气不利,故见头痛;窍道不利,故见鼻塞、喷嚏、流涕;风寒束表,皮毛闭塞,卫阳被郁,故见恶寒发热、无汗;苔薄白而滑,脉浮紧为风寒在表之象。

治法:祛风散寒,宣肺平喘。

方药:麻黄汤或三拗汤加减。前方中麻黄发汗解表,宣肺平喘,为君药;桂枝温经散寒,透营达邪,为臣药;杏仁降利肺气,为佐药;甘草调和麻黄、杏仁之宣降,缓和麻黄、桂枝之峻烈,为佐使药。后方中麻黄宣肺平喘,杏仁降气平喘,宣降相宜而肺气调畅,生姜解表散寒,驱邪外出,甘草调和诸药。

加减:表证不重者,去桂枝;喘重者,加紫苏子、前胡;痰多者,加半夏、橘红、瓜蒌、胆南星、白芥子;胸胀闷者,加枳壳、桔梗、紫苏梗;寒饮内伏,复感外寒引发者,用小青龙汤;喘逆上气,胸胀或痛,息粗鼻扇,伴咳而不爽、咯痰黏稠、形寒身热、烦闷、身痛、有汗或无汗、口渴、溲黄便干,舌红,苔薄白或黄,脉浮数或滑者,用麻杏石甘汤。

临证参考:对于气虚、高龄患者,麻黄、桂枝类辛温解表药应慎用。因于外感者虽以风寒多见,临床也有风热、燥邪伤肺致喘者。风热袭肺证的表证以发热、恶风、汗出、口渴欲饮、痰少而黏为特点,治疗先以轻清宣肺、降气平喘之桑菊饮加减,再用沙参麦冬汤善后;燥邪伤肺证以身热恶风、心烦口渴、口唇干裂为特点,治疗以清燥润肺之桑杏汤或清燥救肺汤为主方。

2. 痰湿阻肺

主症:喘而胸满闷窒,甚则胸盈仰息。

兼次症:咳嗽痰多黏腻色白,咯吐不利;或脘闷,呕恶,纳呆,口黏不渴。

舌脉:舌淡,苔白厚腻,脉滑。

分析:脾失健运,积湿成痰,痰浊壅肺,气机不畅,肃降失职,肺气上逆,故见喘满闷窒,胸盈仰息,痰多色白黏腻;痰湿蕴中,脾胃不和,故见脘闷,呕恶,口黏不渴;舌淡,苔白厚腻,脉滑为痰浊内阻之象。

治法:燥湿化痰,降逆平喘。

方药:二陈汤合三子养亲汤加减。方中陈皮、茯苓健脾燥湿化痰,半夏温中和胃止呕,紫苏子、白芥子、莱菔子温肺化痰平喘,甘草调和诸药。

加减:痰浊壅盛、气喘难平者,加皂荚、葶苈子;兼便秘者,加大黄;痰浊夹瘀,喘促气逆,喉间痰鸣,面唇黯紫,舌紫黯,苔浊腻者,用涤痰汤加桃仁、红花、赤芍、水蛭;喘咳气涌、胸部胀痛,伴痰色转黄,或痰中带血,或目睛胀突,胸闷烦热、身热、面红、汗出、咽干、渴喜冷饮、尿赤、或便秘,舌红,苔黄或黄腻,脉滑数者,用清金化痰丸。

临证参考:若平素脾胃虚弱者可服用六君子汤调理。痰有腥味者,应注意防痰热蕴毒成痈,处方加鱼腥草、金荞麦根、蒲公英、冬瓜子等以清热解毒,化痰泄浊。痰湿之患,既可由气滞而致,又可导致气滞,因此治疗时,应注意顺气。

3. 肝气乘肺

主症:呼吸短促,息粗气憋,可伴有胸闷胸痛,咽中如窒,但喉中痰声不著。

兼次症:每遇情志受刺激而诱发,平素常多忧思抑郁,或失眠,心悸,或不思饮食,大便不爽,或心烦易怒,面红目赤。

舌脉:舌淡红,苔薄白或薄黄,脉弦或弦数。

分析:郁怒伤肝,肝气冲逆乘肺,肺气不降,故见呼吸短促,息粗气憋,咽中如窒;肝肺络气不和,故见胸闷胸痛;心肝气郁,故见失眠、心悸;肝郁脾胃不和,故见不思饮食、大便不爽;肝郁化火,故见心烦易怒,面红目赤;苔薄白,脉弦为肝气郁结之象;舌红,苔薄黄,脉弦数为肝郁化火之象。

治法：疏肝解郁，降气平喘。

方药：五磨饮子加减。方中沉香、乌药、木香、槟榔、枳实行气解郁，沉香有降气之效。

加减：肝郁化火，烦躁易怒、面红目赤、舌红而脉数者，加龙胆草、黄芩、夏枯草、栀子；纳差、大便不爽者，加枳实、白芍、焦槟榔、焦三仙；气滞腹胀、大便秘结者，加大黄；心悸、失眠者，加夜交藤、合欢皮、酸枣仁、远志；舌黯，有瘀斑或瘀点者，加赤芍、郁金、当归。

临证参考：咽中窒塞明显者，合用半夏厚朴汤以开郁行气，化痰散结；并对患者做好心理疏导，使其心情舒畅，配合治疗。

虚喘

1. 肺脾气虚

主症：喘促短气，言语无力，气怯声低，咳痰稀薄。

兼次症：面色苍白，食少脘胀，便溏或食后即便，咳声低弱，易感冒，自汗畏风。

舌脉：舌胖，边有齿痕，苔薄白或薄白腻，脉细弱。

分析：肺为气之主，肺气不足，故见喘促短气，气怯声低，咳声低弱；脾虚有寒，故见咳痰稀薄；肺脾气虚，失于濡养，故见面色苍白；肺脾两虚，脾不健运，故见食少倦怠，食后腹胀、便溏，或食后即便；肺合皮毛，肺气虚弱，卫外不固，故见自汗畏风，易感冒；舌胖，边有齿痕，苔薄白或薄白腻，脉细弱为肺脾气虚之象。

治法：健脾益肺，培土生金。

方药：玉屏风散合六君子汤加减。方中黄芪、人参、白术补益肺脾之气，白术合陈皮、茯苓、半夏可健脾化湿，祛痰平喘，防风散外袭之风寒。

加减：咳痰稀薄、时觉形寒者，加干姜；食后即便、便溏并有气坠感者，合补中益气汤；腰膝酸软，气短难续者，加核桃仁、灵磁石、补骨脂、五味子、熟地黄；咯痰清稀量较多，胸闷气逆者，加干姜、半夏、厚朴、陈皮；痰黏难出者，加川贝母、瓜蒌、杏仁。

临证参考：一般而言，实喘易治，虚喘难疗。补之未必即效，且因体虚易感外邪，每致反复发作，故临床应耐心调理，勿求速效。

2. 肺肾阴虚

主症：喘促气短，动则加重。

兼次症：口咽发干，潮热盗汗，痰黏量少难咯，面赤心烦，手足心热，腰酸耳鸣，时有呛咳。

舌脉：舌红，苔薄黄或花剥，或少津，脉细数。

分析：肺肾阴虚，气失摄纳，故见喘促气短，动则加重；气虚失摄，津不上承，故见口咽发干；阴虚火旺，故见潮热盗汗，面赤心烦，手足心热；虚火灼津，故见痰黏量少难咯；腰为肾之府，肾开窍于耳，肾阴不足，清窍失养，故见腰酸耳鸣；舌红，苔薄黄或花剥或少津，脉细数为肺肾阴虚之象。

治法：滋肾养肺，金水相生。

方药：生脉散合六味地黄汤加减。方中人参甘温，益元气，补肺气，生津液；麦冬养阴清热，润肺生津；五味子敛肺止汗，生津止渴；熟地黄滋阴补肾，填精益髓；山茱萸补养肝肾，山药补益脾气，亦能固肾；泽泻利湿而泄肾浊，茯苓淡渗脾湿，丹皮清泄虚热。

加减：偏肺阴不足，口咽干燥，面赤心烦者，加百合、南北沙参、玉竹；偏肾阴虚，手足心热，潮热盗汗者，加生龙牡；真阴衰竭，阴不敛阳者，重用山茱萸，加生龙牡、紫石英。

临证参考：若喘咳痰多胸闷，动则尤甚，腰酸肢冷，汗出心悸，小便频数，舌苔腻，脉沉细或濡滑无力者，为痰气壅实于上，肾气亏损于下，此属“上实下虚”之候，宜化痰降气，兼以温肾纳气，改用苏子降气汤加减。

3. 脾肾阳虚

主症：喘促日久，呼多吸少，气息短促，动则喘甚，气不得续。

兼次症：腰酸神怯，面色苍白或黧黑，夜尿频多，汗出肢冷，面浮胫肿，痰多清稀。

舌脉：舌胖淡，脉沉细无力或弦大无根。

分析：肾阳不足，气失摄纳，故见喘促日久，呼多吸少，气息短促，动则喘甚，气不得续；阳虚阴寒内盛，不能温煦，故见腰酸神怯，面色苍白，肢冷；阳虚不固，故见汗出；阳虚不能化气行水，故见面浮胫肿，痰多清稀；舌胖淡、脉沉细为阳气虚衰之象，脉弦大无根为虚阳外越之象。

治法：温阳补肾，纳气定喘。

方药：金匮肾气丸合参蛤散加减。方中附子为温阳诸药之首，桂枝通阳，二药相合则补肾阳之虚，助气化之复；六味地黄丸则滋补肝肾之阴，共用有阴中求阳之意；人参益气，蛤蚧尾纳气归肾而定喘。

加减：冲气上逆，脐下筑动，气从小腹上奔者，加紫石英、磁石、沉香、补骨脂；面唇爪甲青紫，舌黯，舌下青筋显露者，加桃仁、红花、川芎、泽兰、丹参。

临证参考：若喘咳心悸或水泛肢肿，尿少，舌胖淡，脉沉细者，为阳虚停饮，上凌心肺，选用真武汤加桂枝、防己、葶苈子、万年青根以温肾益气行水。若喘憋剧甚，鼻扇气促，张口抬肩，端坐不能平卧，稍动则喘脱欲绝，或喉中痰鸣，心慌动悸，烦躁不安，肢厥，面青唇紫，汗出淋漓，脉浮大无根，或见歇止，或模糊不清者，为心肾阳衰，肺气欲竭的喘脱危候，急宜扶固阳脱，镇摄肾气，用参附汤加紫石英、蛤蚧粉；若烦躁内热，口干颧红，汗出黏手者，为气阴将竭，去附子，加麦冬、西洋参、五味子。

【预后与转归】

闭证和脱证都是喘病后期严重的合并症，是喘病的危重变证。前者多因迁延失治，痰浊内留，肺气闭郁，脾失健运，肾虚不能气化，痰浊愈加壅盛，邪害清窍，清窍闭塞而成，急治以醒脑开窍之法；后者由元气耗散，真阴欲绝，或阴阳离散所致，急治以扶正固脱之法。喘脱证预示危在旦夕，预后极差。

【预防与康复】

一、预防

1. 有病早治，防止久病损伤肺肾，引起虚喘而难以治愈。
2. 适当体育锻炼，如太极拳、气功、散步、慢跑等以增强体质。
3. 对肺肾两虚而喘者，应严密观察病情，注意血压、脉搏的变化，防止喘脱危证的发生。

二、康复

本病多为慢性不可逆性病变，病程长，进行性加重，在积极治疗的同时，必须辅以高质量的护理，合理的饮食调养。患者由于长期患病，多体质较差，免疫功能下降，应给以高蛋白、高热量、高维生素、易消化的饮食。

【结语】

喘病是由肺失宣降，肺气上逆，或肺肾出纳失常而致的以呼吸困难，甚至张口抬肩，鼻翼扇动，不能平卧为主要表现的病证，严重者可出现喘脱。本病多由外感六淫、饮食不节、七情内伤以及劳欲过度所致。其病变主要在肺肾，但与肝、脾、心有关。病变性质有虚实之分，实喘在肺，多为外邪袭肺、痰浊阻肺、肝气犯肺所致，治疗重在祛邪利肺；虚喘责之肺肾，多为精气不足或阳气亏虚，肺肾出纳失常，治疗应培补摄纳；虚实夹杂者，应虚实兼顾。若出现喘脱危象，当急扶正固脱，潜镇摄纳，及时救治。

【相关资料链接】

一、篇首案例分析

辨证分析：脾失健运，积湿成痰，痰浊干肺而成。痰浊壅肺，气机不畅，肃降失职，肺气上逆，故喘满闷窒，胸盈仰息，痰多色白黏腻；痰湿蕴中，脾胃不和，故见脘闷，呕恶，口黏不渴。舌质淡、苔厚腻色白、脉滑，为痰浊内阻之征。

诊断：喘病　痰浊内壅，肺气不宣

治法：燥湿化痰，降逆平喘

处方：二陈汤加减

陈皮 10g　法半夏 10g　白茯苓 12g　薄荷 3g
太子参 15g　炒白术 10g　炙甘草 6g　杏仁 10g
炒枳壳 6g　苏梗 6g　白前 10g　苦桔梗 6g
桂枝 6g　炙紫菀 6g　夜交藤 15g　大枣 3 枚
冬瓜仁 15g

7 剂，水煎服，每日 1 剂，分早晚服，畅情志，节饮食，注意休息。

预后：5 剂后诸症平稳，随访未见复发。

按：脾失健运，聚湿生痰。痰湿犯肺，发为咳喘，治以健脾燥湿化痰、止咳平喘，方用二陈汤化裁。在服药的同时还要严加纠正患者的烟酒嗜好或暴饮暴食以及饮食生冷等不良生活习惯，以免给治疗用药增加困难。

摘自：胡青懿．“宣、燥、疏、补”四法治咳喘——从方和谦老师学医有得[J]. 北京中医，1996(6):43-44.

二、临证经验举隅

王某，男，65 岁，退休干部。自退休后，性情逐渐暴躁，常有头昏胸闷气短，曾在市人民医院检查诊断为高血压病。1989 年 3 月 2 日初诊。症见面红目赤，呼吸气促，时有呻吟，诉喉中不适，胸痛难受，缘于与人口角，大怒后突起发病。诊其脉弦洪，舌苔薄黄，血压 180/98mmHg。

患者因缘于与人口角，大怒后突起发病，出现呼吸气促，时有呻吟，符合喘病的证候特征，故诊断为喘病。患者平素性情暴躁，又因与人口角，大怒，郁怒伤肝，肝气上逆乘肺，气逆而喘，则呼吸气促，时有呻吟；肺失肃降，升多降少，则喘促气憋，喉中不适，胸痛难受；面红目赤，脉弦洪，舌苔薄黄乃肝郁化火之象，辨证为肝气乘肺。治以开郁降气平喘，予五磨饮子加减：台乌 10g、沉香 6g、槟榔 10g、广香 10g、枳实 10g，1 剂，即时磨汁冷服。服后约 1 小时喘势大减，自诉胸痛明显缓解。药已中的，续用该方加麦冬 15g、牛膝 10g、钩藤 15g、菊花 10g，3 剂，服后喘病平息，除血压仍高外，无明显不适，嘱常服杞菊地黄丸，调情志，戒恼怒，追访 2 年无发作。

暴怒伤肝，肝气横逆，上犯于肺则气急易喘，但在遣方用药上则须仔细斟酌，当以降气顺气为根本，又当顾其高血压，故先以五磨饮子开郁降气，且药用枳壳易枳实，取其病位在上用枳实之义。后加养肝息风之品而取效。

摘自：晏早明．喘证治验[J]．湖南中医杂志，1997，13(2)：71-72.

【思考题】

1. 简述喘病的辨证要点。
2. 喘病如何辨证施治？
3. 喘病的病因病机是什么？
4. 病案分析

王某，男，60 岁，2011 年 8 月 4 日初诊。

喘病多年，既往冬季发作甚，近一年来发作持续不已，无明显的季节性。现症见喘憋、气短，动则加重，偶有咳嗽，咯少量白色黏痰，喉中未闻及痰鸣声，舌淡苔白，脉沉细。查体：T：36.7℃，P：90 次 / 分，R：19 次 / 分，BP：112/64mmHg，意识清楚，双下肺可闻及少许湿啰音，无明显哮鸣音。双下肢微肿。胸部 CT 提示肺气肿征象。

肺 痈

【案例】

患者陈某，女，35岁，因寒战高热，右侧胸痛，干咳少痰，胸痛随呼吸、咳嗽而加剧，来我院门诊诊治。胸透示右肺门有片状阴影、诊断为"肺炎"，给予青霉素治疗1周，高热不退，咳嗽胸痛未见好转，而收入住院治疗。入院时，高热，右侧胸痛明显，咳嗽剧烈，咯脓臭痰，口干引饮，纳欠，大便秘结，小便短赤，舌质深红，苔黄厚浊，脉象滑数。本病应诊断为何病？如何进行辨证、立法、处方及调护？

【概述】

肺痈是由风热邪毒蕴滞于肺，热壅血瘀，血腐化脓而成，以致肺叶生疮，形成脓疡的一种病证。以发热、胸痛、咯吐腥臭脓血痰为主要临床特征的疾病。

肺痈病名首见于《金匮要略·肺痿肺痈咳嗽上气病脉证治》，该篇有"咳而胸满振寒，脉数，咽干不渴，时出浊唾腥臭，久久吐脓如米粥者，为肺痈"的记载，创立了成脓者排脓，未成者泻肺的治疗原则。并提出"始萌可救，脓成则死"的预后判断和强调早期治疗的重要性。后世医家在此基础上续有发展，唐代孙思邈《备急千金要方·肺痈》之创用千金苇茎汤以清热排脓、活血消痈，成为后世治疗本病之要方。明代陈实功《外科正宗·肺痈》提出肺痈初起宜解散风邪或实表清肺，继则滋阴养肺，或降火抑阴，脓成则平肺排脓，最后以补肺健脾收功。至此，肺痈辨证论治的基本框架已经建立。清代沈金鳌《杂病源流犀烛·肺痈》倡"补脾"、"清热涤痰"之原则。清代喻昌倡议治疗肺痈以"清肺热，救肺气"为要着，并强调"清一分肺热，即存一分肺气"。

西医学中肺脓肿、化脓性肺炎、支气管扩张、支气管囊肿、肺结核空洞、肺坏疽（已少见）等伴化脓感染而表现为肺痈者，均可参考本节辨证论治。

【病因病机】

感受外邪，或痰热素盛，痰热壅阻肺络，血滞为瘀，痰热与瘀血内郁蕴酿成痈，血败肉腐化脓，肺络损伤，脓疡溃破外泄。

一、病因

1. 感受外邪　主要感受风热、风寒之邪。风热病邪，自口鼻或皮毛侵犯于肺，或风寒袭肺，蕴结不解，郁而化热，肺受邪热熏灼所致。

2. 饮食劳倦所伤　平素嗜酒太过或恣食辛辣煎炸炙煿厚味，酿湿蒸痰化热，熏灼于肺，若劳倦过度，肺卫薄弱，卫外不固，则外邪乘虚内侵，或内伏之痰热蕴蒸致病，成痈化脓。

3. 原有宿痰或他病及肺　肺脏宿有痰热或他脏痰浊瘀热蕴结日久，上干于肺，以致热盛血瘀，成痈化脓；若宿有痰热蕴肺，复加外邪侵袭，内外合邪，则更易引发本病。

二、病机

1. 发病　一般发病较急，突然恶寒壮热，咯痰，痰色渐见黄稠。部分患者发病亦可较缓慢。

2. 病位　在肺。

3. 病性　属实热证。温热蕴肺为本病之特点，并贯穿于病程的始终。但热邪亦可耗伤气阴，出现邪实正虚或正虚邪恋之证。

4. 病势　总的趋势是初期病在肺卫，逐渐邪热由表入里，壅积于肺，邪实日盛。后期多正虚邪衰，逐渐向愈，亦可正虚邪恋，迁延难愈。如溃脓毒不净，邪恋正虚，阴伤气耗，每致迁延反复，日久不愈，病势时轻时重，而转为慢性。若溃后大量咯血，则可出现血块阻塞气道，或气随血脱之危候。若脓溃后流入胸腔，则可形成“脓胸”之恶候，预后较差。

5. 病机转化　肺痈之病理演变过程有初期、成痈期、溃脓期及恢复期等不同阶段。

(1) 初期：风热(寒)之邪侵袭卫表，内郁于肺，或内外合邪，肺卫同病，蓄热内蒸，热伤肺气，肺失清肃。本期以风热熏肺，肺失清肃为特点。

(2) 成痈期：邪热壅肺，蒸液成痰，气分热毒浸淫及血，热伤血脉，血为之凝滞，热壅血瘀，蕴酿成痈。本期以热毒壅肺，血瘀成痈为特点。

(3) 溃脓期：痰热与瘀血壅阻肺络，肉腐血败化脓，继则肺损络伤，脓疡内溃外泄。本期以血败肉腐，化为痈脓为特点。

(4) 恢复期：脓疡溃后，邪毒渐尽，病情趋向好转，但因肺体损伤，故可见邪去正虚，阴伤气耗的病理过程，随着正气的逐渐恢复，病灶趋向愈合。本期以正虚邪衰，阴伤气耗为特点。

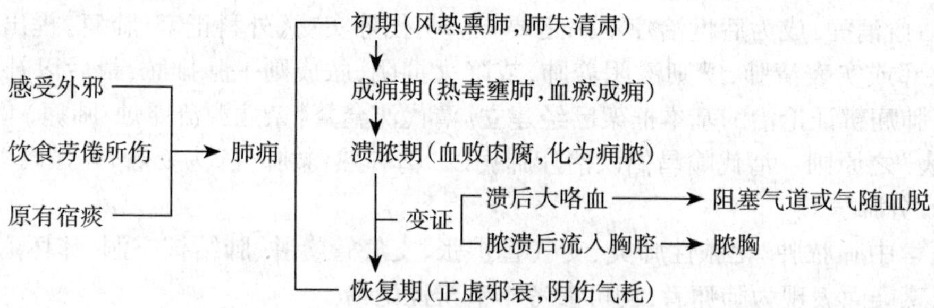

肺痈病因病机示意图

【诊断】

一、诊断标准

按照1995年国家中医药管理局发布的《中华人民共和国中医药行业标准·中医病证诊断疗效标准》。

1. 发病急骤，常突然寒战高热，咳嗽胸痛，呼吸气促，咯吐大量黄绿色脓痰或脓血痰，气味腥臭。

2. 局部叩诊呈浊音，呼吸音减弱或增强，语颤音增强，可闻及支气管呼吸音或湿啰音。

3. 用验痰法，如脓血浊痰吐在水中，沉者是痈脓，浮者是痰；或用验口味法，食生黄豆或饮生豆汁，无腥味以助诊断。

4. 血白细胞计数及中性粒细胞比例增高，痰培养有致病菌，胸部X线摄片，肺部可见大片浓密炎症阴影，或见液平面。

二、诊断说明

肺痈表现为咳嗽、胸痛、咯血痰等症状，需与支气管扩张、肺纤维化及肺部肿瘤等疾病的咯血症状相鉴别，但咯血往往是痰中带血丝或咯鲜血，发热多为低热，而肺痈之咯血多为脓血相间，可以验痰及验口味法区别，其发热也多为高热，故诊断较易明确。

【鉴别诊断】

1. 痰饮　肺痈与痰饮均可见咳嗽、咳逆倚息、咯痰量多等症。但痰饮起病较缓，痰多，为白色泡沫样，并无腥臭脓痰，亦非痰血相兼，如有发热者，热势不如肺痈者亢盛，且痰饮咳嗽多有反复发作史，结合X线检查不难判别。

2. 肺痿　肺痿是以肺脏痿弱为主要病变的慢性疾患。起病缓，病程长，患者形体虚弱，多继发于其他疾病，并以虚热、咯吐浊唾涎沫为其特征。两者实虚有别。肺痈久治不愈，失治误治，痰热塞结上焦，熏灼肺阴，也可转成肺痿。

【辨证论治】

一、辨证要点

1. 辨虚实　肺痈的初起及成痈阶段，证见恶寒高热，咳嗽气急，咯痰黏稠量多，胸痛，舌红，苔黄腻，脉洪数或滑数，属于热证、实证。溃脓后，大量腥臭脓痰排出，身热随之渐退，咳嗽亦减轻，但常伴有胸胁隐痛，短气自汗，面色不华，消瘦乏力，脉细或细数无力，属于虚实夹杂之证。

2. 辨痰浊　发热、胸痛、咳嗽气急、咯出浊痰等症，为一般外感咳嗽所共有，辨其是否属于肺痈，除着重从起病急骤、热势亢盛、咯痰量多、气味腥臭等辨证为肺痈外，尚可结合对痰浊的观察，“吐在水中，沉者是痈脓，浮者是痰”。

3. 辨特异性病征

(1) 舌下生细粒：《外科全生集·肺痈肺疽》载：“舌下生一粒如细豆者……且此一粒，患未成脓，定然色淡，患愈亦消，患笃其色紫黑。”

(2) 爪甲紫而带弯：肺痈溃后迁延之慢性病变，可见“指甲紫而带弯”，指端形如鼓槌（发绀、杵状指）。

(3) 验指螺：近有验指螺法。肺痈者指螺部分膨胀，称为蛾腹指，与杵状指不同。其程度随病情而消长，可供诊断及预后之参考。

二、治疗原则

肺痈为实热证，宗"热者寒之"、"实者攻之"的治疗原则，确立清热解毒、化瘀排脓为其基本治疗大法，但病变后期则以扶正为主，或标本兼治。

1. 清热解毒　清热解毒法适用于肺痈之全过程，可根据不同阶段及证候表现，分别配合解表、化瘀、排脓及益气养阴等法。

2. 化瘀排脓　所谓化瘀，是针对肺痈成痈期及溃脓期瘀血征象明显，促进血流通畅和脓液排出，但对出血量多者，化瘀一法不宜用。所谓排脓，是针对成痈、溃脓阶段而设，有透脓、清脓和托脓三法。透脓方法用于脓毒壅盛，而排脓不畅者；清脓方法即清除脓液；托脓方法主要用于溃脓期，气虚而无力排脓外出者。

3. 扶助正气　用于恢复期或病情迁延，邪恋正虚阶段，一般多以补气、补血和养阴为主。但也有用阳和汤之类温阳散寒法取效的，其辨证着眼点，除了阳虚证候外，其脓血痰由臭变腥，由稠变稀，由红紫变黯淡为关键。

三、分证论治

1. 初期

主症：恶寒或寒战，发热，咳嗽，胸痛，咳则痛甚。

兼次症：胸闷气短，痰白而黏，痰量日渐增多，呼吸不利，口干鼻燥。

舌脉：舌淡红，苔薄黄或薄白少津，脉浮数而滑。

分析：风热初客，卫表不和，故见恶寒或寒战发热；邪热蕴肺，清肃不行，络脉痹阻，故见咳嗽胸痛，咳则痛甚，胸闷气短；热蒸津液为痰，故见痰白而黏，痰量日渐增多；舌淡红，苔薄黄或薄白少津，脉浮数而滑为风热表证之象。

治法：疏风宣肺，清热解毒。

方药：银翘散加减。方中金银花、连翘辛凉透邪清热，芳香辟秽解毒，共为君药；荆芥穗、淡豆豉祛邪外出，薄荷、牛蒡子疏风清热，清利咽喉，共为臣药；桔梗宣肺利咽，甘草清热解毒，竹叶清热除烦，苇根清热生津止渴，共为佐使药。

加减：内热转甚，身热较重，咯痰黄，口渴者，加生石膏、炒黄芩、鱼腥草；咳甚痰多者，加杏仁、川贝母、前胡、桑白皮、枇杷叶；胸痛，呼吸不利者，加瓜蒌皮、广郁金；头痛者，加菊花、桑叶；燥热伤津者，加麦冬、天花粉。

临证参考：本证应注意宣畅肺气及清热解毒。银花、连翘用量宜大。若初期仅见身热不重，微恶风寒，咳嗽微渴，舌苔薄白，脉浮数等表热轻证，可用桑菊饮治疗。若气分热甚，高热大汗，大烦渴，咯黄稠脓痰，舌苔黄燥，脉洪大有力，可用白虎汤加蒲公英、鱼腥草、金荞麦根、芦根、冬瓜仁、薏苡仁以清热解毒，顿挫病势。

2. 成痈期

主症：身热转甚，时时振寒，继则壮热，胸满作痛，转侧不利，咳嗽气急，咯吐黄稠痰，或黄绿色痰，自觉喉间有腥味。

兼次症：咳嗽气急，烦躁不安，口干咽燥，汗出身热不解。

舌脉：舌红，苔黄腻，脉滑数有力。

分析：邪热入里，热毒内盛，正邪交争，故见身热转甚、时时振寒，壮热；热壅血瘀，酝酿成痈，肺络不和，气血瘀滞，故见胸满作痛，转侧不利；热毒壅肺，肺气上逆，失于肃降，故见咳嗽气急；痰浊瘀热，郁蒸成痈，故见咯吐黄稠脓痰，或黄绿色痰，喉中有腥味。邪热蒸迫津液，故见汗出；热毒内滞，上扰于心，故见烦躁不安；热入血分，耗伤津液，故见口干咽燥而渴不多饮；舌红，苔黄腻，脉滑数为痰热蕴结在肺之象。

治法：清肺解毒，化瘀消痈。

方药：千金苇茎汤合如金解毒散加减。方中苇茎既能清泄肺热而疗痈，又可宣肺利窍，化痰排浓；冬瓜仁涤痰排脓，清热利湿；桃仁活血行滞，散瘀消痈，滑肠通下，薏苡仁上清肺热而排脓，下利水湿而祛邪；黄芩、黄连、黄柏、栀子以清热解毒泻火，桔梗、甘草以开肺化痰。

加减：热毒内盛者，加金银花、连翘、鱼腥草、蒲公英、鹿衔草；痰热郁肺，咯痰黄稠者，加桑白皮、射干、贝母；咳逆气急，咯痰脓浊量多者，加瓜蒌仁、葶苈子；痰味腥臭者，加服西黄丸；肺伤络痹胸痛者，加乳香、没药、赤芍、郁金；便秘者，加大黄、枳实；烦渴者，加生石膏、天花粉。

临证参考：本期必须用攻其壅塞、清肺消痈之品，苇茎、冬瓜仁剂量宜大。不宜补益，以免助邪留寇。

3. 溃脓期

主症：咯吐脓痰，或如米粥，或脓血相兼，量多，腥臭异常，胸中烦闷而痛。

兼次症：身热，面赤，口渴喜饮。

舌脉：舌红，苔黄腻，脉滑数。

分析：血败肉腐，痈脓内溃外泄，故见咯吐大量脓痰，或如米粥、腥臭异常；热毒瘀结，肺络损伤，故见脓血相兼；脓毒蕴肺，肺气不利，故见胸中烦闷而痛；热毒内蒸，故见身热面赤，烦渴喜饮；脓毒内蕴，热瘀营血，故见舌红或绛，苔黄腻，脉滑数。

治法：清热解毒排脓。

方药：加味桔梗汤加减。方中桔梗消痈排脓，为君药；金银花、生甘草清热解毒，共为臣药；贝母、薏苡仁、橘红、葶苈子清肺化痰，白及敛肺止血，共为佐药；甘草又可和药调中，兼为使药。

加减：脓出不畅者，加皂角，亦可口服竹沥；气虚无力排脓者，加生黄芪；咯血者，加白茅根、藕节、丹皮、生地黄、侧柏叶、鱼腥草、金荞麦根、败酱草；便秘者，加大黄；津伤口渴甚者，加麦冬、沙参、百合。

临证参考：此期治疗除应继续清热解毒之外，排脓是否得当，成为治疗成败的关键，不论西医还是中医，都十分强调“有脓必排”的原则。由于此期正虚而病情重笃，应注意按脓肿部位，采取适当的体位引流，多做侧身动作，并可轻拍背部，以帮助脓液排出。若脓毒壅盛，脉症俱实，咯吐腥臭脓痰，胸部胀满难忍，喘不得卧，大便秘结不通，脉滑数有力，此时宜峻下排脓，用桔梗白散，药后其脓可吐下而出，中病即止。本方药性峻烈，体弱者当禁。

4. 恢复期

主症：身热渐退，咳嗽减轻，咯吐脓血渐少，臭味不甚，痰液转为清稀。

兼次症：精神渐振，食欲渐增，或见胸胁隐痛，不耐久卧，气短，自汗盗汗，低热，午后潮热，心烦，口燥咽干，面色不华，形体消瘦，精神萎靡；或见咳嗽，咯吐脓血痰日久不净，或痰液一度清稀而复转臭浊，病情时轻时重，迁延不愈。

舌脉：舌红或淡红，苔薄，脉细或细数无力。

分析：脓毒渐净，邪毒已去，故见身热渐退，咳嗽减轻，脓血减少，臭味不甚，脓痰日转清稀；肺络受伤，溃处未敛，故见胸胁隐痛，不耐久卧；肺气耗伤，故见自汗、气短；阴虚内热，故见盗汗、低热、午后潮热、心烦、口燥咽干；气阴耗伤，形体失养，故见面色不华，形瘦神疲，精神萎靡；若邪恋正虚，脓毒不尽，则转为慢性病变，可见咳嗽，咯吐脓血痰日久不净，或痰液一度清稀而复转臭浊，病情时轻时重，迁延不愈；舌红或淡，脉细或细数无力均为气阴两伤之象。

治法：养阴补肺，兼清余热。

方药：沙参清肺汤或桔梗杏仁煎加减。前方益气养阴、清肺化痰，为恢复期调治之良方。方中黄芪、沙参益气养阴，托脓生肌为君药；白及敛肺生肌为臣药；桔梗、薏苡仁、冬瓜子、生甘草清余热而祛痰排脓，共为佐药；甘草又能调和诸药，兼使药之功。后方养肺滋阴、兼清余毒，为肺痈后期气阴两伤，正虚邪恋，热毒未清，须扶正托邪而设。方中麦冬、百合、阿胶养阴润肺；贝母、杏仁、枳壳化痰降气；桔梗、金银花、红藤、夏枯草、连翘、甘草清热解毒排脓。

加减：气虚甚者，加太子参，重用黄芪；血虚者，加当归；阴虚重者，加麦冬、玉竹；溃处不敛者，加阿胶、白蔹；脾虚食少，便溏者，可配白术、山药、茯苓；低热不退者，加白薇、青蒿、地骨皮、功劳叶；口燥咽干明显者，加芦根、天花粉；纳少便溏者，加扁豆、山药、白术；咯吐脓血不净，或痰液一度清稀而复转臭浊者，加鱼腥草、金荞麦根、败酱草。

临证参考：患者正虚邪衰，治疗当以养阴益气为主，但应用时不忘清除余邪，以防热毒复萌。对迁延日久，病程在百日以上的慢性患者，经中西医内科治疗，脓腔仍不缩小，纤维组织大量增生，脓腔壁已上皮化或支气管扩张者，可考虑外科手术治疗。

【预后与转归】

本病为实热证，病情演变迅速。如能早期确诊和及时治疗，在初期即可阻断病情发展不致成痈，或在成痈期得到部分消散，则病情较轻，病程亦较短。当痈成溃破后，多数患者随着脓痰的排出，病情渐趋好转，逐渐恢复直至痊愈，预后良好。但在恢复期亦可出现热毒复萌，转为正虚邪恋之证，病情往往迁延难愈。

在溃脓期，如热毒炽盛，脓痰排出不畅，病情亦可逐渐恶化，预后多不良。因此把握好溃脓期治疗是掌握住病情顺逆的转折点。若痈脓溃后，声音清朗，脓痰大量排出，脓血逐渐减少而转为稀薄，臭味变淡，壮热渐退，胃纳增加，脉象平缓，则为顺证。若痈脓溃后，音哑无力，排脓腥臭不畅，壮热不退，气喘胸痛，甚则鼻翼扇动，烦躁不安，或见爪甲青紫带弯，脉象弦急等，则为逆证。

极少数患者，由于痈脓溃破后大量脓血一时难以排出，阻塞气道，或体虚无力排痰，脓痰壅塞气道，可导致突然窒息，病情险恶。或溃后流入胸腔，持续壮热，形成脓胸，如不及时抢救，预后亦多凶险。或溃后脓毒栓子随血脉入脑，出现高热持续，呼吸困难，气促胸痛，面色苍白或青紫，甚则神志昏迷，脉细数，预后较差。

【预防与康复】

一、预防

平素体质虚弱或有慢性疾病患者，易感受外邪，应特别注意寒温适度，起居有时。肺有蕴热或平素肺虚者，应避免食用辛辣炙煿类食物，严禁烟酒，以免燥热伤肺。根治口腔、上呼吸道疾病。口腔手术和腹腔部手术做好术前术后护理，保持呼吸道通畅，引流顺利，及时取出吸入支气管的异物，防止呼吸道感染。积极治疗皮肤疖痈等肺外化脓性病灶，不对疖痈挤压,可以防止肺痈的发生。

二、康复

1. 药物康复　本病患者康复阶段多表现为气阴两虚,应辨证选用益气养阴之剂,如沙参麦冬汤、生脉散等。胃纳不佳者,可选用香砂六君子丸、香砂枳术丸等。

2. 食疗康复

(1) 薏苡仁粥:以薏苡仁 50g,糯米适量,煮粥食用。

(2) 沙参麦冬粥:以南北沙参各 15g,麦门冬 15g,加糯米若干,煮粥食用。

(3) 百合粥:以百合 50~100g,加少量糯米煮粥食用。

【结语】

肺痈以咳嗽、胸痛、发热、咳吐大量腥臭脓血痰为特征。病因为感受外邪,饮食劳倦所伤,原有宿痰或他病及肺。病机为邪热蕴肺,肺失清肃,肺络阻滞,以致热壅血瘀,蕴毒化脓而成痈。本病病位在肺。根据病理演变过程,可分为初期、成痈期、溃脓期、恢复期。如邪恋正虚,则转成慢性。若脓毒不尽转为正虚邪恋的虚实夹杂证。治疗以清热解毒、化瘀排脓为主,并针对不同病期,采用相应治法。在未成痈前应予大剂量清肺消痈之品以力求清解消散,已成痈者当解毒排脓以求脓尽,脓毒消除后,再予补虚养肺,恢复期虽属邪衰正虚,气阴内伤,应清养补虚,扶正托邪,但仍需防其余毒不尽,适当佐以排毒之品。

【相关资料链接】

一、篇首案例分析

辨证分析:患者发病表现为发热,胸痛,咯吐脓性臭痰,符合肺痈的证候特征,故诊断为肺痈。患者因热邪袭肺,邪热入里化热,形成热毒,热毒内盛,正邪交争,故发热寒战;热毒壅肺,肺气膹郁,肺络不和,则胸胁疼痛、咳嗽剧烈;痰浊瘀热,郁蒸成痈,故咯吐脓性臭痰;热邪伤津耗液,则口干引饮;热毒内盛,则大便秘结,小便短赤。舌质深红,苔黄厚浊,脉象滑数为痰热内盛之象。综观舌脉症,病位在肺,病性以标实为主。

诊断:肺痈　成痈期

治法:清热解毒,祛痰排脓

处方:银翘散合如金解毒散

金银花 30g	连翘 15g	柴胡 10g	薄荷(后下)6g
荆芥 10g	芦根 30g	黄连 10g	黄芩 15g
桔梗 10g	鱼腥草 30g		

6 剂,水煎服,每日 3 剂,分 6 次服。饮食清淡,忌油腻厚味及辛辣刺激之物。

预后:2 周后诸症平稳出院。

按:肺痈病是肺部的一种急重病变。据笔者经验可分为 3 个阶段:肺痈初起尚未成脓,邪热鸱张,治疗应疏解邪热,清热解毒银翘散之类;痈成脓已溃,治疗应清热解毒,祛痰排脓如金解毒散重加桔梗、千金苇茎汤之类;肺痈溃久肺虚,治疗应祛痰排脓,佐以养阴补肺之补肺汤加沙参、麦冬、天花粉之类;咯血者加凉血止血之侧柏叶、白茅根等。同时根据临床实践,病情急重者,药量要大,服药次数要多,每日可服 2~3 剂,分 4~6 次服用,方能速取疗效。

摘自:商娅.3例肺痈治验[J].福建中医药.1995,26(5):31.

二、临证经验举隅

米某,男,32岁。因患胰腺脓肿,于1983年8月30日住我院外科行手术治疗,腹痛消失,伤口I期愈合。术后反复高热,呕吐纳呆,先后用抗生素、激素及输液、输血等治疗2个月,并服中药大柴胡汤或合银翘或伴白虎汤达30余剂,症状无明显改善。继而出现咳嗽,伴有胸痛,吐腥臭脓痰,体温持续39℃。血常规:WBC:16.4×10^9/L,NEUT:0.76×10^9/L。胸部X线片示:左下肺外带可见鸡蛋大小(约5cm×6cm)片状不均匀模糊阴影中有3cm×3cm大小透光区,隐见一液平面。诊断为转移性左下肺脓疡。转诊中医治疗。患者壮热不已,面色皖白,咳嗽频作,左侧胸痛,吐腥臭浓痰,纳呆神疲,口苦而干,舌红苔黄厚少津,脉弦数。此系肺痈之重症。由于胰腺生痈,热毒内蕴,无外达之途,亦无下泄之道,正不胜邪,热毒之邪随经脉上逆于肺,蓄结肺叶,热毒痰瘀交结,久则肺腐成痈。治宜清热解毒,化瘀排脓。拟方:鱼腥草30g,半枝莲15g,生黄芩12g,金银花12g,半边莲15g,桔梗12g,生薏米18g,桃仁6g。水煎服,每日1剂。停用抗生素,静滴糖盐液维持水电解质平衡。服上方4剂,咳吐大量腥臭脓痰,体温随之下降,午后不超过38℃。复查血常规:WBC:10.8×10^9/L。原方连服15剂,体温正常,胸痛消失,轻咳少痰,痰转清稀无腥臭,饮食正常,舌转淡红,苔薄白,脉呈细缓,X线透视病灶液平面消失,脓腔闭合。改用甘寒养阴以善后,拟方:白及15g,黄精15g,沙参15g,鱼腥草15g,甘草6g。再服1周后胸片复查示:左下肺病灶仅残留少许密度较高之条片状阴影。临床治愈出院,嘱上方继服10剂,巩固治疗,以防反复。翌年8月来院X线胸片复查,肺部病变全部消散。

摘自:金卫平.肺痈治验一得[J].实用中医内科杂志.1998,12(1):31.

【思考题】

1. 肺痈有哪些特异性病征?
2. 简述肺痈如何辨证论治?
3. 肺痈与肺痿如何鉴别?
4. 病案分析

赵某,男,40岁,2011年2月12日初诊。

间歇性寒热、咳嗽1月余,开始突发寒热,无汗,鼻塞,咳嗽,咯白黏痰,此后寒热断续不清,入暮为甚,至晨热平,目前左胸剧痛如刺,咳嗽及呼吸时加剧,舌质红,苔薄白,脉象细滑。查体:T:37.8℃,P:85次/分,R:20次/分,BP:140/88mmHg,肺部听诊呼吸音粗,左下肺可闻及湿啰音,肺部X线片提示左肺斑片状实变影。

肺 痨

【案例】

陈某，男，40岁，工人。咯血、咳嗽3年。经检查诊为肺结核，用中西医结合治疗，初时疗效尚可，近1年来，咳血反复发作，3天前曾大咯血2次，每次约100ml。试以中医药治疗，前医诊为阴虚火旺，灼伤肺络而致咯血。现症形体消瘦，面色㿠白，无神乏力，午后两颧发赤，肌肤苍白，两足心发热，虽在冬季足部不用盖被，但膝以上怕冷，口干不思饮，耳鸣，每2~3天遗精1次，痰多为白泡沫，舌淡、苔白微腻，脉浮大而有力。本病应诊断为何病？如何进行辨证、立法、处方及调护？

【概述】

肺痨多因体质虚弱，气血不足，痨虫侵肺所致，以咳嗽、咯血、潮热、盗汗、消瘦等症为临床特征，为有传染性的慢性消耗性疾病。

《内经》认为本病是一种属于"虚劳"范畴的慢性虚损性疾病，《素问·玉机真脏论》中"大骨枯槁，大肉陷下，胸中气满，喘息不便，内痛引肩项，身热，脱肉破䐃"，对本病的临床特点有了较为具体的描述；《灵枢·玉版》中"咳，脱形身热，脉小以疾"，对肺痨的主症及其慢性消耗表现进行了描述。《金匮要略·血痹虚劳病脉证并治》中记载"若肠鸣、马刀侠瘿者，皆为劳得之"，说明对本病的常见合并症也有了一定的认识。东汉华佗《中藏经·传尸》已认识到本病具有传染性，认为"人之血气衰弱，脏腑虚羸……或因酒食而遇，或因风雨而来，或问病吊丧而得……中此病死之气，染而为疾，故曰传尸也。"《千金要方》把"尸注"列入肺脏病篇，明确病位主要在肺。宋代许叔微《普济本事方·诸虫飞尸鬼注》提出本病是由"肺虫"引起，"肺虫居肺叶之内，蚀人肺系，故成瘵疾，咯血声嘶"。元代朱丹溪《丹溪心法·劳瘵》倡"劳瘵主乎阴虚"之说，确立了滋阴降火的治疗大法。元代葛可久《十药神书》收载十方，为我国现存的治疗肺痨的第一部专著。明代虞抟《医学正传·劳极》则提出杀虫和补虚两大治疗原则。

西医学中肺结核病及肺外结核与本病表现相同者，可参照本节辨证论治。

【病因病机】

一、病因

1. 感染痨虫　痨虫传染是形成本病的唯一外因，因直接接触本病患者，痨虫侵入人体而成病。痨虫致病具有以下特点：

⑴ 具有传染性：如问病、吊丧、看护等，与患者朝夕相处，可因直接接触传染致病。

⑵ 病程较长，积年累月，渐耗肺阴，以至于死。

2. 正气虚弱

⑴ 禀赋不足：由于先天素质不强，小儿发育未充，痨虫入侵致病。

⑵ 酒色过度：饮酒房劳，重伤脾肾，耗损精血，正虚受损，痨虫入侵。

⑶ 忧思劳倦：情志不遂，忧思伤脾，劳倦过度，脾虚肺弱，痨虫入侵。

⑷ 病后失调：大病或久病后失于调治，胎产之后失于调养等，正虚受损，痨虫入侵。

⑸ 生活贫困：贫贱窘迫，营养不良，体虚不能抗邪，痨虫入侵。

上述病因，均能导致气血不足，正气虚弱，成为痨虫入侵和发病的根本原因，亦是病情发作或恶化的诱因。

二、病机

1. 发病　感染痨虫与正气不足互为因果，外因感染是重要的致病条件，内因正虚是疾病发生发展的关键。如正气旺盛，感染后不一定发病，发病后病情较轻；正气虚弱则感染后易于发病，发病后病情较重。

2. 病位　在肺，病变可影响整体，传及脾肾等脏。

3. 病性　阴虚火旺为主。由于病情有轻重不同，病变发展阶段不同，涉及脏器不一，因此病理性质也有差异。一般说来，初起肺体受损，肺阴亏耗，继则肺肾同病，兼及心肝，而致阴虚火旺，或因肺脾同病，导致气阴两伤，后期肺脾肾三脏皆亏，阴损及阳，则见阴阳两虚的严重局面。

4. 病势　总的趋势是由上及下，始于阴虚，进而阴虚火旺，或气阴两虚，甚则阴损及阳，致阴阳两亏，气血俱虚。

5. 病机转化　由于脏腑之间有相互滋生、相互制约的关系，因此，在病理情况下，肺脏局部病变，也必然会影响到其他脏器和整体。

⑴ 母病及子：肺肾相生，肾为肺之子，肺虚则肾失滋生之源，在肺阴亏损的基础上出现肾亏之证。

⑵ 子盗母气：脾为肺之母，肺虚子盗母气则脾亦虚，脾虚不能化生水谷精微，上输以养肺，则肺亦虚，终致肺脾同病，土不生金，肺阴虚与脾气虚两候同时出现。

⑶ 阴阳气血相互影响：肺喜润而恶燥，痨虫犯肺，阴分先伤，故首见阴虚肺燥之证，阴虚生内热，则为阴虚火旺；或阴伤气耗，则气阴两伤；或阴损及阳而致阴阳两虚。若肺虚不能佐心治节血脉之运行，而致气虚血瘀，则出现瘀血痹阻之候。

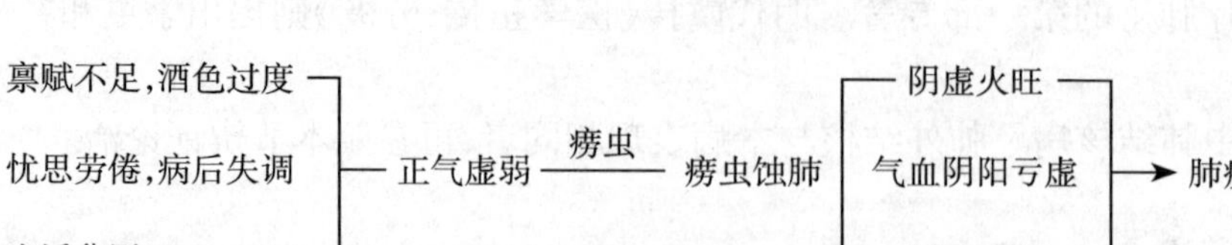

肺痨病因病机示意图

【诊断】

一、诊断标准

按照1995年国家中医药管理局发布的《中华人民共和国中医药行业标准·中医病证诊断疗效标准》。

1. 初期仅感疲劳乏力，干咳，食欲不振，形体逐渐消瘦。病重者可出现咳(咯)血、潮热、盗汗、形体明显消瘦等症。常与肺痨患者有密切接触史。

2. 病灶部位呼吸音减弱，或闻及支气管呼吸音及湿啰音。

3. 痰液涂片、浓缩或培养，结核菌多呈阳性；血沉增快；结核菌素皮试呈强阳性；X线肺部摄片可见结核病灶，必要时可作X线断层摄片。

二、诊断说明

肺痨是一种具有传染性的肺系疾病，起病较隐匿，故临床尤年轻患者若有长期低热的症状，即使无明显咳嗽也须行肺X线片等相关检查以排除此诊断。若有咳嗽、潮热、盗汗、消瘦等典型症状者，高度怀疑肺痨可能，积极行PPD试验、痰涂片及培养、T-SPOT等检查以明确诊断，进而规律的抗结核治疗，防止疾病的传播。

【鉴别诊断】

1. 虚劳　虚劳是多种慢性疾病虚损证候的总称，由多种原因所致，病位在五脏，以肾为主，以脏腑阴阳亏损为基本病机，分别出现五脏气血阴阳亏虚的临床表现，无传染性，虚劳治疗以补益为主。肺痨晚期发展到大骨枯槁、大肉陷下的虚损重症时，可归属于虚劳的范围。

2. 肺痿　肺痿是多种慢性肺部疾患后期的转归，如肺痈、肺痨、咳嗽日久，若导致肺叶痿弱不用，俱可成痿，以咳吐浊唾涎沫为主症。肺痨日久，导致肺叶痿弱不用，即转化为肺痿。

3. 肺痈　肺痨为慢性衰弱性病变，以咳嗽、咳血、潮热、盗汗、颧红等为主症，其病理性质为阴虚。肺痈发病急骤，多有高热、恶寒、咳嗽、胸痛等症状，并咯吐大量腥臭的黄绿色脓痰，或痰中带脓血，其病理性质为热毒。

4. 肺胀　肺痨以阴虚为主，出现咳嗽、咳血、潮热、盗汗、颧红等症状。肺胀多由久咳、哮喘等病证日久不愈，出现胸中胀满、痰涎壅盛、上气咳喘、动则尤甚、面色晦黯、唇舌发绀、颜面四肢浮肿等症状。

【辨证论治】

一、辨证要点

1. 辨病变部位　主要在肺，在病变过程中可累及脾、肾、心、肝等脏。伴有气短乏力，食少便溏，病位在肺脾；伴有潮热盗汗，五心烦热，病位在肺肾；伴有性情急躁易怒，胸胁掣痛，梦遗失精，病位在肺肝；伴有面浮肢肿，五更泄泻，心悸气短，则病位在肺脾心肾。

2. 辨病理性质　以本虚为主，亦可见标实。本虚为阴虚为主，可兼气虚、阳虚；标实为痰浊、瘀血。干咳，口干咽燥，骨蒸盗汗，手足心热，舌红少苔，病性属阴虚；咳而气短，热不著，恶风自汗，神疲乏力，活动时诸症加剧，舌淡脉虚乏力，属气虚；面色㿠白，唇舌色淡，肢冷便溏，五更泄泻，阳痿精冷，属阳虚；咳喘胸闷，咳声不扬，痰色黄或白，舌苔白腻或黄腻，脉滑，属痰浊；胸痛如针刺，咯血色紫黯，面色黧黑，肌肤甲错，舌质紫黯或见瘀斑，则属瘀血。

3. 辨主症特点　咳嗽、咯血、潮热、盗汗、胸痛、消瘦是肺痨的主要症状。咳嗽：阴虚者，干咳痰少，咳声轻微短促；气虚者，咳而气短声低，痰清稀。咯血：多为痰中带血，少数为血痰，亦有大量咯血者，血色鲜红，常夹泡沫痰，小咯血往往是大咯血的先兆，应当警惕。潮热：多为低热，有时但觉手心灼热，发热每在午后开始，暮夜为盛，晨起热退；热势的增减，提示阴津耗损与来复，是病情恶化与好转的征象。盗汗：本病盗汗乃虚热蒸迫，津液外泄所致，因此观察盗汗的多少、有无，可测病势进退之机。胸痛：常有胸部不适或隐痛，其胸痛产生之原因，多为肺阴不足，痰瘀阻滞，络脉失和之故，或因久咳伤络所致。消瘦：其消瘦往往是逐步发展，不似急性热病之迅速，一般为四肢先行瘦削，渐见颈部纤细，两颧高突，肋骨暴露，精神萎靡。

二、治疗原则

肺痨治疗以补虚培元和抗痨杀虫为原则。杀虫是针对病因的治疗，补虚以复其真元，提高抗病能力。但补虚培元还要根据受损脏器的不同及病性的差异而恰当辨证治疗。早期以痨虫肆虐蚀肺，肺损阴亏为主，当执滋阴润肺治痨法。中期若肺损及肾，水亏火旺，当执滋阴降火治痨法；若阴伤气耗，肺脾同病，当执益气养阴治痨法。后期久延病重，阴阳两虚，肺脾肾同损，当执滋阴补阳培本法。

三、分证论治

1. 肺阴亏损

主症：干咳，痰少黏白，或带血丝，咳声短促，胸部隐痛。

兼次症：手足心热，口干咽燥。

舌脉：舌红，苔薄，脉细数。

分析：多因禀赋薄弱，调摄失宜，久病或病后失调，致邪热燥气犯肺，损耗肺阴，痨虫乘虚伤人，使肺阴更伤，肺失滋润，故见干咳，痰少黏白，咳声短促，胸部隐痛；阴虚内热，故见手足心热；久咳或内热损伤肺络，故见时痰中带血；燥热伤肺，津液被灼，故见口干咽燥；舌红，苔薄，脉细数均为肺阴不足之象。

治法：滋阴润肺，杀虫止咳。

方药：月华丸加减。方中以生地、熟地、天冬、麦冬、沙参滋阴清热润肺；百部、獭肝、川贝母杀虫润肺止咳；阿胶、三七以止血和营；茯苓、山药以资脾胃化源，生津保肺；菊花、桑叶有清肺热之功。

加减：咳嗽甚者，加杏仁、瓜蒌；胸痛明显者，加郁金；咯血者，加仙鹤草、白茅根；骨蒸潮热者，加银柴胡、功劳叶、白薇。

临证参考：用药时须照顾肺清肃润降的生理特点，以凉润轻宣微苦之品为安，轻宣润降，巧拨宣肃之灵机，切不可妄进辛温燥品，以免劫伤气阴。

2. 阴虚火旺

主症：咳呛气急，咯血，痰少黏白或黄，口干咽燥。

兼次症：午后颧红，潮热，骨蒸，盗汗。

舌脉：舌红或绛，苔薄黄或剥，脉弦细数。

分析：此多因肺痨日久，肺之阴虚不复，久而及肾，致肺肾同病，或为青壮之年，纵情恣欲，耗精伤血，而成阴虚火旺之证。肺肾阴伤，虚火上炎，灼津为痰，故见咳呛气息，痰少黏白或黄；虚火灼伤血络，故见咯血；水亏火旺，故见口干咽燥，午后颧红，潮热骨蒸；阴虚火旺，迫津外泄，故见盗汗；舌红或绛，苔薄黄或剥，脉弦细数均为阴虚火旺之象。

治法：滋阴降火，补肺益肾。

方药：百合固金汤加减。方中百合、麦冬润肺清燥，清虚火而止咳，共为君药；生地黄、熟地黄、玄参滋肾壮水以制虚火，生地黄兼凉血止血，玄参兼除咽喉燥痛，共为臣药；当归养血补肝，引血归经，并治咳逆上气，白芍和营泄热，敛阴柔肝，贝母润肺化痰止咳，桔梗载药上行以化痰利咽，共为佐药；甘草调和诸药，兼能清热，为使药。

加减：咳嗽痰黄量多者，加瓜蒌、鱼腥草、黄芩；便秘腹胀者，加大黄、麻仁；盗汗明显者，加乌梅、龙骨、牡蛎；咯血量多者，加白茅根、仙鹤草、紫珠草。

临证参考：肺肾阴虚，可因肺虚不能制肝和肾虚不能养肝而使肝火偏旺，同时肺虚心火客乘，肾虚水不济火，而使心火上炎。因此，治疗时在滋阴降火、补肺益肾的同时，佐以潜降安神之品，如生龙骨、牡蛎、白芍等。若以骨蒸潮热盗汗为主症者，宜用秦艽鳖甲散。若虚火刑金伤肺络，咯血不止者，可合用十灰散加强止血作用。

3. 气阴两虚

主症：咳嗽无力，气短声低，咯痰清稀，偶有咯血。

兼次症：神疲乏力，自汗盗汗，或食少腹胀便溏。

舌脉：舌红嫩，苔薄，脉弱而数。

分析：肺主气，喜润恶燥，若痨虫侵蚀于肺，先伤肺阴，再耗肺气，气阴亏耗，清肃之令不行，则肺气上逆而咳。肺气虚，故见咳嗽无力，气短声低，神疲乏力；咳久损伤肺络，故见偶有咯血；气虚卫外不固，故见自汗；阴虚火旺迫津外泄，故见盗汗；肺虚及脾，肺脾同病，脾失运化，聚湿生痰，故见咯痰清稀；脾气虚，运化无力，故见食少腹胀便溏；舌红嫩，苔薄，脉弱而数均为气阴两虚之象。

治法：益气养阴，润肺止咳。

方药：保真汤加减。方中人参、黄芪、白术、茯苓、五味子、大枣补益肺脾之气；生地黄、熟地黄、天冬、麦冬养阴润肺；陈皮、厚朴调畅气机，兼除滋补碍脾之弊；赤芍、白芍、当归滋阴活血养血；莲须清心除烦；柴胡、地骨皮、黄柏、知母以滋阴退热除蒸；甘草和中补虚，调和诸药。

加减：阴伤明显，潮热骨蒸者，加银柴胡、龟甲、鳖甲；咳嗽剧，痰多色白者，加紫菀、款冬花；气虚明显，汗出较多者，加浮小麦、牡蛎；湿盛者，加半夏、陈皮；咯血较著者，加山萸肉、仙鹤草、三七；脾虚，便溏食少，腹胀明显者，加谷芽、鸡内金、橘白，忌用地黄、阿胶、麦冬。

临证参考：若气阴两虚，干咳，咽燥咯血，肌肉消瘦，且肺病及脾，子盗母气，肺脾两虚，食少腹胀，便溏，面浮神倦，咳而气短，痰多清稀者，可选参苓白术散健脾益气，培土生金。对脾阳虚，土不生金的肺痨，治以补脾益气，可用补中益气汤加减。对胃阴虚，虚火灼金的肺痨，当滋阴养胃，壮水制火，可选益胃汤、沙参麦冬汤等。对于脾虚生湿者，又当根据寒热之不同，分别予以清热利湿，温化寒湿之品。

4. 阴阳两虚

主症：咳逆喘息，痰呈泡沫状或夹血，形体消瘦。

兼次症：形寒自汗，声嘶音哑，或有浮肿、腹泻。

舌脉：舌淡而少津，苔光剥，脉微数或虚数无力。

分析：多为肺痨经久不愈，阴损及阳而致，多属本病的后期危证。肺虚气逆，故见咳逆喘息，痰呈泡沫状；肺络受损，故见痰中带血；脾肾阳虚，故见形寒自汗，或有浮肿、腹泻；肺肾阴虚，声道失润，故见形体消瘦，声音嘶哑；舌淡而少津，苔光剥，脉微数或虚数无力均为阴阳两虚之象。

治法：滋阴补阳，培元固本。

方药：补天大造丸加减。方中人参、黄芪、白术、山药、茯苓补脾肺之气；当归、白芍、熟地黄、枸杞子培育阴精；紫河车、龟甲、鹿角阴阳并补，厚味填精；远志、酸枣仁宁心安神。

加减：肾虚气逆喘息者，加冬虫夏草、诃子、钟乳石；阴虚偏重者，加麦冬、五味子；心悸气短者，加紫石英、丹参；浮肿者，加猪苓、茯苓、车前子；五更泄泻者，加肉豆蔻、补骨脂；身体大肉尽脱者，加阿胶、猪脊髓。

临证参考：本证属肺痨后期，正气耗竭，阴阳并亏，因此处方用药应掌握以下几点：一是本着"有胃气则生，无胃气则死"的原则，注意患者的纳食情况，分别采取平补或峻补法。若杳不思食，再用滋补峻剂，不仅无效，反增痞满呕恶，即使胃纳尚好，进补剂时，亦应佐以健运脾胃之品，如砂仁、陈皮、焦谷芽、焦麦芽等。二是补剂既要持平，又要有所侧重。如阴虚为主者，补阳药宜减，以防虚火上浮；阳气偏虚者，滋阴药应减，以免阳气虚陷而洞泄。三是不能忘记祛邪，同时抗痨杀虫。

5. 瘀血痹阻

主症：咳嗽咯血不止，血色黯而有块，午后或夜间发热，身体羸瘦。

兼次症：胸痛如刺，肌肤甲错，面色黧黑。

舌脉：舌黯或有瘀斑，脉涩。

分析：多因忧郁伤肝，肝气郁滞，气滞则血行滞涩，或因伤湿、暴饮、房事不节，劳役过度等原因，导致营卫失和，气机阻滞，经络阻塞，瘀血内停，复感痨虫而发。瘀阻肺络，故见咳嗽咯血不止，血色黯而有块，胸痛如刺；瘀积化热，耗伤阴津，故见午后或夜间发热；血瘀内阻，新血不生，无以荣于肌肤，故见肌肤甲错，面色黧黑，身体羸瘦；舌黯或有瘀斑，脉涩为瘀血痹阻之象。

治法：活血祛瘀生新。

方药：大黄䗪虫丸加减。方中大黄攻下逐瘀，凉血清热，䗪虫破散癥积瘀血，共为君药；水蛭、虻虫、干漆、蛴螬、桃仁破血消癥，助君药活血通络，攻逐久积之瘀血，共为臣药；黄芩清郁热，杏仁既通降利气，又润燥散结，干地黄、芍药养血滋阴，共为佐药；甘草调和药性，补虚和中，酒服以行药势，为使药。

加减：咯血不止，色黯有块者，加三七、郁金、花蕊石；午后低热，盗汗者，加秦皮、地骨皮、银柴胡；胸痛明显者，加丝瓜络、郁金、延胡索；口燥咽干者，加沙参、麦冬。

临证参考：肺痨由瘀血致虚，或虚而兼瘀血之证者亦每有所见，临证时当辨其有无瘀血。若属因瘀血致虚者，当活血祛瘀以生新；若属虚而兼有瘀血者，当先祛其瘀，后补其虚，或用攻补兼施之法。

【预后与转归】

肺痨的预后与转归，主要取决于正气的盛衰。正气较强，加以合理的治疗与适当的调养可逐渐恢复正常，正气较弱，正邪相持不下，病势起伏，形成慢性迁延；若正气大亏，病邪迅速向肺以外传变，形成新的病变；同时由肺之虚而逐渐损及脾肾心肝，形成五脏亏损。总之，增强患者体质，早期诊断，早期治疗，阻止病情恶化，是预后好坏的关键。

【预防与康复】

一、预防

1. 防止传染　本病是一种传染性慢性疾病，加强卫生宣传教育工作，提高群众对肺痨发病原因及传播途径的认识，掌握防治知识，自觉养成不随地吐痰的习惯。对易患人群，可进行普查，一经发现要及时治疗，以防延误病情。对肺痨患者应做好隔离预防工作，饮食用具应分开使用，注意消毒，以避免接触传染。

2. 增强体质　正常人群平素要保养正气，重视摄生，戒酒色，节起居，并适当采用扶助正气的食物、药物，使正气强盛，即使接触肺痨患者也不发病，或发病较轻，不治自愈。

二、康复

1. 药物康复　在康复阶段，可继续辨证选用益气养阴、活血祛瘀的方药。如生脉散、麦门冬汤、参苓白术散、六味地黄丸、桃红四物汤等。

2. 食疗康复

(1) 百合粥：鲜百合 30~50g，粳米 50g，煮熟即可，食时放入冰糖适量调匀，晨起作早餐食之。适用于肺阴不足者。

(2) 珠玉二宝粥：先将生山药 60g、生薏苡米 60g 捣成粗渣，煮至烂熟，再将柿霜饼 24g 切碎，调入融化，随意食之。适用于气虚不复者。

(3) 桃仁粥：桃仁(去皮实)100g，取汁和粳米同煮粥食。适用于瘀血残留者。

【结语】

肺痨是以咳嗽、咯血、潮热、盗汗、消瘦为主要表现的病证，多因正气虚弱，感染痨虫所致。其主要病位在于肺，可传及脾肾；病性以阴虚火旺为主。治疗以补虚培元，抗痨杀虫为原则。杀虫是针对病因的治疗，补虚以复其真元，提高抗病能力。但补虚培元还要根据受损脏器的不同及病性的差异而恰当地辨证治疗。早期以痨虫肆虐蚀肺，肺损阴亏为主，当执滋阴润肺治痨法。中期若肺损及肾，水亏火旺，当执滋阴降火治痨法；若阴伤气耗，肺脾同病，当执益气养阴治痨法。后期久延病重，阴阳两虚，肺脾肾同损，当执滋阴补阳培本法。肺痨是一种传染性疾病，增强患者体质同时应注意预防传染。

【相关资料链接】

一、篇首案例分析

辨证分析：本患者曾明确诊断肺结核，有咳嗽、咯血、消瘦、潮热等症状，符合肺痨的证候特征，故诊断为肺痨。患者患病时间较长，阴虚则潮热、消瘦、两颧发赤；阴损及阳，则有面色㿠白，怕冷，遗精症状；肺络受损，则痰中带血；舌淡苔白微腻，脉浮大均为阳虚火衰之象。

诊断：肺痨　阳虚火衰

治法：温阳救逆

处方：四逆汤加减

制附片 30g　　血余炭 30g　　干姜 25g　　炙甘草 15g

3剂，水煎服，每日1剂，分早晚服，畅情志，节饮食，注意休息。

预后：3剂后诸症改善。

按：对肺痨咯血的辨治，临证虽多见阴虚火旺之证。但此病病程长，也有阴损及阳，或服用养阴寒凉之剂过多，而见阳虚之证，此时不能因手足心热、盗汗、潮热等见症，就施以养阴清热之法，应细察寒热之真假，务求辨证准确，不可执一偏之论。

摘自：黄惠芝．肺痨咯血验案2则[J]．新中医，1994，21：24.

二、临证经验举隅

吴某，男，40岁，于1993年7月15日入院。患者于10天前感疲乏，咳嗽，并渐加重，服药后症无改善。于7月10日晚饮啤酒后突然咯出鲜血约300ml，次日下午继续咯血约100ml，在附近医院对症治疗后回家。7月14日下午又再次咯血约300ml，伴有血块，即到医院就诊，经X线胸片检查诊为“肺结核并咯血”而转入我院。X线胸片示：右上中肺可见片絮状淡薄阴影，第二前肋间可见小透亮区。实验室检查：WBC 7.3×10^9/L，N 0.63，L 0.31，RBC 4.45×10^{12}/L，Hb 13.2g/L，ESR 6mm/h。痰涂片找抗酸菌(–)。痰培养结核杆菌(+)。西医诊断：浸润型肺结核并咯血。西药予以异烟肼、利福平、吡嗪酰胺、链霉素四化抗痨，氨苄青霉素、6-氨基己酸抗炎及对症治疗，咯血量未有减少，每天仍有约100ml少量咯血。7月19日诊见面色晦黯，咳嗽，咯血量约100ml，色黯红，时有血块，伴胸痛，舌红绛、边有瘀斑，苔少，脉细涩。中医诊为肺痨并咯血，证乃阴虚血瘀型。治以滋阴消瘀法。处方：仙鹤草、赤芍各20g，生地黄、麦冬、阿胶(烊)、白及、牡丹皮、百部、紫花地丁各15g，桔梗10g，三七末(冲)5g。服6剂后咯血止，仍辨证调治，未再出现咯血。住院2个月，复查痰涂片(–)，痰培养结核杆菌(–)，X线胸片见右上中肺片絮状阴影吸收好转，空洞缩小。病情好转出院。随访2年，未见咯血复发。本例大咯血止住后仍反复小量咯血，伴有血块，胸痛，舌红绛，有瘀斑，脉细涩，西药治疗效不佳。是证乃阴虚内热，迫血妄行，离经之血瘀阻脉络，瘀血乘肺所致。治则应滋阴凉血，消瘀止血。故拟生地黄、麦冬滋阴凉血；牡丹皮、赤芍既凉血止血又活血祛瘀，三七止血而不留瘀，活血不妄行；阿胶、仙鹤草擅长止血，且阿胶有促进血液凝固的作用，白及祛瘀止血；百部润肺止咳，桔梗上行作为引经药，据滋阴还须清热之说，加地丁草以加强清热凉血之效，诸药合用，共奏止血之功。

摘自：杨清芬．滋阴祛瘀法治肺痨咯血验案[J]．新中医，1997，29(S1)：126-127.

【思考题】

1. 简述肺痨的病因病机。
2. 肺痨的辨证要点有哪些？
3. 简述肺痨如何辨证论治？
4. 病案分析

顾某，女，29岁，2011年7月20初诊。

患者咳嗽4个月余，近来喑哑，咽痛，咳嗽无力，气短声低，咯痰少，偶有咯血。自汗盗汗，食欲不振，腹胀便溏。日渐消瘦，舌质红嫩，苔薄，脉弱而数。查体：T：37.4℃，P：85次/分，R：19次/分，BP：114/78mmHg，双肺听诊未闻及明显湿啰音，PPD试验强阳性，痰培养结核杆菌阳性，且肺X线片亦提示肺结核表现。

肺 胀

【案例】

何某,女,65岁。有慢性咳喘病史,旬前冬夜野行,触冒风寒而致发作。咳嗽频剧,气急作喘,不能平卧,喉中痰鸣,咯痰量多,质稀而有泡沫,胸膺闷塞,微有寒热,有汗不解,舌苔白腻舌质润,脉浮紧。X线检查:两肺透亮度增强,横膈位置低,活动度减小。应诊断为何病?如何进行辨证、立法、处方及调护?

【概述】

肺胀是多种慢性肺系疾病反复发作,迁延不愈,导致肺气胀满,不能敛降的一种病证。临床表现为胸部膨满,憋闷如塞,喘息气促,咳嗽痰多,烦躁,心悸,面色晦黯,或唇甲紫绀,脘腹胀满,肢体浮肿等。严重者可出现神昏、痉厥、出血、喘脱等危重证候。

《灵枢·胀论》首次记载:"肺胀者,虚满而喘咳",客观描述了肺胀的三个症状即咳、喘、满。《金匮要略·肺痿肺痈咳嗽上气病脉证治》不仅提出肺胀除了咳、喘、满外,还有烦躁、短气、面目浮肿、脉浮等症状和体征,并指出对于饮热郁肺型及外寒内饮型的治疗方法。《诸病源候论》明确提出了肺胀的病机为肺虚感寒,邪正相搏,气聚于肺,肺气胀满,气逆而上。金代李杲在《脾胃论》中认为肺胀为气虚冲脉之火上逆所致,认为动则气喘是其临床症状之一,治疗以补气敛降为主。元代朱震亨对肺胀的见解较前代有所发展,《丹溪心法·卷二》明确提出了"痰挟瘀血碍气而病",在治疗上相应为"养血以流动乎气,降火清肝以清痰"。明清时期一直沿用肺胀病名,在病机和治法上又有新的见解,逐步形成辨治体系。

肺胀的临床特征与西医学中慢性阻塞性肺疾病(COPD)临床表现相似,肺源性心脏病、肺性脑病则常见于肺胀的危重阶段,均可参照本节进行辨证论治。

【病因病机】

一、病因

肺胀病因可以概括为久病肺虚、感受外邪两方面,前者为发病的基础,后者诱使本病反复发作,病情日益加重。

1. 久病肺虚　内伤久咳、久哮、久喘、肺痨等慢性肺系疾病是引起肺胀的原发病。久病肺气虚损,气不能布津,津液凝聚成痰,或肺阴虚火旺,热灼津液成痰,痰浊潴留,伏于肺间,肺气壅滞,久则气还肺间,肺气胀满,不能敛降,而成肺胀。此外,长期吸烟、吸入粉尘,亦是肺体受损，肺失宣降的重要因素。

2. 感受外邪 外感之中以感受风寒、风热邪气多见，尤以风寒邪气常见，故肺胀冬春寒冷时节最易复发。肺虚卫外不固，易致外邪反复乘袭，外邪袭肺，肺气郁闭，肺失宣降，肺气上逆而为咳喘。本病之久发，常由反复感受外邪，以致正虚邪恋或肺卫不固，诱致邪侵。

此外，饮食不节、劳欲过度、情志失调亦可诱发肺胀发作。总之肺胀病因可以概括为久病肺虚、感受外邪两方面，前者为发病的基础，后者诱使本病反复发作，病情日益加重。

二、病机

1. 发病 多隐袭发病，由于肺部疾病日久迁延失治，长期反复外感、内伤而渐发病。

2. 病位 首先在肺，继则影响脾、肾，后期病及于心。

3. 病性 本虚标实、虚实交错为本病之特点。本虚为肺脾肾心俱虚，标实为水停痰凝、气滞血瘀为患。

4. 病势 病势由上及下。病变首先在肺，继则影响脾、肾，后期病及于心。因肺主气，开窍于鼻，外合皮毛，职司卫外，为人身之藩篱，故外邪从口鼻、皮毛入侵，每多首先犯肺，以致肺失宣降，气逆于上而为咳，升降失常则为喘。久病肺虚，肺之主气功能失常，影响呼吸出入，肺气壅滞，还于肺间，导致肺气胀满，不能敛降。

5. 病机转化 若肺病及脾，子盗母气，脾失健运，则可导致肺脾两虚。肺为气之主，肾为气之根，若久病肺虚及肾，金不生水，致肾气衰惫，肺不主气，肾不纳气，则气喘日益加重，呼吸短促难续，动则更甚。心脉上通于肺，肺气辅佐心脏，调节治理心血的运行，心阳根于命门真火，故肺虚治节失职，或肾虚命门火衰，均可病及于心，使心气、心阳衰竭，出现肢体浮肿等。

病程中由于肺虚卫外不固，尤易感受外邪而使病情诱发或加重。若复感风寒，则可成外寒内饮之证。感受风热或痰郁化热，可表现为痰热证。如痰浊壅盛，或痰热内扰，闭阻气道，蒙蔽神窍，则可发生烦躁、嗜睡、昏迷等变证。若痰热内郁，热动肝风，可见肉瞤、震颤，甚则抽搐，或因动血而致出血。

总之，肺胀是由于多种慢性肺系疾患反复发作，迁延不愈，肺、脾、肾三脏虚损，后期病及于心；肺肾俱虚，清气难入，浊气难出，郁滞胸中；脾虚痰生，甚或脾肾阳虚，水积为饮，气虚血滞，痰瘀互结乃本病基本病机，本病病理因素主要为痰浊、水饮与血瘀互为影响，兼见同病，三者之间又互相影响和转化。

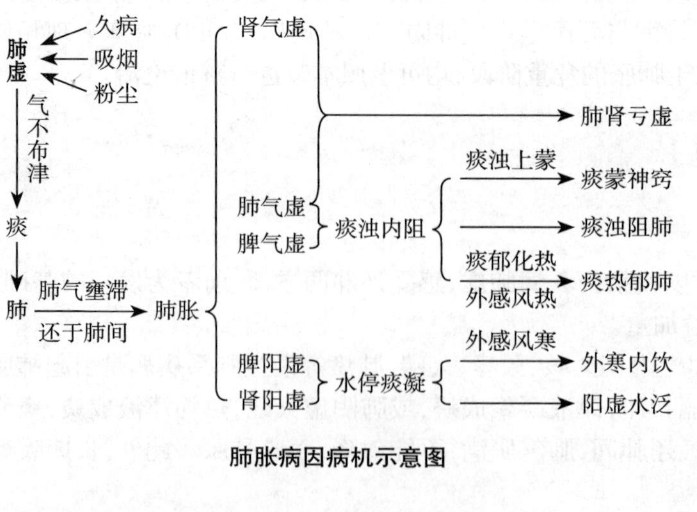

肺胀病因病机示意图

【诊断】

一、诊断标准

参照2008年中华中医药学会发布的《中医内科常见病诊疗指南·中医病证部分》和2010年全国中医内科肺系病第十四次学术研讨会通过《慢性阻塞性肺疾病中医诊疗指南》。

1. 有慢性肺系疾患病史多年,反复发作。病程缠绵,时轻时重,经久难愈。多见于中老年人。

2. 常因外感而诱发。其他如劳倦过度、情志刺激等也可诱发。

3. 临床表现为咳逆上气,痰多,胸中憋闷如塞,胸部膨满,喘息,动则加剧,甚则鼻扇气促,张口抬肩,目胀如脱,烦躁不安。病情轻重不一,每因感受外邪加甚而致伴有寒热表证。

4. 日久可见心慌动悸,面唇紫绀,脘腹胀满,肢体浮肿,严重者可出现喘脱,或并发悬饮、鼓胀、癥积、神昏、谵语、痉厥、出血等症。

二、诊断说明

临床诊断可参照慢性阻塞性肺疾病诊断:有慢性进展性咳嗽或咳痰或呼吸困难症状;肺功能检查符合:使用支气管扩张剂后FEV1/FVC<70%,即确认存在不完全可逆的气流受限。此外查体可见胸廓隆起如桶状,叩之呈过清音,听诊有痰鸣声及湿啰音,心音遥远,胸部CT等影像学检查可确定有关疾病存在,作为诊断参考依据。

【鉴别诊断】

1. 哮病　详见“哮病”一节。

2. 喘病　详见“喘病”一节。

【辨证论治】

一、辨证要点

1. 辨病性　总属本虚标实,但有偏实、偏虚的不同,因此应分清其标本虚实的主次。一般发作时偏于邪实,平时偏于本虚。偏实者须分清外邪、水饮、痰浊、气滞、血瘀的偏盛。早期以痰浊为主,渐而痰瘀并重,并可兼见气滞、水饮错杂为患。本虚为肺、脾、肾三脏虚损,但有偏重主次之不同。肺胀后期痰瘀壅盛,正气虚衰,本虚与标实并重。

2. 辨病位　早期以气虚为主,或为气阴两虚,病在肺、脾、肾;后期气虚及阳,甚则可见阴阳两虚,病变以肺、肾、心为主。

3. 辨分期　本病可表现为急性发作期与临床稳定期。急性发作期以实证为主,表现为短期内咳嗽、咳痰和(或)呼吸困难加重,痰量增多,呈脓性或黏液脓性,可伴发热等炎症明显加重的表现;临床稳定期以虚证为主,表现为咳嗽、咳痰、呼吸困难等症状稳定或症状轻微。

二、治疗原则

急则治其标,缓则治其本。急性期以标实为主,治疗当以祛邪为主,根据外邪、水饮、痰浊、血瘀等病邪性质的不同，分别采取宣肺、利水、化痰、祛瘀，甚或开窍等法；临床缓解期以本虚为主，缓则治其本，重在辨治本证，治在肺脾肾心，尤以脾肾为主，针对脏腑病机，采用补肺、健脾、温肾、纳气、养阴等法，正气欲脱时则应扶正固脱，救阴回阳；慢性迁延，虚实夹杂者，如肺肾气虚兼外感、瘀血、痰浊，当扶正与祛邪并施，应补肺、纳肾与解表、化瘀、祛痰合用。

三、分证论治

1. 外寒内饮

主症：咳逆喘满不得卧，气短息促，咯痰稀白量多，呈泡沫状，胸部膨满。

兼次症：口干不欲饮，面色青黯，周身酸楚，头痛，恶寒，无汗。

舌脉：舌黯淡，体胖大，苔白滑，脉浮紧。

分析：素有脾肾阳虚，水饮内停，复感风寒，寒邪犯肺，肺气不利，失于宣肃，肺气上逆，故见咳逆；肺气壅滞，不能敛降，故见胸部膨满，喘满不得卧，气息短促；肺气不宣，津液不布，聚而成痰，故见咯痰，痰色白质稀量多；湿从寒化成饮，故见痰呈泡沫样；寒饮阻遏气机，津液不布口舌，故见口干不欲饮；风寒束表，营卫不和，故见周身酸楚，头痛，恶寒，无汗；舌黯淡，体胖大，苔白滑，脉浮紧为外寒内饮之象。

治法：解表散寒，温肺化饮。

方药：小青龙汤加减。方中麻黄、桂枝发汗解表，宣肺散寒，共为君药；干姜、细辛温肺化饮，共为臣药；五味子敛肺止咳，芍药益阴敛津，半夏祛痰和胃散结，共为佐药；甘草益气和中，调和诸药，为佐使药。

加减：咳而上气，喉中如有水鸡声，表寒不著者，用射干麻黄汤；饮郁化热，烦躁而喘，脉浮，用小青龙加石膏汤；面色青黯，唇甲青紫，舌质紫黯者，加桃仁、红花、丹参、当归。

临证参考：本证在观察咳、痰、喘症状的同时应重点注意痰的颜色与质地以及咯痰的难易程度。若痰清稀色白，有沫易出者为寒饮，用药当以温化痰饮为主，射干麻黄汤、麻黄附子细辛汤、苓桂术甘汤等均可加减应用。同时，还应注意寒热性质的转化。若痰由清稀变为黏稠者，当主以清化热痰，黄芩、知母、生石膏可加入。

2. 痰热郁肺

主症：咳嗽喘急，胸满气粗，咯痰黄或白，黏稠难咯。

兼次症：身热，烦躁，微恶寒，有汗不多，口渴欲饮，溲黄，便干。

舌脉：舌红或边尖红，舌苔黄或黄腻，脉滑数或浮滑数。

分析：肺气虚，气不布津，加之脾虚生痰，郁而化热，痰热相搏，壅结于内，又感受风热、风寒之外邪，外邪与痰热相结，郁遏肺气，清肃失司，故见咳喘气急，发热微恶寒；痰热内盛，上扰心神，故见烦躁，痰黄或白，稠而难咯；肺热耗津，阴亏内热，故见便干、溲赤，口渴；舌红或边尖红，舌苔黄或黄腻，脉滑数或浮滑数为痰热内郁之象。

治法：清肺化痰，降逆平喘。

方药：越婢加半夏汤合桑白皮汤加减。方中麻黄、石膏，辛凉配伍，辛能宣肺散邪，凉能清泄肺热；半夏、生姜散饮化痰以降逆；杏仁降肺以平喘；桑白皮、黄芩、栀子清热泄肺；贝母、紫苏子化痰；甘草、大枣以扶正祛邪。

加减：痰鸣喘息，不得平卧者，加葶苈子；痰热闭肺，腑气不通，腹满便秘者，加大黄、芒硝、瓜蒌；痰热伤津，口干舌燥者，加天花粉、知母、芦根、麦冬。

临证参考:本证重点在于把握咯痰色黄或白,黏稠难咯等症状,判断痰热之病机,治疗上当以清化痰热为主,同时注意外感邪气的兼夹。若兼见风热表证,发热,恶风,咳声嘶哑,咽喉疼痛,酌加辛凉解表之品,如银花、连翘、牛蒡子;若外见表寒郁闭,恶寒头痛,无汗,而见"寒包火"证者,可用麻杏石甘汤加味治疗。此外肺为娇脏,不耐寒热,故此证中常可见热病伤及肺胃之阴的病机变化,临床辨证时当以注意。

3. 痰浊阻肺

主症:咳嗽,痰多色白易咯,喘息,呼吸气促,胸闷憋气。

兼次症:脘腹胀满,纳呆食少,倦怠乏力,恶心欲吐,畏风易汗。

舌脉:舌淡或偏胖,苔厚腻色白或浊腻,脉细滑。

分析:肺脾虚弱,痰浊内生,上逆于肺,故见咳嗽,痰多色白易咯,喘息,呼吸气促,胸闷憋气;肺病及脾,脾气虚弱而失健运,故见脘腹痞胀,纳呆食少,倦怠乏力,恶心欲吐;气虚不固,故见畏风易汗;舌淡或偏胖,苔厚腻色白或浊腻,脉细滑为痰浊阻肺之象。

治法:化痰降气,健脾益肺。

方药:苏子降气汤合三子养亲汤加减。方中紫苏子善降肺气而消痰,并润肠通便;半夏燥湿化痰,厚朴理气降气;前胡、白芥子化痰降逆平喘,莱菔子消食导滞,降气祛痰;肉桂温补肾元,纳气平喘;当归养血补虚,治咳逆上气,兼制半夏、厚朴之燥;生姜和胃降逆,化痰止咳;大枣、甘草益气和中,调和药性。

加减:痰多,胸满不能平卧者,加葶苈子、莱菔子;肺脾气虚,易出汗,短气乏力,痰量不多者,加党参、黄芪、防风。

临证参考:本证辨治需明确痰浊的来源为肺脾虚弱,病机特点为虚实夹杂,正虚与邪实并重;当以健脾化痰为基本治法,同时注意痰邪的寒热性质,标本兼顾。治疗同时注意生活起居,防止复感外邪发生闭窍、喘肿等变证。

4. 痰蒙神窍

主症:神志恍惚,烦躁不安,谵妄,撮空理线,表情淡漠,嗜睡或昏迷。

兼次症:肢体瞤动,抽搐,咳逆喘促,咯痰黏稠或黄黏不爽,或伴痰鸣。

舌脉:舌黯红或淡紫,或紫绛,苔白腻或黄腻,脉细滑数。

分析:痰涎壅盛,迷乱心窍、神机,故见神志恍惚,烦躁不安,谵妄,撮空理线,表情淡漠,嗜睡或昏迷;肝风内动,故见肢体瞤动,抽搐;肺虚痰蕴,故见咳逆喘促而咯痰不爽;苔白腻或淡黄腻,脉细滑数为痰浊内蕴之象,舌黯红或淡紫为心血瘀阻之象。

治法:芳香开窍,涤痰息风。

方药:涤痰汤合安宫牛黄丸或至宝丹加减。涤痰汤中半夏、茯苓、竹茹、胆南星、甘草清热涤痰;橘红、枳实理气行痰除壅;菖蒲芳香开窍;人参扶正防脱。加安宫牛黄丸或至宝丹清心开窍。有寒凝气滞之象者可用苏合香丸,行气温中。

加减:痰热内盛,神昏身热,烦躁谵语,舌红苔黄者,加黄芩、桑白皮、葶苈子、天竺黄、竹沥;热结大肠,腑气不通者,加大黄、玄明粉,或凉膈散、增液承气汤;痰热引动肝风而抽搐者,加钩藤、全蝎、羚羊角粉;瘀血明显者,加红花、桃仁、水蛭;热伤血络,皮肤黏膜出血、咯血、便血色鲜者,加水牛角、生地、丹皮、紫珠草、生大黄;血色晦黯,肢冷,舌淡胖,脉沉微者,加炮姜、侧柏炭、柏叶汤。

临证参考:本证病情急重,当以祛痰开窍为务,猴枣散等亦可加入,以防发生变证。临证过程中要注意识别痰蒙神窍的早期症状,加以截断扭转,若病势深重,当加以机械通气等物理支持疗法。

5. 肺肾亏虚

主症:呼吸浅短难续,声低气怯,动则尤甚,咳嗽,痰白如沫,或咯吐不利。

兼次症:形寒肢冷,腰膝酸软,小便清长,或咳则小便自遗,或五心烦热。

舌脉:舌淡或黯紫,苔白润,脉沉细虚数无力,或有结代。

分析:肺主气,肾纳气,肺为气之主,肾为气之根,肺肾气虚则肺气不降,肾气不纳,清气难入,浊气难出,故见呼吸浅短难续,声低气怯;动则耗气故呼吸困难加重;肾虚水泛则咳痰色白如沫,咯吐不利;肾虚则腰膝酸软,小便清长甚则咳则遗溺;阴虚生热则或见五心烦热;肺失治节,气滞血瘀,则见舌淡或黯紫,脉沉细虚数或结代。

治法:补肺纳肾,降气平喘。

方药:人参蛤蚧散加减。方中蛤蚧补益肺肾而止咳,人参补益肺脾而止喘,共为君药;茯苓健脾渗湿,甘草健脾中,益气扶正,共为臣药;杏仁、桑白皮肃肺降气,止咳定喘,知母、贝母清热润肺,化痰止咳,共为佐药;甘草调和药性,兼做使药。

加减:肺虚有寒,怕冷,舌淡者,加桂枝、细辛;兼阴伤,低热,舌红苔少者,加麦冬、玉竹、知母;面色苍白,冷汗淋漓,四肢厥冷,脉微欲绝等喘脱危象者,急加参附汤送服蛤蚧粉或黑锡丹,参附、生脉、参麦、参附青注射液也可酌情选用。

临证参考:本证的病机是肺胀内伤病变的基础,进一步发展累及肺肾,耗损肾气所致,在调补肺肾的基础上要注重病机的转变。若出现怕冷,舌质淡,为肺虚有寒,当温肺散寒,加肉桂、干姜、钟乳石;症见低热,舌红,苔少者,为有阴伤表现,当宗百合固金汤或麦味地黄汤之意,加麦冬、玉竹、石斛、生地黄。

6. 阳虚水泛

主症:喘咳不能平卧,咯痰清稀,心悸,胸满气憋,面浮肢肿,甚则一身悉肿。

兼次症:腹部胀满有水,脘痞纳差,畏寒,尿少,面唇青紫。

舌脉:舌黯,体胖,苔白滑,脉沉细滑或结代。

分析:肺脾肾阳气虚乏,三焦水液代谢失调,气不化水,水邪泛溢,故见面浮肢肿,甚则一身悉肿,腹部胀满有水;水饮上凌心肺,故见喘咳不能平卧,咯痰清稀,心悸,胸满气憋;脾阳虚衰,失于运化,故见脘痞纳差;阳虚寒水内盛,故见畏寒,尿少;阳虚血瘀,故见面唇青紫;舌黯,体胖,苔白滑,脉沉细滑或结代为脾肾阳虚之象。

治法:温肾健脾,化饮利水。

方药:真武汤加减。方中附子温肾壮阳,散寒止痛,为君药;茯苓淡渗利水,生姜温胃散寒行水,共为臣药;白术健脾燥湿,芍药敛阴缓急止痛,通利小便,兼制附子之温燥,共为佐药。

加减:水肿势剧,上渍心肺,心悸喘满,倚息不得卧,咳吐白色泡沫痰涎者,加沉香、黑白丑、椒目、葶苈子。

临证参考:本证亦为本虚标实之证,且水气之标实急重,但不可峻猛攻伐,当以温阳利水之法。阳虚之候以脾肾为主,同时有气郁血瘀情况的发生,临床当随证治疗,切不可急于祛邪而重伤正气,加重病情,以防出现亡阳、喘脱之变。

【预后与转归】

肺胀的预后转归与预防调护和及时治疗关系密切。本病初起,病情较轻,如及时治疗,措施得当,预后较好;但如果失治、误治,病情会逐渐加重,预后就很差。并且本病一般多属积久而成,病程缠绵,经常反复发作,难以根治。在重视急性加重期治疗的同时,在稳定期更要在预防调护的基础上,加强控制,充分运用中医治未病理论,在养生、调护、食疗和稳定期中药及康复治疗上发挥作用,可有效改善预后。

【预防与康复】

1. 慎起居 居室温度、湿度要适宜,避免干燥或潮湿,空气要清新,避免烟雾尘土,以免刺激呼吸道而引起咳嗽。室内禁止放置有刺激性的花草。随季节气候的变化而增减衣被,避免受凉感冒。在感冒流行季节,少去或不去公共场所,如去则要戴口罩,室内可用食醋熏蒸消毒。

2. 调饮食 饮食要清淡,易于消化,营养丰富。禁食辛辣、过甜、过咸、肥厚油腻、酒类及刺激性食物。有水肿者应进低盐或无盐饮食。发热患者要适当多给予饮料。有吸烟嗜好者,应劝其戒烟。

3. 畅情志 精神上要乐观,勿恼怒、急躁、消沉,保持良好的情绪和心理状态。

4. 强体魄 避免劳欲过度,适当参加体育锻炼,增强体质,喘促者要长年坚持缩口呼气,以缓、慢、深、长的腹式呼吸来锻炼膈肌,增加肺活量。

【结语】

肺胀是多种慢性肺系疾病反复发作,迁延不愈,导致肺气胀满,不能敛降的一种病证。临床表现为胸部膨满,憋闷如塞,喘息气促,咳嗽痰多,烦躁,心悸,面色晦黯,或唇甲紫绀,脘腹胀满,肢体浮肿等。严重者可出现神昏、痉厥、出血、喘脱等危重证候。肺胀以久病肺虚为主,由于反复感邪,使病情进行性加重。病位在肺,继则影响脾、肾,后期及心。本虚标实、虚实交错为本病之特点;本虚为肺脾肾心俱虚,标实为水停痰凝、气滞血瘀为患。标本虚实常相兼且互为影响,最后因邪盛正虚,而致发生喘脱,痰蒙神窍,或气不摄血等严重变化。临证要分清标本虚实,急则治其标,缓则治其本。急性期以标实为主,治疗当以祛邪为主,根据外邪、水饮、痰浊、血瘀等病邪性质的不同,分别采取宣肺、利水、化痰、祛瘀,甚或开窍等法;临床缓解期以本虚为主,缓则治其本,重在辨治本证,治在肺脾肾心,尤以脾肾为主,针对脏腑病机,采用补肺、健脾、温肾、纳气、养阴等法,正气欲脱时则应扶正固脱,救阴回阳;慢性迁延,虚实夹杂者,如肺肾气虚兼外感、瘀血、痰浊,当扶正与祛邪并施,应补肺、纳肾与解表、化瘀、祛痰合用。

【相关资料链接】

一、篇首案例分析

诊断:肺胀 外寒内饮

辨证分析:老年女性,久病咳喘,肺肾两虚,肺气亏虚,津液失于输布,聚而成痰成饮,水饮内停,复感风寒,寒邪犯肺,肺气不利,失于宣肃,肺气上逆,而为喘息;肺气壅滞,不能敛降,则胸部膨满,咳逆气急不得卧;痰湿内阻于肺,故见咯痰,痰色白质稀量多;苔白腻舌润,脉浮紧亦为外寒内饮之象。

治法:解表散寒,温肺化饮

处方:小青龙汤加减

炙麻黄 3g　　白芍 10g　　细辛 1.5g　　干姜 2g

五味子 2g　　姜半夏 6g

3 剂,水煎服,每日 1 剂,分早晚服。

调护:慎起居,畅情志,节饮食,注意休息。

预后:咳而气急,痰鸣量多,舌苔浊腻。上方去五味子加白芥子 5g,莱菔子 10g,紫菀 10g,以加强宣化痰浊之力,再服 3 日,喘平,咳嗽阵作亦止,痰量减少,胸闷得宽,巩固近月出院。

按:咳喘之疾,风寒初束,肺气宣降不利,当以宣肺为先。麻黄功能解表散寒,宣肺平喘,为必用要药。若过早投以清肃之剂,反易遏邪。此例患者宿患咳喘,肺卫素弱,复感风寒,引动内饮,相互搏结,故呈典型的小青龙汤证。除治用小青龙汤外,并佐以苏子、白前降气止嗽,药能合证,故迅速取效。

摘自:单书健,陈子华. 古今名医临证金鉴·咳喘肺胀卷(上)[M]. 北京:中国中医药出版社,2000,307-308.

二、临证经验举隅

李红霞等自拟扶正化瘀汤(党参 15g 或人参 10g,黄芪 30g,白术 15g,半夏 12g,防风 10g,升麻 6g,柴胡 6g,陈皮 15g,紫苏子 12g,莱菔子 15g,细辛 3~15g,丹参 30g,桃仁 9g,甘草 9g)治疗本病 30 例,有效率达 90%。于青葆等用千金苇茎汤加味:苇茎 100g,生薏苡仁、冬瓜子各 50g,桃仁、瓜蒌、莱菔子、车前子(包煎)各 20g,连翘、桔梗、葶苈子(包煎)、贝母、黄芩、紫苏子、陈皮各 15g,麦冬、桑皮各 25g。治疗慢性支气管炎,肺气肿、肺心病证属痰热瘀结者 1 例,每日 1 剂,水煎服。连服 5 剂,身热退,咳喘轻,痰减少,浮肿消。去车前子,加当归、太子参各 15g,又服余 20 剂,诸症皆平,并于每年入冬之季按此方服 1 周以达治未病之效。

摘自:李红霞,陈宏民. 扶正化瘀汤治疗肺胀 30 例报告[J]. 中原医刊,1999,26(3):9-10.

【思考题】

1. 肺胀的主要病理因素有哪些?其间有何关系?

2. 肺胀的临床特征?与其他肺系疾病有何关系?

3. 如何对肺胀进行辨证施治?

4. 病案分析

何某,男,76 岁,加重伴发热 3 天,患者咳喘反复发作 20 余年,每因季节变化及受凉感冒后发作,10 年前于当地医院诊断为慢性支气管炎,3 天前患者受凉后出现咳嗽咳痰加重,痰色黄质黏难以咯出,喘息气促,伴发热,体温最高 38.8℃,口干欲饮,小便色黄,大便 2 日未行。查体:胸廓隆起,呈桶状,叩之呈过清音,听诊双下肺可及少量湿啰音及痰鸣音,心音遥远,舌红,苔黄腻,脉滑数。

肺　痿

【案例】

患者赵某,男,60岁,2006年3月21日来诊。主诉间断咳嗽6年,加重伴气短2年余,2003年于中国医科大学二院诊断为“间质性肺炎”,2006年2月于当地行CT示肺间质纤维化合并感染,现症见频发阵咳,咯吐白色黏痰,不易咯出,上楼即喘促,对冷空气、油烟敏感,咽干痒,素易感冒,后背发凉,情绪波动亦咳甚,纳寐可,二便调。察其舌质黯红,舌苔白中后部厚腻,舌下脉络纡曲,脉沉细。本病应诊断为何病?如何进行辨证、立法、处方及调护?

【概述】

肺痿是咳喘日久,肺气受损,津液耗伤,肺叶痿弱不用的一种肺部慢性虚损性疾病。临床以发作不已或次第出现的咳吐浊唾涎沫、气短为主症。

肺痿病名首见于《金匮要略·肺痿肺痈咳嗽上气病脉证治》,并从病因角度进行论述为“热在上焦”、“重亡津液,故得之”,临床上分为虚寒、虚热两类证候,提出虚寒肺痿可用生姜甘草汤、甘草汤,虚热肺痿可用炙甘草汤、麦门冬汤等。后世医家在此基础上,在治疗方剂、用药种类上有所发挥。《外台秘要》中提出久嗽劳嗽,劳热熏肺,肺阴大伤,称为肺痿的观点。明代陈实功《外科正宗·肺痈论》曰“久嗽劳伤,咳吐痰血,寒热往来,形体消瘦,咯吐瘀脓,声哑咽痛,其候传为肺痿”,指出肺痈溃后,热毒不尽,伤阴耗气,可以转为肺痿。清代张璐《张氏医通·肺痿》将肺痿治疗要点概括为“缓而图之,生胃津,润肺燥,下逆气,开积痰,止浊唾,补真气……散火热”。清代沈金鳌《杂病源流犀烛·肺病源流》对肺痿的用药禁忌做了论述:“其症之发,必寒热往来,自汗,气急,烦闷多唾,或带红线脓血,宜急治之,切忌升散辛燥温热。大约此证总以养肺、养气、养血、清金、降火为主。”

西医学的肺间质疾病、肿瘤等出现肺不张等症状可以参照本节辨证论治。

【病因病机】

一、病因

1. 感受外邪　外邪侵袭,肺气不利,肺失宣肃,上逆而咳,肺失治节,气血失运,瘀血内生,气血不荣,肺气微弱不用;或长期处于空气污浊的环境,浊气沉降,壅滞于肺,肺失治节,气血不荣,肺气微弱。

2. 肺津耗伤　久嗜烟草，熏灼肺系，肺气耗伤，津液不布，痰浊内生，瘀血渐成，痰瘀阻滞，肺失治节，气弱不用，肺痿渐成；或邪热毒邪伤及肺系，灼伤肺津，瘀血内生，肺叶痿废，肺失治节，咳喘乃生。

二、病机

1. 发病　基本病机是外感或内生之邪气上干于肺，肺气失宣，气血失运，肺气微弱，失于治节，变生诸症。

2. 病位　早期在肺，逐渐影响至脾肾。

3. 病性　病性多属虚实夹杂，缓解期症状表现以气虚血瘀，肺失宣降为特点；急性发作期以痰热瘀阻，肺失宣降为特点。

4. 病势　肺痿患者多因先天禀赋特殊，或后天失于调养，瘀血、痰浊内生，肺失治节，宣降失常，上气而为咳嗽、气短；病久子病犯母，脾失健运，水谷不能化生，痰浊内生，因实致虚，气血渐亏，甚则母病及子，肾失摄纳，终致喘息汗出，肺气乃绝。

5. 病机转化　肺痿属内伤虚证，病情多较重为难愈，如治疗及时得当，调理适宜，病情稳定改善，可带病延年；若治疗失当，或不注意调摄，则可使病情恶化，以致不治。

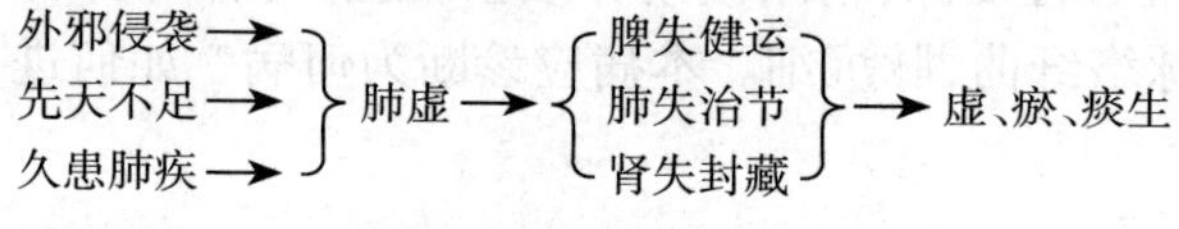

肺痿病因病机示意图

【诊断】

一、诊断标准

按照2008年中华中医药学会发布的《中医内科常见病诊疗指南·中医病证部分》。

1. 以咳吐浊唾涎沫、气短为主症；或痰黏而稠，不易咯出；或有咯痰带血；或吐涎沫，痰清稀量少。

2. 有肺脏内伤的久咳、久嗽病史。

二、诊断说明

肺痿患者多起病隐匿，早期仅有咳嗽症状，需尽早行胸部CT、肺功能等相关检查以明确诊断，特别是有特殊药物服用史及结缔组织病者更应警惕该病的发生。本病初期，极易与支气管扩张、慢性支气管炎等病混淆，肺核素扫描、支气管肺泡灌洗、CT、磁共振成像（MRI）等检查有助于原发病的鉴别诊断。

【鉴别诊断】

1. 肺痈　肺痿为虚，肺痈为实；肺痿浊痰不臭，肺痈可见脓痰腥臭；肺痿发病缓、病程长、形体消瘦，肺痈发病急、形体无特殊。

2. 喘病　肺痿之喘以劳力性气短为特征，喘病之喘以呼吸困难，甚至张口抬肩、鼻翼扇动、难以平卧为特征；肺痿多虚中夹实，喘病分为虚实两端；喘病日久可以转化为肺痿。

【辨证论治】

一、辨证要点

1. 辨主诉　咳吐浊唾涎沫伴劳力性呼吸困难，其呼吸困难逐渐加重。一般有多年喘咳病史。

2. 辨病位　病位在肺，久病可涉及肾、脾等脏。气短乏力，易于感冒，病位在肺；动则气短，病位在肾；食少便溏，病在于脾。

3. 辨病性　肺痿病性多虚，虚分寒热；夹实多瘀血、痰浊。临床常见虚热兼肺热，虚寒兼肾气不足，寒热错杂，肺肾气虚血瘀之证。

二、治疗原则

本病常因外感而加重，外感时以解表散邪为主，兼以补虚活血；外邪祛除后当分清虚实轻重而治之。虚热证当养阴清热，润肺生津；虚寒证当温肺益气；上热下寒当寒热平调，温清并用；肾虚血瘀当纳气定喘，活血化瘀。

三、分证论治

1. 虚热证

主症：咳吐浊唾涎沫，质黏不易咯出，气短，活动后喘息。

兼次症：形体消瘦，皮毛干枯或潮热盗汗，手足心热，心悸虚烦或失眠多梦。

舌脉：舌红，质干，脉虚数。

分析：肺主气，司呼吸，肺阴虚，虚热内生，虚热灼炼津液而为痰浊，故见涎沫质黏不易咯出；肺为水之上源，津液不布，形体失养，故见形体消瘦，皮毛干枯；虚热上扰，故见心悸虚烦或失眠多梦；肺叶痿废，动则耗气，故见活动后气短；舌红，质干，脉虚数为阴虚有热之象。

治法：养阴清热，润肺生津。

方药：清燥救肺汤加减。方中桑叶轻宣肺燥，透邪外出；石膏清泄肺热；人参、阿胶、麦冬养阴润肺；枇杷叶、杏仁润肺泄热、降气化痰；甘草调和诸药，共奏养阴清热，润肺止咳之效。

加减：心阴不足者，合黄连阿胶汤；肾阴不足者，合用麦味地黄汤；火盛，出现虚烦、呛咳、呕逆者，加竹茹、黄连；咳吐浊唾黏痰、口干欲饮者，加天花粉、知母、川贝；津伤甚者，加北沙参、玉竹；潮热者，加银柴胡、地骨皮。

临证参考：有形之阴不能速生，无形之气所当急固，可宗张景岳之说，善补阴者当阳中求阴，则阴得阳升而泉源不竭。舌下脉络纡曲者，加活血化瘀之品。

2. 虚寒证

主症：咳吐涎沫，质地清稀量多，形寒气短。

兼次症：小便数，咳则遗尿。

舌脉：舌淡润，苔白，脉虚弱。

分析：肺为水之上源，肺气虚寒，不能摄津，故见咳吐涎沫，清稀量多；阳虚失去温煦，故见形寒气短；不能制约下焦，故见小便数，咳则遗尿；舌淡润，苔白，脉虚弱为虚寒之象。

治法：温肺益气。

方药：甘草干姜汤加减。方中甘草干姜温补肺脾；人参、黄芪、白术、茯苓、山药、炙甘草甘温补脾。诸药甘辛合用，共奏温肺益气之效。

加减：咳唾涎沫不止，咽燥而渴者，用生姜甘草汤；脾气虚弱者，用补中益气汤、保元汤或六君子汤；肾阳不足者，用拯阳理劳汤；肾气亏虚者，用金匮肾气丸。

临证参考：兼肌肤甲错者，加活血化瘀之品；阳虚出现下肢浮肿者，当温阳化气利水；喘息紫绀、汗出如油者，改参附汤回阳救逆。

3. 上热下寒

主症：咳唾涎沫，咽干口燥，形寒气短。

兼次症：下利泄泻，四肢不温。

舌脉：舌淡红，苔薄白，脉沉细。

分析：肺气虚寒，不能摄津，肺气不利，故见咳吐涎沫，形寒气短；久病之后阴损及阳，阳损及阴，阴阳两虚，在上可表现为咽干口燥之虚热证；在下可出现下利泄泻，四肢不温之虚寒证；舌淡红，苔薄白，脉沉细为阴阳两虚之象。

治法：寒热平调，温清并用。

方药：麻黄升麻汤加减。方中炙麻黄散寒宣肺止咳；升麻助脾气健运，升阳止泻；当归、知母、黄芩、玉竹、白芍、天冬共用滋阴泄热，益气补血；白术、干姜温补脾土。

加减：上热较重，口舌生疮者，加黄连、知母；四肢厥逆者，加黑附子、肉桂；静卧喘息、咽干下利者，合桂附八味汤。

临证参考：寒热并用谓之和，本证既有寒象，也有热象，可以用和法治之。临证应注意寒热多少，虚之程度而斟酌清虚热与温阳药物的比例。

4. 肾虚血瘀

主症：喘促气短，动则尤甚，唇面青紫。

兼次症：腰痛、夜尿多。

舌脉：舌黯红或有瘀斑瘀点，脉虚涩。

分析：肺主气，司呼吸，肾主纳气，久病及肾，母病及子，肾失摄纳，虚气上逆，故见喘促气短，动则尤甚；腰为肾之府，病深及肾，故见腰痛；肾虚蒸腾气化不利或失于封藏，故见夜尿多；久病入络，瘀血内生，故见唇面青紫；舌黯红或有瘀斑瘀点，脉虚涩为肾虚血瘀之象。

治法：纳气定喘，活血化瘀。

方药：七味都气丸合柴胡疏肝散加减。方中生地黄、熟地黄补肾填精；人参、当归、白芍益气养血；五味子敛肺止咳；地龙化痰平喘；赤芍、三七粉、川芎活血化瘀；炙甘草调和诸药。

加减：瘀血重者，加水蛭、土鳖虫。

临证参考：病至此期，预后较差，随时会出现呼吸衰竭，注意监测动脉血气分析。

【预后与转归】

肺痿相当于肺间质疾病，无论何种原因引起，终致形成纤维化阶段则疾病极为难治。由于肺部纤维化后呼吸做功增加，会增加患者机体消耗，肺病及脾，脾胃渐虚，则水饮不化，变生痰浊，呼吸会更加困难，渐渐出现生活不能自理，肾不纳气，静卧亦气短喘息，最终出现汗出、喘息脉绝。

【预防与康复】

针对本病引起的病因，采取相应的预防措施。对于恶性肿瘤放疗引起的及早进行中医药的预防，可以减轻或避免本病的发生；因职业环境引起的，应采用职业防护措施，减少有害物质的吸入；对药物引起的，应该提高临床医务人员的知晓率，加强某些药物的管理，必要时应提前告诉患者；对不能明确原因引起的纤维化，应该引起高度重视，密切观察，进行糖皮质激素的规律应用。中医学认为本病虽与肺痿相关，但肺痿并非因重伤津液引起的，其发生与患者本身的体质状况有一定的联系。

对于肺痿患者，平时应该进行肺功能康复锻炼，注意避免上呼吸道感染。

【结语】

肺痿是肺叶痿弱不用，以咳吐浊唾涎沫、气短为主症的一种肺部慢性虚损性疾病。发病机制主要为热在上焦，肺燥津伤；或肺气虚冷，气不化津；或上热下寒，寒热错杂；或肺虚及肾，肾虚血瘀。其病位在肺，但与脾肾相关。辨证有虚热证，虚寒证，上热下寒和肾虚血瘀证。治疗总以补肺生津为原则。虚热证，养阴清热，润肺生津；虚寒证，温肺益气；上热下寒者，寒热平调，温清并用；肾虚血瘀者，纳气定喘，活血化瘀。

【相关资料链接】

一、篇首案例分析

辨证分析：此患者年事已高，脏腑渐衰，复感外邪，致咳嗽缠绵不愈，病机转化由气及血，由肺及肾，肺肾两虚，气血不充，络虚不荣则痿成。综合脉证，病位在肺肾，病性为本虚标实，本虚为肺肾气虚，标实为气滞血瘀。

诊断：肺痿　肺肾气虚，气滞血瘀

治法：调理肺肾，降气活血

处方：生脉散加减

紫菀 15g	杏仁 10g	炙麻黄 8g	炙杷叶 10g
苏子 10g	苏叶 10g	地龙 10g	蝉蜕 10g
五味子 10g	山萸肉 10g	麦冬 15g	沙参 15g
枸杞子 10g	巴戟天 10g	赤芍 10g	香附 10g

14 剂，水煎服，每日 1 剂，分 2 次服，饮食清淡，忌油腻厚味及辛辣刺激之物。

预后：2 周后诸症减轻，平稳出院。

按：肺痿是肺部的一种慢性病变。应该坚持服用药物治疗，疗程应该足够长方可缓解或延缓临床症状加重趋势。

摘自：陈燕，王辛秋，晁恩祥．晁恩祥个体化治疗肺间质纤维化的思路与经验[C]// 全国中医内科肺系病第十四次学术研讨会论文集．北京：中华中医药学会，2010，224-228.

二、临证经验举隅

患者王某，女，40 岁。主诉咳唾涎沫 2 周。刻诊：喜咳唾涎沫，咽干口燥，但饮水不多，夜寐易醒、多梦，纳差，大便干结，伴咳嗽，时有腰痛，经量少、色黯，面色晦黯，舌红少苔欠津，脉尺弱，左寸部小浮紧，关部涩。中医辨证属肺胃阴虚，火热伤津，气血不畅。治以滋阴养胃润燥，佐行气活血。方取麦门冬汤合生脉散加减。处方：麦门冬 24g、太子参 10g、清半夏 10g、石斛 10g、肉桂 3g、百合 10g、北五味子 5g、炙甘草 6g、紫丹参 10g、合欢皮 10g、炙远志6g、胡黄连5g。7剂，2次早晚温服，每日1剂。二诊服前方后，咳唾涎沫、咽干口燥、大便干结等诸症已除，寐可，纳佳，刻下手足发冷，少汗，皮肤干燥、抚之微粗糙感，舌脉同前，左尺弱。上方去炙远志、胡黄连、肉桂、百合，加桑叶6g、天花粉9g、茺蔚子9g、炒杜仲10g。继服7剂后，痊愈。按：肺痿主要是由于肺脏功能痿弱不振，肺失濡润，上焦气机失常所致，其证属本虚标实。肺痿首见于《金匮要略》，其有载曰："息张口短气者，肺痿唾沫。""肺痿吐涎沫而不咳者，其人不渴。"临床上以吐唾涎沫、短气为主症，常伴有咽干口燥、不渴，小便数，大便干结，舌红、少苔，脉细数等症状。临床治疗肺痿的主方是麦门冬汤。《金匮要略·肺痿肺痈咳嗽上气病脉证治》云："大逆上气，咽喉不利，止逆下气者，麦门冬汤主之。"麦门冬汤由麦门冬、半夏、人参、甘草、粳米、大枣共6味药组成，方中重用麦门冬濡养肺胃，滋阴以清虚热；轻佐半夏以降逆下气，化痰止涎；大量麦门冬与少量半夏相反、相成，不燥不腻；人参、甘草、粳米、大枣养胃阴而润肺燥。故取得了满意的疗效。

摘自：王敏．中医治疗肺痿验案[N]．农村医药报，2009，5：1.

【思考题】

1. 肺痿的基本病机是什么？
2. 肺痿的治疗原则是什么？
3. 病案分析

刘某，女，48岁，2011年4月23日初诊。

患者近年来频发咳嗽，气喘不续，勉强支持，拖延未治。现症见面色苍白，两目下陷，精神疲惫，咳嗽频作，咳唾涎沫稀而量多，日咳盈碗，时有痰中带血丝，语声低微，头晕心慌，午后面部潮热，口干咽燥，喜饮水，夜卧脊背正中有凉感，盗汗，时有腰酸腿软，纳差，消瘦，舌质淡，少苔，脉细弱结代。胸部CT提示肺间质纤维化合并左上叶肺不张。

心　悸

【案例】

许某，女，53岁，2003年9月20日初诊。患者近两年来心悸频繁，服用"慢心律"等药治疗，症状反复发作。症见：心悸不宁，惊惕不安，因情绪变化症状加重，胸闷气短，少寐多汗，纳可便调，舌淡，脉沉迟结代。心电图示：窦性心动过缓，心率：53次/分，频发室早。本病应诊断为何病？如何进行辨证、立法、处方及调护？

【概述】

心悸是在气血阴阳亏虚，或外邪扰心、痰饮瘀血阻滞的基础上，因惊恐劳累而诱发，引起心失所养，或心脉不畅，心神不宁所致。临床以病人自觉心中悸动、惊惕不安、不能自主为主症，常伴气短、胸闷、胆怯，脉象或迟或数，或迟数不匀等症状。其特点为时作时止，根据病情轻重可分为惊悸和怔忡。

《内经》中虽然没有心悸病名，但对心悸症状的描述非常具体和生动，《素问·三部九候论》中有"参伍不调者病"、《素问·至真要大论》中有："心澹澹大动，……病本于心。"汉代张仲景提出了"心动悸"、"心下悸"、"心中悸"及"惊悸"等名称，在《金匮要略》一书中，立"惊悸吐衄下血胸满瘀血病脉证治"篇，首次以惊悸为病名，并提出了"动则为惊，弱则为悸"的论述，认为前者是因惊而动，后者是因虚而悸，并指出"虚劳里急，悸，衄，腹中痛……小建中汤主之"。宋代严用和《济生方》记载："夫怔忡者，此心血不足也。"明代张景岳对惊悸、怔忡的病因、病机和证治论述较为全面，《景岳全书·杂证谟·怔忡惊恐》中说："怔忡之病，心胸筑筑振动，惶惶惕惕，无时得宁者是也……此证惟阴虚劳损之人乃有之"。清代吴谦《医宗金鉴·订正仲景全书》："惊自外至者也，惊则气乱，故脉动而不宁；悸自内惕者也，悸因中虚，故脉弱而无力"，分析了惊、悸发生的病因及其脉象。

西医学的各种心律失常及心功能不全、心脏神经官能症等，凡是以心中悸动不安为主要临床表现的，均可参考本节辨证论治。

【病因病机】

一、病因

1. 体虚久病　禀赋不足，素体亏虚；或脾胃虚弱，化源不足；或久病失养，劳欲过度，皆可使气血阴阳不足，心失所养，发为心悸。

2. 饮食劳倦 膏粱厚味，煎炸炙烤，蕴湿生痰化火，痰火扰心，心神不宁，发为心悸；或饮食不节，损伤脾胃，运化失司，滋生痰浊，痰阻心气，而致心悸。

3. 情志所伤 惊则气乱，恐则气下，思虑过度，劳伤心脾，大怒伤肝，肝火上炎，气血逆乱，心神不宁而发为心悸。

4. 感受外邪 风湿热邪，痹阻心脉，心血瘀阻；或温病、疫毒之邪，灼伤营阴，心失所养；或邪毒内扰心神，心神不宁而见心悸。

5. 药物中毒 药物过量或毒损于心，亦发为心动悸、脉结代。

二、病机

1. 发病 因惊恐恼怒动摇心神而致惊悸者，发病急，病程短；因情志失调、饮食失节，气滞、痰浊、瘀血等阻滞心脉而致惊悸者，发病缓，病程长；因久病体虚、劳累过度、气血两虚，或邪毒伤及心之气血阴阳者，发病亦缓。

2. 病位 主要在心，与肝、脾、肾、肺四脏功能失调相关。

3. 病性 初病多实，久病多虚；惊悸多实，怔忡多虚；且多虚实夹杂。

4. 病势 病势演变可以分为三种情形：以邪热、疫毒斫伤气血阴阳者，其发病迅速，演变快捷；久病入络、痰及水饮为患者，其病来渐，其去亦缓，多不易康复；唯有一端，除心悸外，无明显虚证征象，发则心悸，缓则如常人，则多进展缓慢，预后良好。

5. 病机转化 初病多实，经久不愈，可由实转虚；气血阴阳虚损而导致心悸者，亦可因虚致实，化生痰湿、水饮、瘀血，进而加重病情。

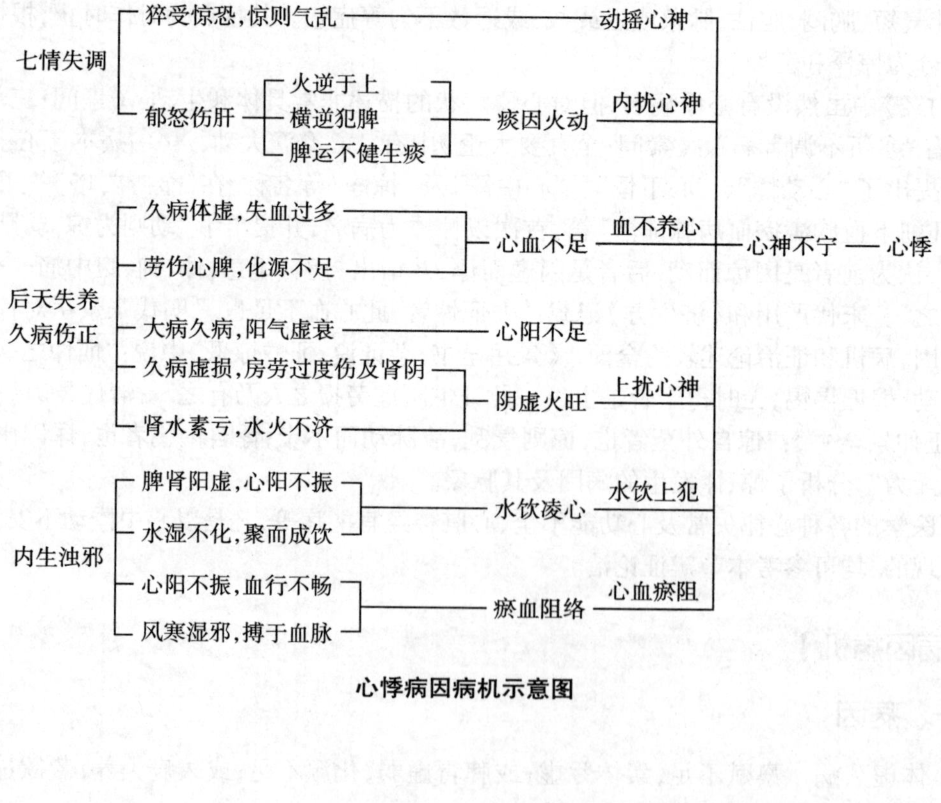

心悸病因病机示意图

【诊断】

一、诊断标准

按照1995年国家中医药管理局发布的《中华人民共和国中医药行业标准·中医病证诊断疗效标准》。

1. 自觉心搏异常，或快速或缓慢，或跳动过重，或忽跳忽止。呈阵发性或持续不解，神情紧张，心慌不安。

2. 伴有胸闷不适，心烦寐差，颤抖乏力，头晕等症。中老年患者，可伴有心胸疼痛，甚则喘促，汗出肢冷，或见晕厥。

3. 可见数、促、结、代、缓、迟等脉象。

4. 常有情志刺激、惊恐、紧张、劳倦、饮酒等诱发因素。

5. 血常规、血沉、抗"O"、T_3、T_4及心电图、X线胸部摄片、测血压等检查，有助明确诊断。

二、诊断说明

多数情况下心悸的诊断并不困难，但心悸同时是一症状，可见于多种疾病，通过详细了解病史及结合望闻切诊以确定心悸是否为主症，心电图、24小时动态心电图监测、超声检查对确定本病有帮助。

【鉴别诊断】

1. 奔豚　两病虽皆从惊恐得之，发作时都有心胸躁动不安，但心悸为心中剧烈跳动，发自于心；而奔豚表现为"从少腹起，上冲咽喉，发作欲死，复还止"，发自少腹。

2. 卑惵　心悸以心中剧烈跳动为主要表现，可有促、结、代、涩等脉象出现；而卑惵是以神志异常为主的疾病，表现"痞塞不欲食，心中常有所歉，爱处暗室，或倚门后，见人则惊避，似失志状"，虽有心慌，一般无促、结、代、疾、迟等脉象出现。

3. 心下悸、心下痞　心下指胃脘，心下悸指心下（胃脘处）惕惕然跳动而言；心下痞指胃脘满闷不舒，按之柔软不痛的症状。其与心悸的鉴别要点在于：心下悸与心下痞病位皆在胃，而心悸病位在心。

【辨证论治】

一、辨证要点

1. 辨虚实　心悸多为虚实相兼，虚当审脏腑气、血、阴、阳何者偏虚，气虚者多伴有神疲乏力，劳则加重；血虚者多伴有面色萎黄，健忘多梦；阴虚多兼有五心烦热，口燥咽干；阳虚多兼面白多汗，肢冷喘促。实当辨痰、饮、瘀、火毒何邪为主，痰邪作祟多伴有胸满呕恶，饮邪为患多兼心下悸，眩晕；瘀血为病多有疼痛，舌质黯紫；火毒为患则有口燥咽干，舌质光红无苔或苔黄燥。

2. 辨惊悸怔忡　大凡惊悸，多与情志相关，可因骤遇惊恐，忧思恼怒，悲伤过度等诱因诱发，病来虽速，病情较轻，可自行缓解，不发时如常人，以实证居多，但也存在内虚因素；怔忡多由久病体虚、心脏受损所致，无精神因素亦可发生，常持续心悸，心中惕惕，不能自控，活动后加重，病情较重，每属虚证，或虚中夹实，病来虽渐，不发时亦可见脏腑虚损症状。惊悸日久不愈，亦可形成怔忡。

3. 辨脉象变化　脉搏节律异常为本病特征性征象之一，故临床应结合病史、症状，推断脉症从舍。一般认为，阳盛则促，阳热则数，若脉虽数、促而沉细、微细，伴有面浮肢肿，动则气短，形寒肢冷，舌质淡者，为虚寒之象。阴盛则结，迟而无力为虚寒，代脉常表示元气虚衰、脏气衰微。脉象迟、结、代者，一般多属虚寒，凡久病体虚而脉象弦滑搏指者为逆，病情重笃而脉象散乱者为病危之象。

二、治疗原则

心悸由脏腑气血阴阳亏虚、心神失养所致者，以补虚安神为基本治法，补虚重在补气血阴阳，使阴平阳秘；由于痰饮、瘀血等邪实所致者，以祛邪宁神为基本治法，如化痰、涤饮、活血化瘀，配合应用重镇安神之品，以求邪去正安，心神得宁。临床上常表现为虚实夹杂者，当根据虚实轻重之多少，灵活应用益气养血、滋阴温阳、化痰涤饮、行气化瘀、清热解毒及养心安神、重镇安神之法。

三、分证论治

1. 心虚胆怯

主症：心悸不宁，善惊易恐，稍惊即发，劳则加重。

兼次症：胸闷气短，自汗，坐卧不安，恶闻声响，少寐多梦而易惊醒。

舌脉：舌淡红，苔薄白，脉细数或细弦。

分析：心为神舍，心气不足，神浮不敛，心神动摇，故见心悸不宁，少寐多梦；胆气怯弱，故见善惊易恐，恶闻声响；心胆俱虚则更易为惊恐所伤，故见少寐多梦而易惊醒，稍惊即发；心居胸中，心气不足，宗气运转无力，故见胸闷气短；气虚卫外不固，故见自汗；劳累耗气，心气益虚，故见劳则加重；舌淡红，苔薄白，脉细数或细弦为心气不足，心神不宁之象。

治法：镇惊定志，养心安神。

方药：安神定志丸加减。方中茯神安神定志，茯苓、人参健脾益气；龙齿重镇安神，远志、石菖蒲开心窍而安心神；诸药合用，共奏镇惊定志，养心安神之功。

加减：气虚明显者，人参易党参，加炙黄芪；自汗者，加麻黄根、浮小麦、瘪桃干、乌梅；夹瘀者，加丹参、桃仁、红花；兼湿者，加泽泻、白术，重用茯苓；精神抑郁，胸胁胀痛者，加柴胡、郁金、合欢皮、绿萼梅、佛手。

临证参考：心虚胆怯以神伤为主，与先天禀赋，久病体虚有关，临床上老人、儿童及女性多见，有时与情志病难以区别。治疗上应重镇安神与益气养心并重，兼有气机郁滞者，可配合合欢皮、合欢花、玫瑰花、茉莉花等以理气安神。

2. 心脾两虚

主症：心悸不宁，动则益甚，失眠多梦。

兼次症：神疲乏力，眩晕健忘，面色无华，口唇色淡，纳少腹胀，大便溏薄。

舌脉：舌淡，苔薄白，脉细弱。

分析：思虑劳心，暗耗心血，脾气不足，生化乏源，气血两虚，血虚心失所养，故见心悸不宁，动则益甚；血虚不能濡养脑髓，故见失眠多梦，眩晕健忘；不能上荣肌肤，故见面色无华，口唇色淡；脾气虚弱，运化无力，故见神疲乏力，纳少腹胀，大便溏薄；气血虚弱，脉道失充，故见脉细弱；舌淡，苔薄白为气血虚弱之象。

治法：益气补血，养心安神。

方药：归脾汤加减。方中人参补气生血，养心益脾，龙眼肉补益心脾，养血安神，共为君药；黄芪、白术助人参益气补脾，当归助龙眼肉养血补心，共为臣药；茯神、远志、酸枣仁宁心安神，木香理气醒脾，共为佐药；炙甘草补气健脾，调和诸药，为佐使药；姜、枣调和脾胃，以资生化。

加减：气虚甚者，重用人参、黄芪、白术；血虚甚者，加夜交藤、熟地、阿胶；气虚及阳，而心肾阳虚，汗出肢冷，脉结或代者，加附片、桂枝、煅龙骨、煅牡蛎。

临证参考：本病多由思虑劳倦过度，或失血过多所致。做到起居有常，不妄作劳对疾病恢复至关重要；如因失血过多，或长期失血，血虚及气，则应积极治疗失血病症。

3. 阴虚火旺

主症：心悸失眠，眩晕耳鸣，五心烦热。

兼次症：形体消瘦，潮热盗汗，腰膝酸软，视物昏花，两目干涩，咽干口燥。

舌脉：舌红少津，苔少或无，脉细数。

分析：肾阴亏虚，水不济火，心火偏亢，心肾不交，火扰心神，故见心悸失眠；阴虚生内热，故见五心烦热，潮热盗汗；肾阴不足，骨髓失养，故见形体消瘦，腰膝酸软；脑海失充，故见眩晕耳鸣；肝阴不足，不能濡目，故见视物昏花，两目干涩；阴液亏虚，不能上润，故见咽干口燥；舌红少津，苔少或无，脉细数为阴虚火旺之象。

治法：滋阴清热，养心安神。

方药：天王补心丹加减。方中生地黄，上养心血，下滋肾水，兼清泄虚火，为君药；玄参、天冬、麦冬滋阴清热，生津养液，壮水制火，酸枣仁、柏子仁养心安神，共为臣药；丹参、当归养血补血，养心除烦，五味子涩精敛汗，宁心安神，远志交通心肾，安神定志，人参、茯苓益气养心安神，共为佐药；桔梗载药上行，朱砂为衣，增安神之效，共为使药。

加减：肾阴亏虚，相火妄动者，重用麦冬，加熟地、龟板；心火旺者，加黄连、栀子、淡竹叶；潮热盗汗者，加地骨皮、浮小麦、生龙骨；阴虚便秘者，加瓜蒌仁、首乌。

临证参考：阴虚往往可以合并阳亢，阳亢一扰心神，二扰神明，而见心悸，眩晕耳鸣。故阴虚火旺之心悸，除上述常规治疗外，对重镇潜降应予以重视，诸如代赭石、生龙骨、朱茯神亦可酌情选用。

4. 心阳不振

主症：怔忡胸闷，形寒肢冷。

兼次症：神疲气短，面色皖白，自汗，畏寒喜温，或伴心痛。

舌脉：舌淡，苔白，脉虚弱或沉细无力。

分析：久病体虚，损伤心阳，心失温养，故见怔忡胸闷；阳虚不能温煦，故见面色皖白，形寒肢冷，畏寒喜温；胸中阳气虚衰，宗气运转无力，故见神疲气短；阳气不足，卫外不固，故见自汗；阳虚寒凝，心脉痹阻，故见心痛；舌淡，苔白，脉虚弱或沉细无力为阳虚之象。

治法：温补心阳，宁心安神。

方药：桂枝甘草龙骨牡蛎汤加减。方中桂枝、炙甘草温补心阳；生龙骨、生牡蛎安神定悸；诸药合用共奏温通心阳宁心安神之功。

加减：形寒肢冷者，加黄芪、人参、附子；大汗出者，重用人参、黄芪，加煅龙骨、煅牡蛎、山萸肉，或服独参汤；水饮内停者，加葶苈子、大枣、五加皮、大腹皮、泽泻、猪苓；血瘀者，加丹参、川芎、桃仁、红花；阴伤者，加麦冬、玉竹、五味子。

临证参考：心阳不足之怔忡，脉或数或迟，需细加辨识，脉迟而怔忡者可以麻黄附子细辛汤加鹿角霜、桂枝、炙甘草；脉数而怔忡者阳虚甚而暴脱，可兼见大汗淋漓，面青唇紫，当急予独参汤或参附汤，送服黑锡丹；或参附注射液静推或静点，以回阳救逆，继以真武汤调治。

5. 水饮凌心

主症：心悸眩晕，胸闷痞满，甚至咳喘，不能平卧。

兼次症：小便短少，面浮肢肿，纳呆食少，恶心呕吐，形寒肢冷。

舌脉：舌淡胖，苔白滑，脉弦滑或沉细而滑。

分析：阳虚不能化水，水饮内停，上凌于心，故见心悸；饮溢肢体，故见面浮肢肿；饮邪中阻，清阳不升，胸阳不展，故见眩晕，胸闷痞满，甚至咳喘，不能平卧；胃失和降，故见纳呆食少，恶心呕吐；阳虚不能化气，膀胱气化失司，故见小便短少，形寒肢冷；舌淡胖，苔白滑，脉弦滑或沉细而滑，为水饮内停之象。

治法：振奋心阳，化气利水。

方药：苓桂术甘汤合真武汤加减。方中附子温肾壮阳，散寒止痛；桂枝，温阳化气，布化津液；茯苓淡渗利水，生姜温胃散寒行水；白术健脾燥湿，芍药敛阴缓急止痛，通利小便，兼制附子之温燥；甘草补脾益气，调和诸药。

加减：气虚者，加人参、炙黄芪；纳呆食少，恶心呕吐者，加半夏、陈皮、生姜、炒三仙、鸡内金；尿少肢肿者，加泽泻、猪苓、五加皮、茯苓皮；瘀血者，加当归、川芎、泽兰。

临证参考：水饮凌心多为心肾阳气俱虚，饮邪肆虐，故当温心肾之阳以镇水饮，同时要注意酸敛固脱，可选用大剂量的山茱萸、黄精以益气固脱。饮邪稍退之后当补肾之阳，如鹿茸、锁阳等可用。

6. 心血瘀阻

主症：心悸不宁，心痛时作。

兼次症：面黯唇紫，肌肤粗糙。

舌脉：舌紫黯，或有瘀点、瘀斑，舌下脉络纡曲，脉涩或结代。

分析：阳气不足，无力鼓动血行，或寒凝经脉，或情志抑郁，气机郁滞，心血瘀阻，心脉不畅，故见心悸不宁；不通则痛，故见心痛时作；脉络瘀阻，故见面黯唇紫，血瘀不能濡养，故见肌肤粗糙；舌紫黯，有瘀点、瘀斑，舌下脉络纡曲，脉涩、结代为有瘀血之象。

治法：活血化瘀，通络安神。

方药：桃仁红花煎加减。方中桃红四物、丹参养血活血；香附、延胡索、青皮理气疏肝；乳香加强活血通络之功。

加减：血瘀气滞者，加柴胡、枳壳、郁金，或用血府逐瘀汤；因虚致瘀者，气虚加黄芪、党参、白术、山药，血虚加制首乌、熟地、阿胶，阴虚加麦冬、玉竹、枸杞子、女贞子，阳虚加锁阳、桂枝、仙灵脾；络脉痹阻，胸部窒闷者，去生地，加檀香、降香、冰片；夹有痰浊，胸满闷痛，苔浊腻者，加瓜蒌、薤白、半夏；胸痛甚者，加乳香、没药、细辛、三七粉。

临证参考：心血瘀阻之心悸多见于年老之人，其病来也渐，其去也缓，治疗方面既要活血，又要养血，还要兼顾心血瘀阻的成因，或因气滞，或因气虚，或因阳虚，或因痰浊，或因热伤阴液均可致瘀，当兼而治之。

7. 痰浊阻滞

主症：心悸气短，胸闷脘胀。

兼次症：食少纳呆，腹胀呕恶，头身困重，口黏痰多。

舌脉：舌淡胖，舌苔腻，脉滑。

分析：饮食失节，情志失调，脾胃受损，运化失常，水谷之气不化生精气，反生痰浊，痰浊阻滞，心气不畅，故见心悸气短；气机不畅，故见胸闷脘胀；痰阻气滞，胃失和降，故见食少纳呆，腹胀呕恶；痰湿中阻，清阳不升，故见头身困重，口黏痰多；舌淡胖，舌苔腻，脉滑为内有痰浊之象。

治法：理气化痰，宁心安神。

方药：导痰汤加减。方中半夏、胆南星燥湿化痰，橘红、枳实理气化痰，茯苓健脾化湿，甘草益气缓中、调和诸药，生姜化痰降逆、和胃止呕。

加减：纳呆腹胀，兼脾虚者，加党参、白术、谷芽、麦芽、鸡内金；痰火伤津，大便秘结者，加大黄、瓜蒌；痰火伤阴，口干盗汗，舌红少津者，加麦冬、天冬、沙参、玉竹、石斛；烦躁不安，惊悸不宁者，加生龙骨、生牡蛎、珍珠母、石决明。

临证参考：痰浊者多因于饮食不节，肥甘无度，故而调节饮食亦是重要的治疗内容；痰浊易蕴而化热，燥湿化痰不可过热，兼热者可用苦寒，但不可久用，以免化燥伤阴或损伤脾阳，使痰浊难化。

8. 邪毒淫心

主症：心悸怔忡。

兼次症：微热汗出，神疲乏力，口渴纳呆。

舌脉：舌红少津，苔薄黄，脉细数，或结代。

分析：风热毒邪，外袭肺卫，邪毒入里，耗伤气阴，心神失养，故见心悸怔忡；邪热耗气伤阴液，故见口渴纳呆，神疲乏力；舌红少津，苔薄黄为热毒之象，脉细数或结代为气阴受损之象。

治法：清解余热、益气养阴、宁心安神。

方药：竹叶石膏汤合生脉散加减。方中石膏清热生津，除烦止渴，竹叶清热除烦，兼以生津；人参益气生津，麦冬养阴生津，五味子益气生津，敛阴止汗；半夏降逆止呕，粳米养胃和中；甘草益气和中调药。

加减：热毒甚者，加五味消毒饮或加大青叶、板蓝根；热伤气阴，脾胃运化不及者，加怀山药、葛根、扁豆、藿香、佩兰；热损心络，心脉瘀阻者，加丹皮、赤芍、红花、丹参；热毒夹湿，气机郁滞者，加苦参、延胡索、郁金、茵陈、香薷。

临证参考：该证常见于外感热毒，余邪伤及心之气阴。亦有见于温热毒邪为病之盛极之期，则当甘寒或苦寒清热解毒，佐以养心营而敛心气。

【预后与转归】

中医心悸治疗多有特色与疗效，一般而言，对于病情轻浅者，中医在控制心律失常及缓解症状方面有明显的疗效，对于重症心悸特别是瘀血阻络或心气心阳极虚者，独参汤、参附汤仍有疗效。一般来说，如果无明显气血阴阳虚损，邪亦不甚者，则预后多好，即或心悸时发，亦极少转为重症、危症。如为热病损伤，则易因反复感邪，使病情不断加重，发为喘病或脱证；久病、年老脏腑气血阴阳虚损、瘀血痰浊较甚者，其预后较差，一则临床不易取效，二则虚损可以发展为虚劳或脱证，亦可因虚致实而加重病情，心悸反复不愈；三则痰浊瘀血为患者，进一步发展，可痹阻心脉，发展为厥心痛、真心痛等危重症。

【预防与康复】

一、预防

1. 调摄情志　情绪上保持愉快、乐观，不宜忧郁，生活中避免过于思虑、遭遇惊吓，自觉消解郁怒情绪。

2. 饮食平和　忌过饥过饱、辛辣炙煿、肥甘厚味。

3. 应四时之气而起居　遵循春生夏长秋收冬藏的气化规律，生活起居规律。

4. 扶正补虚　对于因病、先天禀赋不足而致气血阴阳有虚损之人，可行导引养生功法，配以药物适令进补调养。

二、康复

心悸的康复，要遵循"阴平阳秘"、和调五脏的原则，以导引、食养、药膳以配合药物更好地发挥作用，促进脏腑气血阴阳平衡的恢复。

【结语】

心悸由禀赋不足，劳欲过度，久病失养，情志所伤，外邪侵袭等，导致心神失养而发病。其病位在心，可涉及肝、脾、肺、肾等脏。心悸有气、血、阴、阳亏损，心神失养之虚证者；有气滞、血瘀、痰浊、水饮扰动心神之实证者。其虚者，常补气血之不足，或调阴阳之盛衰，以求气血调和，阴平阳秘，心神得养；其实者，或行气祛痰，或化痰逐饮，使邪去正安，心神得宁。心悸在一定阶段表现相对稳定，但在疾病发展演变中则病位、病性变化复杂，而形成证候的交叉或转化。因此，临床上必须因人、因时、因证而异，采取不同的治疗方法。

【相关资料链接】

一、篇首案例分析

辨证分析：患者心悸不宁，惊惕不安，因情绪变化症状加重，胸闷气短，少寐多汗，纳可便调，舌淡，脉沉迟结代。符合心悸的证候特征，故诊断为心悸。患者因心阳不足，心脏失去阳气的庇护而空虚无主，故有心中动悸不安之变。临床常见心悸不宁，悲忧惊恐，短气自汗，面色苍白，胸闷叹息，疲乏无力，舌质淡白，脉虚弱或迟无力均为心阳不振之象。综观舌脉症，病位在心，病性以本虚为主。

诊断：心悸　心阳不振

治法：温补心阳，安神定悸。

处方：桂枝甘草龙骨牡蛎汤加减。

桂枝 10g　　干姜 10g　　黄芪 20g　　白芍 15g
生龙骨 20g　　生牡蛎 20g　　炙甘草 10g　　制附子 9g
大枣 6 枚。

7 剂，水煎服，每日 1 剂，分早晚服。畅情志，节饮食，注意休息。

预后：服药 7 剂后心悸等症状明显减轻。查心电图示：窦性心律，64 次 / 分，无室早。上方去附子，继服用 7 剂，诸症悉除。

按：本例患者属心阳不足，不能温养心脉，致心神不宁，而见心悸不安诸症。因心阳不足，心脏失去阳气的庇护空虚无主，故有心中动悸不安之变。临床常见心悸不宁，悲忧惊恐，短气自汗，面色苍白，胸闷叹息，疲乏无力，舌质淡白，脉虚弱或迟无力。治宜温通心阳，补心定悸，方用桂枝甘草龙骨牡蛎汤以辛甘化阳，使心阳复则心悸可愈。

摘自：罗新民，王昃睿．经方治疗心悸验案举隅［J］．中医药通报，2006，5（3）：18-20.

二、临证经验举隅

陈某，男，43岁。初诊：1996年12月26日。主诉：失眠、心慌1年。病史：1年前因工作不顺，情志不悦而致失眠。同时又由感冒发热而患病毒性心肌炎，出现胸闷心慌，早搏频作，曾住院治疗，24小时动态心电监测（Holter）检查示：24小时1500次早搏。而失眠加重，卧床难眠，又早醒，一夜仅睡4小时，或通宵不眠，心烦不安，急躁易怒，并出现脱发现象，胃脘不适、泛酸、嗳气频作。曾服安定、三唑仑等效果不稳定。体检：面色无华，眼眶黧黑，心率84次/分，早搏每分钟10次，咽红（+），血压100/70mmHg，苔燥少津，舌质黯红，脉细微弦伴结代。服心律平100mg，每日3次；莫雷西嗪200mg，每日3次。有肝内囊肿、胃溃疡病史4年，肝功能正常。参合脉象，证属肝郁气滞，瘀阻心脉，胃失和降。先予平肝解郁，理气活血，和胃安神治之。处方：软柴胡10g，煅龙牡（先煎）各30g，明天麻10g，双钩藤15g，广郁金15g，粉葛根15g，石菖蒲10g，抚川芎15g，赤白芍各15g，紫丹参30g，麦冬15g。上方随证加减，服药3个月，心平眠安，身体康复，心电图正常。本患者初因情志不悦而失眠，再加病发心肌炎，失眠加重，其临床表现既有新病，又有旧恙复发，症状多样复杂。王师认为失眠症，病位在脑，表现在"肝"，常波及五脏。本例症状表现虽然复杂多样，但首当溯源于脑，以从"肝"论治为法，并统顾五脏实体病症，分清主次、标本先后兼治，方能奏效。

摘自：许良．王翘楚治疗心悸验案举隅［J］．中医文献杂志，2004，（2）：44-45.

【思考题】

1. 试述情志失调致心悸的简要机制。
2. 简述惊悸与怔忡的异同及转化。
3. 试述气血阴阳虚损之心悸的转归。
4. 简述心虚胆怯与痰湿中阻的心悸的辨证要点及治法方药。
5. 病案分析

张某，女，1938年生。2010年11月17日初诊。

主因发作性心慌3个月而就诊。患者于3个月前无明显诱因突发心慌，不能自持，曾在多家综合医院就诊，给予中成药如稳心颗粒等治疗，并动员患者行射频消融治疗，因担心并发症而改求中医治疗。近1个月来心慌，伴有胸闷气短，疲乏倦怠，健忘，腰膝酸软，面色萎黄，入睡困难，口干不欲饮，舌质淡红，少苔，脉促而细。查体：BP 110/70mmHg，神清，倦怠，面色萎黄，颈部无瘿瘤，心率86次/分，律不齐。

胸痹心痛

【案例】

崔某，男，83岁，长春市人，干部，2007年11月15日初诊。心痛气短、手足冰凉10余年，加重1个月。10年前始出现心痛气短，逐渐加重，不断求治，能缓解症状，未能根治。近年始每年最少需住院治疗2~3次，经常出现胸闷憋甚，心痛难忍，气短难息，先后被诊为冠心病、心绞痛、心律不齐、心肌缺血、颈椎病、心房颤动、心力衰竭等，病情发作时服速效救心丸无效，必服消心痛等。近半年几乎每月住院1~2次，常用西地兰、速尿、吗啡、地高辛、硝酸甘油、倍他乐克、阿司匹林、欣康、冠心丸等多种西、中药及非药物疗法，效果不理想。刻下症：每日数次胸闷憋甚，心痛欲死，痛时灼热，气短难息，入睡困难，睡眠多梦，梦境多为身负沉重物品，必由此梦引起发病，脑鸣如火车轰叫，身重乏力，常咳少痰，胃脘胀，餐后易呃，手足冰凉，小便不利，大便难下。查：脉搏80±6次/min，律不齐，间歇脉6±2次/min，血压106/60mmHg。面红（痛时苍白），口唇紫黯，两手冰凉。甲印左右各5，大而模糊。双下肢冷、浮肿，舌淡黯湿，苔薄白稍腻，脉沉细弱、促。既往病史：肺结核病。本病应诊断为何病？如何进行辨证、立法、处方？

【概述】

胸痹心痛是指因邪痹心络，心脉不畅，或气血亏虚，心脉失养引起，以胸痛憋闷、短气不得卧等为主症的心系疾病。轻者胸闷或胸部隐痛，发作短暂；重者心痛彻背，背痛彻心，喘息不得卧，痛引左肩或左臂内侧。常伴有心悸气短，呼吸不畅，甚则喘促，面色苍白，冷汗淋漓等。

马王堆古汉墓出土《足臂十一脉灸经》曰"足少阴温(脉)：出内踝窭(娄)中……其病……肝痛，心痛，烦心"，是心痛最早的记载。《黄帝内经》认为心痛是心系病变，根据其病变程度、临床表现及预后的不同，又将心痛做了分类，提出了脾心痛、厥心痛、真心痛等。张仲景首次以胸痹心痛并称命名本病，《金匮要略·胸痹心痛短气病脉证治》总结了本病的症因脉治，以阳微阴弦概括胸痹心痛的病机，创立了补中益气、通阳宣痹、温阳散寒等治疗大法。明以前心痛与胃脘痛区别并不严格，心痛有时即指胃脘痛，如《丹溪心法·心脾痛》："心痛，即胃脘痛"。明代王肯堂《证治准绳》首次明确对心痛与胃脘痛做了鉴别，并强调用大剂活血化瘀药物治疗死血心痛，开活血化瘀治疗心痛之先河。清代陈念祖《时方歌括》以丹参饮治疗心腹诸痛，《医林改错》以血府逐瘀汤治疗胸痹心痛，多有发展，至今沿用不衰。

胸痹心痛以发作性胸闷憋气、胸痛为主症，相当于西医的冠状动脉粥样硬化性心脏病及其他冠状动脉病变引起的心绞痛，心脏神经官能症、主动脉瓣狭窄、二尖瓣脱垂综合征、病毒性心肌炎、心肌病等以膻中及左胸部发作性憋闷疼痛为主症时，可参照本节辨证论治。

【病因病机】

一、病因

1. 七情内伤　肝主疏泄，郁怒伤肝，忧思气结，造成肝气不舒，气机不畅，气为血之帅，气滞则血瘀，心血不畅，心脉痹阻，发为心痛。

2. 饮食失节　脾主运化、受纳，为后天之本，气血生化之源，膏粱厚味，碍胃滞脾，运化失司，水湿聚而成痰，痰阻心脉，心脉痹阻，不通则痛。

3. 脏气亏虚　年老、久病或素体虚弱，气血阴阳亏虚，心气心阳亏虚，无力鼓动血液运行，则血脉失于温煦，发为心痛；心血心阴亏虚，则心脉失于濡养，亦可发生心痛。肾为先天之本，肾阳亏虚，不能温煦心阳，心阳不足，或肾阴不足，不能上济于心，致心火旺盛，暗耗阴血，心脉失养而发心痛。

4. 毒损心络　外感温热毒邪或痰浊内蕴、气机郁滞，久而化热，蕴热成毒，毒损心脉，心脉不畅，不通则痛。

5. 瘀血　气虚、气滞、阳虚、寒凝、痰浊等因素，致使血液运行不畅而凝滞，瘀血阻于心脉，则致胸痹心痛。

此外，在已有痰浊、瘀血、气滞、气血阴阳虚损的基础上，劳累、感受寒邪、情志失调、饮食失调等因素，常可诱发胸痹心痛发病或加重病情。

二、病机

1. 发病　起病缓慢，可多年潜伏不发，部分胸痹心痛一旦发作，较为危重，在短期内进展演变为真心痛。

2. 病位　在心，与脾、肺、肝、肾等脏腑密切相关。

3. 病性　本虚标实，本虚指脏气亏虚；标实指寒凝、气滞、痰浊、热毒、瘀血等。

4. 病势　与正邪盛衰有关，正虚邪盛，病情多重，演变多快；正盛邪衰，发作少、程度轻、缓解快。一旦胸痛发作转频或有明显疲乏、发作后持续不解，多提示正虚邪盛，病情转重。

5. 病机转化　病机转化主要表现为两个方面：一是虚实转化，本病初病多实，如邪气盛或病延日久，正气受损，造成正虚而邪实；正虚日久，亦可出现或加重瘀血、痰浊之病理产物。二是寒热转化，胸痹心痛以胸阳不足为主要病机，无论瘀血、痰浊，均为阴邪，得阳则化，得寒则凝，但瘀血痹阻日久、痰浊蕴阻气机，亦可化热，而蕴热成毒，损伤心络。

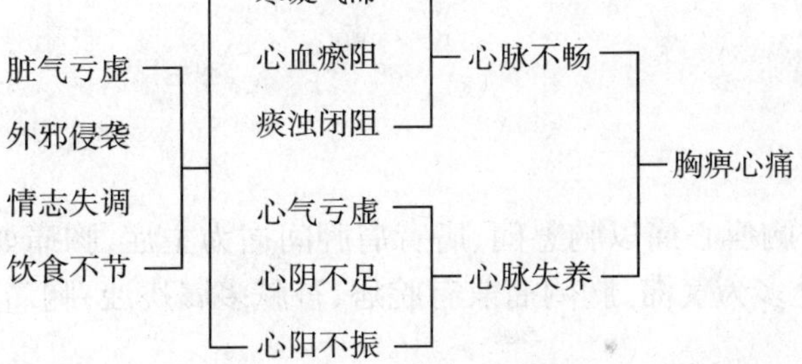

胸痹心痛病因病机示意图

【诊断】

一、诊断标准

按照1995年国家中医药管理局发布的《中华人民共和国中医药行业标准·中医病证诊断疗效标准》。

1. 膻中或心前区憋闷疼痛，甚则痛彻左肩背、咽喉、左上臂内侧等部位。呈发作性或持续不解。常伴有心悸气短，自汗，甚则喘息不得卧。

2. 胸闷胸痛一般持续几秒到几十分钟，经休息或服用芳香温通药物可以缓解。严重者可疼痛剧烈，持续不解，汗出肢冷，面色苍白，唇甲青紫，心跳加快，或心律失常等危象，休息并服用芳香温通药物不能缓解，可发生猝死。

3. 多见于中年以上，常因操劳过度，抑郁恼怒或多饮暴食，感受寒冷而诱发。

4. 查心电图、动态心电图、运动试验等以明确诊断。必要时作心肌酶谱测定，心电图动态观察。

二、诊断说明

胸痹心痛的诊断须重视问诊，通过对年龄、吸烟饮酒史、饮食起居习惯等个人史以及胸痛发作诱因、发作持续时间、缓解的方法等规律的问诊可以做出初步诊断，明确诊断可以通过次极量运动试验、运动核素心肌扫描、冠脉CT造影、冠状动脉造影做出诊断，并可明确病情程度。

【鉴别诊断】

1. 悬饮　胸痹心痛之痛，痛在胸前，可向左肩或左臂内侧放射，多因受寒、饱餐、情绪激动、劳累而突然发作，经休息或用药后症状可缓解；而悬饮之痛，痛在胸胁，疼痛持续，多因呼吸、咳嗽、体位改变疼痛加剧，可伴有咳嗽等肺系症状。

2. 胃脘痛　胸痹心痛之痛，发作持续时间短暂，常伴心悸、气短，服药、休息后多缓解；胃脘痛的发作与饮食关系密切，多发于食后或饥饿之时，常伴有泛酸、嘈杂、嗳气等症状。胃脘痛心电图检查无异常，而胃镜或上消化道钡餐造影检查则可见异常，一般病情较缓，预后良好。

3. 真心痛　真心痛是心痛重症，多由于心脉闭塞引起，发作时疼痛剧烈，持续不能缓解，并且多有频繁发作，部分患者伴面色苍白、冷汗淋漓、四肢厥冷、脉微欲绝等症，服用芳香温通药物不能缓解，疼痛时间可持续几个小时甚至几天不等。

【辨证论治】

一、辨证要点

1. 辨主症特点　胸痹心痛以胸憋闷、膺背肩胛间痛为主症，胸痛如刺、固定不移多属血瘀，胸痛胁胀或无定处多为气滞，胸闷痛兼有脘痞、苔腻多属痰浊，胸痛如窒、遇寒则甚，多属寒凝。

2. 辨标本虚实　基本病机是阳微阴弦，所谓阳微者，正气不足之谓，当从气血阴阳来辨,气虚者兼有胸痛汗出,神疲乏力,劳则发作或加重;血虚者兼有面色萎黄、健忘失眠、心悸怔忡;阴虚者兼有五心烦热、夜寐梦多、舌脉少,心痛隐隐;阳虚者胸痛暴作,冷汗,平素面白畏寒、肢冷厥逆、便溏、腰膝酸软。所谓阴弦者邪实之谓,有寒凝、瘀血、痰浊、气滞、热毒等诸般不同。寒凝者冬天发作多,痛甚,面白肢冷;瘀血者胸痛不移,入夜甚,舌质黯红;痰浊者兼脘腹痞满、纳呆便溏、舌脉腻;气滞者胸痛伴有胁肋刺痛,情绪抑郁、或躁烦,脉弦;热毒者多于夏秋之际发作,或兼有舌红、口干,苔黄等症。

3. 辨病位所在　在心,涉及脾、肝、肾三脏。胸闷、膺背肩胛间痛,短气者,病在心、血脉;病因暴怒情志不舒而起者,除胸闷膺痛,多伴胁下痛或两胁胀满,此病位在心、肝,以心为主;病因饮食失调而起者,除胸闷心痛外,尚有体胖、纳呆、脘闷、脉滑、苔腻等症,此病位在心、脾;病甚者,心痛彻背,喘不得卧,此心病及肾,病位在心、肾;病情危急,汗出肢冷,脉微欲绝,此心肾元阳暴脱,病位在心、肾。

二、治疗原则

本虚宜补,权衡心气血阴阳之不足,有无兼见他脏之亏虚,调阴阳补气血,使脏腑阴阳归之于平衡,尤应重视补心气、温心阳;标实当泻,针对气滞、痰浊、血瘀、寒凝而理气、祛痰、活血、温通,尤重理气祛痰、活血通络。邪盛化热蕴毒者尤当清其内生之热毒。补虚与祛邪的目的都在于使心脉气血流通,通则不痛,故补气活血通络法在不同的证类中随证配合。

三、分证论治

1. 心气亏虚

主症:心痛隐隐,动则益甚。

兼次症:面色少华,气短自汗,神疲乏力,声息低微。

舌脉:舌质淡有齿痕,苔薄白,脉细弱。

分析:气为血帅,心气不足,运血无力,血滞心脉,故见心痛隐隐;动则耗气,故见心痛甚;气虚不足以息,故见气短,声息低微;气虚不能温煦肌肤,故见面白少华;气虚不摄;故见自汗;舌质淡有齿痕,苔薄白,脉细弱为气虚之象。

治法:补益心气,和络止痛。

方药:人参汤加减。方中以人参大补元气为君,白术健脾胜湿,干姜温中散寒,甘草益气而兼调和诸药。

加减:胸痛甚而有血瘀者,加红花、延胡索、赤芍、川芎;痰浊者,加蔻仁、薏苡仁;心神不宁者,加枣仁;心悸怔忡,心阳不足者,加桂枝。

临证参考:心气不足,心阳亦虚,两者难以割裂,因此补心气,当不忘温通心阳,其次心气不足,气不足则血不行,血脉亦多有瘀阻,故即使未见瘀血显症,亦当于补气中佐以活血,血行则气行,有助于提高疗效。

2. 心阴不足

主症:心痛憋闷,五心烦热。

兼次症:腰酸膝软,心悸失眠,头晕耳鸣,咽干口燥。

舌脉:舌红少津,苔少或苔剥,脉细数。

分析:素体阴虚或思虑劳心过度,耗伤营阴致心阴亏虚,心失所养,而发心痛、心悸;阴虚及肾,肾阴不足,水不济火,虚火上炎,则见腰酸膝软、头晕耳鸣、心悸失眠;阴虚不能上润咽喉则口干咽燥；舌红少苔或苔剥，脉细数为阴虚火旺之象。

治法：滋阴养心，活络止痛。

方药：生脉散合桃红四物汤加减。方中人参大补元气，益肺生津，固脱止汗；麦冬、生地滋阴润燥；桃仁、红花、当归、川芎养血和血通络；芍药养血敛阴，缓急止痛；五味子益气生津，敛阴止汗。

加减：肾阴虚兼有腰酸痛者，加桑椹子、女贞子；心悸失眠夜梦纷扰者，加黄连、肉桂、酸枣仁；阴虚阳亢，风阳上扰者，加珍珠母、磁石、石决明。

临证参考：心阴不足之心痛，其本为心阴亏虚，心脉失养，标则可兼心血不畅，犹如河之干枯，亦可造成河道淤积，阴虚则血脉不充，血行不畅而成瘀血，故当加入和血之品如当归、丹参、白芍可提高疗效；此外，养阴或滋阴药多碍胃，且影响心阳之运行，故当加木香、砂仁醒脾，桂枝、薤白以通心阳。

3. 心肾阳虚

主症：胸憋心痛，形寒肢冷，甚则喘不得卧。

兼次症：气短自汗，面色㿠白，腰膝酸软，阳痿早泄。

舌脉：舌淡胖有齿痕，苔白滑，脉微弱或沉迟。

分析：素体阳气不足，或心气不足发展为心阳虚衰，或寒邪损伤心阳所致。阳虚则生内寒，寒凝心脉，不通则痛，故见心痛胸闷；阳气难达四肢，不充于肌表，故形寒肢冷、面色㿠白；若心阳亏虚日久及肾致心肾阳虚，命门火衰，阳不化阴，阴寒弥散，饮邪上泛可见喘不得卧；肾阳亏虚，命门火衰则腰膝酸软、阳痿早泄；舌淡胖有齿痕，苔白滑，脉沉迟或微弱，均为阳虚之象。

治法：温补肾阳，宣痹止痛。

方药：参附汤合桂枝甘草汤加减。方中人参甘温大补元气，附子大辛大热，温壮元阳，二药相配，共奏回阳固脱之功；桂枝通心阳，甘草甘温益气，并能调和附子峻猛之性，诸药共奏温心肾、通心阳的作用。

加减：阳痿早泄者，加锁阳、巴戟天；元阳暴脱，胸闷心痛伴喘不得卧，大汗淋漓，四肢厥冷，脉微欲绝者，用回阳救急汤加减。

临证参考：此证患者关键在于正确处理好益气与温阳，补阳与温阳，温阳与护阴的关系，轻者当益心气温通心阳为宜，重者当温肾阳散寒邪，但宜中病即止，不可久用。久病阳虚，温之可获即刻之良效，但不能持久，此时宜兼顾温润肾阳之药，如锁阳、肉苁蓉、巴戟天。

4. 痰浊闭塞

主症：胸闷如窒，胸痛脘痞。

兼次症：乏力气短，肢体沉重，形体肥胖，痰多纳呆。

舌脉：舌体胖大有齿痕，苔腻，脉滑。

分析：痰为阴邪，其性黏滞，停于心胸，则窒塞阳气，阻滞脉络，酿成心痛，故见胸闷如窒，胸痛脘痞；脾虚运化无权，水液运行不畅，凝聚为痰，痰浊闭阻，故见乏力气短，肢体沉重，形体肥胖，痰多纳呆；舌体胖大，有齿痕，苔腻，脉滑为痰浊之象。

治法：通阳泄浊，豁痰开窍。

方药：温胆汤加减。方中半夏燥湿化痰，和胃降逆，为君药；竹茹清热化痰，除烦止呕，为臣药；枳实降气化痰，开结除痞，橘皮理气和胃，燥湿化痰，茯苓健脾利湿，宁心安神，共为佐药；生姜和胃化痰，制半夏之毒，大枣调和脾胃，甘草益气和中，调和诸药，共为佐使药。

加减：兼有瘀血者，合丹参饮；猝然发作心痛如窒者，予苏合香丸或冠心苏合丸；兼有脘痞胁痛者，加柴胡、香附、元胡、郁金；兼有纳呆者，加炒山楂、鸡内金。

临证参考：痰浊闭塞兼症较多，一者痰为阴邪易痹阻阳气，表现胸阳不振，故治疗往往与小陷胸汤合用，加桂枝等；二者痰多兼瘀，如痰瘀同治常成为胸痹邪实之通治法。

5. 心血瘀阻

主症：胸痛如刺，固定不移，入夜尤甚。

兼次症：胸任重物或胸不任物，口唇青紫，口干，但欲漱水不欲咽。

舌脉：舌黯红或有瘀点瘀斑，脉细涩。

分析：瘀血阻滞心脉，不通则痛，故见胸痛如刺，固定不移；病在血分属阴，故见入夜发作尤甚；瘀血内阻，故见胸任重物或胸不任物；血瘀阻络，气化不利，津不上承，故见口干；津液本不缺乏，故见欲漱水润口而不下咽；口唇青紫，舌黯红或有瘀点瘀斑，脉细涩为血脉瘀阻之象。

治法：活血化瘀，理气止痛。

方药：血府逐瘀汤加减。方中桃仁活血祛瘀，为君药；当归、红花、赤芍、牛膝、川芎助君药祛瘀之力，共为臣药；柴胡疏肝理气，升达清阳；桔梗开宣肺气，载药上行，合枳壳开胸行气，使气行则血行，生地黄凉血清热以除瘀热，共为佐药；甘草调和诸药，为使药。

加减：兼气虚者，加生黄芪、太子参、党参；兼阳虚者，加鹿角霜、淡附片；兼阴虚者，重用生地，白芍易赤芍，加女贞子。

临证参考：瘀血是胸痹心痛重要的内生致病因素，合理应用活血化瘀是提高胸痹心痛临床疗效的关键，临床应用时除活血化瘀外，还要根据瘀血的成因，辨证合用散寒温阳、理气解郁、化痰行气、补益气血等。

6. 寒凝心脉

主症：心痛彻背，遇寒加剧，得温痛减。

兼次症：四肢不温，面色苍白。

舌脉：舌淡，苔白，脉弦紧。

分析：心阳不振，复受寒邪，致阴寒盛于心胸，胸阳失展，寒凝心脉，血液运行不畅，发为本证。寒凝心脉，心脉不通，故见心痛彻背；寒为阴邪，遇寒则阴寒更盛，故见遇寒加剧，得温痛减；阳气失展，营血运行不畅，故见四肢不温，面色苍白；舌淡，苔白，脉弦紧均为阴寒之象。

治法：温里散寒，通阳止痛。

方药：枳实薤白桂枝汤加减。方中枳实、川厚朴开痞散结，下气除满；桂枝上以宣通心胸之阳，薤白辛温通阳散结气。

加减：瘀血甚者，加桃仁、延胡索、川芎、红花；畏寒肢冷者，加盐附子、干姜、巴戟天；痰浊痹阻者，加茯苓、杏仁、陈皮。

临证参考：阳虚则生内寒，阳虚之人每易外感寒邪，寒邪又可进一步伤阳气，寒凝心脉时常伴阳虚，宜配合补阳之剂，不可一味用辛散寒邪之法，以免耗伤阳气。阴寒凝滞之际，非大热大补之品不能解除，时间过长还可耗伤阴液，故中病即止，并改用调补肾阳之药。

此外，胸痹心痛反复发作，阴邪亦可化热，或感受热毒之邪，毒损气血，败坏形体，故在治疗上宜观察是否有热毒存在，适时予以菊花、连翘、地丁草等以清热解毒。

【预后与转归】

胸痹心痛之预后大致可分以下几种情况。初发胸痹心痛，邪气不盛、正气不甚虚，则病情可以稳定;但如果感邪较重,或瘀血、痰浊甚重,则易发展为真心痛或厥心痛;如正气虚甚,阳虚不复,则可以发展为水饮凌心射肺之喘病、脱证。

胸痹心痛的转归与治疗及时与否、正气强弱有关。胸痹心痛发病之初,病邪多实,治疗不及时或劳累过度,邪气转盛,造成心脉痹阻则发为真心痛或厥心痛。一般情况下,胸痹心痛转归有三途:一是正能胜邪,虽有瘀血、痰浊、气滞,但未能造成闭阻心脉,则病常可转稳定,或至数十年;二是邪气转盛,闭阻心脉,则发展为真心痛;三是正虚较甚,因虚致实,痰浊、瘀血日益加重,则可迁延不愈,或发展为水饮凌心射肺之喘脱诸症。再有一种情况,正虚邪实,气机逆乱,阴阳之气不相顺接,骤然而发病,一厥不醒,阴阳离决而亡。

【预防与康复】

一、预防

胸痹心痛的预防要针对其病因与病机进行,阳微阴弦是其主要病机,因此防止气血阴阳耗损以及预防瘀血、痰浊等病理产物的形成是主要的预防目标。

1. 预防气血过度耗损 一是避免过劳特别是劳心过度,二是饮食有节,以防损伤脾胃,使气血生化有源,阴平阳秘。

2. 预防瘀血、痰浊等的形成与发展 吸烟与过量饮酒均可使痰证、血瘀证风险增加,因此戒烟限酒是预防血瘀与痰浊的有效措施之一;其次需要调畅情志,情志调畅能使气血运行通畅。

3. 重视对热毒的干预 首先发现痰浊、瘀血、气滞及时治疗,使气机通畅,不至于蕴郁化热,二是起居有常,使卫气周行肌肤腠理,避免热毒之邪侵袭。

二、康复

1. 摄生调养 养成合理、顺应四时的摄生方式,有利于胸痹心痛之康复。应遵循春夏养生长之道,秋冬养收藏之道,饮食方面少甘厚之味,五色蔬菜、五谷果品搭配食用,情绪调摄方面要善于疏解郁怒,排解忧愁,多喜少悲。

2. 导引康复 导引可以使气机运行畅通,预防瘀血气滞之形成,促进瘀血之化解,进行减轻致病因素,有利于邪去正安,如行八段锦,可活血通络。

3. 胸痹变证的康复 当出现喘病、厥脱、饮证等时,当从其正邪的盛衰,标本缓急,进行饮食调养,并辅以药膳。气虚者,用人参、西洋参、黄芪等单煎代茶饮,或进膏方以补气温阳、活血通络;阳虚者可于病情稳定或冬令进补鹿茸等补肾阳之品;对于有水饮之人,则食物宜多温少寒,多动少静。

【结语】

胸痹心痛是指因邪痹心络、心脉不畅,或气血亏虚,心脉失养引起,以胸痛憋闷、短气不得卧等为主症的心系疾病。其病位在心,但与脾、肺、肝、肾等脏腑密切相关。病性属本虚标实,发作期以标实为主,缓解期以本虚为主;本虚指脏气亏虚,标实指寒凝、气滞、痰浊、热毒、瘀血等。辨证当分清标本虚实。本着补其不足,泻其有余的原则。本虚重视补心气、温心阳;标实当泻,针对气滞、痰浊、血瘀、寒凝而理气、祛痰、活血、温通,尤重理气祛痰、活血通络。邪盛化热蕴毒者尤当清其内生之热毒。临证所见,多虚实夹杂,故必须严密观察病情,辨证论治按虚实主次缓急而兼顾同治。

【相关资料链接】

一、篇首案例分析

辨证分析:素体阳气不足或心气不足发展而为阳气虚衰,或寒邪损伤心阳均可导致心阳亏虚。阳虚则生内寒,寒凝心脉,不通则痛,故见心痛胸闷;阳气难达四肢,不充于肌表,故形寒肢冷、手足冰凉;寒为阴邪,血行郁滞而为瘀血,瘀血内阻故口唇紫黯。心阳亏虚日久及肾致心肾阳虚,命门火衰,阳不化阴,阴寒弥散,痰饮内停,痰饮上逆可见常咳少痰,胃脘胀,餐后易呃,痰饮下注可见双下肢肿;命门火衰,二便不司,故小便不利,大便难下。舌淡黯湿,苔薄白稍腻,脉沉细弱、促均为阳虚痰瘀内结之征象。

诊断:胸痹　阳虚血瘀痰凝

治法:温阳化瘀涤痰

处方:枳实薤白桂枝汤加减

丹参 30g	瓜蒌 30g	薤白 15g	桂枝 15g
制附子(先煎)5g	当归 10g	大黄 5g	三七 9g
芒硝 5g	延胡索 30g	红花 10g	赤芍 10g
川芎 10g	炙黄芪 10g	杏仁 10g	葛根 30g
炙甘草 10g			

2 日 1 剂,水煎服。

预后:服药 1 月后,胸闷心痛时作,服药期间无胸闷心痛欲死状,睡眠改善,脑鸣、手足冰凉、胃胀纳差明显减轻,大小便基本正常,浮肿消失。

按:首先,本病例特征明显:①年高,②多脏腑病变,③症状急重,④发病每与梦境相关。其次,本病例辨证关键:①胸憋闷,气难息,心灼痛欲死,②手足冰凉,③纳差胃胀,④间歇脉明显。再次,由前两点决定本病例治疗除温阳化瘀涤痰常规治法外,为强化效果须背水一战,硝黄即是,可谓用药如用兵。最后,本治疗简要方解及点睛之处:①全方以仲景瓜蒌剂群为主:瓜蒌、薤白温阳涤痰通痹,丹参、延胡索化瘀止痛通痹共为君;当归、红花、川芎、赤芍补血并活血,黄芪、制附子(先煎)、桂枝、炙甘草补脾肾心之阳并益气共为臣,助君药标本同调;杏仁止咳喘,葛根解痉挛,硝黄下燥结,佐君臣专力通痹,且葛根、大黄又能加强通痹之用。甘草兼为使又调和诸药,有祛邪不伤正、扶正不碍邪之效。②用药值得探讨之处:一为桂枝加大黄汤之活用,二为附子、瓜蒌并用收相反相成之功。

摘自:金东明.顽固性胸痹治案[J].吉林中医药,2008,28(3):171.

二、临证经验举隅

龚某,女,48 岁。高血压病史近 10 年,6 年前患脑血栓而右半身瘫痪,近期胸前闷痛或伴有放射性肩背部隐痛,口干苦,心悸烦热,盗汗,寐不安卧,大便难,尿灼热。脉细弦,舌红,苔薄黄。心肝之阴不足,则阳亢火盛,乃诸症蜂起。给予养阴泻火,使相火不燔则心神自安。处方:生地 12g,甘杞子 9g,制黄精 12g,制首乌 12g,怀牛膝 12g,知母 12g,黄柏 9g,生牡蛎(先入)30g,朱远志 4.5g,益母草 15g。

摘自:史宇广,单书健.当代名医临证精华·冠心病专辑[M].北京:中医古籍出版社,

1988:79.

【思考题】

1. 简述胸痹心痛的病因病机。
2. 简述胸痹心痛的辨证要点。
3. 简述胸痹心痛寒凝心脉如何辨证论治。
4. 详述胸痹心痛的预防目标,并简述相应的方法。
5. 病案分析

谷某,男,1948 年生。

患者于 2004 年因气短,胸闷,活动后加重而就医,经住院治疗病情稳定,2008 年 12 月发作性胸闷痛,疼痛位置固定不移,发作持续时间 3~5 分钟,伴有胁痛,口苦,夜寐不实。

2004 年就诊时发现血压升高,最高 160/110mmHg。服用卡托普利、尼莫地平、拉西地平,同时发现血脂升高,服用菲诺贝特、辛伐他汀治疗,2008 年 6 月停降压药。

查体:BP 140/80mmHg,HR 72 次 / 分。神志清,精神状态尚可,面色红,两肺呼吸音清,心界不大,心音有力,未闻及杂音。舌质黯红,苔薄白而干,脉细涩。平板运动试验阳性。

不寐

【案例】

叶某，女，60岁，2007年10月15日初诊。患者眠差两个多月，尤其夜间睡眠后易惊醒，醒后难以入睡，时有心慌胸闷，时有口苦，白天神疲乏力影响工作生活，纳差，舌淡苔薄白脉细弱。本病应诊断为何病？如何进行辨证、立法、处方及调护？

【概述】

不寐，即失眠，亦称不得眠、目不瞑，是指因外感或内伤导致的脏腑功能紊乱，阴阳失调而发生的以入睡困难，或维持睡眠障碍(易醒、早醒和再入睡困难)为主要表现，最终导致睡眠时间减少或质量下降，不能满足身体生理需要，明显影响日间社会功能和生活质量为特征的一种病证。轻则主要表现为入睡困难、睡眠不深、时寐时醒、易惊醒、自觉多梦、早醒、醒后不易入睡、醒后感到疲乏或缺乏清醒感、白天思睡；重则彻夜不寐。

《内经》将不寐称为"目不瞑"，《灵枢·大惑论》详细论述了其病机，认为卫阳盛于外，而营阴虚于内，卫阳不能入于阴故不寐。不寐的病名，首见于《难经·四十六难》，并提出老人不寐因为"气血衰，肌肉不滑，荣卫之道涩。"《金匮要略·血痹虚劳病脉证并治》指出："虚劳虚烦不得眠，酸枣仁汤主之"，该治法及方剂仍为今日临床所常用。《景岳全书·杂证谟·不寐》指出："神安则寐，神不安则不寐；其所以不安者，一由邪气之扰，一由营气之不足耳。有邪者多实，无邪者皆虚"，"有邪"、"无邪"，主要是指由于机体内在气血、脏腑功能失调或痰热的影响而言，并明确指出以虚实作为本病的辨证纲要。同时在论治用药方面亦做了详细的论述，如"若精血虚耗，兼痰气内蓄，而怔忡夜卧不安者，秘传酸枣仁汤；盛者十味温胆汤"。因此不寐的治疗，应着重在内脏的调治。如调补心脾、滋阴降火、益气宁神、和胃化痰等。

不寐多相当于西医的失眠症，而其他疾病出现以失眠为主要表现的均可参照本篇论治。

【病因病机】

一、病因

1. 情志所伤　情志过极可损伤其所属之脏，致心神被扰或失养而不寐。如过度思虑伤脾，导致脾失运化，气血不足，心神失养，出现不寐。而小儿、老年及体弱之人，突逢惊吓，胆气虚弱而少阳之气难于生发，也可使气机不利而致肝郁脾虚，痰浊内生，扰动心神出现不寐。

2. 饮食不节　脾主运化，其气宜升，胃主受纳，其气宜降，嗜食肥甘厚味、过食生冷、饥饱无度均可损伤脾胃，清窍失养，宿食停滞，积湿生痰，上扰心神则发不寐。

3. 劳倦失度　劳倦过度，心失所养，出现不寐。且劳倦日久亦可损伤肝肾之精，水不制火，虚火上炎扰心亦致不寐。劳倦亦可伤脾，脾不升清，痰浊内生扰心不寐。

4. 久病、年老或素体体虚　素体虚弱、年老体衰或久病后正气虚衰，则肾精亏虚，髓海不足致神明失养，夜寐不安。肾阴不足，不能上济心火，导致心火偏亢的心肾不交引发的不寐。

二、病机

1. 发病　无明显季节性，男女均可发病，见于各年龄，其中老年人居多。起病或慢或急。

2. 病位　在心，与肝、脾、肾密切相关。

3. 病性　有虚、实之分。虚者因脾胃虚弱，肾精亏虚使气血不足，心失所养而发失眠；实者以痰热、内火、瘀血、肝郁、水湿等标邪引起失眠。临床多见虚实夹杂，本虚标实证。

4. 病势　初起多为实证，或虚实兼夹。病情发展，正虚邪盛，即为本虚标实证。失眠日久，气血阴阳俱损，乃为真虚之证。也有年老体衰或久病体弱、素体禀赋不足之人初起即为虚证。

5. 病机转化　因情志所伤，肝失条达，郁而化火，扰动心神，以致不寐。肝郁日久，木旺乘土，脾胃损伤，痰火内生，亦可扰动心神。肝火独亢，灼伤阴血，可进一步导致肾阴不足，水不济火，心火亢盛，热扰神明，因而不寐。素体虚弱或久病之人，或五志过极，或为饮食不节，肠胃受伤，酿为痰热，痰热上扰，以致不得安寐。五脏之间皆可相互转化。起病时或实或虚，日久实邪可损伤正气，导致本虚；亦可因虚致实，最终可出现虚实夹杂证候。

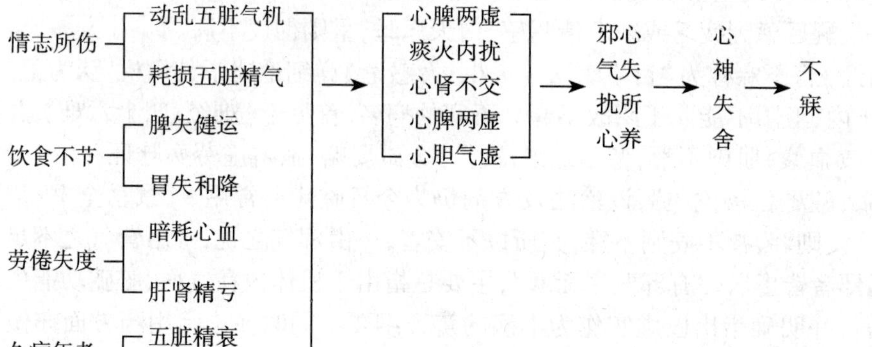

不寐病因病机示意图

【诊断】

一、诊断标准

按照1995年国家中医药管理局发布的《中华人民共和国中医药行业标准·中医病证诊断疗效标准》。

1. 轻者入寐困难或寐而易醒，醒后不寐，重者彻夜难寐。

2. 常伴有心悸、头晕、健忘、多梦、心烦等症。

3. 经各系统和实验室检查未发现躯体性疾病。

二、诊断说明

根据患者的主诉、家属的观察及多导睡眠图记录结果，结合神经系统疾病史，神经系统疾病伴发不寐的诊断不难确定，但诊断时还应注意确定患者是否患有其他躯体性疾病，如心肌缺血、慢性阻塞性肺疾病、肿瘤等，需注意它们对睡眠的影响。

【鉴别诊断】

1. 脏躁　不寐以彻夜难睡或自觉不易入睡为主，心烦不安多为兼症；脏躁以烦躁不安，哭笑无常为主症，睡眠不安为兼症。不寐多因外感病邪、内伤阴血不足、脑失所养、心肾不交等所致；而脏躁多有精神因素，为忧愁思虑过度，情绪抑郁，积久伤心，脑神失养或产后亡血伤精，心脾阴亏，上扰脑神所致。

2. 烦躁　二者均有烦躁和失眠，也可有同样的病因，不寐所见的烦躁常发生在失眠后；而烦躁所见的不寐，多是先烦躁，而后失眠。

3. 郁病　不寐以失眠为主症，其他症状多是继发症状。郁病心情抑郁、情绪不宁、胸部满闷、胁肋胀痛、或易哭善怒、或咽中如有异物梗阻等为主要症状，失眠是其兼症，病情较轻。

【辨证论治】

一、辨证要点

1. 辨病位　在心，涉及肝、脾、肾等。如情志所伤，伴见胸胁胀满，情志不畅，心烦易怒，脉象见弦者，其病位在肝；饮食失节，伴有纳呆食少，嗳腐吞酸者，其病位在脾胃；年老体虚之人，兼见腰膝酸软、头晕耳鸣者，其病位在肾。

2. 辨病性　实证不寐以实邪扰动心神为主要病机，情志不遂引起的气郁、饮食不节所致的食积、病理代谢产物的痰浊、瘀血等均能导致失眠，总以痰湿、火热、瘀血、气郁常见；虚证不寐以正气不足、气血阴阳的虚衰而致心神失养，以气虚、血虚、阴虚多见。临证多虚实夹杂，虚实之间还可相互转化，因实致虚，因虚致实。

二、治疗原则

在治疗上当以补虚泻实，调整阴阳为原则。不寐实证宜泻其有余，如疏肝解郁，降火涤痰，消导和中。不寐虚证宜补其不足，如益气养血，健脾补肝益肾。在泻实补虚的基础上安神定志，如养血安神、镇惊安神、清心安神，配合精神治疗，消除紧张焦虑，保持精神舒畅。

三、分证论治

1. 肝郁化火

主症：少寐易醒，恶梦纷纭，甚则彻夜难眠。

兼次症：胁肋胀痛，性情急躁易怒，不思饮食，口渴喜饮，口舌生疮，目赤口苦，小便黄赤，大便秘结。

舌脉：舌红，苔黄，脉弦数。

分析:恼怒伤肝,肝失条达,气郁化火,循经上炎,扰乱神明,心神不安,故见少寐易醒,噩梦纷纭,甚则彻夜难眠;肝脉布于胸胁,经脉气滞而胁肋胀痛;肝火偏旺,气机不利,故见急躁易怒;肝气犯胃,胃失受纳,故见不思饮食;肝火乘胃,胃热,故见口渴喜饮;火热上扰,故见口舌生疮,目赤口苦;热移下焦,故见小便黄赤,大便秘结;舌红、苔黄、脉弦数均为肝郁化火之象。

治法:疏肝泻热,佐以安神。

方药:龙胆泻肝汤加减。方中龙胆草上泻肝胆实火,下清下焦湿热,泻火除湿,为君药;黄芩、栀子泻火解毒,燥湿清热,共为臣药;泽泻、木通、车前子清热利湿,生地黄、当归滋阴养血护肝,柴胡疏畅肝胆气机,引诸药入肝胆,共为佐药;甘草调和诸药,防苦寒败胃之用,为佐使药。

加减:肝胆实火,肝火上炎之重症,彻夜不寐,头痛欲裂,头晕目眩,大便秘结者,改服当归龙荟丸;肝火旺盛,损及阴血,双目干涩、爪甲不荣,女子月经不调或闭经者,加白芍、酸枣仁、山萸肉;肝火炽盛、血随气涌,目赤、面红、鼻衄者,加牛膝;肝盛乘脾,纳呆腹胀者,加白术、焦三仙、枳壳。

临证参考:治疗该证大都属苦寒泻火的峻猛之剂,因此必须辨证无误方可大胆应用。但热势去后,应及时调整治法方药,切忌用药过当,伤及正气。临证时应详加辨析,并根据正邪消长,孰多孰少,随时确立相应的治则治法。

2. 痰火内扰

主症:心烦不寐,甚彻夜不眠,胸闷脘痞,头重目眩。

兼次症:痰多,泛呕嗳气,或大便秘结。

舌脉:舌红,苔黄腻,脉滑数。

分析:脾胃不和,运化失司或饮食不节,宿食停滞,积湿生痰,因痰生热,痰热上扰,故见心烦不寐,甚彻夜不眠;痰邪中阻,故见胸闷脘痞;清阳被蒙,故见头重目眩;痰热内阻,气机不畅,胃失和降,故见痰多,泛呕嗳气,或大便秘结;舌红,苔黄腻,脉滑数均为痰热内扰之象。

治法:化痰清热,和中安神。

方药:温胆汤加减。方中半夏、竹茹化痰降逆,清热和胃,止呕除烦;枳实,橘皮理气化痰,使气顺痰消;茯苓健脾利湿,湿去痰不生。

加减:心悸惊惕不安者,加朱砂、琥珀;痰热盛,痰火上扰心神,彻夜不眠,大便秘结者,用礞石滚痰丸;宿食积滞较甚,嗳腐吞酸,脘腹胀痛者,用保和丸;邪滞日久,脾胃虚弱,加白术、炒薏苡仁、黄芪,也可配合选用参苓白术散、二陈汤。

临证参考:该型不寐在临床上要辨清正虚邪实孰轻孰重,热重痰阻孰多孰少,是否伴有其他兼夹症,宜在温胆汤基础方上酌情配伍健脾、和胃、消食、导滞、逐痰、清热等不同用药,不寐缓解后常需补益脾胃,和中安神,以巩固疗效。

3. 心肾不交

主症:心烦不寐,心悸不安。

兼次症:头晕,耳鸣健忘,腰酸梦遗,五心烦热,口干津少。

舌脉:舌红,少苔,脉细数。

分析:肾阴不足,肾水不能上济心火,致心肾不交,心火独亢于上,君火上炎,扰动神明,神不守舍,故见心烦不寐,心悸不安;肾精亏耗,髓海空虚,故见头晕,耳鸣健忘;腰府失养,故见腰酸;心肾不交,精关不固,故见梦遗;阴虚生热,虚火灼津,故见口干津少、五心烦热;舌红，少苔，脉细数均为阴虚火旺之象。

治法：滋阴降火，养心安神。

方药：黄连阿胶汤加减。方中黄连清心降火，阿胶滋阴润燥，共为君药；芍药养血敛阴，黄芩清热泻火，共为臣药；鸡子黄养心安中，为佐药。

加减：面热微红、眩晕耳鸣者，加牡蛎、龟板、磁石；心烦重者，加栀子、淡豆豉；肾水不足，腰酸梦遗、盗汗明显者，用左归丸。

临证参考：临证多见于不寐日久之人或年老体弱患者。不寐严重时多以清心凉血安神为主，药用甘寒之品，泻火而不伤阴；阴虚明显时，以滋补肾阴为主，滋阴以降火，忌用温补助火。不寐缓解后，还应继续服用六味地黄丸等滋补肝肾之品，以巩固疗效。

4. 心脾两虚

主症：多梦易醒，心悸健忘。

兼次症：神思恍惚，面色少华，头晕目眩，肢倦神疲，饮食无味，面色少华或脘闷纳呆。

舌脉：舌淡，苔薄白或滑腻，脉细弱或濡滑。

分析：心主血，脾为生血之源，心脾亏虚，血不养心，神不守舍，故见多梦易醒、健忘心悸；血虚不能上荣于面，故见面色少华；气血亏虚，不能上奉于脑，清阳不升，故见头晕目眩；脾失健运，故见饮食无味；生化之源不足，血少气虚，故见神思恍惚，肢倦神疲；脾虚湿盛，脾阳失运，痰湿内生，故见纳呆；舌淡，苔薄白或滑腻，脉细弱或濡滑均为心脾两虚之象。

治法：补养心脾，益气生血。

方药：归脾汤加减。方中人参补气生血，养心益脾，龙眼肉补益心脾，养血安神，共为君药；黄芪、白术助人参益气补脾，当归助龙眼肉养血补心，共为臣药；茯神、远志、酸枣仁宁心安神，木香理气醒脾，共为佐药；炙甘草补气健脾，调和诸药，为佐使药；姜、枣调和脾胃，以资生化。

加减：心血不足者，加熟地黄、芍药、阿胶；失眠较重者，加五味子、柏子仁，或加夜交藤、合欢皮、龙骨、牡蛎；脘闷、纳呆、苔腻者，加半夏、陈皮、茯苓、厚朴；产后虚烦不寐，形体消瘦，面色㿠白，易疲劳，舌淡，脉细弱，或老人夜寐早醒而无虚烦之症，用归脾汤合酸枣仁汤。

临证参考：该证为临床长期慢性失眠患者的常见证型，一般多见于久病或年老之人，失眠往往并不严重，而常以多梦易醒，健忘乏力为主要表现，治疗取效较慢，且容易反复发作，故治疗时间常需月余以上，并需注意良好睡眠习惯的培养，愉悦情志，适度劳其筋骨。

5. 心胆气虚

主症：心烦不眠，多梦，易惊易醒。

兼次症：心悸胆怯，遇事善惊，气短倦怠，小便清长。

舌脉：舌淡，苔薄白，脉弦细。

分析：胆虚气怯，决断无权，易受惊恐，引动心神而致使不寐，胆虚则善惊易怒，故见心烦不眠，多梦，易惊易醒，心悸胆怯，遇事善惊；气虚失养，故见气短倦怠；气虚统摄无权，故见小便清长；舌淡，苔薄白，脉弦细为气血不足的表现。

治法：益气镇惊，安神定志。

方药：安神定志丸加减。本方人参大补元气；茯神，龙齿定惊安神；茯苓淡渗利湿，健脾益气以化痰；石菖蒲去心窍之痰浊而安神。

加减：虚烦不寐，形体消瘦者，合归脾汤；阴血偏虚、阴虚内热，虚烦不寐，失眠心悸，虚烦不安，头晕目眩，口干咽燥，舌质红、脉弦细者，用酸枣仁汤；夜间易惊醒者，加珍珠母、煅牡蛎,并加重龙骨用量。

临证参考:本证治疗除给予必要的药物外,更重要的是做好病人的思想工作,给予必要的心理疏导与安慰,调动其主观能动性,使病人消除顾虑,精神愉快,同时合理安排生活,加强身体锻炼,适当参加体力劳动,避免情绪激动,睡前不吸烟、不饮酒和浓茶等,这样才能有效地防治本病。

【预后与转归】

不寐之症,虚者为多,且病程较长,难以速愈。治疗不当,由虚转实或虚实夹杂。该病多因思虑劳倦,伤及心脾,气血虚弱,心神失养而致,如加之禀赋不足,房劳过度而伤及肾精,致心肾阴虚,水火不济而成失眠、心悸等症。因此益气养血,养阴滋肾成为治疗不寐虚证的一个重要方面。只要气血虚得养,精亏得复,则不寐自愈。辨证选择中药、针灸等方法施治。同时不要过分依赖药物,长期服用易成瘾和形成耐受,且可能对身体造成伤害。若失治误治,进一步损伤心脾,虚久则气滞痰生,加之心胆气虚,痰浊上逆,蒙蔽心窍,神志迷蒙,不能自主而转为癫证、郁证;若痰浊内阻,或肝郁化火,或心火内炽,结为痰火,痰火扰心,心窍被蒙,神志逆乱,可发为狂证。

【预防与康复】

保持经常性的乐观情绪,心胸开阔,控制情志过激,不作非分之想,对预防不寐有重要意义。另外,保持经常性的体育锻炼,生活规律,劳逸结合,对预防不寐亦十分重要。

本病证患者病程较长,愈后易复发。一般可将原用有效方制成丸剂,继续服用几周,以巩固疗效。注意祛除或避免原来的病因或诱因,保持心情舒畅,每天应参加适当的体力劳动,加强体育锻炼,增强体质,积极参加怡情养性的文艺活动,有助于调节心神,也可配合气功等,还有太极拳、太极剑等辅助治疗,促进康复。

【结语】

不寐多因情志所伤,饮食不节、劳倦失度、久病、年老或素体体虚引起。临床症状轻重有别,轻者入寐不酣,重者可彻夜不寐。病位主要在心,与肝、脾、肾密切相关。病性有虚实之分,临床多见虚实夹杂,本虚标实证。治疗上当以补虚泻实,调整阴阳为原则。实证宜泻其有余,如疏肝解郁,降火涤痰,消导和中,虚证宜补其不足,如益气养血,健脾补肝益肾,在泻实补虚的基础上安神定志,如养血安神、镇惊安神、清心安神,治疗用药物之外,还须注意病人的精神因素,尽量消除紧张焦虑,保持精神舒畅。

【相关资料链接】

一、篇首案例分析

辨证分析:患者眠差两个多月,夜间睡眠后易惊醒,醒后难以入睡,符合不寐的证候特征,故诊断为不寐。病人胆虚气怯,决断无权,引动心神而致使不寐,心虚则心神不安,胆虚则善惊易怒,故多梦易醒、心悸善惊。神疲乏力均为气虚之象;舌色淡、脉细弱,均为气血不足之象,辨证属心胆气虚。综观舌脉症,病位在心胆,病性以虚为主。

诊断:不寐 心胆气虚

治法：益气镇惊，安神定志。

处方：安神定志丸加减。

太子参 30g　茯苓 15g　石菖蒲 15g　远志 6g
龙骨 15g　酸枣仁 20g　首乌藤 30g　瓜蒌皮 20g
香附 15g　甘草 9g

5 剂，水煎服，每日 1 剂，分早晚服。

预后：服药后心慌消失，睡眠明显好转，前方减瓜蒌皮、香附继续服用 5 剂，以巩固疗效。

按：本例病人有眠差两个多月，睡后易醒，醒后难以入睡，时有心慌胸闷，神疲乏力，属虚证，心胆气虚。心胆虚怯，心神失养，神魂不安则睡眠不调，治疗上则用益气镇惊，安神定志之法，方用安神定志丸。

摘自：刘蕾，唐秀容．刘永家教授运用安神定志丸加减治疗失眠的临床举隅[J]．光明中医，2009，3（24）：423.

二、临证经验举隅

张某，男，45 岁，2006 年 10 月 20 日初诊。半年来，患者每晚几乎整夜不眠，入夜稍有睡意，便上肢掣动，突然惊醒，醒后不能再入睡，心烦难忍，精神昏愦，胸中烦热。曾服用多种西药治疗，效果不佳。自述发病前所愿不遂，情志抑郁。现面色憔悴，目黯少神，舌绛无苔，脉左右弦滑代数。辨为心肝火盛、肾阴不足、水火不济、心肾不交之证，治以滋阴潜阳，清心安神，方取黄连阿胶汤加味。处方：黄连 10g，黄芩 15g，阿胶（烊化）15g、白芍 20g，鸡子黄（冲）2 枚，酸枣仁 15g，夜交藤 25g，生龙骨 20g，生牡蛎 20g，生代赭石 30g，生地 30g，玄参 20g。每日 1 剂，水煎服。服 4 剂后，心烦大减，尤其是刚有睡意便突然惊醒现象明显减少。又服上方 8 剂，已能安睡 5 小时以上，精神转佳，舌红，苔薄。上方去黄芩，再服 8 剂，夜间可睡 7 小时左右。本案患者病前情志不舒，气机不畅，气郁化热，耗伤阴血，心火独亢，肾水不足，心肾不交，故发不寐、心烦；肾阴不足，水不涵木，肝阳亢盛则肢体掣动；阴虚则舌绛无苔，热盛则脉弦滑代数。故以黄连阿胶汤滋阴潜阳，清心宁神。该患已半年余不眠，病情较重，故加用生地、玄参养阴清热，生龙骨、生牡蛎、生代赭石息风潜阳，酸枣仁、夜交藤养心安神。众药相合，诸症尽除，效如桴鼓。

摘自：葛红颖，耿焱．黄连阿胶汤治疗顽固性失眠验案[J]．世界中西医结合杂志，2007，2（5）：273.

【思考题】

1. 简述不寐的病因病机。
2. 不寐如何辨病位及病性？
3. 简述不寐如何辨证论治？
4. 不寐的护理及调摄应注意哪些？
5. 病案分析

患者，女，45 岁，近 1 个一月来，因与别人生气，晚上睡不着觉，易醒，醒后睡不着，急躁易怒，头晕胀痛，口苦，大便干。查体：T 36.5℃，P 76 次 / 分，R 20 次 / 分，BP 120/80mmHg。神志清楚，情绪微激动，舌红苔薄黄，脉弦。辅助检查：血尿常规正常，甲状腺功能正常，心电图正常。

癫 狂

【案例】

某男，20岁，因患精神分裂症，经西医治疗77次，昏迷41次，电休克20次，无明显效果。行为紊乱，奔走不停，有时打人，问之不知所落，其躁动不安。本病应诊断为何病？如何进行辨证、立法、处方？其病机转化又是怎样？

【概述】

癫与狂都是精神失常的疾患，皆为痰迷神窍，神机逆乱所致，癫病属阴，狂病属阳。癫证以精神抑郁，表情淡漠，沉默痴呆，语无伦次，静而多喜等为特征。狂证以精神亢奋，躁动多怒，喧扰不宁，毁物打骂，狂乱奔走，不避水火，不辨亲疏等为特征。两者相互联系，互相转化，故常癫狂并称。

癫狂病名出自《内经》，该书对本病的症状、病因病机及治疗均有详细的记载。《灵枢·癫狂篇》曰“癫疾始生，先不乐，头重痛，视举，目赤，其作极，已而烦心”，并指出了火邪扰心、阳明失调以及情志因素可发病，提出了节食和服生铁落的治法。汉代张仲景对本病的病因做了进一步探讨，提出心虚而血气少，邪乘于阴则为癫，邪乘于阳则为狂的病机变化。金元时期对癫狂的病因病机学说有了较大的发展，元代朱丹溪《丹溪心法·癫狂》首先提出痰迷心窍之说。明清医家多宗痰火之说，对癫狂二病的区别分辨甚详，《景岳全书》主张治癫宜解郁化痰，宁心安神为主;《医学正传》认为狂为痰火实盛，癫为心血不足，狂宜下，癫宜安神养血，兼降痰火。清代王清任提出瘀血可致癫狂的理论，并认识到本病与脑有密切的关系，如《医林改错·癫狂梦醒汤》曰:“癫狂一症，……乃气血凝滞脑气，与脏腑气不接，如同作梦一样”，创制癫狂梦醒汤治疗瘀血发狂，对后世影响颇大。

西医学的精神分裂症的精神抑郁型、躁狂抑郁症的抑郁型大致相当于癫证。西医学精神分裂症的紧张性兴奋型及青春型、躁狂抑郁症的躁狂型、急性反应性精神病的反应性兴奋状态等大致相当于狂证，均可参照本节辨证论治。

【病因病机】

一、癫病

1. 病因

(1) 禀赋不足:禀赋素虚，性格内向，则易七情内伤，蒙蔽心窍而发为本病。

(2) 情志内伤：精神紧张，或气滞湿郁，痰气交结上蒙清窍；或忧思伤脾，脾失健运，聚湿成痰，蒙蔽心神脑窍均可发为本病。此外突受惊恐，亦可成为癫病发作的诱发因素。

(3) 饮食失节：嗜食肥甘，损伤脾胃，痰浊内生，若遇情志不遂，痰浊与气滞相搏，阻蔽神明而发为本病。

2. 病机

(1) 发病：起病多缓慢，呈渐进发展。

(2) 病位：在心(脑)、肝、脾，亦可涉及肾。

(3) 病性：属阴证、本虚标实之证。本虚主要表现在心脾两虚，标实主要表现在气滞、痰阻。

(4) 病势：初起可表现为实证，但可转为虚实夹杂证，迁延日久，正气更伤，表现以虚证为主。

(5) 病机转化：初期主要由七情内伤，郁怒伤肝；进而木克脾土，聚生痰浊；气血运行不畅，气滞血瘀。久病则脾虚生化乏源，气虚而痰瘀互结。日久不愈，伤及肝肾，病机复杂，病体难愈。

二、狂病

1. 病因

(1) 七情内伤：勃然大怒，引动肝火上升，冲心犯脑，神明失其主宰；或因突遭惊恐，触动心火，上扰清灵；或因忧愁思虑过度，损伤心脾，心神失养，均可令神无所主。

(2) 饮食失节：嗜食肥甘厚味，痰湿素盛，复因心火暴涨，痰随火升，蒙蔽心窍而成本病。

(3) 禀赋不足：先天禀赋不足，则易七情内伤，而发为本病。

2. 病机

(1) 发病：多起于仓促之间，多呈急性发病。

(2) 病位：在心、脑，与肝胆关系密切，涉及脾、胃、肾等脏。

(3) 病性：多属热证、阳证、实证。若久病不愈，可致虚实夹杂，本虚标实之证。

(4) 病势：总趋势是由阳证、热证、实证，渐向虚实夹杂转化，邪去正衰可向癫病过渡。

(5) 病机转化：本病之初由心肝郁火、痰热瘀血阻滞所致。若因循失治，则郁火、积热煎熬津液成痰，扰乱神明，气血运行不畅，血瘀脑络，使病机复杂。病情迁延，郁火积热日久灼伤心营肾液，渐至虚实夹杂之证。久可阴损及阳，进而病亦可转为癫病。

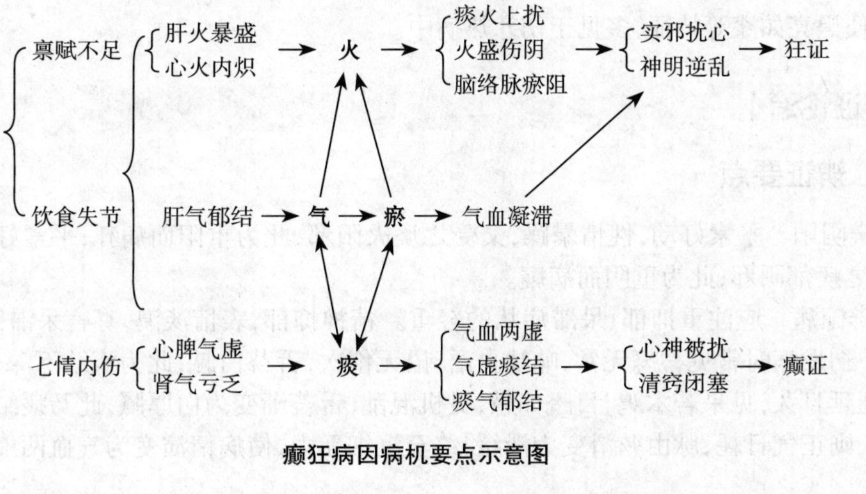

癫狂病因病机要点示意图

【诊断】

一、诊断标准

按照1995年国家中医药管理局发布的《中华人民共和国中医药行业标准·中医病证诊断疗效标准》。

1. 临床症状大致可以分为以下四类：

(1) 躁狂症状。

(2) 抑郁症状。

(3) 幻觉症状。

(4) 妄想症状。

2. 本病多有七情内伤和家族史。

3. 排除药物、温热暑湿、外伤等原因导致者。

4. 实验室检查目前尚无明显异常。

二、诊断说明

西医学所指的精神分裂症临床可表现为阴阳两类症状，其中阴性症状属中医癫病范畴，阳性症状属中医狂病范畴，要注意分清。

【鉴别诊断】

1. 郁病　癫病以表情淡漠，沉默痴呆，语无伦次，静而多喜等为特征，一般已失去自制能力，神志不清。郁病多见易怒善哭、胸胁胀痛、喉中如有异物等症，以自我感觉异常为主要表现，有自制能力，神志尚清。

2. 痴呆　癫病症状表现多不能自制，多见于青壮年。老年呆病者以呆傻愚笨等智力障碍为主症，智能活动障碍为突出表现，以神情呆滞，愚笨迟钝，常伴有情志障碍或性格改变为主要证候特征，其部分症状可自制，治疗后有不同程度恢复，多见于老年人。重度痴呆患者与癫病在临床表现上相似，难以区分。CT、MRI检查有助于鉴别。

3. 蓄血发狂　狂病痰迷神窍，神机逆乱，具有精神亢奋，躁动多怒，喧扰不宁，毁物打骂，狂乱奔走，不避水火，不辨亲疏等特征。蓄血发狂为瘀热互结所致，具有少腹硬满、小便自利、大便黑亮如漆等特征，多见于伤寒热病中。

【辨证论治】

一、辨证要点

1. 辨阴阳　平素好动，性情暴躁，又受之痰火阳邪，此为重阳而病狂；平素好静，情志抑郁，又受之痰郁阴邪，此为重阴而病癫。

2. 辨癫病　应注重抑郁、呆滞症状的轻重。精神抑郁，表情淡漠，寡言呆滞是癫病的一般症状。初发病时常见喜怒无常，喃喃自语，语无伦次，舌苔白腻，此为痰结不深，病情尚轻。若病程迁延日久，见呆若木鸡，目瞪如愚，灵机混乱，舌苔渐变为白厚腻，此乃痰结日深，病情转重。久则正气日耗，脉由弦滑变为滑缓，终至沉细无力，使病情演变为气血两虚，而症见神思恍惚，思维贫乏，意志减退者，则病深难复。

3. 辨狂病　应区别痰火、阴虚的主次先后。狂病初起以狂暴无知，情绪高涨为主要表现，皆由痰火实邪扰乱神明而成。病久则火灼阴液，渐变为阴虚火旺之证，应分辨其主次先后，以确定其治法方药。痰火为主者表现为精神亢奋，舌苔黄腻，脉弦滑数；阴虚为主者表现为焦虑、烦躁、不眠、精神疲惫，舌质红，苔少或无苔，脉细数。至于痰火、阴虚证候出现先后的判断，则需对其证候、舌苔、脉象的变化等进行动态观察。

癫证与狂证鉴别表

	癫证	狂证
病因	禀赋不足、七情内伤等因素导致脏腑功能失调，气滞痰结血瘀，蒙塞心神，神明失用而成	大怒猝惊，触动肝火，心火或阳明腑热上冲，元神被扰，神明无以自主而成
病机要点	气郁痰结、蒙蔽心窍；气血两虚、心窍失养	痰火上扰、蒙蔽心窍；火盛阴伤、日久气血凝滞、心窍失养
主症	精神抑郁，沉默痴呆，喃喃自语	喧扰打骂，狂躁不宁
治疗	疏肝理气、化痰开窍 养血安神、补养心脾	镇心祛痰、清肝泻火 滋阴降火、安神定志
转化	癫证可以转化为狂证	狂证日久往往又多转为癫证

二、治疗原则

治疗应根据急则治其标、缓则治其本的原则。癫病发作期根据气滞、痰浊之偏重，而应用理气开郁、化痰开窍之法；缓解期多正虚，故治疗又当补益心脾、养血安神为法。狂病发作期属阳证、热证、实证，当以涤痰、泻火为主；狂病日久，阴血受伤，又当以滋阴降火、安神定志等扶正以祛邪调理之。病久多瘀，如有瘀血内阻，又当活血化瘀。

三、分证论治

(一) 癫病

1. 痰气郁结

主症：精神抑郁，表情淡漠，神志痴呆，语无伦次，或喃喃自语。

兼次症：喜怒无常，胸闷叹息，忧虑多疑，不思饮食，或恶心呕吐痰涎。

舌脉：苔白腻，脉弦滑。

分析：思虑太过或所求不得，肝气被郁，脾气不运，气郁痰结，阻蔽神明，故见精神抑郁，表情淡漠，神志呆痴，语无伦次，或喃喃自语；肝气不舒，则喜怒无常，胸闷叹息，忧虑多疑；痰浊中阻，脾胃失和，故见不思饮食，或恶心呕吐痰涎；苔白腻，脉弦滑为痰气郁结之象。

治法：理气解郁，化痰开窍。

方药：顺气导痰汤加减。方中半夏、陈皮、胆南星、茯苓利气化痰，香附、木香、枳实疏肝理气，调理肝脾，诸药共奏理气化痰之效；生姜理气化痰，并制半夏之毒；甘草和中补虚，并调和药性。

加减：痰涎甚者，用控涎丹；痰浊壅盛，胸膈瞀闷，口多痰涎，脉象滑大有力，形体壮实者，用三圣散取吐，惟药性猛悍，自当慎用，吐后形神俱乏，宜以饮食调养；神思迷惘，表情呆钝，言语错乱，目瞪不瞬，舌苔白腻者，先用苏合香丸，继用四七汤加陈胆星、郁金、菖蒲、远志；不寐易惊、躁烦不安、舌红苔黄、脉滑数者，用温胆汤加黄连合白金丸；神昏志乱者，用至宝丹，逐渐出现高声吵嚷，动手毁物，则从狂证论治。

临证参考：本证多见于病之始发，以实证为多，及时涌吐痰涎，夺其痰浊，病可速愈或好转。但本证又容易出现本虚标实，虚实夹杂之证，故涌吐之剂不可久用，仅为权宜之计，以防伤正。另在药物治疗的同时，配合开导谈心等心理治疗也十分重要。

2. 气虚痰结

主症：神情淡漠，不动不语，甚则呆若木鸡，目瞪如愚，傻笑自语，思维混乱，甚则妄见、妄闻、自责自罪。

兼次症：面色萎黄，气短乏力，食少纳呆。

舌脉：舌淡，苔薄白，脉细弱无力。

分析：癫病日久，正气已虚，脾失健运，痰浊日甚，蒙塞心神，神机失用，故见神情淡漠，呆若木鸡，目瞪如愚，甚至灵机混乱，妄见妄闻，自责自罪等；痰浊为阴邪，渐耗阳气，脾气日衰，故见面色萎黄，气短乏力，食少纳呆；舌淡，苔薄白，脉细弱无力为气虚痰结之象。

治法：益气健脾，涤痰开窍。

方药：涤痰汤合四君子汤加减。方中人参、白术、茯苓、甘草益气健脾为扶正培本之法，半夏、陈皮、胆南星、枳实、竹茹、生姜以涤除痰浊，诸药共奏健脾益气涤除痰浊；石菖蒲化痰开窍；甘草调和诸药。

加减：气虚日久，心血不足者，加当归、熟地黄，或改四君子汤为八珍汤；兼有血瘀，面色晦黯，舌质紫黯，脉涩者，加川芎、丹参、桃仁、红花。

临证参考：本证属虚实夹杂之证，邪未去而正已伤，治时当以扶正祛邪兼顾，但更应重视扶正，不可妄用催吐之法，以免更伤正气。

3. 心脾两虚

主症：神思恍惚，魂梦颠倒，心悸易惊，善悲欲哭。

兼次症：面色苍白无华，肢体困乏，不思饮食，便溏。

舌脉：舌淡，舌体胖大且边有齿痕，苔薄白，脉细无力。

分析：癫病迁延日久，中气渐衰，气血生化乏源，神机失养，故见神思恍惚，魂梦颠倒，心悸易惊，善悲欲哭；气血亏虚，滋养乏源，故见面色苍白无华，肢体困乏；脾气虚弱，运化失司，故见不思饮食，便溏；舌淡，舌体胖大且边有齿痕，脉细无力均为心脾两虚之象。

治法：健脾益气，养心安神。

方药：养心汤加减。方中人参、黄芪、茯苓健脾益气，助气血生化之源，当归、川芎以养心血，补而不滞；辅以炙远志、柏子仁、酸枣仁、茯神、五味子以宁心安神；肉桂可引药入心，半夏曲化痰消食，调畅气机，炙甘草可调和诸药共为使药。

加减：兼有畏寒蜷缩，卧姿如弓，小便清长，下利清谷者，加补骨脂、巴戟天、肉苁蓉、干姜，或改用右归饮加减。

临证参考：本证多因病程日久，耗伤正气而成，属虚证，病已往往属晚期，治疗重在调理，不可急于求功。同时，可与甘麦大枣汤合用，方中甘草甘以缓急，淮小麦、大枣养心润燥，为治疗癫证悲伤欲哭，精神恍惚之常用良方。

（二）狂证

1. 痰火上扰

主症：病起急骤，性情急躁，突然狂乱无知，逾垣上屋，骂詈叫号，不避亲疏，或毁物伤人，气力逾常。

兼次症：头痛失眠，两目怒视，面红目赤，不食。

舌脉：舌红绛，苔黄腻，脉弦大滑数。

分析：肝火暴涨，鼓动阳明痰热，上扰神明，故见性情急躁，头痛失眠；痰火蒙闭清窍，故见狂乱无知，骂詈叫号，不避亲疏；四肢为诸阳之本，阳盛则四肢实，故见逾垣上屋，毁物伤人，气力逾常；肝火暴盛，故见两目怒视，面红目赤；肝火犯胃，胃气失和，故见不食；舌红绛，苔黄腻，脉弦大滑数均为痰火上扰之象。

治法：镇心涤痰，泻肝清火。

方药：生铁落饮加减。方中生铁落、朱砂重镇降逆，镇心安神；胆南星、贝母、茯苓、橘红涤痰祛湿；石菖蒲、远志、茯神涤痰宁神；天冬、麦冬、丹参、玄参、连翘、钩藤滋阴清热，平肝息风。

加减：痰火壅盛，舌苔黄腻者，加礞石滚痰丸，再用安宫牛黄丸；口苦咽干，脉弦实者，用当归龙荟丸；大便秘结，舌苔黄糙，脉实大者，用加减承气汤；烦渴引饮者，加石膏、知母，甚者酌用龙虎丸，但本方服后，往往吐泻交作，只可暂用，不可多服，以免损伤肠胃；神志较清，痰热未尽，心烦不寐者，用温胆汤合朱砂安神丸；火势渐衰而痰浊留恋，神志不清，其状如癫者，即按癫证论治。

临证参考：本证多见于病发之初，属阳证、热证、实证，为肝火暴涨，心火暴亢，阳明痰热内盛，痰火交结，胶固不化，上扰清窍而成，治疗当以祛邪为主，可短暂使用礞石滚痰丸、承气汤类以堕下顽痰腑实，使火无所附，待邪去大半后，再酌情调理脏腑，清除余邪。

2. 火盛伤阴

主症：狂病日久，其势渐减，时作时止，妄言妄语妄为，呼之已能自制。

兼次症：寝不安寐，烦惋焦躁，面红升火，口干便难，形瘦疲惫。

舌脉：舌尖红，苔少或无苔，或苔剥裂，脉细数。

分析：狂病日久，胃肠积热，心肝郁火，痰火互结之势已渐衰弱，故见狂病其势渐减，时作时止，妄言妄语妄为，呼之已能自制；邪热久羁，未免伤阴耗血损气，气不足则其势减，故见疲惫；阴不足则不制心火，虚火上炎，故见寝无安寐，烦惋焦躁，面红升火，口干便难，形瘦；舌尖红，苔少或无苔或剥裂，脉细数均为火盛伤阴之象。

治法：育阴潜阳，安神定志。

方药：二阴煎加减。方中生地、麦冬、玄参养阴清热；黄连、木通、竹叶、灯心草泄热清心安神；茯苓、酸枣仁养心安神；生甘草调和诸药。

加减：心悸少寐者，加朱砂安神丸；睡不安稳者，加孔圣枕中丹；大便干者，加火麻仁、肉苁蓉、何首乌。

临证参考：此外需调畅情志，愉悦身心。

3. 气血凝滞

主症：情绪躁扰不安，恼怒多言或呆滞少语，妄想离奇多端。

兼次症：面色晦黯，胸胁满痛，头痛心悸，妇人经期腹痛，经血紫黯。

舌脉：舌紫黯有瘀斑，苔薄白或薄黄，脉细弦、弦数或沉弦而迟。

分析：气血凝滞，运行不畅，脑神蒙蔽，故见情绪躁扰不安、恼怒多言或呆滞少语、妄想离奇多端；气血凝滞，不能上荣头面，故见头痛、面色晦黯；气血凝滞，肝络失荣，故见胸胁满痛；气血凝滞胞宫，故见妇人经期腹痛，经血紫黯；舌紫黯有瘀斑，苔薄白或薄黄，脉细弦、弦数、沉弦而迟均为气血凝滞之象。

治法：活血化瘀、理气解郁。

方药：癫狂梦醒汤加减，送服大黄䗪虫丸。方中重用桃仁合赤芍活血化瘀；柴胡、香附理气解郁；青陈皮、大腹皮、桑白皮、苏子行气降气；半夏和胃，甘草调中。大黄䗪虫丸助活血祛瘀生新之效。

加减：蕴热者，加木通、黄芩；兼寒者，加干姜、附子。

临证参考：本证常见于狂病发作间歇期，且常与其他证候并存。大黄䗪虫丸可祛瘀生新，攻逐蓄血，丸剂可长期服用。

【预后与转归】

本病的转归与癫狂性质、体质强弱、治疗护理等因素有关。

1. 癫病痰气郁结证，若失治或误治，转为虚实夹杂证候，或痰浊日久化热扰心，又可转为狂病，使病情进一步加重。

气虚痰结证属于虚实夹杂证候，多见于癫病中期，需补攻兼施；如治不及时或妄用吐泻，更伤正气，终使灵机混乱。

心脾两虚证属虚证，多见于癫病的晚期，病程较长，不可速效。若能扶正固本，可使病情平稳，预后可较好；若失治、误治，伤及肝肾，又可转为肝肾阴虚之证及脾肾阳虚之证，而使病体难以治愈。

2. 狂证起始，属痰热实证，如治不得法，致使真阴耗伤，则心神昏乱日重，其证转化为阴虚火旺；若能及时治疗，不难恢复如初；如若不消除发病之源则易复发；若病久迁延不愈，可形成气血阴阳俱衰，预后不良。

【预防与康复】

1. 重视精神疗法　注意移情易性等精神疗法，如防止环境的恶性刺激。包括墙涂艳色，装摆饰物（图画、花卉等），保持光线明亮，勤更衣着，鼓励拜会亲友、谈心、读报、听收音机或看轻松娱乐性电视，组织患者参加娱乐活动。病房布置家庭化，以免医院的一切白色标志引起患者负面情绪。

2. 加强护理　注意精神护理。正确对待病人的各种病态表现，不应讥笑、讽刺，对重症病人的打人、骂人、自伤、毁物等症状，要采取防护措施，注意安全，防止意外。对拒食病人应寻找原因，进行劝导、督促、喂食或鼻饲，以保持营养。

3. 加强妇幼保健工作　首先加强妊娠期间的卫生，避免受到惊恐等精神刺激，对有阳性家族史者应当劝阻其不宜再生子女。同时注意幼儿的发育成长，一旦发现有精神异常表现，应尽早找专科医生诊治，早期治疗，预后较好。

【结语】

癫与狂皆为痰迷神窍，神机逆乱的精神失常疾患，癫证以精神抑郁，表情淡漠，沉默痴呆，语无伦次，静而多喜等为特征，狂证以精神亢奋，躁动多怒，喧扰不宁，毁物打骂，狂乱奔走，不避水火，不辨亲疏等为特征；其主要病位在于心（脑）、肝、脾，亦可涉及肾。癫与狂多因禀赋不足，情志内伤，饮食失节引起，癫病属阴证、本虚标实之证，狂病多属热证、阳证、实证，治疗应根据急则治其标、缓则治其本的原则。癫病发作期根据气滞、痰浊之偏重，而应用理气开郁、化痰开窍之法；缓解期多正虚，故治疗又当补益心脾、养血安神为法。狂病发作期属阳证、热证、实证，当以涤痰、泻火为主；狂病日久，阴血受伤，又当以滋阴降火、安神定志等扶正以祛邪调理之。病久多瘀，如有瘀血内阻，又当活血化瘀。

【相关资料链接】

一、篇首案例分析

辨证分析：根据患者发病情况，符合"癫狂"的发病特点及证候特征，故诊断为"癫狂"，躁狂属于阳性表现应属于"狂证"范畴。肝气不舒，肝郁化火，肝火上升，扰乱神明，出现：奔走不停，毁物殴人，语无伦次，哭笑无常，怒目直视，盛气凌人，耳中闻有人与人对话等神智改变。病久瘀血内生阻于脑络，使得病情加重，且久病气血两伤，病情缠绵难愈。综观病位在脑、肝，病性为本虚标实，本虚为阴血亏虚，标实为肝火上升。若能及时治疗，且又治之得法，不难恢复如初；如若不留意调畅情志，消除发病之源则易复发；若病久迁延不愈，可导致气血阴阳俱衰，神机逆乱，预后不良。

诊断：癫狂　狂证　肝火上升，扰乱心神

治法：养心安神，镇惊泻火

处方：朱砂安神丸合癫狂梦醒汤及承气汤加减

柴胡 30g　龙骨 60g　牡蛎 60g　大黄 30g

赤芍 30g　莪术 10g

7 剂，水煎服，每日 1 剂，分两次服。

预后：20 剂后较为安静，30 剂后能相互对答，40 剂后自知力恢复出院。3 年随访，情况一直稳定。

按：除药物治疗，必须重视生活调摄，精神安慰及必要的安全护理，以防发生意外。

摘自：周康．癫狂并非皆探秘，探求治法审阴阳[M]// 史宇广，单书健．当代名医临证精华：癫狂痫专辑．北京：中医古籍出版社，1992:4-5.

二、临证经验举隅

患者，女，42 岁。由其丈夫及女儿陪来，衣衫不整，表情淡漠。家人述说，病者很少做家务，一改其素来好洁状态，中间有多次夜间独自外出，误入邻居家。本地精神病院诊为精神分裂症。患病 2 年多来，精神萎靡，形体消瘦，常独坐自语。已经中医中药治疗过，处方为逍遥散、四物汤、温胆汤等。何老观察病人两睛中有红丝隐现，皮肤干皱，且月经行期不准，色紫黯，腹痛多瘀块，善忘，不寐，舌质黯有瘀斑、舌下纹紫，苔厚，便艰溲少，脉涩。此为气血凝滞，扰及神明。处方：桃仁 24g，大腹皮 10g，柴胡 10g，制香附 10g，木通 6g，赤芍 15g，法半夏 10g，陈皮 6g，小青皮 6g，桑白皮 10g，苏子 10g，生甘草 6g，生大黄 4g。服 14 剂后，渐感头目清爽，能安寐，大便畅下，症情日渐好转。观舌瘀斑已少，舌下纹较淡，脉涩。乃于上方中去大腹皮，加淮小麦 40g，红枣 30g。再服 14 剂。以后家属再来转方时说，病者服本方 1 个多月以后，神情日见正常。已自行整洁衣衫，原服西药药量减少，已恢复工作。

按：本例精神分裂症与中医癫狂症状同。此病例初时以癫证为多。但中间多次夜间出走，进入邻家则又是狂证之表现。经四诊合参，睛有红丝，皮肤干燥，舌黯纹紫，均可证明气血凝滞，扰及神明所致。本案用癫狂梦醒汤全方加大黄通便去瘀。服后气血凝滞解，神志渐清朗。

摘自：何若苹．何任治疗杂病验案2则[J]．江西中医药，2001，32(2)：17.

【思考题】

1. 简述癫狂的病因病机。
2. 癫狂如何辨脏腑及虚实？
3. 简述癫狂如何辨证论治？
4. 病案分析

周某，女，57岁，家庭妇女。1983年12月2日初诊。患病三年，因家事不睦，恼怒争吵，遂致神志错乱，哭笑失常。发病时牙关紧闭，痰涎上涌，胸闷气逆，咽喉窒塞，憋闷难受，必待两小时左右，上逆之痰涎吐尽，胸闷憋气、咽喉窒塞等症始觉减轻。夜里多出现右侧肢体痉挛，并觉口中甚苦。查舌质淡红，舌苔薄白，脉呈弦滑之象。

痫病

【案例】

患者男性,62 岁,形体偏胖,性情急躁,既往有高血压病史 30 余年,糖尿病史 5 年,脑梗死病史 1 年,遗留左侧肢体活动不利。近 2 个月反复发作意识丧失,喉中怪叫,四肢抽搐,左侧肢体为著,双眼上视,每次 3~5 分钟可自行缓解,先后予卡马西平、丙戊酸钠治疗,但仍有发作,每月 2~3 次。2008 年 10 月来诊时,患者口服丙戊酸钠 0.2g,每日 3 次,伴见颜面红赤,心烦失眠,大便干,舌质黯红,苔黄厚腻,脉弦滑。本病应诊断为何病?如何进行辨证、立法、处方及调护?

【概述】

痫病是由多种病因引起的一种神志异常疾病,以神志丧失伴不自主的行为表现为主要特征,又有"痫证"、"癫痫"、"羊痫风"之称。因脏腑失调,气机逆乱,元神受累,神机失用而致精神恍惚,其发作具有突然性、短暂性和反复性。临床特征多为突然仆倒,昏不知人,口吐涎沫,两目上视,四肢抽搐,口中怪叫,移时苏醒,醒后如常人。

痫病源于《黄帝内经》中"胎病",属"巅疾"范畴,《素问·奇病论》曰:"人生而有病巅疾者……病名为胎病,此得之在母腹中时,其母有所大惊,气上而不下……故令子发为巅疾也"。后世医家认为本病系各种因素导致"脏气不平"、"痰浊壅塞"所致,如宋代陈言《三因极一病证方论·癫痫叙论》曰"夫癫痫病,皆由惊动,使脏气不平,郁而生涎,闭塞诸经,厥而乃成。或在母腹中受惊,或少小感风寒暑湿,或饮食不节,逆于脏气"。元代朱震亨《丹溪心法·痫》指出本病之发生"无非痰涎壅盛,迷闷孔窍"而成。至于痫病的分类,古有五痫之别,又有风痫、惊痫、食痫之分。清代李用粹《证治汇补·痫病》中提出阳痫、阴痫的分证方法。

西医诊断的癫痫与痫病临床表现一致,包括一组以痫性发作为特征的疾病和综合征。根据其病因不同,可分为原发性和继发性两大类。前者病因不明,亦称特发性癫痫;后者多由脑部病损及代谢异常所致,亦称症状性癫痫。均可参照本节辨证论治。

【病因病机】

一、病因

1. 先天因素　系母体怀孕后,或受惊恐,或饮食失调,或误服药物,或七情郁结,使母体精气耗伤，胎元受损而致痫。

2. 情志失调　主要责之于惊恐郁怒，情志过极可致脏腑失调，气机逆乱，元神受累，神机失用而致痫。

3. 饮食失节　平素过食肥甘厚味，损伤脾胃，积热生痰，蕴伏于内，遇劳累过度，情志过极或生活起居失于调摄，触动积痰，闭塞清窍，而致痰痫。若因饮食不洁，误食带虫食物，或过食病畜之肉，导致虫卵内阻，循经阻于脑窍则发虫痫。

4. 外感风热毒邪　素体虚弱，腠理疏松，外受风热毒邪，风淫肝经，热极生风，风火痰热结聚，上冲清窍而发风痫、热痫。

5. 久病、他病日久传变　痫病久治不愈或他病日久，导致脾胃虚弱，气血耗伤，伤及肝肾，筋脉失控，或脑髓受累，髓海失充，而并发痫病。

6. 脑部外伤　由于胎胞外伤或就产时头颅受伤，或由高坠下、跌仆撞击，均能导致颅脑受伤，瘀血内停，闭阻脑络，脑神失养，神志逆乱，遂发痫病。

二、病机

1. 发病　具有突然性、反复发作性、短暂性和刻板性，发作前可有先兆，苏醒后如常人，对发作过程无记忆。

2. 病位　在脑，与心、肝、脾、肾关系密切。

3. 病性　属本虚标实证，五脏虚损为本，邪实为标。发作期以风、痰、火、郁、瘀标实为主，间歇期以五脏虚损为主。新病可见实证，久病多为虚实夹杂证。

4. 病势　初发，正气尚盛，痰虽结而不深，气机逆乱尚易调顺，故发作持续短，间歇期长。若久发不愈，本虚而标实，正气渐伤，痰结较深，气机闭阻，不易调顺，则发作时间长，甚则持续不已。病势多由实转虚，虚实夹杂，日久不愈，以成痼疾。

5. 病机转化　取决于正气的盛衰及中邪深浅。凡发病初期，正气尚足，邪中较浅，多属正盛邪实之实证。日久损伤正气，痰浊、瘀血等邪实沉痼，必致脏腑愈虚，正气更衰，形成虚实夹杂证。凡脾、心、肝、肾功能失调，气血运行失畅，又可产生痰浊、瘀血等邪实因素，此即因虚致实而成虚实夹杂证。

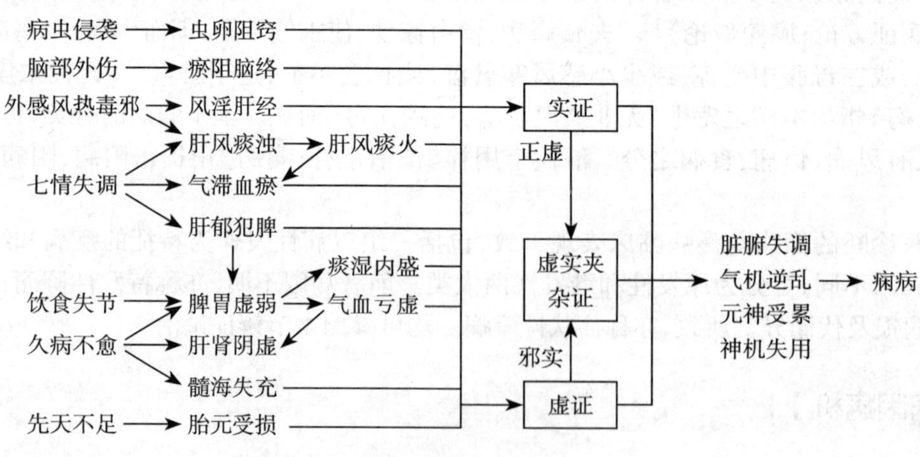

痫病病因病机示意图

【诊断】

一、诊断标准

按照1995年国家中医药管理局发布的《中华人民共和国中医药行业标准·中医病证诊断疗效标准》。

1. 全面性发作时突然昏倒，项背强直，四肢抽搐；或仅两目瞪视，呼之不应，或头部下垂，肢体无力。

2. 部分性发作时可见多种形式，如口、眼、手等局部抽搐而无突然昏倒，或幻视，或呕吐、多汗，或言语障碍，或无意识的动作等。

3. 起病急骤，醒后如常人，反复发作。

4. 多有家族史，每因惊恐、劳累、情志过极等诱发。

5. 发作前常有眩晕、胸闷等先兆。

6. 脑电图检查有阳性表现，有条件者可做头颅CT、磁共振可协助鉴别诊断。

二、诊断说明

临床上根据典型的发作类型以及至少2次以上的发作可初步确定为痫病，再结合脑电图即可确诊。脑电图上的痫样放电是痫病重要的诊断佐证，同时尚需要除外其他非癫痫性发作性疾病。确诊后除需做出癫痫发作类型的诊断外，还应进一步明确是否是癫痫综合征，并尽可能做出病因诊断。

【鉴别诊断】

1. 厥病　二者均可出现突然昏仆，不省人事的症状。痫病发作时常伴有四肢抽搐，两目上视，口吐涎沫等症状，移时苏醒，醒后如常，素有宿根，反复发作，每次发作病情相似，脑电图检查常有阳性表现。厥病可伴有面色苍白，四肢厥冷，无口吐涎沫，两目上视，四肢抽搐和病作怪叫之见症，且厥病患者脑电图检查多无阳性发现。

2. 中风　二者均有突然昏仆、昏不知人的症状。痫病无半身不遂，口舌㖞斜等后遗症，发病者以儿童、青少年居多，且有多次相似发作的病史可寻。中风病较痫病昏迷时间长，常伴见口舌㖞斜，言语不利，半身不遂，醒后遗留口㖞、半身不遂等症，亦无四肢抽搐、喉中怪叫等症状。临床CT、磁共振、脑电图等相关检查有助鉴别。

3. 痉病　二者均具有时发时止，四肢抽搐等症状，但痉病多为持续发作，伴有角弓反张，项背强急，多无惊叫，经治疗后方可恢复，恢复后仍有原发疾病存在。必要时行脑电图、脑脊液等辅助检查以资鉴别。

【辨证论治】

一、辨证要点

1. 详细了解病史　通过详细了解病史，可对诊断病因及性质提供一定的依据。

2. 辨发作　一般来说发作时间短、间歇期长者病情轻，反之则病情重。

3. 辨标本虚实　发病急，程度重，昏仆号叫，抽掣吐涎者多实；发病相对较缓，程度较轻,发时口眼相引,呆木无知,不能持物者多虚。

4. 辨气机逆乱 气机逆乱在本病病机方面有重要意义。临床上,应辨是清气不升,还是浊气不降,或是肝气郁结,以定升清、降浊、理气之法。清气不升多属虚,常有气短乏力、脉弱无力等表现;浊气不降多属实,常有脘腹胀满、二便不爽、脉滑有力等表现;肝郁不舒者常有情志抑郁、急躁易怒、口苦脉弦等表现。

二、治疗原则

治疗当急则开窍醒神治其标,缓则祛邪补虚疗其本。多以调气豁痰、平肝息风、清肝泻火、补益心脾、滋养肝肾、通络镇惊、宁心安神等法治之。本病久病入络,多反复发作,缠绵难愈,酌情加用活血搜风剔络药物。

三、分证论治

1. 痰火扰神

主症:猝然仆倒,不省人事,四肢强痉拘挛,口中有声,口吐白沫,烦躁不安,气高息粗,痰鸣漉漉。

兼次症:痫止后仍烦躁不安,失眠,口臭便干,或咯痰黏稠。

舌脉:舌红或黯红,苔黄腻,脉弦滑。

分析:痰邪郁久化火,或火邪煎熬津液酿成痰热,痰火互结,阻闭心窍,扰乱神明,故见猝然仆倒,不省人事;痰火壅遏气机,故见气高息粗;热扰心神故见烦躁不安,失眠;火热伤津,故见口臭便干;痰鸣漉漉,舌红,苔黄腻,脉弦滑为痰火之象。

治法:清热泻火,化痰开窍。

方药:龙胆泻肝汤合涤痰汤加减。方中龙胆草苦寒清泄肝胆实火,石菖蒲化痰开窍二者共为君药;栀子、黄芩、柴胡助龙胆草清肝泻火为臣药;半夏、橘红、茯苓、胆南星、竹茹助石菖蒲化浊涤痰,泽泻、川木通、车前子清热利湿,生地、当归滋阴养血,既补肝胆实火所伤之阴血,又可防方中苦燥渗利之品损伤阴液,柴胡疏畅肝胆,与生地、当归相伍,恰适肝“体阴用阳”之性,共为佐药;甘草调和诸药,为使药。

加减:抽搐明显者,加钩藤、羚羊角粉;便秘、腹胀痛者,合大承气汤或凉膈散;口干口渴者,加麦冬、沙参;痰黏稠甚者,加天竺黄、竹沥水。

临证参考:本证往往由邪滞体内,久郁化热,或火热炽盛所引发,故治以清郁热,泻肝火。清郁热尚可酌加牡丹皮、赤芍、柴胡、大黄等,泻肝火尚可予黛蛤散,邪闭神昏重者可灌服安宫牛黄丸。

2. 痰气郁滞

主症:发作时多为口咽自动症(咂嘴、舔唇、咀嚼、吞咽或进食样动作)、点头及肢体运动等,或者出现情感症状,以精神抑郁为主要特征,或表现为认知功能障碍。

兼次症:头痛,头晕,气上冲胸感,恶心,胸闷,心慌等。

舌脉:舌红,苔薄白,脉弦。

分析:素有脾胃虚弱,运化无力,精微不布,痰浊内聚,复因惊恐恼怒而肝气郁结,气机逆乱,痰随气逆,痰、气、郁上扰清窍,故见精神抑郁,头痛,头晕;痰阻脑窍,神明失司,故见点头、咂嘴、舔唇等自动症;神明失养,故见认知功能障碍;痰气郁结胸中,故见气上冲胸感,恶心,胸闷,心慌;舌红,苔薄白,脉弦均为肝郁气滞,风痰上扰之象。

治法:疏肝理气,化痰息风开窍。

方药:柴贝止痫汤加减。柴胡和解少阳,疏肝和胃为君药;浙贝母化痰散结为臣药;天麻、牡蛎、地龙平肝潜阳,息风镇痉,石菖蒲、半夏燥湿化痰共为佐使。

加减:头晕明显者,加菊花、石决明、赭石、怀牛膝;烦躁不安,失眠者,加羚羊角、龙胆草、栀子;胸脘满滞,纳呆,疲倦者,加白术、山药、茯苓、佛手;恶心者,加半夏、旋覆花;痰多者,加半夏、胆南星。

临证参考:本证多见于西医难治性癫痫,特别是表现为复杂部分性发作的颞叶癫痫。临证当辨痰、气、郁孰重孰轻,可用定痫丸、柴胡加桂枝龙骨牡蛎汤随证加减,方能取得满意的疗效。痫病因长期发作形成虚实夹杂证,可辨证久服中成药六味地黄丸、补肾益脑片、逍遥散。

3. 血虚风动

主症:猝然仆倒,或面部烘热,或两目瞪视,或局限性抽搐,或四肢抽搐无力,手足蠕动,二便自遗。

兼次症:面白无华或萎黄,头晕眼花,失眠多梦,手足发麻,妇女月经后期量少、色淡。

舌脉:舌淡,少苔,脉细弱。

分析:本证总由血虚生风,风气内动,或因痫病日久及他病缠绵伤及气血,血虚则筋脉失于濡养,故见抽搐或蠕动;肝风夹痰上蒙清窍,故见突然仆倒,面部烘热,两目瞪视;气虚不能固摄,故见二便自遗;虚风内动,扰动心神,心神不安,故见失眠多梦,手足发麻;血虚失养,故见妇女月经后期量少、色淡;舌淡,少苔,脉细弱均为血虚之象。

治法:养血安神,平肝息风。

方药:四物汤加减。方中熟地黄滋阴补血,为君药;当归补血养肝,和血调经,为臣药;白芍养血敛阴,缓急止痛,川芎上行头目,下行血海,中开郁结,旁通络脉,共为佐药。

加减:抽搐甚者,加全蝎、僵蚕;急躁易怒者,加夏枯草、炒栀子;心悸气短者,加太子参、五味子。

临证参考:本证多见后天脾胃失于调养,化源不足,故治疗上应重视健脾益气生血,平时常服八珍丸、归脾丸等健脾益气生血之品。

4. 风痰闭窍

主症:猝然昏仆,目睛上视,口吐白沫,手足抽搐,喉中痰鸣或口吐涎沫。

兼次症:病发前多有头晕,头痛,胸闷乏力,痰多,欠伸等先兆症状。

舌脉:舌淡红,苔白腻,脉滑。

分析:素有痰浊内蕴,深伏于脑,复因惊恐恼怒,肝气郁结,肝阳暴张,阳亢化风,气机逆乱,痰随气逆,风阳夹痰浊闭阻脑窍,故见猝然昏仆;风痰上逆,气机不畅,故见头晕头痛、胸闷欠伸;风痰窜扰筋脉,故见目睛上视、手足抽搐;风痰上壅则喉中痰鸣,口吐涎沫;舌淡红,苔白腻,脉滑为风痰闭阻之象。

治法:涤痰息风,开窍定痫。

方药:定痫丸加减。方中竹沥清热化痰,镇惊利窍,胆南星清火涤痰,息风定痫,共为君药;半夏燥湿化痰,茯苓利湿化痰,陈皮理气化痰,川贝母润燥化痰,姜汁和胃化痰,天麻、僵蚕、全蝎息风通络,平肝止痉,共为臣药;石菖蒲、远志开窍化痰醒神,麦冬、丹参滋阴清热,活血利窍,朱砂、茯神、琥珀清心宁神,镇惊定痫,共为佐药;甘草扶脾缓肝,调和诸药,为佐使药。

加减:痰黏者,加白芥子、莱菔子;痰涎清稀者,加细辛、干姜;腹胀者,加青皮、陈皮、枳壳;抽搐甚者,加钩藤、蜈蚣;食少纳呆者,加神曲、麦芽、鸡内金;胸闷呕恶者,加桔梗、厚朴、旋覆花。

临证参考:方中全蝎、僵蚕等虫类搜剔药可研粉冲服,但因其有一定的毒性,宜从小量开始,逐渐增量,切不可骤用重剂。方中辰砂又名朱砂,有毒,主要成分硫化汞,多入丸散服,不宜入煎剂。不宜大量服用,也不宜少量久服,肝肾功能不全者禁服。

5. 瘀阻脑络

主症:猝然昏仆,瘈疭抽搐,或单以口角、眼角、肢体抽搐,颜面口唇青紫。

兼次症:缓解期兼见头痛或头晕,肢体麻木,精神恍惚。

舌脉:舌紫黯或有瘀点、瘀斑,脉弦或涩。

分析:跌仆撞击,或产伤,导致脑内受伤,或久病入络,瘀血内停,阻塞脑络,上蒙清窍,故见猝然昏仆、头晕;瘀血内阻,血行不畅,筋脉失养,故见瘈疭抽搐,肢体麻木或单以口角、眼角抽搐;瘀阻脑络,不通则痛,故见头痛;舌紫黯或有瘀点、瘀斑,脉弦或涩为瘀血内阻之象。

治法:活血化瘀,息风通络。

方药:通窍活血汤加减。方中麝香开窍醒神,活血散结为君药;赤芍、川芎、桃仁、红花活血祛瘀为臣药;石决明、牡蛎平肝潜阳,全蝎、僵蚕、地龙息风镇痉、通络共为佐药。

加减:痰多者,加清半夏、竹茹;舌苔白腻者,加胆南星、石菖蒲;神疲乏力者,加黄芪、太子参;头晕者,加天麻、菊花;大便干结者,加大黄;气阴两虚者,加太子参、麦冬。

临证参考:本证由外伤或久病所致,若遇劳累、情绪波动及气候变化等常易诱发。故患者应避免过度劳累及精神紧张,若遇气候突变宜在家静养。

6. 心脾两虚

主症:久发不愈,猝然昏仆,或仅头部下垂,四肢无力。

兼次症:面色无华,口吐白沫,四肢抽搐无力,口噤目闭,二便自遗。平素可见神疲乏力,眩晕时作,食欲不佳,大便溏薄。

舌脉:舌淡,苔白,脉弱。

分析:平素心虚胆怯之人,忧思郁怒不解,劳伤心脾,脾虚失运,湿痰内生,蒙蔽清窍,故见猝然昏仆,口噤目闭或仅头部下垂,四肢无力;气虚失摄故见二便自遗;脾失健运,气血生化乏源故见纳差便溏,神疲乏力,面色不华,食欲不佳;清阳不升故见眩晕时作,大便溏薄;舌淡,苔白,脉弱为气血两虚之象。

治法:补益气血,健脾养心。

方药:归脾汤加减。方中人参补气生血,养心益脾,龙眼肉补益心脾,养血安神,共为君药;黄芪、白术助人参益气补脾,当归助龙眼肉养血补心,共为臣药;茯神、远志、酸枣仁宁心安神,木香理气醒脾,共为佐药;炙甘草补气健脾,调和诸药,为佐使药;姜、枣调和脾胃,以资生化。

加减:呕吐痰涎者,加胆南星、姜竹茹、瓜蒌、石菖蒲;便溏者,加炒扁豆、炮姜;头晕健忘者,加制首乌、益智仁;血瘀者,加丹参、桃仁、红花;夜游者,加生龙骨、生牡蛎、珍珠母。

临证参考:本证常由后天之本失于调养所致,故治疗应重视健脾益气生血,培元固本,杜绝生痰之源。患者可常服归脾汤、八珍汤、六君子汤、参苓白术散等方药调理,并结合饮食、劳逸等共同调治。

7. 肝肾阴虚

主症：猝然昏仆，或失神发作，或语謇，四肢逆冷，肢搐瘛疭，手足蠕动。

兼次症：健忘失眠，腰膝酸软。

舌脉：舌红绛，少苔或无苔，脉弦细数。

分析：多因痫病反复发作日久不愈，气血先虚，继则肝肾俱亏，肾精不足，肝血亏虚；或肝火亢盛，耗伤肝肾阴液，以致周身失于濡养，阴虚阳亢，化风夹痰，上扰脑神，故见猝然昏仆，或失神发作，或语謇，四肢逆冷，肢搐瘛疭，手足蠕动；虚热上扰心神，故见健忘失眠；腰为肾之府，肾阴亏虚，腰府失养，故见腰膝酸软；舌红绛，少苔或无苔，脉弦细数均为肝肾阴虚之象。

治法：滋养肝肾，息风安神。

方药：大定风珠加减。方中鸡子黄滋阴潜阳，养血息风，上通心气，下达肾气，阿胶滋阴补血，共为君药；白芍、甘草、五味子酸甘化阴，滋阴柔肝，缓急舒筋，生地黄养阴生津，火麻仁养阴润燥，麦冬养阴润肺，共为臣药；龟甲、鳖甲、牡蛎育阴潜阳，重镇息风，共为佐药；甘草调和诸药，兼做使药。

加减：心中烦热者，加竹叶、栀子、灯心草；手足心热明显者，加地骨皮、白薇；痰热者，加天竺黄、竹茹；腰膝酸软者，加杜仲、川断、桑寄生；大便干燥者，加肉苁蓉、火麻仁。

临证参考：本证患者常因反复发作，久病伤肾，故须处处顾护肾脏之精血，不可过用刚燥之品，并需因势利导，以柔克刚。若形瘦体羸，神疲面皖白，久而不复，为阴精气血俱虚，当大补精血，宜常服河车大造丸。

【预后与转归】

痫病的转归与预后取决于患者的体质强弱、正气盛衰与感邪轻重。本病有反复发作的特点，病程一般较长，少则一两年，甚则终身难愈。体质较好，正气尚足的患者，若治疗恰当，予以调理，可控制发作，但难以根治；体质较弱，正气不足，痰浊沉痼者，往往迁延日久，缠绵难愈，预后较差。若反复频繁发作，少数年幼患者智力发育受到影响，出现智力减退，甚至成为痴呆。

【预防与康复】

痫病是一种具有遗传倾向的疾病，有家族史的患者应避免互相婚配；普遍推广婚前检查以及产前诊断，做到防患于未然，可大大减少遗传性癫痫的发生。孕产期应避免惊吓，在生产过程中有困难者应及早行剖腹产，避免新生儿脑损伤。早期预防及治疗颅内感染、脑外伤及脑血管病等疾病可以减少继发性癫痫的发生。

痫病患者应遵医嘱规范、合理、长期用药，切忌控制发作后自行停药或间断不规则服药，易导致痫性发作频繁甚至进展为癫痫持续状态。病情稳定者可适当参加体育锻炼，长期坚持太极拳、太极剑、气功等，有益于身体健康，正气恢复。

【结语】

痫病是一种发作性神志异常的疾病。多由先天禀赋不足、情志失调、饮食失节、外感风热毒邪、脑部外伤久病、他病日久传变等因素，导致风痰闭阻，痰火内盛，心肾亏虚，气血瘀滞而发作。病位在脑，与心肝脾肾有关。治疗当依其标本缓急而有所区别。发作期当开窍醒神以治其标，阳痫以开窍醒神，泻热涤痰息风为法，阴痫以温阳除痰，顺气定痫为法。病情急骤或持续不得缓解者，可先用针刺以促其醒，后投以煎剂。休止期当调理脏腑以治本，调补气血，健脾益胃，滋养肝肾法为主。间歇期长者可用丸剂长服以防复发。

【相关资料链接】

一、篇首案例分析

辨证分析：患者形体偏胖，性情急躁，痰湿肝火偏盛，痰火阻闭心窍，扰乱神明，而猝然仆倒，不省人事，喉中怪叫，四肢抽搐，双眼上视；肝火旺盛则颜面红赤；热扰心神则烦躁不安，心烦失眠；火热伤津则大便秘结；舌黯红，苔黄厚腻，脉弦滑为痰火之象。

诊断：痫病 痰火内扰 气机逆乱

治法：清热化痰，平肝息风

处方：

龙胆草 6g	黄连 9g	栀子 10g	清半夏 10g
云苓 15g	陈皮 10g	竹茹 10g	胆星 6g
枳实 10g	生大黄 10g	灯心草 3g	赤芍 10g
羚羊角粉（分冲）0.6g	郁金 10g	丹参 15g	琥珀粉（分冲）2g

7 剂，水煎服，每日 1 剂，分早晚服。

调护：畅情志，节饮食，注意休息。减少声、光、电的刺激。

预后：服前方 7 剂后复诊，诉未再发作，睡眠改善，大便已通，舌苔渐薄，上方生大黄改为熟大黄 6g。再进 7 剂来诊，舌质黯，舌薄白稍腻，病趋平稳。之后患者遵医嘱若见心烦失眠，便干，舌质红，苔腻或黄腻等症及时来诊，短期予中药汤剂或牛黄清心丸调理，并坚持清淡饮食、调畅情志，随访 1 年未再发作。

按：本例患者以痰热扰心为主要病机，首诊以清热化痰、平肝息风，方药直折火势，后两次来诊，效不更方，病势渐缓，同时指导患者调畅情志，清淡饮食，以绝动火生痰之源。之后嘱患者不适及时就诊，随证适时干预以灭渐生之痰火。辨治准确，方案周全，故能收到较好疗效。

摘自：马洪明，马大勇．中医药辨证适时干预治疗中风后痫病的体会[J]. 中华中医药杂志，2010，25(7)：1053-1055.

二、临证经验举隅

李某，男，28 岁。1995 年 3 月 23 日初诊。经常头晕，抽搐，口吐泡沫五年。患者五年前，因工作繁重，常头晕、心烦闷，继而昏厥，不省人事，口吐痰沫，四肢抽搐，数分钟即醒，每月 1~2 次，经当地医院诊断为“癫痫”。服中西药无数，症状未能控制，近半年发作愈加频繁，每天发作 1~2 次。其姑姑于 1995 年 3 月 23 日带来我处就诊，患者头晕，心烦，时夜卧不安，胸闷不舒，口渴喜饮，口舌生疮，尿道时灼痛，舌质红、苔薄黄，脉滑数。证属心火上扰，风痰发痫。治宜清心化痰、息风定痫，遂以导赤散加味。药用：生地 20g，黄连 15g，木通 10g，竹叶 15g，琥珀（冲）10g，制胆星 10g，天麻 10g，钩藤（后下）30g，郁金 10g，全虫（冲）5g，甘草 10g，竹沥 20ml（3 次 / 日，10 剂）。4 月 3 日复诊：发作 1 次，余症消失；小便次数多，原方易木通为 3g，去琥珀加生牡蛎（先煎）30g、百合 20g，加减 30 剂而愈。追访 1 年，未发作。

按：烦劳过度，心火暴盛，阳气怫郁，心神昏冒，则突然仆倒；痰火相合则吐涎；心火上扰则夜卧不安，口舌生疮，下移膀胱则淋痛。故以导赤散清心泻热，佐化痰息风之品，后期益气固本而收功。

摘自:杨祥.从"心火论治"癫痫验案3例[J].中医药通报,2008,7(5):54-55.

【思考题】

1. 简述痫病的病因病机。
2. 痫病与厥病如何鉴别?
3. 病案分析

白某,男,60岁,工人。既往体健,否认高血压、癔病等病史。

患者于1994年6月12日洗澡时摔倒,造成头部创伤晕厥,经治疗好转。自此后经常头痛头晕,尤以劳累或情绪波动时加重,伴恶心,夜间亦有发作,经常服用止痛药物。12月家人发现病人有时发呆,呼之不应,片刻可自行缓解,未曾引起注意。1995年2月无诱因出现猝然昏仆,四肢抽搐,牙关紧闭,口吐白沫,苏醒后头痛加重,遂来就诊。初诊:诉头痛剧烈,如刀绞样抽痛,痛处固定,无放射,轻度恶心,精神萎靡,舌淡黯有瘀点,苔薄黄,脉弦涩。神清,五官大致正常,颅外观无血肿及包块,浅表淋巴结无肿大,双瞳孔等大等圆,光反迟钝,无眼震,四肢活动好,肌力正常,生理反射存在,病理反射未引出。实验室检查未见异常,脑电图轻度异常。

厥　病

【案例】

万某，女，52岁。晕厥时常发作，发则昏不知人，喉间痰声漉漉。平素心情郁闷不舒，胃纳不充，经事如常；舌淡、苔白腻，脉细滑。本病应诊断为何病？如何进行辨证、立法、处方及调护？

【概述】

厥病是因机体阴阳失调、气机逆乱导致突然晕倒、不省人事，或伴有颜面苍白、汗出、四肢逆冷为主要表现的一种病证。病情轻者，一般在短时内苏醒，醒后无偏瘫、失语及口舌㖞斜等后遗症；病情重者，则昏厥时间较长，甚至一厥不复而导致死亡。

《黄帝内经》论厥甚多，一类是指突然昏倒，不知人事，如《素问·大奇论》说："暴厥者，不知与人言"；另一类是指肢体和手足逆冷，如《素问·厥论》说："寒厥之为寒也，必从五指而上于膝"。后世医家在此基础上主要形成两种观点：一种是《伤寒论》、《金匮要略》论厥，继承了《黄帝内经》中手足逆冷的论点，病因重在感受外邪，属于外感病中的发厥，对于因外邪致厥者的临床治疗有重要指导价值；另一种是内伤杂病的发厥，指突然出现神志丧失的临床症状，《诸病源候论》探讨其病机是"阴阳离居，营卫不通，真气厥乱，客邪乘之"。明代李梴在《医学入门·外感寒暑》中明确区分外感发厥与内伤杂病厥病。《景岳全书·厥逆》总结明代以前对厥病的认识，提出以虚实论治厥病，切中临床。此后医家对厥病的理论不断充实和完善，提出了气、血、痰、食、暑、尸、酒、蛔等厥，并以此作为辨证的重要依据，指导临床治疗。

西医学多种原因所致之晕厥，如反射性晕厥（血管迷走神经性晕厥、颈动脉窦性晕厥、直立性晕厥、情景性晕厥），心源性晕厥，心律失常性晕厥，脑源性晕厥，血液成分异常性晕厥（低血糖晕厥、重度贫血性晕厥、过度换气综合征），中暑及精神性疾病所致的晕厥，均可参照本节进行辨证论治。

【病因病机】

一、病因

1. 七情内伤　七情内伤，气逆为病，因怒而厥者为多。气逆而气血并走于上，以致阴阳不相顺接而发为厥病。此外，若其人平素精神衰弱，加上突如其来的外界刺激亦可发生厥病。

2. 亡血失津　如因大汗吐下，气随液耗，或因创伤出血、产后大量失血等，以致气随血脱，阳随阴消，神明无主，均可出现厥病。

3. 痰饮内伏　脾胃运化失常，聚湿生痰，痰阻中焦，气机不利，痰浊上壅，清阳被阻则可发为昏厥。

4. 瘀血阻滞　五脏功能障碍，气机运行失常，导致瘀血内生，闭阻经络，瘀塞心窍，使卫不通，阴阳气血不能顺接而形成厥病。

5. 饮食劳倦　过度饥饿，则中气不足，后天之本受损，不能生精，髓海失养；暴饮暴食，饮食停于胸膈，上下不通，阴阳升降受阻，均可引起昏厥。过度疲劳，或睡眠不足，阴阳气血暗耗，也是发厥原因之一。

6. 剧烈疼痛　疼痛伤气，并可导致气机逆乱而猝然昏仆。临床上除寒邪疼痛致厥外，创伤、气滞、瘀血疼痛等，也可引起气机逆乱而发生昏厥。

7. 外邪侵袭　感受六淫或秽恶之邪，使气机逆乱，阴阳之气不相顺接，即可发为昏厥。

8. 体质因素　平素气血运行不畅，或素体阳旺或痰多，偶遇巨大精神刺激，遂致气机逆乱而发昏厥。

二、病机

1. 发病　多有明显的诱因，起病急骤，以突然昏厥为发病特点，可伴有颜面苍白，汗出肢冷等症，多在短时间内苏醒，亦有病重者，一厥不复而亡，临证当注意。

2. 病位　在脑，涉及心、肝、脾。

3. 病性　有虚、实、寒、热之分。属实者，或以气为主，或以血为重。属虚者，正气耗脱，或以阴亏为甚，或以阳脱为重，然阴阳互根，故阴阳耗伤，必然同时存在，但以阳气耗脱，不能达于四末周身为病机重点。

4. 病势　厥病轻者，或救治及时，气机复畅，阴阳调顺，则移时苏醒；若邪毒炽盛，或失治误治，伤阴损阳，亦可转化为邪实而正虚，甚则邪闭气脱，阴阳离决，一厥不醒。

5. 病机转化　厥病之病理转归主要有三：一是阴阳气血相失，进而阴阳离决，发展为一厥不复之死证；二是阴阳气血失常，或为气血上逆，或为中气下陷，或为气血痰浊内闭，气机逆乱而阴阳尚未离决，此类厥病之生死，取决于正气来复与否及治疗措施是否及时、得当。若正气来复，治疗得当，气复返则生；反之，气不复返则死；三是表现为各种证候之间的转化，如气厥和血厥之实证，常转化为气滞血瘀之证；失血致厥的血厥虚证，严重者转化为气随血脱之脱证。

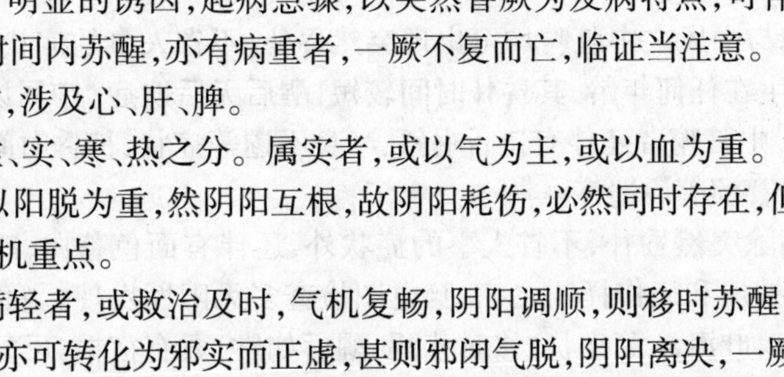

厥病病因病机示意图

【诊断】

一、诊断标准

参照《中医药学高级丛书·中医内科学(第2版)》(2011年人民卫生出版社出版)有关本病的诊断依据。

1. 突然昏仆,不省人事,或伴四肢逆冷,一般短时苏醒,醒后无口舌㖞斜、肢体偏瘫等后遗症的临床表现。

2. 发病前可常有头晕、视物模糊、面色苍白、出汗等先兆症状。

3. 血常规、血液生化、血压测量、脑电图、脑干诱发电位、心电图、颅脑CT、头颅MRI等检查有助于明确诊断。

二、诊断说明

诊断应详细了解病史及发病情况。了解既往有无类似病症发作,询问发病原因:如发病前有无明显的精神刺激、情绪波动,或大失血病史,或暴饮暴食史,或痰盛宿疾病史。并注意询问发病时体位、持续时间及发病前后的表现。

【鉴别诊断】

1. 中风 厥病与中风之中脏腑均可出现突然昏仆,不省人事的症状。厥病可伴有面色苍白,四肢厥冷,发生在任何年龄,其昏仆时间较短,醒后无后遗症。中风以中老年人为多见,素体常有肝阳亢盛,中脏腑者还伴有口舌㖞斜、半身不遂等症状,神昏时间较长,苏醒后有偏瘫、口舌㖞斜及言语謇涩等后遗症。

2. 痫病 厥病除突然昏仆,不省人事的症状外,还伴有面色苍白,四肢厥冷,无口吐涎沫,两目上视,四肢抽搐和病作怪叫之症,脑电图检查多无阳性发现。痫病发作时常伴有四肢抽搐,两目上视,口吐涎沫等症状,移时苏醒,醒后如常,素有宿根,反复发作,每次发作病情相似,脑电图检查常有阳性表现。

3. 昏迷 厥病多为突发,醒后多无后遗症。昏迷为多种疾病发展到一定阶段时出现的危重证候,一般来说发生较为缓慢,有一个昏迷前的临床过程,先轻后重,由烦躁、嗜睡、谵语渐次发展,一旦昏迷后,持续时间较长,恢复较难,苏醒后原发病仍然存在。

【辨证论治】

一、辨证要点

1. 辨虚实 实证者表现为突然昏仆,面红气粗,声高息促,口噤握拳,或痰涎壅盛,或身热谵妄,舌红苔黄腻,脉洪大有力。虚证者表现为眩晕昏厥,面色苍白,声低息微,口开手撒,或汗出肢冷,舌胖或淡,脉细弱无力。

2. 分气血 厥病以气厥、血厥为多见。气厥实者,乃肝气升发太过所致,表现为呼吸气粗,口噤握拳,舌红苔黄,脉沉而弦;血厥实者,乃肝阳上亢,气血并走于上,表现为牙关紧闭,面赤唇紫,或鼻衄,舌黯红,脉弦有力。气厥虚者,平素体虚,因骤遇惊恐悲伤、或劳倦过度导致一时中气下陷,气机不相顺接所致,症见汗出、气短、肢冷、小便自遗、舌淡、脉沉细;血厥虚者，平素气血亏虚，发病前多有亡血失津病史，症见头晕心悸、面唇苍白、汗出肢冷、舌淡、脉芤或细弱等。

二、治疗原则

厥病乃危急之候，当以及时救治为要，醒神回厥是主要的治疗原则，但具体治疗其虚、实证时又有所不同。实证：开窍、化痰、辟秽而醒神，适用于邪实窍闭之厥病。本法系急救治标之法，苏醒后应按病情辨证治疗。虚证：益气、回阳、救逆而醒神，适用于元气亏虚、气随血脱、精竭气脱之厥病。对于失血过急过多者，还应配合止血、输血，以挽其危。由于气血亏虚，故不可妄用辛香开窍之品。

三、分证论治

1. 气厥

(1) 实证

主症：突然昏倒，不省人事，牙关紧闭，两手握拳，呼吸急促。

兼次症：或四肢厥冷，或发作前情绪激动不安，郁闷不乐，胸前堵闷，四肢麻木。

舌脉：苔薄白，脉伏或沉弦。

分析：情志不遂，肝气郁滞，气机上逆，阻闭清窍，故见突然昏倒，不省人事，牙关紧闭，两手握拳；气闭胸中，故见呼吸急促，胸前堵闷；阳气不能外达，故见肢体麻木，四肢厥冷；苔薄白，脉伏或沉弦均为气机逆乱之象。

治法：顺气降逆。

方药：五磨饮子加减。方中沉香、乌药降气调肝，槟榔、枳实、木香行气破滞。

加减：痰多气壅者，加胆南星、川贝母、橘红、竹沥；醒后哭笑无常者，加远志、茯神、酸枣仁、丹参。

临证参考：本证患者发病突然，口噤不开，急救药品难以下咽，可用指掐人中、百会，以开郁解噤，继之灌服药物。

(2) 虚证

主症：头晕目眩，心慌气短，突然昏倒。

兼次症：汗出肢冷，面色苍白，呼吸微弱，或小便自遗。

舌脉：舌淡，苔薄白，脉沉细微。

分析：素体气血不足，或因惊恐悲伤、饥饿劳累，中气下陷，故见头晕目眩、心慌气短；气机不相顺接，故见突然昏倒；气虚不能固摄，故见汗出不止，小便自遗；阳气不达于四末，故见面色苍白，四肢逆冷；舌淡，苔薄白，脉沉细微均为中气不足的表现。

治法：补气回阳。

方药：四味回阳饮加减。方中以人参大补元气，制附子、炮姜回阳救逆，炙甘草和中。

加减：表虚自汗者，加黄芪、白术、防风；汗出不止者，加煅龙骨、煅牡蛎、五味子；心慌气短、心悸不宁者，加丹参、远志、酸枣仁、茯神、生牡蛎。

临证参考：本证乃气陷欲脱之证，当以救急为先，缓以图本。先灌服参附汤或芪附汤，应急可灌服温糖水，亦可静点生脉注射液，待苏醒后，再以四味回阳饮加减内服。

2. 血厥

(1) 实证

主症:突然晕倒,不知人事,牙关紧闭,面赤唇紫。

兼次症:醒后头昏头痛,平素急躁易怒,口苦面赤,头晕胀痛,多因急躁恼怒(或入厕努责排便)而发。

舌脉:舌黯红,脉弦而有力。

分析:怒而气上,血随气升,气血并走于上,闭塞清窍,故见突然晕倒、不知人事;肝阳化风,故见头昏头痛、牙关紧闭;血菀于上,故见面赤唇紫;气血壅于头面,故见舌黯红;脉弦而有力为肝气有余之象。

治法:活血顺气。

方药:通瘀煎加减。方中以当归尾、红花、山楂活血散瘀,乌药、青皮、木香、香附顺气开郁,泽泻利湿降浊。

加减:肝阳亢盛,头晕头痛者,加珍珠母、枸杞子、牛膝;阴虚不足,目眩头痛者,加珍珠母;急躁易怒,少寐多梦者,加牡丹皮、龙胆草、郁金、薄荷、酸枣仁、远志。

临证参考:急救可用醋或童便火淬,取烟熏鼻,亦可灌服童便(取男童中段尿),待患者苏醒后,继服通瘀煎;心痛骤发,四肢逆冷,进而昏厥者,可先用苏合香丸灌服,以开闭塞之窍,缓解后可按心痛辨证治疗。

(2) 虚证

主症:心悸,头晕,眼前发黑,昏厥无知,不省人事。

兼次症:面色苍白,口唇无华,目眩口张,自汗肢冷,四肢震颤。

舌脉:舌淡,苔薄白,脉芤或细数无力。

分析:营血亏耗,不能上承,故见心悸头晕,眼前发黑;髓海失养,故见昏厥无知,不省人事;血不上荣于面,故见面色苍白,口唇无华;阴血内衰,阳气亦虚,故见目陷口张,自汗肢冷;筋失所养,故见四肢震颤;舌淡,苔薄白,脉芤或细数无力为血脱之象。

治法:补气养血。

方药:先用独参汤灌服亦可同时灌服温糖水或盐水,再用人参养荣汤加减。独参汤重用一味人参,大补元气,所谓"有形之血不能速生,无形之气首当急固"。缓解后继用人参养荣汤补养气血。方中以人参、黄芪益气,佐当归、熟地养血,白芍、五味子敛阴,白术、茯苓、远志、甘草健脾安神,肉桂温养气血,生姜、大枣和中补益,陈皮行气。

加减:咳血、吐血者,加白及、仙鹤草、白茅根;受伤出血者,加三七;崩漏者,加茜草根、牡丹皮、侧柏叶;胞任虚寒者,加炮姜、艾叶;自汗肢冷、呼吸微弱者,加附子、干姜;心悸少寐者,加酸枣仁、龙眼肉、茯神;口干少津者,加麦冬、石斛、北沙参。

临证参考:汗出不止者,选用生脉散加龙骨、牡蛎;吐血不止者,选用独参汤加三七,还可选用中成药,如大补阴丸、西洋参口服液。病人苏醒后,仍宜以益气固脱为大法,可选用八珍汤加减。

3. 痰厥

主症:突然昏厥,眩晕或咳喘气急,喉中痰鸣。

兼次症:呼吸气粗,咯吐涎沫,胸膈满闷。

舌脉:苔白腻,脉沉滑。

分析:痰盛脾虚,或久咳之人,复因恼怒气逆,或外感六淫之邪,引动痰邪,上闭清窍,故突然昏厥或眩晕；痰阻气道，故见咳喘气急，喉中痰鸣；痰气壅塞胸中，故见呼吸气粗，胸膈满闷；痰邪中阻故见呕吐涎沫；苔白腻，脉沉滑均为痰浊内阻之象。

治法：行气豁痰。

方药：导痰汤加减。方中用橘红、枳实理气降逆，半夏、胆南星、茯苓燥湿祛痰，炙甘草、生姜和中，顾护中焦。

加减：痰气壅盛咳喘者，加杏仁、白芥子、莱菔子；胸闷者，加苏梗、桔梗；口干便秘、舌苔黄腻、脉滑数者，加全瓜蒌、黄芩、栀子、竹茹。

临证参考：痰在膈上者，可用盐汤或瓜蒂散探吐。“其高者，因而越之”是因势利导的权宜大法，然此法毕竟攻伐伤正，尤以损伤胃气为甚，故具体运用必须十分慎重。

4. 食厥

主症：暴饮暴食，复因恼怒，突然昏厥。

兼次症：脘腹胀满，呕恶酸腐，头晕。

舌脉：苔厚腻，脉滑实。

分析：食积气滞，壅塞于上，清窍不利，故见突发昏厥，头晕；中焦不疏，故见脘腹胀满；胃腑浊气上泛，故见呕恶酸腐；苔厚腻，脉滑实为食积不消、浊气不降之象。

治法：消食和中，理气开闭。

方药：食后不久而发厥，先用盐汤探吐祛邪，继以神术散合保和丸加减。方中山楂、神曲、麦芽、莱菔子消食化积；藿香、苍术、厚朴、砂仁、陈皮理气和胃，半夏、茯苓健脾和胃化湿，连翘清积滞之热；甘草调和诸药。

加减：腹胀而大便不通者，用小承气汤；食积化热者，加蒲公英；呕恶者，加黄芩、竹茹；大便秘结者，加枳实、大黄。

临证参考：本证以小儿为多，成人多见于饮食之后复加恼怒而成，因此本证重在预防，尤其是脾胃虚弱者更应注意不要贪食，食后避免情志过极。进食面食为主者，重用神曲、麦芽、谷芽，进食肉食为主者重用山楂、鸡内金。

5. 暑厥

主症：身热汗出，口渴面赤，继而昏厥，不省人事。

兼次症：或谵妄，眩晕头痛，胸闷乏力，四肢抽搐，汗多面白，肢冷身热，患者发病前多处在暑月，烈日暴晒或高热环境中突然发病。

舌脉：舌红而干，苔薄黄，脉洪数或细数。

分析：感受暑热之邪，故见身热汗出，口渴面赤；暑热内闭，蒙塞清窍，故见猝然昏厥、不省人事；暑热扰动神明，故见神识混乱、狂妄谵语；暑热郁逆，故见眩晕头痛；邪热内闭，故见胸闷、肢冷身热；暑热耗气伤津，故见汗多、口渴、乏力、面白；舌干红，苔薄黄，脉洪或细数均为暑热内盛、气阴两伤之象。

治法：开窍醒神，清暑益气。

方药：昏厥时以清心开窍醒神为主，以凉开水调服牛黄清心丸或紫雪丹，继用白虎加人参汤或清暑益气汤加减。牛黄清心丸方中黄连、黄芩、栀子清热解毒，牛黄、朱砂、郁金开窍安神。紫雪丹方中犀牛角（水牛角代）善清心热，凉血解毒，羚羊角凉肝息风止痉，麝香开窍醒神，共为君药；生石膏清热泻火，除烦止渴，寒水石、滑石清热利窍，玄参、升麻清热解毒，玄参亦养阴生津，升麻清热透邪，共为臣药；木香、丁香、沉香行气通窍，黄金、朱砂、磁石重镇安神，朱砂亦清心解毒，磁石亦潜镇肝阳，除烦止痉，芒硝、硝石泄热散结，共为佐药；甘草益气安中，调和诸药，为佐使药。白虎加人参汤方中石膏、知母清肺胃之热，粳米、甘草、人参益气生津。清暑益气汤方中西瓜翠衣清热解暑，西洋参益气养阴，清热，共为君药；荷梗清热解暑；石斛、麦冬养阴清热生津，共为臣药；黄连、知母、竹叶清心热而除烦，甘草、粳米益胃和中，共为佐使药。

加减：抽搐谵妄者，加钩藤、菊花、桑叶；汗液外泄甚者，加五味子、乌梅；暑邪夹湿、呕恶脘闷者，加茯苓、薏苡仁、通草；身热大烦渴、脉洪者，加淡竹叶；热盛窍闭神昏者，用安宫牛黄丸。

临证参考：若暴受暑邪，症见头晕、心悸、面色苍白、多汗肢厥者，治宜益气固脱，灌服独参汤或急灸百会、关元、气海。对于汗多虚证明显患者，切忌滥用芳香开窍之品，以防耗伤正气。

【预后与转归】

厥病之转归主要有三：一是病重治疗不及时者，阴阳离决，发展为一厥不复之死证；二是取决于正气来复与治疗措施是否及时、得当。若正气来复，治疗得当，故见正气复返；反之，故见病情加重；三是表现为各种证候之间的转化，如气厥和血厥之实证，常转化为气滞血瘀之证；血厥虚证，常转化为脱证。注意查明发作的病因，进行针对性治疗，故见有可能控制发作。

厥病的预后，取决于患者平素正气的强弱、邪气的盛衰及抢救治疗得当与否。发病之后，若呼吸比较平稳，脉象有根，表示正气尚强，预后良好。反之，若气息微弱，或见昏聩不语，或手冷过肘、足冷过膝，或脉象沉伏如一线游丝，或如屋漏，或散乱无根，或人迎、寸口、趺阳之脉全无，多属危候，预后不良。

【预防与康复】

加强锻炼，注意营养，增强体质。注意思想修养，陶冶情志，避免恶性的精神和环境刺激。对已发厥病者，要加强护理，密切观察病情的发展、变化，采取相应措施救治。

患者苏醒后，要消除其紧张情绪，针对不同的病因予以不同的饮食调养，如暑厥宜给予清凉素淡饮食，并多进食鲜水果或果汁。所有厥病患者应严禁烟酒及辛辣香燥之品，以免助热生痰，加重病情。

【结语】

厥病是因机体阴阳失调、气机逆乱导致突然晕倒、不省人事，或伴有颜面苍白、汗出、四肢逆冷为主要表现的一种病证。其病因有体质禀赋脏腑气血偏颇、情志精神刺激以及暴感外邪等，病机在于气机逆乱，升降失调，气血阴阳不相顺接。厥病分为五种，即气、血、痰、暑、食厥，由于病机转归有虚实之分，临证时应根据不同类型区别虚实而辨治。在治疗上，鉴于本证为危急之候，故应采用综合急救措施，及时救治，使之神醒厥回。各型之厥，特点不同，但也有其内在的联系，这种联系主要是由生理上的关联和病因病机的共性所决定的。因此临床上既要注意厥病不同类型的特点，又要把握厥病的共性，相互参见，全面兼顾，方能提高疗效。

【相关资料链接】

一、篇首案例分析

辨证分析：痰厥之证，多系脾失健运，聚湿生痰，湿痰上蒙所致。女子以肝为先天，患者已逾七七，素有肝郁，失于条达，久而动风，风痰相搏，痰随气逆，遏塞气机，蒙闭心窍，故而突发闭厥，不省人事。

诊断：痰厥　肝阳挟痰浊，上蒙清窍

治法：平肝潜阳，化痰开窍

处方：导痰汤加减

明天麻 6g	青龙齿 9g	远志 4.5g	抱茯神 9g
竹沥半夏 9g	矾水炒郁金 6g	陈胆星 6g	陈橘皮 6g
天竺黄 6g	白芍药 12g	白蒺藜 12g	九节菖蒲 9g

7 剂，水煎服，每日 1 剂，分早晚服。

调护：畅情志，节饮食，注意休息。

预后：7 剂后诸症平稳，随访未见复发。

按：痰厥之证，多系脾失健运，聚湿生痰，湿痰上蒙所致。女子以肝为先天，患者已逾七七，素有肝郁，失于条达，久而动风，风痰相搏，痰随气逆，遏塞气机，蒙闭心窍，故而突发闭厥，不省人事。故以导痰汤加减行气豁痰；加天麻、龙齿、白芍药、蒺藜以平肝息风；加菖蒲、远志、茯神安神开窍，此乃治疗厥病不可缺少之品。痰厥未发时宜常服健脾化痰之药，有固本清源之功。

摘自：孙春霞，颜乾麟．颜亦鲁治疗厥证的经验[J]. 上海中医药杂志，2007，41(12)：8.

二、临证经验举隅

马某，女，41 岁。宿有气厥，病后食复，触动肝逆，突然昏仆，口噤不语，手足抽搐，发前头昏目眩，心烦易怒，厥醒后故见神疲多汗，胸胁胀满；舌红、苔干黄，脉沉弦。证属肝气挟食滞上逆、清窍为之闭塞，治应行气开郁、佐以消导。处方：旋覆花(包)9g，姜山栀 9g，苦杏仁 9g，法半夏 6g，抱茯神 9g，川郁金 6g，白蒺藜 12g，陈橘皮 6g，炒竹茹 4.5g，沉香曲 9g，炒六曲 12g，檀香 1.5g，拌炒麦芽 12g。患者宿有气厥，肝郁可知，复因饮食不慎，食填中脘，气机升降无权，肝胃之气反而上逆，发为厥病。故用二陈汤以行气和胃，复取旋覆花、竹茹、檀香以降胃气，姜山栀、郁金、沉香以平肝气，六曲以消导食积，麦芽既可消食，又能疏肝。全方合用，以求气机调畅，食滞消导，厥病乃平。

摘自：孙春霞，颜乾麟．颜亦鲁治疗厥证的经验[J]. 上海中医药杂志，2007，41(12)：8.

【思考题】

1. 简述厥病的病因病机。
2. 如何鉴别厥病、中风、昏迷和痫病？
3. 简述厥病的辨证论治。
4. 病案分析

高某，男，30 岁。从 2003 年 6 月起，无明确原因出现阵发性昏厥，每天发作 4~20 次不等，发作没有时间规律，每次发作 2~3 分钟左右。发作前自觉干咳，有痰不能咳出，继而昏不知人而摔倒，期间有数次病人不幸摔伤，家人及病人都甚为恐惧，到当地医院就诊，经血压、血液生化、头颅 MRI、脑电图、支气管镜等各项检查，结果均为正常，故病因不明。诊时患者舌质黯红，苔薄白，脉细滑，其余一如常人，无特殊体征或症状。

头 痛

【案例】

徐某,女,49岁,于1983年9月22日就诊。主诉:左侧偏头痛已20年,平均每周发作1~2次,伴恶心呕吐,尤以行经前为甚,现在经断已七八个月,头痛发作仍重,但未呕吐,经中西医长期治疗,每周仍作。诊查:兹诊患者左下眼睑肌肉痉挛,眼裂变小,左手有时小颤动,睡眠尚可,饮食二便正常,无高血压史,舌质略干,舌苔不著,脉弦细而数。本病应诊断为何病?如何进行辨证、立法、处方?

【概述】

头痛因外感六淫、内伤杂病而引起,临床表现以一侧、双侧或全头部疼痛为主要表现,呈跳痛、灼痛、胀痛、重痛、针刺痛等,甚则伴恶心呕吐,难以忍受。头痛是临床常见的自觉症状,可单独出现,亦可见于多种疾病的过程中,有时亦是某些相关疾病加重或恶化的先兆。

头痛的病名首见于《内经》,《素问·五脏生成篇》:"头痛巅疾,下虚上实",此外,对本病又有"首风"、"脑风"之称。《伤寒论》中论及太阳、阳明、少阳、厥阴病均有头痛的兼证,如厥阴头痛"干呕,吐涎沫,头痛者,吴茱萸汤主之"。金代李东垣将头痛分为外感头痛和内伤头痛,《东垣十书》中根据病因症状不同而将头痛分为伤寒头痛、湿热头痛、偏头痛、真头痛、气虚头痛、血虚头痛、厥逆头痛等,并补充了太阴头痛和少阴头痛。《丹溪心法》中补充了痰厥头痛和气滞头痛,并论述了引经药的使用,"头痛须用川芎,如不愈,各加引经药。太阳川芎,阳明白芷,少阳柴胡,太阴苍术,少阴细辛,厥阴吴茱萸。"清代王清任大倡瘀血之说,在《医林改错》中讲道:"查患头痛者无表证,无里证,无气虚、痰饮等证,忽犯忽好,百方不效,用此方(血府逐瘀汤)一剂而愈。"此发前人之未备,开后世化瘀治疗头痛之先河,此论在当今被广泛应用。

本节所论述的头痛主要为内科常见的头痛,包括血管性头痛、紧张性头痛、三叉神经性头痛等均可参照本节辨证论治。

【病因病机】

一、病因

(一)原发病因

1. 外感六淫　起居不慎,坐卧当风。风性轻扬,多夹寒、热、湿邪为患。若夹寒者,寒凝血滞，络脉不畅，绌急而痛；若夹热邪，风热上炎，清窍被扰或热邪耗灼精血，络脉失荣而痛；若夹湿邪，湿困清阳，蒙蔽清窍，脑髓络脉失充而痛。

2. 情志所伤　忧郁过度，肝失条达，或恼怒伤肝，或邪热上犯清窍，或灼津炼液生痰，或火伤肾阴，均可上扰清窍，使气血逆乱而致头痛。

3. 饮食所伤　饥饱失宜，过食生冷，损伤中阳，气血化生乏源，遂致清窍、络脉失于充养而痛；或过食肥甘，脾失健运，聚湿成痰，蒙蔽清窍，痰瘀闭阻，络脉不通而致头痛。

4. 劳倦过度　久坐伏案，气血运行不畅，清窍失养；或房室不节，损伤肾精，髓海空虚；或思虑伤脾，清气不升，皆可导致头痛。

（二）继发病因

吐血、崩漏或产后出血过多等，导致营血亏损，气随血脱而成气血两虚。清阳不升，络脉失充，脑髓失养，皆可导致头痛。

不论何种原因引起的头痛，皆可因外感六淫、内伤七情、饮食不节、劳倦过度、大病之后而诱发或加重。

二、病机

1. 发病　由外感六淫、情志所伤所引起的头痛，一般呈现急性发作；由劳倦失宜、久病失血所致头痛，多为缓慢性发作，但可有阵发性加剧的发病特点。

2. 病位　在头，与肝、脾、肾密切相关。

3. 病性　有外感、内伤之分。外感头痛多由外邪引起，尤以风邪为主，夹寒、热、湿邪为患，其证属实；内伤头痛，有以气血亏虚、肝肾不足为主属虚证者，亦有肝阳上扰、瘀血痰浊闭阻清窍属实或虚实夹杂者。

4. 病势　发作期及发病初期以风、火、痰、瘀标实证表现为主；病久或缓解期，由肝及脾，进而及肾，终致肝、脾、肾三脏俱虚。

5. 病机转化　外感头痛，一般病程短，治疗较易，预后较好。内伤头痛，一般病程较长，反复不愈，治疗较难。在发病过程中，易形成虚实夹杂；或阴阳两虚；或并发中风、眩晕、偏盲等病。本病一般表现为本虚标实。在早期及发作期标实证候突出，如肝阳上亢、痰浊中阻、瘀血内停等；病证后期或缓解期，本虚证候表现逐渐明显，如气血不足、脑髓不充、肾精亏损等。

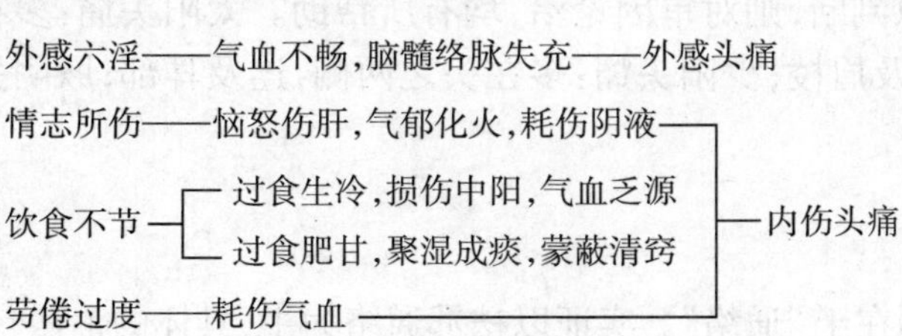

头痛病因病机示意图

【诊断】

一、诊断标准

按照1995年国家中医药管理局发布的《中华人民共和国中医药行业标准·中医病证诊

断疗效标准》。

1. 头痛部位多在头部一侧、双侧或全头。头痛的性质多为跳痛、刺痛、胀痛、昏痛、隐痛，或头痛如裂等。每次发作可持续数分钟、数小时、数天，也有持续数周者。

2. 隐匿起病，逐渐加重或反复发作。

3. 查血常规，测血压，必要时做腰穿、骨穿、脑电图，有条件时做经颅多普勒、CT、磁共振等检查，以明确病因，排除器质性疾病。

二、诊断说明

诊断头痛，需完成全面的内科及神经系统体检，有针对性地选用相关辅助检查（血、尿、便常规检查、血液生化及免疫学检查、病原学检查和脑脊液检查等）、电生理检查、经颅多普勒超声及影像学检查等。

【鉴别诊断】

真头痛　头痛应与真头痛相鉴别。二者均以头部疼痛为主要表现。真头痛多呈突然剧烈头痛，并阵发性加剧，咳嗽、大便用力等均可使头痛加重。病重时呕吐如喷不止，以至肢厥、抽搐，抢救不及时，可立致死亡。头痛较真头痛病情缓、程度轻。

【辨证论治】

一、辨证要点

1. 辨久暂　暂病之头痛，多因外邪所致，大多痛势较剧，多表现为掣痛、跳痛、灼痛、胀痛、重痛、痛无休止；久病之头痛，多因内伤所致，大多痛势较缓，多表现为隐痛、空痛、昏痛，病程悠悠，遇劳则剧，时作时止。

2. 辨虚实　大抵外感头痛如风寒头痛、风湿头痛、风热头痛及内伤头痛之肝阳头痛多属实证；内伤头痛之肾虚头痛、气血亏虚头痛多属于虚证，往往平素体虚。至于痰浊、瘀血所致者，则又虚中有实，自当分别施治。

3. 辨部位　头为诸阳之会，三阳经均循头面，厥阴经亦上会于巅顶。辨别头痛，若能根据经脉循行部位加以判断，则对审因论治，均有所帮助。太阳头痛：多在头后部，下连于项；阳明头痛：多在前额及眉棱；少阳头痛：多在头之两侧，连及耳部；厥阴头痛：在头顶部位，或连于目系。

二、治疗原则

头痛的治疗原则在于“通络”。实证以祛邪通络为主，具体的治法包括疏风散寒、疏风清热、祛风胜湿、活血化瘀、化痰降浊、平肝潜阳等；虚证以扶正通络为主，具体的治法包括补肾养阴、气血双补等。

三、分证论治

外感头痛

1. 风寒头痛

主症：头痛起病较急，其痛如破，连及项背。

兼次症:恶风寒,遇风尤剧,口不渴。

舌脉:苔薄白,脉浮紧。

分析:风寒外袭,邪客太阳经脉,循经上犯,清阳被遏,故见头痛起病较急,其痛如破,连及项背;风寒束表,卫阳被遏,失于温煦,故见恶风寒;寒属阴邪,得温则减,故见头痛遇风尤剧;寒邪外袭无热,故见口不渴;苔薄白,脉浮紧均为风寒在表之象。

治法:疏风散寒,通络止痛。

方药:川芎茶调散加减。方中川芎祛风止痛,为诸经疼痛之要药,尤善治少阳、厥阴头痛,为君药;羌活、白芷、细辛祛风止痛,羌活善治太阳经头痛,白芷善治阳明经头痛,细辛善治少阴经头痛,并宣通鼻窍,共为臣药;荆芥、防风、薄荷疏风而透邪外出,共为佐药;甘草益气和中,调和诸药,为使药。以清茶服下,既能上清头目,又能制约诸风药过于温燥与升散。

加减:巅顶头痛,伴干呕吐涎,甚则四肢逆冷,苔白,脉弦者,用吴茱萸汤加减;阳虚恶寒较甚者,加炙麻黄、熟附子;寒凝痛甚者,加蜈蚣、制川乌。

临证参考:本证以风寒入络、阳气郁闭的邪实为主,故以祛邪为主。治疗方药,多选辛温散寒、疏风通络之品。因风药走散,久服伤气;风药药性偏燥,易伤阴津,故应中病即止,不宜久服。风药性升,对有阳亢征象之人要慎用;对气血不足、阴虚精亏之人亦应慎用;或适当配伍养血润燥之品如当归、熟地黄等药;总之宜把握用药时机,旨在祛邪而不伤正。

2. 风热头痛

主症:头痛而胀,甚则头痛如裂。

兼次症:发热或恶风,口渴欲饮,面红目赤,便秘尿黄。

舌脉:舌红,苔黄,脉浮数。

分析:风热侵袭,中于阳络,上扰清窍,故见头痛而胀,甚则头痛如裂,面红目赤;风热之邪,郁遏卫表,故见发热,恶风;热盛伤津,口舌失润,故见口渴欲饮;热移膀胱,故见便秘尿黄;舌红,苔黄,脉浮数均为风热邪盛之象。

治法:疏风清热,通络止痛。

方药:芎芷石膏汤加减。方中菊花、桑叶、薄荷、蔓荆子辛凉微寒,轻清上浮,疏散风热,通窍止痛;川芎活血通窍,祛风止痛;白芷、羌活散风通窍止痛;生石膏清热和络。

加减:热盛伤津,舌红少津者,加知母、石斛、天花粉;大便秘结,口鼻生疮,腑气不通者,合黄连上清丸。

临证参考:本证由素体阳热亢盛又感受风热外邪而诱发,也有风寒日久化热者。治疗应分清热邪之在表、在里。表热重者,加强疏风清热之功,使邪自表而解;里热甚者,重在通腑泄热,使热邪自二便而去。

3. 风湿头痛

主症:头痛如裹。

兼次症:肢体困重,胸闷纳呆,小便不利,大便溏泄。

舌脉:苔白腻,脉濡滑。

分析:风邪夹湿,上犯巅顶,闭阻清阳,阳气不展,故见头痛如裹;脾司运化而主四肢,湿邪中阻,困遏脾阳,故见肢体困重,胸闷纳呆;湿邪内蕴,不能分清泌浊,故见小便不利,大便溏泄;苔白腻,脉濡滑均为湿浊中阻之象。

治法:祛风胜湿。

方药:羌活胜湿汤加减。方中羌活入太阳经而祛上部风湿,独活入少阴经而祛下部风湿,共为君药;防风祛风胜湿解表,为臣药;藁本、蔓荆子、川芎祛风散邪止头痛,共为佐药;炙甘草调和诸药,为使药。

加减:胸闷、纳呆、便溏者,加苍术、厚朴、陈皮;恶心呕吐者,加生姜、半夏、藿香;身热不扬、汗出、胸闷、口渴者,用黄连香薷饮加藿香、佩兰。

临证参考:湿邪属阴邪,借风邪上扬之力到达巅顶,闭阻清阳,非温阳通达不能除之。治疗多选辛开温化之剂,但不可过用温燥及辛香走窜之品,以防伤及阴液。如有化热倾向,见身热不扬、口苦咽燥、小便短赤,舌红苔黄者,当佐清泄之剂。应注意风药的运用在治疗中必不可少,因"高巅之上,惟风药可及",湿邪赖风邪裹挟才能上犯,因此只有祛除风邪,湿邪才能尽去。

内伤头痛

1. 肝阳头痛

主症:头胀痛而眩。

兼次症:心烦易怒,胁痛,夜眠不宁,口苦。

舌脉:舌红,苔薄黄,脉沉弦有力。

分析:肝主疏泄,喜条达,若郁怒忧思,气郁不畅,郁而化火,上扰清窍,故见头胀痛而眩;肝气不舒,横逆胸胁,故见胁痛;肝火偏亢,扰乱心神,故见心烦易怒,夜眠不宁;肝胆气郁化火上炎,故见口苦;舌红,苔薄黄,脉沉弦有力均为肝阳上亢之象。

治法:平肝潜阳。

方药:天麻钩藤饮加减。方中天麻、钩藤平肝息风,共为君药;石决明平肝潜阳,除热明目,川牛膝引血下行,共为臣药;黄芩、栀子清热泻火,益母草活血利水,杜仲、桑寄生补益肝肾,夜交藤、茯神宁心安神,共为佐药。

加减:肝肾阴虚而头痛朝轻暮重,或遇劳而剧,脉弦细,舌红苔薄少津者,加生地、何首乌、女贞子、枸杞子、旱莲草、石斛;头痛甚剧、胁痛者,加郁金、龙胆草、夏枯草。

临证参考:风阳火邪上扰清窍是本证的基本病机,以邪热标实为急;本型又常有肝火上扰的前驱征象,因此,祛邪是治疗的关键。当疏肝理气、清热降火以调理气血;风火之邪易夹血上逆,应加用凉血降逆之品,以引血下行。邪热上扰神明,进一步发展有邪闭脑窍,发展为中风病的趋势。因此,祛邪以防闭窍、养阴以治根本及预防变证在治疗中不容忽视。

2. 痰浊头痛

主症:头痛昏蒙。

兼次症:胸脘满闷,呕恶痰涎。

舌脉:舌胖大有齿痕,苔白腻,脉沉弦或沉滑。

分析:脾失健运,聚湿生痰,痰浊中阻,上蒙清窍,故见头痛昏蒙;痰阻胸膈,痰浊上逆,故见胸脘满闷,呕恶痰涎;舌胖大有齿痕,苔白腻,脉沉弦或沉滑均为痰浊内停之象。

治法:健脾化痰,降逆止痛。

方药:半夏白术天麻汤加减。方中半夏燥湿化痰,降逆和胃,天麻平肝潜阳息风,共为君药;白术健脾燥湿,茯苓健脾利湿,湿去痰消,橘红理气化痰,共为臣药;生姜、大枣和胃益脾,调和营卫,甘草健脾和药,共为佐使药。

加减:口苦便秘者,加竹茹、枳实、黄芩;痰湿郁久化热,伴口苦、大便不畅、苔黄腻、脉滑数者，去白术，加黄芩、枳实、竹茹；伴眩晕昏蒙较甚、耳鸣重听、神志不宁者，加胆南星、石菖蒲、远志；头痛甚者，加白芷、细辛、全蝎、蜈蚣。

临证参考：此证乃饮食不节，损伤脾胃，痰湿内生，上蒙清窍；痰湿之邪流窜经络，引动宿疾，风、痰、湿、瘀互阻，脑窍不利所致。

3. 瘀血头痛

主症：头痛经久不愈，其痛如刺，固定不移。

兼次症：口唇紫黯。

舌脉：舌紫或有瘀斑，苔薄白，脉沉细或细涩。

分析：久病入络，瘀血内停，脉络瘀阻，气血运行不畅，清窍失养，故见头痛经久不愈，其痛如刺，固定不移，口唇紫黯；舌质紫或有瘀斑，脉沉细或细涩是瘀血内阻之征。

治法：通窍活络化瘀。

方药：通窍活血汤加减。方中麝香芳香开窍，和血通络，为君药；赤芍、川芎行血活血，桃仁、红花活血通络，通利血脉而止瘀痛，共为臣药；姜、枣为佐，调和营卫，通利血脉；老葱、黄酒为使，通阳入络。

加减：头痛甚者，加入全蝎、蜈蚣；气血亏虚明显者，加黄芪、当归。

临证参考：久病入络、久痛入络，血瘀证可以出现在头痛的各类证候中，应辨证论治，灵活配用其他药物，如理气活血常配香附、橘红、砂仁；益气活血常重用黄芪、党参；养血活血常重用当归、川芎、熟地黄；凉血活血常配牡丹皮、生地黄、羚羊角；温阳活血常配炮附子、干姜、鹿茸；育阴活血常配何首乌、白芍、女贞子等。以上药物可根据正邪偏重，选择应用。

4. 肾虚头痛

主症：头痛而空。

兼次症：眩晕耳鸣，腰膝酸软，神疲乏力，遗精带下，少寐。

舌脉：舌红，少苔，脉细无力。

分析：脑为髓海，其主在肾，肾虚髓不上荣，脑海空虚，故见头痛而空，眩晕耳鸣；腰为肾之府，肾虚故见腰膝酸软；肾气亏虚，四肢失于濡养，故见神疲乏力；肾虚精关不固，故见遗精带下；肾气亏虚，心神失养，故见少寐；舌红，少苔，脉细无力均为肾虚之象。

治法：补肾养阴。

方药：大补元煎加减。方中熟地、枸杞、女贞子滋肾填精；杜仲、川断补益肝肾；龟板滋阴益肾潜阳；山萸肉养肝涩精；山药、人参、当归、白芍补益气血。

加减：虚热甚者，加知母、地骨皮、桑椹子；盗汗者，加煅龙骨、煅牡蛎。

临证参考：头痛日久不愈，应注意病久及肾，肾精亏虚，治当填精补髓，重视如紫河车、何首乌等药物的应用。对于下焦虚寒，寒气上逆的“肾厥头痛”，即头痛具有每发于子夜、或子夜较甚、头热足冷、其脉浮弦、而沉按无力、舌淡等辨证特点，可选用玉真丸。玉真丸是在半硫丸（半夏、硫黄）的基础上，加石膏、硝石而成。硫黄味辛性热有毒，温肾散寒；半夏温胃而降逆气；硝石咸寒与石膏同用，能入肾精，而石类重降，与半夏、硫黄相配，起到寒热拮抗，协同降逆的作用。

5. 气血虚头痛

主症：头痛而晕，遇劳则重。

兼次症：心悸不宁，神疲乏力，面色㿠白，气短自汗。

舌脉：舌淡，苔白，脉沉细而弱。

分析：素体气血亏虚或失血、亡血之后，气随血脱，气血两虚，脑脉失养，故头痛而晕；劳则耗伤气血，故见遇劳则重；血不足，心神失养，故见心悸不宁；气血亏虚，肢窍失养，故见神疲乏力，面色㿠白；气血亏虚，统摄无权，故见气短自汗；舌淡，苔白，脉沉细而弱为气血两虚之象。

治法：气血双补。

方药：八珍汤加减。方中人参、白术、茯苓、甘草补脾益气；当归、白芍、熟地滋养心肝，加川芎入血分而理气，则当归、熟地补而不滞；加生姜、大枣助人参、白术入气分以调和脾胃。

加减：畏风怕冷者，加黄芪、党参、细辛；耳鸣心烦、少寐者，加制首乌、枸杞子、黄精、炒酸枣仁。

临证参考：本证多发生于久病或产后或体虚之人。此乃正气虚弱，脑窍脉络失养，痰瘀伏邪羁留不去，乘虚作祟所致。临床应分清气虚、血虚的偏重不同用药：偏气虚者用四君子汤，偏血虚者用四物汤，气血双亏者用八珍汤，气血阴阳俱虚者用十全大补汤。随证加减祛痰、化瘀、通络、止痛之品，以达益气养血、滋阴扶阳、活血化瘀、祛痰利窍、缓急止痛之效。

【预后与转归】

外感头痛一般病程短，属实证，治疗当以祛邪为主，祛散风邪佐以散寒、清热、燥湿等治疗，预后较好。

肝阳头痛多呈慢性过程。患者以肝肾阴虚为本，肝阳上亢为标；还有发展至中风、偏瘫的可能。因此，应标本兼顾，既培补肝肾之阴以治本，更要平肝潜阳以治标，酌用重镇息风之品以防动火生风。

肾虚头痛多见于久病、年老体衰病人。本型头痛痛势较轻，发展缓慢，需要长期服药调理。应重视活血化瘀药的运用，调畅气血，才能使脏腑精气上养脑窍，使头痛得愈。

气血两虚头痛临床多呈慢性经过，主要见于久病体虚、产后失血患者，其来也渐，其去亦难，治疗时应本着治病求本的原则缓缓图之，治疗重在健脾益气、养血补血。在脾气虚的基础上又可以因虚致实，产生虚中有实的夹杂证候。临床均当详察明辨，随证加减。

【预防与康复】

加强锻炼，注意营养，增强体质。注意思想修养，陶冶情志，避免恶性的精神和环境刺激。若头痛剧烈、呕吐频频者，当及时做相应诊疗，以防意外。

【结语】

头痛是临床常见的自觉症状，其以一侧、双侧或全头部疼痛为主症，呈跳痛、灼痛、胀痛、重痛、针刺痛等，甚则伴恶心呕吐，难以忍受。头痛可单独出现，亦可见于多种疾病的过程中。头痛的病因虽多，总不外外感与内伤两类。外感以风邪为主，夹寒、夹热、夹湿，其证属实；内伤头痛有虚有实，肾虚、气虚、血虚头痛属虚，肝阳、痰浊、瘀血头痛属实，或虚实兼夹。故头痛应辨内外虚实，治疗亦相应采用补虚泻实。外感头痛以祛邪活络为主，分辨兼夹之邪而分别祛风、散寒、化湿、清热治之；内伤头痛补虚为要，视其虚实性质，分别治以补肾、益气、养血、化痰、祛瘀等。在辨证的基础上，根据病变的脏腑经络，选加引经药效果较好，除服药外还可配合针灸及外治法等，常可提高疗效。

【相关资料链接】

一、篇首案例分析

辨证分析：由于肝肾阴虚，肝阳偏亢，阴阳失衡；肝主疏泄，最喜条达，若郁怒忧思，致气郁不畅，郁而化火，风火相煽，上扰清窍，可见左下眼睑肌肉痉挛，眼裂变小，左手有时小颤动。肝火犯胃可见恶心呕吐；舌质略干，舌苔不著，是阴液不足的表现，脉弦细而数则为肝风内盛的征象。

诊断：头痛　肝阳头痛

治法：平肝息风

处方：天麻钩藤饮加减

珍珠母 30g	白僵蚕 10g	苏地龙 12g	豨莶草 15g
酒杭芍 12g	双钩藤 12g	菊花 12g	炒桑枝 20g
龙胆草 5g			

6剂，水煎服，每日1剂，分早晚服。

二诊：8月29日，自服中药后，已1周未头痛，一般情况较好，效不易法，原方药再服1周。

三诊：9月5日，头痛2周未发，手颤已止，一般情况仍好，继续服原方药不变，再观察2周。

四诊：经月头痛未发作，暂时停药观察。

摘自：董建华．中国现代名医医案精华[M]. 北京：北京出版社，1990:86.

二、临证经验举隅

陈某，女，45岁，农民，于18年前因产后第3天不慎暴受风寒，随即出现高热，恶寒头痛，经西医治疗热退，病情缓解。此后常现头顶及前额部冷痛，连于脊背，随时间的推移，病情逐渐加重。1994年9月15日来院诊治。初诊：头裹毛巾，精神不振，面色无华，语声低怯，诉头冷头痛，脊背部阵阵发冷，得温则减，时轻时重，肢冷畏寒，腰膝酸软，易感冒，舌淡胖，苔白腻，脉沉细。患者系产后精血亏虚，暴受风寒且冷痛连于脊背，证当属督脉虚寒。治宜温阳补虚，方选：鹿茸(为末冲服)3g，巴戟天10g，杜仲10g，菟丝子12g，肉桂5g，补骨脂12g，熟地10g，山萸肉12g，川芎12g，防风12g，升麻1g，水煎服。复诊：9月18日患者服药3剂后来诊，仍以毛巾包头，精神略有好转，面色稍见光泽。效不更方，原方继进，加黄芪12g，白术10g。7剂，水煎服。三诊：9月25日，患者头痛头冷大减，脊背部已无寒冷之征，精神明显振奋，怕风已祛，四肢已温暖，腰膝疼软较前好转，自服药迄今未患感冒，以前约5~7天便患感冒1次。舌淡红苔白，脉细尺部略沉。原方去防风、肉桂，加当归12g。四诊：10月5日，患者服药20剂，头冷头痛、畏寒怕风、脊背部阵阵发冷、腰膝酸软、四肢不温等症基本消失，户外活动已如常人。舌淡红，苔薄白，两尺部脉略沉。为巩固疗效，以三诊方加红参为丸连服3个月，病已告愈，随访半年未再复发。本案患者系产后精血亏虚，督脉失于滋养，腠理疏松，暴受风寒，邪客督脉，循经上达脊背巅顶，方以鹿茸补督脉，助肾阳，全方均具补肾助阳，祛风散寒，扶正祛邪，而使多年痼疾得以治愈。

摘自：李少林．头冷头痛治验1案[J]. 实用中医内科杂志 .1997,11(2):45.

【思考题】

1. 简述六经头痛的来源及证治。
2. 简述头痛的病因病机。
3. 如何辨别外感头痛与内伤头痛?
4. 病案分析

刘某,女,46岁,1998年8月初诊。1997年3月因与家人纠纷后,经常闷闷不乐,心烦气躁,近日来,自觉左侧头部呈发作性疼痛,痛如刀割,夜间尤剧,伴失眠多梦,心烦胸闷,健忘,耳鸣,月经延期,淋漓不尽,经血黯红不畅,经数家医院检查,均未发现有器质性病变。治疗后症状无明显改善,反而加重。诊见:头痛如刀割,痛苦难忍,面色黧黑,皮肤干燥不润,舌质紫黯、边有瘀斑,脉弦涩。

眩　晕

【案例】

张某,女,52岁。2006年2月19日初诊。反复性眩晕10年余,患者诉本次起病缘于半月前因生气后感头晕头痛且胀,缠绵不止。近日上述症状加重,两目不敢睁开,无法起床做家务。稍动即天旋地转,并伴恶心呕吐频繁,有时心烦失眠,急躁,喜欢发脾气,口干苦,视物模糊,现症见面红,两目不欲睁,泛泛欲吐,纳食不馨,舌质偏红,苔薄黄,脉弦。本病应诊断为何病?如何进行辨证、立法、处方及调护?

【概述】

眩晕是因清窍失养,临床上以头晕、眼花为主症的一类病证。眩即目眩,以眼花或眼前发黑,视物模糊为特征;晕即头晕,以感觉自身或外界景物旋转,站立不稳为特征。两者常同时并见,故统称眩晕。其轻者闭目可止,重者如坐车船,旋转不定,不能站立,或伴恶心、呕吐、汗出、面色苍白,甚则昏倒等症状。

眩晕病证首见于《内经》,称之为"眩冒"。《素问·至真要大论》认为:"诸风掉眩,皆属于肝"。《灵枢》认为眩晕病因主要与外邪、上气虚、髓亏等有关。汉代张仲景对眩晕认识有所发展,认为痰饮是眩晕发病的原因之一,为后世"无痰不作眩"的论述提供了理论基础。宋代以后,进一步丰富了对眩晕的认识。宋代严用和《济生方·眩晕门》中指出:"所谓眩晕者,眼花屋转,起则眩倒是也,由此观之,六淫外感,七情内伤,皆能导致。"首次提出了七情所伤致眩说,补前人之未备。元代朱震亨倡导痰火致眩学说,提出"无痰不作眩"。明代张景岳对下虚致眩做了详尽论述,并强调眩晕的病因病机与正虚关系密切,如《景岳全书·眩运》有"丹溪则曰无痰不能作眩,当以治痰为主,而兼用他药。余则曰无虚不能作眩,当以治虚为主,而酌兼其标",提倡"无虚不作眩"。

西医学的高血压、低血压、贫血、梅尼埃病、脑动脉硬化、椎-基底动脉供血不足、神经症等病,临床表现以眩晕为主要症状者,可参照本节辨证论治。

【病因病机】

一、病因

1. 七情过极　忧郁太过,肝失条达,肝郁化火;或恼怒伤肝,肝阳上亢,上扰清空,发为眩晕;忧思太过,伤及脾胃,气血生化乏源,清窍失养;或惊恐伤肾,肾精亏虚,髓海失养,亦可发为眩晕。

2. 饮食不节　膏粱厚味，饥饱无度，过食生冷，均可损伤脾胃，脾失健运，水湿内停，聚而成痰，痰饮水湿上犯清窍，或饮食不节，脾胃日虚，气血生化乏源，清窍失养均可发为眩晕。

3. 劳倦过度　劳倦伤脾，气血不足，或房事不节，肾精亏虚，均可导致清窍失养而发为眩晕。

4. 年迈体衰　年迈体衰，肾之精气不足，脾气不充，气血生化不旺，清窍失养可发为眩晕。

5. 久病失血　大病、久病均可伤及气血阴阳，致脑髓失养发为眩晕；失血日久，气血亏虚，无以上充脑髓，亦致眩晕。

6. 跌仆坠损　头颅外伤，瘀血停留，脑脉阻滞，发为眩晕。

7. 外感风邪　风性善动，主升发向上，风邪外袭，上扰头目，故致眩晕。

二、病机

1. 发病　由外感风邪、情志过极、饮食不节、跌仆坠损所致之眩晕，一般呈急性或亚急性起病；而年迈体衰、久病所致之眩晕，多发生缓慢，但可呈阵发性加剧。

2. 病位　在脑，与心、肝、肾密切相关。

3. 病性　气血不足，肝肾阴虚为病之本，风、火、痰、瘀为病之标。临床见证往往标本兼见，虚实交错。

4. 病势　总的趋势是病初以风、火、痰、瘀实证为主，久则伤肝及脾及肾，最终可致肝脾肾俱虚。

5. 病机转化　以本虚标实为主。早期一般标实证候多，如肝阳上亢、痰浊中阻、瘀血内阻、外感风邪等；后期由于肾水不足，肝阳上亢，尤其年迈精衰者，往往转化为肾精亏虚证或气血不足之证，病机复杂，病情较重，且常易发生变证、坏证。

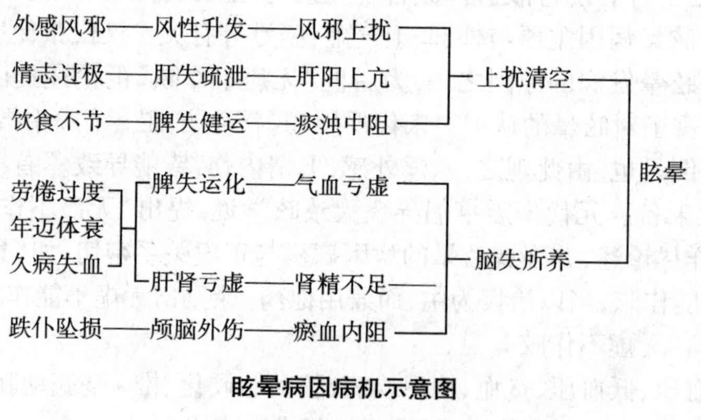

眩晕病因病机示意图

【诊断】

一、诊断标准

按照1995年国家中医药管理局发布的《中华人民共和国中医药行业标准·中医病证诊断疗效标准》。

1. 头晕目眩，视物旋转，轻者闭目即止，重者如坐车船，甚则仆倒。

2. 可伴有恶心呕吐，眼球震颤，耳鸣耳聋，汗出，面色苍白等。

3. 慢性起病，逐渐加重，或急性起病，或反复发作。

4. 测血压，查血红蛋白、红细胞计数及心电图，电测听，脑干诱发电位、眼球震颤图及颈椎X线摄片、经颅多普勒等有助明确诊断。有条件者可做CT、MRI等进一步检查。

二、诊断说明

眩晕在西医学中只是临床常见的一种症状，引起眩晕的疾病有很多，临床诊断时应结合辅助检查，注意除外肿瘤、严重血液病等。

【鉴别诊断】

1. 中风　中风以猝然昏仆，不省人事，口舌㖞斜，半身不遂，言语謇涩或失语，或不经昏仆，仅以口舌㖞斜、半身不遂等为特征；眩晕无半身不遂、不省人事、口舌㖞斜及舌强语謇等。

2. 厥证　厥证以突然昏仆，不省人事或伴有四肢逆冷为主，患者一般短时内逐渐苏醒，醒后无偏瘫等后遗症，但亦有一厥不复而死亡者；眩晕则以头晕目眩为主，但无昏迷及不省人事的表现。

3. 头痛　二者可单独出现，亦可同时互见。头痛病因有外感、内伤两个方面，眩晕则以内伤为主。在辨证方面头痛偏于实证居多，而眩晕则以虚证为主。在主症方面头痛以痛为主，眩晕以晕为主。

【辨证论治】

一、辨证要点

1. 辨虚实　以虚证居多，但夹痰夹火者亦不少见，需辨之，一般新病多实，久病多虚；体壮者多实，体弱者多虚；呕恶、面赤、头胀痛者多实，体倦乏力、耳鸣如蝉者多虚；发作期多实，缓解期多虚；面白而肥为气虚多痰，面黑而瘦为血虚有瘀。病久常虚中夹实，虚实夹杂。

眩晕虚实鉴别表

	虚证	实证
病程	久病多虚	新病多实
兼症	体倦、乏力、耳鸣如蝉多虚	呕恶、面赤、头痛且胀多实
体质	体弱者多虚	体壮者多实

2. 辨标本　以肝肾阴虚、气血不足为本，风、火、痰、瘀为标。其中阴虚多见舌红少苔，脉弦细数；气血不足则见舌淡嫩，脉细弱。标实又有风性主动，火性上炎，痰性黏滞，瘀性留著之不同，临床需加辨识。

3. 辨脏腑　病位在脑，但与心、肝、肾密切相关。肝阴不足，肝郁化火，均可导致肝阳上亢，其眩晕兼见头胀痛，面潮红等症状。脾虚气血生化乏源，眩晕兼有纳呆，乏力，面色㿠白等；脾失健运，痰湿中阻，眩晕兼见纳呆，呕恶，头重，耳鸣等；肾精不足之眩晕，多兼腰酸腿软，耳鸣如蝉等。

眩晕脏腑鉴别表

	肝	脾	肾
病机要点	肝阳上亢	气血两虚或痰浊中阻	肾精不足
证候特征	头胀痛,面潮红	食欲不振,乏力,面色㿠白,或头重,呕恶,耳鸣等	腰酸腿软,肢体乏力,耳鸣如蝉

二、治疗原则

眩晕的治疗原则不外乎补虚泻实,调整阴阳。从阴阳方面讲,本病的发生多以阴虚阳亢者居多,故应多注意滋阴潜阳。从虚实方面讲,虚者以精气亏虚居多。精虚者,宜填精生髓,滋补肾阴;气血虚者,宜益气生血,调补脾胃。实证以痰火常见。痰湿中阻者,宜燥湿祛痰;肝火偏盛者,宜清肝降火。又有虚中夹实,因实致虚者,临证或扶正以祛邪,或祛邪以安正,权衡标本缓急,因机应变。

三、分证论治

1. 肝肾阴虚

主症:头晕目眩,耳鸣如蝉,久发不已。

兼次症:健忘,两目干涩,视力减退,胁部隐痛,腰酸膝软,咽干口燥,少寐多梦。

舌脉:舌红,苔少或无,脉细数。

分析:肝肾阴虚,脑髓失充,头目失养,故见头晕目眩,耳鸣健忘,虚证耳鸣多声细如蝉,久发不已;肝开窍于目,肝阴不足,目失滋养,故见两目干涩,视力减退;肝脉失养,故见胁部隐痛;腰为肾府,肾主骨生髓,肾阴不足,髓减骨弱,故见腰酸膝软;阴虚生内热,虚热内扰,心神不安,故见少寐多梦;阴津亏虚,口舌失润,故见咽干口燥;舌红,苔少或无,脉细数为阴虚之象。

治法:滋补肝肾,养阴填精。

方药:左归丸加减。方中熟地黄滋阴补肾,填精益髓,为君药;龟板胶、鹿角胶峻补精髓,龟板胶善补肝肾之阴,又能潜阳,鹿角胶益精补血,温补肾阳,共为臣药;山茱萸养肝滋肾,涩精敛汗,山药补脾益阴,滋肾固精,枸杞子补肾益精,养肝明目,菟丝子平补阴阳,固肾涩精,川牛膝益肾补肝,强腰壮骨,共为佐药。

加减:五心烦热,舌红,脉弦细数者,加炙鳖甲、知母、黄柏、丹皮;心肾不交,失眠多梦、健忘者,加夜交藤、阿胶、鸡子黄、酸枣仁、柏子仁;子盗母气,肺肾阴虚者,加沙参、麦冬、玉竹;水不涵木,肝阳上亢者,加清肝、平肝、镇肝之品。

临证参考:肝肾阴虚之眩晕日久,阴损及阳,可致阴虚于下,阳浮于上,宜配合龙骨、牡蛎、珍珠母等以潜浮阳。同时应密切注意观察,防止发生中风之可能。待病情改善后,可选用六味地黄丸、杞菊地黄丸或还精煎常服,以图根治。

2. 风阳上扰

主症:眩晕欲仆,耳鸣,头痛且胀。

兼次症:面红目赤,急躁易怒,肢麻震颤,腰膝酸软,心悸健忘,失眠多梦,遇劳、恼怒加重。

舌脉:舌红,苔薄黄,脉弦细数。

分析：肝阳化风，肝风内动，上扰头目，故见眩晕欲仆；肝阳亢逆无制，气血上冲，故见耳鸣，头痛且胀，面红目赤；肝主疏泄，肝性失柔，情志失疏，故见急躁易怒；恼怒劳累，致气火内郁，暗耗阴液，阴不制阳，故见加重诸症；腰为肾府，膝为筋府，肝肾阴虚，筋脉失养，故见腰膝酸软，肢麻；肝风内动故见震颤；阴虚心神失养，故见心悸健忘，失眠多梦；舌红，苔薄黄，脉弦细数为阴虚阳亢之象。

治法：平肝潜阳，滋养肝肾。

方药：天麻钩藤饮加减。方中天麻、钩藤平肝息风，共为君药；石决明平肝潜阳，除热明目，川牛膝引血下行，共为臣药；黄芩、栀子清热泻火，益母草活血利水，杜仲、桑寄生补益肝肾，夜交藤、朱茯神宁心安神，共为佐药。

加减：阴虚较甚，舌红，少苔，脉弦细数较为明显者，加生地、麦冬、玄参、首乌、生白芍；便秘者，加大黄、芒硝或当归龙荟丸；心悸，失眠多梦者，重用茯神、夜交藤，加远志、炒枣仁、琥珀；眩晕欲仆，呕恶，手足麻木或震颤者，有阳动化风之势，加珍珠母、生龙骨、生牡蛎、羚羊角。

若眩晕、头痛较甚，耳鸣、耳聋暴作，胸胁胀痛，目赤口苦，舌红，苔黄燥，脉弦数有力，证属肝火上炎，为实证。可选用龙胆泻肝汤以清肝泻火，清利湿热。方中龙胆草上泻肝胆实火，下清下焦湿热，泻火除湿，为君药；黄芩、栀子泻火解毒，燥湿清热，共为臣药；泽泻、木通、车前子清热利湿，生地黄、当归滋阴养血护肝，柴胡疏畅肝胆气机，引诸药入肝胆，共为佐药；甘草调和诸药，防苦寒败胃之用，为佐使药。全方清肝泻火利湿，清中有养，泻中有补。

临证参考：本证以标实证出现，但往往也可同时出现肝肾阴虚的本虚证表现，若明显宜加强滋养肝肾、平肝潜阳之药，如牡蛎、龟板、鳖甲、何首乌、生地等；缓解期可参考肝肾阴虚之证化裁治之。

3. 气血亏虚

主症：眩晕，动则加剧，遇劳则发。

兼次症：神疲懒言，乏力自汗，面色无华，唇甲淡白，心悸少寐。

舌脉：舌淡嫩，苔薄白，脉细弱。

分析：气血亏虚，清阳不展，脑失所养，故见眩晕；劳则耗气，故见动则加剧；中气不足，故见神疲懒言，乏力自汗；血不养心故见心悸少寐；气血两虚不能上荣面舌，故见面色无华、舌淡嫩；血虚不能充盈脉络，故见唇甲淡白，脉细弱。

治法：补养气血，健运脾胃。

方药：归脾汤加减。方中人参补气生血，养心益脾；龙眼肉补益心脾，养血安神，共为君药；黄芪、白术助人参益气补脾，当归助龙眼肉养血补心，共为臣药；茯神、远志、酸枣仁宁心安神，木香理气醒脾，共为佐药；炙甘草补气健脾，调和诸药，为佐使药；姜、枣调和脾胃，以资生化。

加减：气虚卫阳不固，自汗时出者，重用黄芪，加防风、浮小麦；气虚湿盛，泄泻或便溏者，加泽泻、炒扁豆；气虚及阳，兼见畏寒肢冷，腹中隐痛者，加桂枝、干姜；心悸怔忡、不寐者，加柏子仁、酸枣仁、朱砂；血虚较甚，面色苍白无华者，加熟地、阿胶、紫河车；中气不足，清阳不升，兼见气短乏力，纳差神疲，便溏，脉象无力者，用补中益气汤。

临证参考：该证以血虚为甚者，往往有失血病史，可用当归补血汤加味，其中黄芪5份，当归1份，在大补元气的基础上，促进血之生成，并可加黄精、山药、枸杞子、鸡血藤等益精生血之品。平素可常服人参归脾丸、香砂六君子丸、八珍颗粒等健脾益气养血。

4. 痰浊中阻

主症:视物旋转,头重如裹。

兼次症:胸闷作恶,脘腹痞满,呕吐痰涎,纳少神疲。

舌脉:舌胖大,边有齿痕,苔白腻,脉弦滑。

分析:痰浊中阻,清阳不升,故见视物旋转;浊阴不降,故见头重如裹;痰浊中阻,阻碍气机,气机不利,故见胸闷作恶,脘腹痞满;痰浊壅盛,故见呕吐痰涎;痰湿困脾,脾气虚弱,故见纳少神疲;舌胖大,边有齿痕,苔白腻,脉弦滑均为脾虚痰湿壅盛之象。

治法:燥湿祛痰,健脾和胃。

方药:半夏白术天麻汤加减。方中半夏燥湿化痰,降逆和胃,天麻平肝潜阳息风,共为君药;白术健脾燥湿,茯苓健脾利湿,湿去痰消,橘红理气化痰,共为臣药;生姜、大枣和胃益脾,调和营卫,甘草健脾和药,共为佐使药。

加减:呕吐频繁者,加代赭石、竹茹;脘闷、纳呆、腹胀者,加白蔻仁、砂仁;肢体沉重,苔腻者,加藿香、佩兰、石菖蒲;耳鸣重听者,加葱白、郁金、石菖蒲;痰浊郁而化热,痰火上犯清窍,眩晕,苔黄腻,脉弦滑者,用黄连温胆汤;素体阳虚,痰从寒化,痰饮内停,上犯清窍者,用苓桂术甘汤合泽泻汤。

临证参考:本证虽以标实为主证,但临证尚须探求病之根源,若为脾虚生痰者,则应用六君子汤加黄芪、竹沥、胆南星、白芥子等;若为寒阴内停,可用苓桂术甘汤加干姜、附子、白芥子等以温化寒饮;若为痰郁化火,宜用温胆汤加黄连、黄芩、天竺黄等以化痰泄热,或合礞石滚痰丸以降火逐痰;若愤怒郁勃,痰火肝风交炽者,用二陈汤合当归龙荟丸,并可随证酌加天麻、钩藤、石决明等息风之品。

5. 瘀血阻窍

主症:眩晕时作,头痛如刺。

兼次症:面色黧黑,口唇紫黯,肌肤甲错,健忘,心悸失眠,耳鸣耳聋。

舌脉:舌紫黯,有瘀点或瘀斑,脉弦涩,或细涩。

分析:瘀血阻窍,脑络不通,脑失所养,故见眩晕时作,健忘,耳鸣耳聋;脑络不通,气机受阻,不通则痛,故见头痛如刺;瘀血内阻,气血不利,肌肤失养,故见面色黧黑,口唇紫黯,肌肤甲错;心血瘀阻,心神失养,故见心悸失眠;舌紫黯,有瘀点或瘀斑,脉弦涩或细涩为瘀血之象。

治法:祛瘀生新,通窍活络。

方药:通窍活血汤加减。方中用赤芍、川芎、桃仁、红花活血化瘀,祛瘀通络;麝香开窍散结止痛,老葱散结通阳,二者共具开窍通阳之功;黄酒辛窜,以助血行;大枣甘温益气,缓和药性,配合活血化瘀、通阳散结开窍之品,以防耗伤气血。全方共具祛瘀生新,通窍活络之功。

加减:神疲乏力,少气自汗者,加黄芪;畏寒肢冷,感寒加重者,加附子、桂枝;天气变化加重,或当风而发者,重用川芎,加防风、白芷、荆芥、天麻;近跌仆坠损,瘀血阻络所致者,加苏木、血竭。

临证参考:跌仆坠损,脑部瘀血阻滞经脉所致者,加自然铜、苏木、血竭等活血化瘀疗伤之品;如因血瘀停滞胸中,迷闭心窍,致恍惚眩晕者,可配合石菖蒲、远志、琥珀、丹参等化瘀通窍,或用通窍活血汤加减;产后血瘀眩晕者,可用清魂散或失笑散加减。

此外,外感风邪,上扰清窍,亦可致眩晕,常兼头痛,恶风,恶寒发热,身楚,鼻塞,流涕等,舌质淡红,苔薄白,脉浮。风寒则流清涕,咳痰色白稀薄,咽痒,无汗,苔薄白而润,脉浮紧;风热则流黄浊涕，咳痰黄黏，咽痛，口渴，汗出，舌边尖红，脉浮数；风湿则头重如裹，肢体困重，胸脘满闷，苔腻脉濡。治当以祛散风邪。风寒证予以川芎茶调散疏风散寒，风热证予以银翘散疏风散热，风湿证予以羌活胜湿汤祛风除湿。

【预后与转归】

眩晕病情轻者，治疗护理得当，预后多属良好；病重经久不愈，发作频繁，持续时间较长，病情重，则难以获得根治，尤其是中年以上肝火上炎、风阳上扰眩晕者，不仅影响日常生活和工作，而且由于阴亏阳亢，阳化风动，血随气逆，夹痰夹火，上蒙清窍，横窜经络，可形成中风，轻则致残，重则致命。若眩晕属肝血、肾精耗竭，日久可致失明、耳聋重症。

【预防与康复】

1. 患者要保证充足的睡眠，注意劳逸结合。眩晕发作时应卧床休息，闭目养神，少作或不作旋转、弯腰等动作，以免诱发或加重病情。

2. 对重症病人要密切注意血压、呼吸、神志、脉搏等情况，发现异常，要及时处理。

3. 饮食以清淡易消化为宜，多吃蔬菜、水果，忌烟酒、油腻、辛辣之品，少食海鲜发物，适当食用粗粮。虚证眩晕者应适当增加营养。

【结语】

眩晕多由情志、饮食所伤，以及失血、外伤劳倦过度等所致，临床上以头晕、眼花为主症。病位在脑，与心、肝、肾密切相关。多属本虚及本虚标实之证，常见病证有肝肾阴虚、风阳上扰、气血亏虚、痰浊中阻、瘀血阻窍五种，各证候之间又常可出现转化，或不同证候相兼出现。针对各证候的不同，治疗可根据标本缓急分别采取平肝、息风、潜阳、清火、化痰、化瘀等法以治其标，补益气血、滋补肝肾等法以治其本。

【相关资料链接】

一、篇首案例分析

辨证分析：患者反复性眩晕10年余，本次起病缘于半月前因生气后感头晕头痛且胀，缠绵不止，两目不敢睁开，无法起床做家务。稍动即天旋地转，并伴恶心呕吐频繁，符合眩晕的证候特征，故诊断为眩晕。患者年过四旬，阴精不足，加之久病耗伤，肝肾阴血亏虚，血不养肝，肝阳偏亢，今暴怒伤肝，肝气郁结，郁而化火，故见心烦失眠，急躁易怒，面红，口干苦；肝阳上亢，风阳上扰清窍，故见头晕头痛且胀；肝气郁结，气机不畅，胃气上逆，故见泛泛欲吐，甚恶心呕吐频繁，纳食不馨；舌质偏红，苔薄黄，脉弦均为肝郁化火之象。综观舌脉症，病位在肝胃，病性以标实为主。

诊断：眩晕　肝阳偏亢，风阳上扰

治法：平肝潜阳，清火息风

处方：天麻钩藤饮加减

天麻10g　钩藤15g　白术15g　茯苓15g

半夏10g　陈皮9g　柴胡10g　白芍10g

当归10g　川芎10g　泽泻15g　荷叶10g

菊花 15g　　蝉衣 5g　　龙骨(先煎)10g　　牡蛎(先煎)10g

石决明(先煎)15g　　甘草 10g

7 剂,水煎服,每日 1 剂,分早晚服。

调护:畅情志,节饮食,注意休息。

预后:7 剂后诸症平稳,随访未见复发。

按:本患者证属肝气郁结,气郁化火,风阳上扰。本方以天麻、钩藤、石决明、龙骨、牡蛎重镇平肝定眩、滋阴潜阳;当归、川芎合用气血得补,肝肾得滋,髓海得充;白芍、蝉衣养血柔肝息风;半夏止呕;白术配柴胡、陈皮补气升阳;白术配甘草、泽泻、茯苓利水,使热从小便而出;柴胡配菊花、荷叶清热泻火;甘草调和诸药。诸药合用,共奏清肝泻火息风之功。

摘自:陶绪长. 天麻钩藤饮治疗眩晕验案一则[J]. 中国中医药现代远程教育,2009,7(10):135.

二、临证经验举隅

李某,男,71 岁。2005 年 12 月 5 日初诊。年逾古稀,精血亏损,素有眩晕之患,屡发二载有余,腰酸耳鸣,健忘失眠,口干咽燥,两目干涩,大便干结。舌质红、中裂、少苔,脉弦细。此乃肝肾阴虚之证也,适逢冬令藏精之际,炼以膏滋以滋养肝肾,扶正固本。拟方:熟地、怀山药、山萸肉、枸杞子、菟丝子、怀牛膝、黄精、天麻、生白芍、白蒺藜、酸枣仁、柏子仁、当归身、炙远志、制首乌、炒杜仲、桑寄生、天冬、麦冬、肥知母、女贞子、生地各 120g,川石斛 200g,炙甘草 40g,石决明 300g,冰糖、红枣、黄酒、龟板胶、阿胶各 250g。收膏。早晚各服一匙,开水冲服。该患者次年又逢冬令来诊,诉膏方服后眩晕发作明显减少,守原法再进一料膏滋药调理。2007 年 12 月 2 日来诊,诉眩晕已愈,精力渐复,再拟原膏方加减,以资巩固。肾藏精,生髓,该患者肾精已亏,髓海空虚,而发为眩晕。肝藏血,肝肾同源,肾阴不足,则肝阴亦亏,腰酸耳鸣、咽燥口干、两眼干涩等均为肝肾阴虚之象,选用熟地、枸杞子、菟丝子、女贞子、怀山药、山萸肉等补肾滋阴,养肝明目;当归、生地、首乌、阿胶益精血以培本元;牛膝引药入肾,佐以桑寄生、杜仲补肝肾,强筋骨;肾阴虚,水不涵木,则肝阳也可偏亢,加龟板胶、生白芍、天麻、白蒺藜、石决明等滋阴潜阳平肝;枣仁、柏子仁、远志养心安神。全方肝肾双补,则眩晕自平。

摘自:郑美琴. 膏滋方调治眩晕验案[J]. 浙江中医杂志,2009,44(8):554.

【思考题】

1. 如何理解朱丹溪所倡导的"无痰不作眩"及张景岳所提倡的"无虚不作眩"?
2. 简述眩晕的病因病机。
3. 眩晕如何辨脏腑及虚实?
4. 病案分析

李某,男,57 岁。头晕 9 年,如立舟车,呕吐,血压低,耳鸣如蝉,西医检查为梅尼埃病。近两月来头痛头晕,不能久看书,稍久则头痛头晕加重,胃部不适,有欲吐之感。并有摇晃欲倒,食欲减退,体重亦减,常嗳气,矢气多,大便正常,小便稍频,有时脱肛,脉弦细无力,舌淡无苔。

中　风

【案例】

工人于某之妻，病中风右身瘫痪，不能活动，经服药治疗，度过危险期而在家中静养。一日突然口不能言，而头目眩晕为甚，切其脉沉细无力，舌短不能吐出于外，右半身则麻木不仁，亦成偏废不用。本病应诊断为何病？如何进行辨证、立法、处方及调护？

【概述】

中风病又称卒中，是在气血内虚的基础上，遇有劳倦内伤、忧思恼怒、嗜食厚味、烟酒等诱因，进而引起脏腑阴阳失调，气血逆乱，直冲犯脑，脑脉闭阻或血溢脉外所致。临床以突然昏仆、半身不遂、口舌㖞斜、言语謇涩或不语、偏身麻木为主症，并具有起病急、变化快、如风邪善行数变的特点，好发于中老年人的一种常见病。

“中风”一词，最早见于华佗《中藏经》之“病人中风偏枯……”。《素问·通评虚实论》提出“仆击、偏枯……肥贵人则膏粱之疾也”和《素问·调经论》“气血并逆于上”之说后，历代医家，仁智各见。《金匮要略》才较为详尽准确地定义了中风，其曰：“夫风之为病，当半身不遂，或但臂不遂者，此为痹。脉微而数，中风使然。”后世医家多遵此而应用中风一词。唐宋以前主要以“外风”说为主，以“内虚邪中”立论，指出中风是由正气亏虚，外邪侵袭而致。唐宋以后，突出“内风说”；金元刘完素提出“心火暴盛，热甚动风”的观点，李杲认为“正气自虚”；朱震亨主“痰湿生热”。明清以后，张景岳倡导“非风”说，立“内伤积损”论。清代医家对中风病的认识进一步深入，在研究中风时明确提出内风为致病的根本原因。《临证指南医案》论述：“今叶氏发明内风，乃身中阳气之变动。肝为风脏，因精血衰耗，水不涵木，木少滋荣，故肝阳偏亢，内风时起”，立足精亏水亏而阳亢风生。近代张山雷也明确指出中风之因是肝风内动。内风致病的提出进一步完善了中风病的病因学说。

中风病所涉及内容与西医学脑血管病基本相似，脑血管病可以分为缺血性和出血性两大类，由于病变性质、部位和范围的不同，可以表现出不同的症状和体征。不论是缺血性还是出血性的，均可参照本节辨证论治。

【病因病机】

一、病因

1. 正气虚衰　年老体衰，或久病气血亏损，元气耗伤，则脑脉失养。气虚则运血无力，血流不畅，而致脑脉瘀滞不通；阴血亏损，则阴不制阳，阴亏于下，阳亢于上，阳化风动，夹痰浊、瘀血上扰清窍，邪气滞留于虚损之脑脉而形成下虚上实，突发本病。

2. 劳倦内伤 烦劳过度，易使阳气升张，引动风阳，造成内风旋动，则气火俱浮，迫血上涌，或兼夹痰浊、瘀血上壅清窍；或血之与气并走于上，壅胀脑脉，终成大厥、昏仆之候；因此而中风者，病情多重。

3. 饮食不节 嗜食肥甘厚味，辛香炙煿之物，或饮酒过度，以致脾胃受伤，脾失运化，痰浊内生，郁久化热，痰热互结，壅滞经脉，上蒙清窍。

4. 五志所伤，情志过极 七情失调，肝失调达，肝气郁结，气机郁滞，血行不畅，瘀结脑脉；暴怒伤肝，则肝阳暴亢，或心火暴盛，风火相煽，血随气逆，上冲犯脑。凡此种种，均易引起气血逆乱，上扰脑窍而中风。

5. 痰浊 多因脾失健运，或肝旺克脾，或肝郁化火，炼液成痰。痰浊日久化热，痰热互结，壅滞血脉，上蒙清窍而成中风。

6. 瘀血 多因正气虚衰，气虚运血无力，血脉瘀滞；或暴怒伤肝，肝阳暴亢，血随气逆，上壅清窍，瘀结于脑脉；或肝气郁结，气滞血瘀，发为本病。

此外，气候骤变、烦劳过度、情志相激、用力不当等均可诱发或加重本病。

二、病机

1. 发病 起病多急。在活动状态下发病，尤其是在用力不当或情绪激动时发病。多突然昏仆或无昏仆而突发半身不遂、口舌㖞斜、舌强言謇或不语、偏身麻木，多于短期内病情发展至严重程度。而于安静或睡眠状态下发病者，部分可呈渐进性加重，发病前可有头晕、头痛、手足麻木或无力、一时性言语不利、阵阵心悸等先兆症状。

2. 病位 在脑髓血脉，涉及心、肝、脾、肾等多个脏腑。

3. 病性 属本虚标实。中风急性期以风、火、痰、瘀等标实证候为主，常由于脑络受损、神机失用，而导致多脏腑功能紊乱，出现清窍闭塞、腑气不通、痰瘀互阻、血脉不畅等诸多证候。恢复期及后遗症期则表现为虚实夹杂或本虚之证，气虚、阴虚证候逐渐明显，以气虚血瘀、肝肾阴虚为多，亦可见气血不足、阳气虚衰之象，而痰瘀互阻往往贯穿中风病的始终。

4. 病势 初起时，仅见半身不遂、口舌㖞斜、舌强言謇、神志清醒，则清窍尚未被蒙塞，病情尚轻。如果病情进一步发展，渐至神昏、清窍不开、神昏日重，则病情危笃，甚则合并呕血、便血、厥脱等病证，即难救治。

5. 病机转化 转化迅速是中风病的主要特点。其病机转化决定于内风、邪热、痰浊、瘀血等病邪与人体正气相争及其消长变化的结果。急性期，邪气盛，脑脉闭阻或血溢于脑脉之外，清窍蒙塞，如果正气不衰，经过辨证论治，邪热清，内风息，痰浊化，瘀血祛，神明逐渐恢复，半身不遂诸症亦可逐渐减轻。如平素体弱，正气先衰，或邪气过盛，风火痰瘀蕴化成毒，气血逆乱，窍闭不开，脏腑功能紊乱，则正气耗伤，终至元气败脱，阴阳离决。恢复期，虽然病邪大减，但正气亦已大伤，已无神昏窍闭，但由于正气虚衰，其半身不遂诸症仍然存在，尤其是年老体衰、肾精大伤、髓海空虚之人，每见呆痴之症。

中风初起时，内热征象多不明显，但内风煽动，痰浊、瘀血内蕴，阳气郁积，多有化热化毒趋势。内热既盛，一是邪热灼伤正气，二是能炼液为痰，三则化风迫血，从而加重气血逆乱上冲之势。这在中风的病机转化中是一个值得重视的问题。

在中风病的发病和演变过程中，风和火是体现中风病疾病层面的证候要素，其发展变化与疾病的变化密切相关，而痰、瘀是体现证候层面的证候要素。

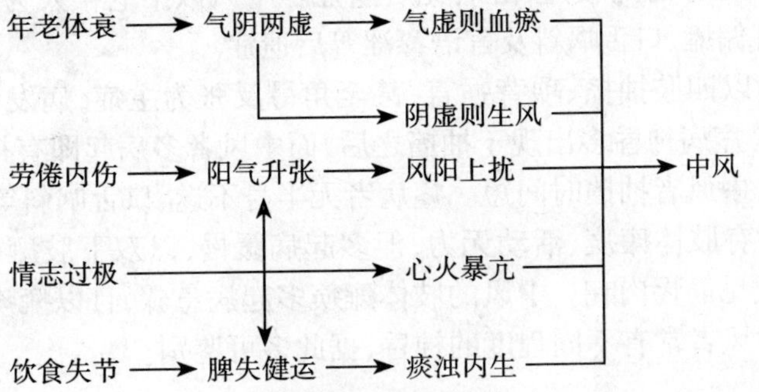

中风病因病机示意图

【诊断】

一、诊断标准

按照1995年国家中医药管理局脑病急症科研协作组起草制订的《中风病诊断与疗效评定标准》(试行)。

主症：偏瘫、神识昏蒙、言语謇涩或不语、偏身感觉异常、口舌㖞斜。

次症：头痛、眩晕、瞳神变化、饮水发呛、目偏不瞬、共济失调。

急性起病，发病前多有诱因，常有先兆症状。

发病年龄多在40岁以上。

具备两个主症以上，或一个主症两个次症，结合起病、诱因、先兆症状、年龄即可确诊；不具备上述条件，结合影像学检查结果亦可确诊。

根据中风病的病理特点，中风分为缺血性中风和出血性中风，前者主要指缺血性脑血管病；后者主要指出血性脑血管病。

二、诊断说明

随着人们健康知识的普及，加强了对高血压、糖尿病、高脂血症等慢性疾病的重视和控制，中风病临床表现呈现轻型化特点，部分病人可无传统的中风5大症，仅表现为头晕、头痛等症状，甚至无明显症状，再进行头部影像学检查时发现病变，诊断时应注意。

【鉴别诊断】

1. 口僻　口僻，以口眼㖞斜、目不能闭、口角流涎为主要临床表现，起病突然，一年四季均可发生，以春秋两季为多见，发病年龄以青壮年为多，发病前多有明显的局部受凉、风吹等诱因。中风也有以口眼㖞斜为主要表现者，但多以中老年人为主，且多伴有言语謇涩或不语、偏身麻木或神昏等症。

2. 痫病　二者均有突然昏仆、昏不知人的症状。痫病常伴见口吐涎沫，两目上视，四肢抽搐，口中怪叫，移时苏醒，醒后如常人，且无半身不遂，口舌㖞斜等后遗症，发病者以儿童、青少年居多，且有多次相似发作的病史可寻。中风病较痫病昏迷时间长，无四肢抽搐、喉中怪叫等症状。临床CT、磁共振、脑电图等相关检查有助鉴别。

3. 厥病　二者均可出现突然昏仆，不省人事的症状。厥病可伴有面色苍白，四肢厥冷，发生在任何年龄，其昏仆时间较短，醒后无后遗症。中风以中老年人为多见，中脏腑者神昏时间较长，苏醒后有偏瘫、口舌㖞斜及言语謇涩等后遗症。

4. 痉病　痉病以四肢抽搐、项背强直，甚至角弓反张为主症，病发中亦可伴有神昏，应与中风阳闭相鉴别。痉病神昏多出现于抽搐之后，而中风者多病起即有神昏，而后出现抽搐。痉病者抽搐时间长，中风者抽搐时间短。痉病者无半身不遂、口舌㖞斜等中风后遗症。

5. 痿病　痿病有肢体瘫痪、活动无力，但多起病缓慢，以双下肢瘫或四肢瘫为多见，或有患肢肌肉萎缩，或见筋惕肉瞤。中风的肢体瘫痪多起病急骤，且以瘫痪不遂为多见。痿病者起病时无神昏，中风者常有不同程度的神昏，据此多可鉴别。

【辨证论治】

一、辨证要点

1. 辨病性　根据发病年龄，起病形式，临床特点结合影像学检查结果辨病性，以明确是缺血性中风还是出血性中风。

2. 辨病位深浅　临床可将中风病分为中经络、中脏腑。中经络者病位浅、病情轻，不伴意识障碍；中脏腑者病位深、病情重，伴有意识障碍。一般缺血性中风起病相对较缓，多无意识障碍，以中经络者为主，少数患者可进行性加重而出现意识障碍，移行为中脏腑；出血性中风多发病急骤，重者起病即见神昏，直中脏腑，轻者仅表现为半身不遂等症而无意识障碍。

3. 辨病势顺逆　临床应注意观察中风病人神志及瞳神的变化，根据"神"的变化以判断病势的顺逆。如起病时神清，而逐渐神识昏蒙者，则病势为逆；如发病即神昏，治疗后意识逐渐转清，则病势为顺；或虽见神昏，而正气未衰，瞳神正常，呼吸均匀，脉象实而有力，则尚有转机之势；若昏愦不知，瞳神异常，出现呃逆、呕血、抽搐、高热等变证，则病势凶险，难以救治。

4. 辨闭证、脱证　闭证：为邪气内闭清窍，属实证。症见神昏、牙关紧闭、口噤不开、肢体强痉。阳闭者，伴面赤身热，气粗口臭，躁扰不宁，舌苔黄腻，脉弦滑数；阴闭者，伴面白唇黯，静卧不烦，四肢不温，痰涎壅盛，舌苔白腻，脉沉滑或缓。脱证：为五脏阳气外脱，属危候。症见昏愦不知，目合口开，四肢松懈瘫软，肢冷汗多，二便自遗。

二、治疗原则

中风急性期标实证候突出，急则治其标，当以祛邪为主。常用醒神开窍、平肝息风、清化痰热、化痰通腑、活血通络等治疗方法。闭证当以祛邪开窍醒神法治疗；脱证则以扶正固脱为法；"内闭外脱"者，醒神开窍与扶正固脱可以兼用。恢复期与后遗症期多为虚实夹杂，治宜扶正祛邪，常用育阴息风、益气活血等法。

三、分证论治

1. 风火上扰

主症：半身不遂，口舌㖞斜，言语謇涩或不语，感觉减退或消失，病势突变。

兼次症：神识迷蒙，颈项强急，呼吸气粗，便干便秘，尿短赤。

舌脉:舌红绛,苔黄腻而干,脉弦数。

分析:素体肝肾阴虚,阴虚风动,虚火内生,风火流窜于经脉,故见半身不遂,口舌㖞斜,言语謇涩或不语,感觉减退或消失,颈项强急;风火相煽上扰清窍,故见神识恍惚、迷蒙;风火阻络,气机不畅,故见呼吸气粗;风火上攻,清浊升降失常,腑气不畅,故见便干便秘,尿短赤;舌红绛为阴虚火旺之象,苔黄腻而干为风火痰浊亢盛之象,脉弦数为邪实病重、风火痰瘀猖獗之象。

治法:清热息风,开窍醒神。

方药:天麻钩藤饮加减。方中天麻、钩藤平肝息风,共为君药;石决明平肝潜阳,除热明目,川牛膝引血下行,共为臣药;黄芩、栀子清热泻火,益母草活血利水,杜仲、桑寄生补益肝肾,夜交藤、朱茯神宁心安神,共为佐药。

加减:夹有痰浊者,加石菖蒲、远志、郁金;头痛甚者,加菊花、夏枯草;呕吐者,加半夏、旋覆花、代赭石。

临证参考:风阳火邪上扰神明是本证的基本病机。邪热上扰神明,进一步发展有邪闭心窍之趋势。因此,祛邪以防闭窍是治疗的关键。待病情稳定,神志恢复,治疗重点则当调理气血,以促进半身不遂等症的好转。风火之邪易夹血上逆,每加用凉血降逆之品,以引血下行。

2. 风痰瘀阻

主症:半身不遂,口舌㖞斜,言语謇涩或不语,感觉减退或消失。

兼次症:头痛目眩,咯痰或痰多。

舌脉:舌红黯,苔黄腻,脉弦滑。

分析:中年以后,阴虚则内风易动,气虚则痰湿内生,风痰相搏,壅滞经脉,血行不畅,瘀血内生,风痰瘀血闭阻脉络,故见半身不遂,口舌㖞斜,言语謇涩或不语,感觉减退或消失;风痰上扰清窍,故见头晕目眩;痰湿内生,故见咯痰或痰多;舌红黯,为瘀血内阻之象;苔黄腻为痰湿内蕴之象;脉弦滑为肝风内动之象。

治法:活血祛瘀,化痰通络。

方药:化痰通络汤加减。方中用法半夏、橘红、茯苓、枳实化痰祛湿,丹参、川芎、红花活血行瘀,石菖蒲、远志交通心肾,党参、甘草补气健脾以增强运化之力,有助于祛除痰湿之邪。

加减:半身不遂重者,加天仙藤、伸筋草、鸡血藤;痰多质黏者,加浙贝母、天竺黄、黄芩;头痛、眩晕者,加菊花、夏枯草。

临证参考:可据症、舌、脉,以分辨内风、痰浊、瘀血的轻重程度,决定平肝息风、化痰通络、活血化瘀等药物的使用,一般以化痰、活血化瘀为主。风痰互结,瘀血阻滞,日久易从阳化热,故临证时用药不宜过于燥烈,以免助热生火。如病久体虚者,又当佐以扶正之品。

3. 痰热腑实

主症:半身不遂,口舌㖞斜,言语謇涩或不语,感觉减退或消失。

兼次症:头痛目眩,咯痰或痰多,腹胀便干便秘。

舌脉:舌黯红,苔黄腻,脉弦滑或偏瘫侧弦滑而大。

分析:本证虽以突然半身不遂为主症,但根据舌、脉症状进行辨证分析,当属痰热腑实证。

素有血瘀又蕴痰湿,气血不足,遇情志劳累等诱因使气机逆乱于心胸,进而痰湿郁积中焦而化热,痰热阻滞,升降失职渐致腑气不通,或肝阳素盛又兼平时饮食不节,嗜酒过度或劳倦内伤致使脾失健运，聚湿生痰，痰郁化热，风痰瘀流窜经络，故见半身不遂，口舌㖞斜，言语謇涩或不语，感觉减退或消失；痰热上扰清窍，故见头痛目眩；痰热内阻，故见咯痰或痰多；痰热内生，下行肠腑，灼伤津液，故见腹胀便干便秘；舌黯红，苔黄腻，脉弦滑为痰热之象，偏瘫侧脉弦滑而大为痰湿阻络，正邪交争之象。

治法：化痰通腑。

方药：星蒌承气汤加减。方中大黄苦寒泄热，祛瘀通便，荡涤肠胃邪热积滞，消除致病之因，为君药；芒硝咸寒泄热，软坚润燥通便，为臣药；两者相须为用，则峻下热结之力增强。胆南星清热化痰，息风定惊；瓜蒌清热化痰，宽胸散结，润燥滑肠，两药合用，助大黄、芒硝消滞，通行腑气，化痰通络。

加减：热象明显者，加山栀子、黄芩；年老体弱津亏者，加生地黄、麦冬、玄参。

临证参考：正确掌握和运用通下法是治疗本证的关键。针对本证腑气不通而采用化痰通腑法，一可通畅腑气，祛瘀通络，敷布气血，使半身不遂等症进一步好转；二可清除阻滞于胃肠的痰热积滞，使浊毒邪热不得上扰神明，气血逆乱得以纠正，达到防闭入脱之目的；三可急下存阴，以防阴竭于内，阳脱于外。掌握通下的时机，也是很重要的，一般认为，腑气不通即可使用本法治疗，不必等到痰热腑实已成，痞、满、燥、实、坚诸症悉备才用。苔黄腻，脉弦滑，便秘是本证的三大主要特征。

4. 痰湿蒙神

主症：神识昏蒙，半身不遂，口舌㖞斜，言语謇涩或不语，感觉减退或消失。

兼次症：痰鸣，二便自遗，周身湿冷。

舌脉：舌紫黯，苔白腻，脉沉缓滑。

分析：素体阳虚阴盛，正气不足，内蕴湿痰，肝风触动，风夹湿痰上壅清窍，故见神识昏蒙；痰湿内生，阻于经脉，故见半身不遂，口舌㖞斜，言语謇涩或不语，感觉减退或消失；痰湿内阻，壅塞于肺，故见痰鸣；痰湿内闭，二便失调，故见二便自遗；湿痰属阴，邪从阴化故成阴闭，故见周身湿冷；舌紫黯，苔白腻，脉沉缓滑为痰瘀内阻，正气不足之象。

治法：温阳化痰，醒神开窍。

方药：涤痰汤加减。方中人参、茯苓、甘草补心益脾，陈皮、南星、半夏燥湿而祛痰，菖蒲开窍通心，枳实化痰利膈，竹茹清燥开郁。

加减：寒象明显者，加桂枝。

临证参考：痰湿属阴邪，非温阳通达不能除之。治疗多选辛开温化之剂，但不可过用温燥及辛香走窜之品。如有化热倾向者，当佐清泄之剂。

5. 气虚血瘀

主症：半身不遂，口舌㖞斜，言语謇涩或不语，感觉减退或消失。

兼次症：气短乏力，自汗出，口角流涎，心悸，便溏，手足肿胀。

舌脉：舌黯淡，或有齿痕，苔白腻，脉沉细。

分析：年老体虚，或久病伤气，气虚血运不畅，血停脉中，瘀血阻于脑脉，故见半身不遂，口舌㖞斜，言语謇涩或不语，感觉减退或消失；气虚失摄，故见气短乏力，自汗出；脾气亏虚，故见口角流涎，便溏；心气亏虚，故见心悸；气虚血阻，手足筋脉、肌肤失于温煦濡养，故见手足肿胀；舌黯淡，或有齿痕，苔白腻，脉沉细为气虚血瘀之象。

治法：益气活血。

方药：补阳还五汤加减。方中生黄芪，大补元气，气旺血行，瘀去络通，为君药；当归尾长于活血，且化瘀而不伤血，为臣药；川芎、赤芍、桃仁、红花助当归尾活血祛瘀，地龙通经活络，共为佐药。

加减：气虚明显者，加党参、太子参；心悸喘息者，加桂枝、炙甘草；肢体麻木者，加木瓜、伸筋草、防己；肢体瘫软无力者，加川断、桑寄生、杜仲、牛膝。

临证参考：本证多见于恢复期和后遗症期。根据气虚的程度决定黄芪的用量。如急性期仅有气短乏力之症，而血瘀络阻突出，且有血瘀化热的趋势，则不宜重用黄芪，改用太子参、生山药、茯苓等甘平益气之品。

6. 阴虚风动

主症：半身不遂，口舌㖞斜，言语謇涩或不语，感觉减退或消失。

兼次症：眩晕耳鸣，手足心热，咽干口燥。

舌脉：舌红瘦，少苔或无苔，脉弦细数。

分析：肝肾阴虚，肝阳偏亢，情志刺激，化火灼阴，内风旋动，夹痰窜扰脉络，故见半身不遂，口舌㖞斜，言语謇涩或不语，感觉减退或消失；内风上扰清窍，故见头晕耳鸣；阴虚内热，故见手足心热，咽干口燥；舌红瘦，少苔或无苔，脉弦细数为阴虚风动之象。

治法：育阴息风。

方药：镇肝熄风汤加减。方中怀牛膝引血下行，补益肝肾，为君药；代赭石镇肝降逆，龙骨、牡蛎、龟板、白芍益阴潜阳，镇肝息风，共为臣药；玄参、天冬滋阴清热，壮水涵木；茵陈、川楝子、生麦芽清泄肝热，疏肝理气，利于肝阳的平降镇潜，共为佐药；甘草调和诸药，合生麦芽和胃调中，为使药。

加减：夹有痰热者，加天竺黄、竹沥、川贝母；心烦失眠者，加黄芩、栀子清心除烦，加夜交藤、珍珠母镇心安神；头痛重者，加生石决明、夏枯草。

临证参考：风动之因在于阴液不足，故急当治其标，待标实一去即当扶正，滋阴敛阳以固其本。还需注意肝为刚脏，性喜条达而恶抑郁，故临证时宜加麦芽、茵陈以顺应肝胆升发之性。因滋阴潜镇之品易碍胃气，故宜适当选用健脾养胃之品。此时护理最为重要，遇有情志刺激，心肝火旺即可触动内风，发为复中，预后不佳。

【预后与转归】

中风病预后不良，复发率高，预后与转归取决于其体质的强弱、正气的盛衰、病情的轻重以及诊疗的正确及时与否、调养是否得当等。

中风病位在脑髓、血脉。起病即见神昏者多为邪实窍闭，病位深，病情重；如昏愦不知，瞳神异常，甚至出现呕血、抽搐、高热、呃逆等，则病情危重，若正气渐衰，多难救治；以半身不遂、口舌㖞斜、言语謇涩为主症而无神昏者病位较浅，经治疗可逐渐恢复。但多数患者遗留言语不利、半身不遂、偏身麻木、饮水呛咳等后遗症。如毒损脑络，神机失用则可渐致反应迟钝，神情淡漠而发展为痴呆。若治疗不当，或阴血亏虚，阴不敛阳可再发中风。

【预防与康复】

本病的预防应保持心情舒畅，防止七情内伤；坚持适度的体育锻炼，如太极拳、八段锦、气功等；注意劳逸结合，避免体力和脑力劳动过度；节制房事，养精护肾；饮食定时定量，避免饥饿劳作，忌暴饮暴食及过食肥甘辛辣之品；病后宜加强调理，防止气血亏虚；避免头部外伤，对预防中风的发生或避免复发都有重要的意义。

本病患者需调畅情志，树立康复的信心，积极进行康复训练。应注意偏瘫急性期患者的良肢位设计，对于抑制肢体痉挛、预防肩关节半脱位、早期诱发分离运动等起到重要作用。病人神志转清或病情稳定后，即尽早进行系统、正规的言语及肢体功能的康复训练，同时应关注患者情绪、认知等方面障碍，早期进行治疗。可配合针灸、推拿、中药煎汤熏洗等中医传统方法进行康复。

【结语】

中风是中医四大病证之一，起病急骤，变化迅速，其转归预后常发生在一瞬之间，以突然昏仆、半身不遂、口舌㖞斜、言语謇涩或不语、偏身麻木为主症。中经络患者如失治误治，或虽经治疗病情未能控制，可向中脏腑转化，预后较差。中脏腑患者向中经络转变，预后多较好。中脏腑患者若出现呃逆频频，呕血，壮热，喘促，瞳神大小不一，或出现脱证证候者，病情危笃，预后不良。多次中风者预后亦较差。无论中经络或中脏腑，虽经救治，均终因脑髓受损，致病程迁延而成为中风后遗症。总之，中风患者的预后转归不尽相同，主要取决于体质的强弱，正气的盛衰，邪气的浅深，病情的轻重，诊治及时、正确与否，及调养是否得当等多种因素。

【相关资料链接】

一、篇首案例分析

诊断：中风　中经络

肝肾阴虚，风痰内扰

辨证分析：患者既往中风病史，右侧偏瘫，本次突发言语不能，头晕目眩，舌不能吐于外。"肝阴虚，风上巅"，阴虚则血燥，血燥则生热，热甚则风阳上升，是以头晕目眩；而痰浊上泛，堵塞窍道，则舌强不能言；肝血不荣于筋脉，筋骨不用，故足废不能履，偏身麻木不仁，偏废不用。结合脉沉细无力，病属中医学"中风"范畴，患者无意识障碍，故为中经络；病位在肝脾肾及脑络，病性为本虚标实。

治法：滋养肝肾，清化风痰

处方：地黄饮子加减

熟地黄 30g　山萸肉 10g　石斛 30g　五味子 6g
白茯苓 10g　麦冬 15g　远志 6g　川贝母 6g
菖蒲 10g　薄荷 3g　石决明 30g　珍珠母 30g
白芍 10g

3 剂，水煎服，每日 1 剂，分早晚服。

调护：畅情志，节饮食，注意休息。

预后：3 剂后口能言，头晕瘳。

按：地黄饮子原载《宣明论》，是温补下元、摄纳浮阳、开窍化痰的一首名方，临床加减以治疗肝肾阴虚、风痰上扰者，效果颇好。但肝肾阴虚而有内热之象，一般宜去肉桂、附子、巴戟天、肉苁蓉等温燥助阳之品。值得指出的是，肝肾阴虚、风痰内扰之证，常常欲培阴又恐痰热难化，欲化痰热又恐伤阴，不得早用滋腻之品，化痰宜用轻清之品，不可主次不分，因果倒置。

摘自:刘渡舟.肝病证治概要[M].天津:天津科学技术出版社,1985:98.

二、临证经验举隅

黄某,女,54岁。初诊:1976年10月14日。

素有高血压病史,旬日前突然类中,经中西医结合抢救好转。刻下:神志时清时昧,右半身不遂,言语謇涩,便秘,脉弦小,舌质红少津。肾阴不足,水不涵木,风阳陡动,夹痰热内阻,上蒙心窍,仿地黄饮子之意。处方:大生地18g,北沙参18g,麦冬15g,川石斛(先煎)18g,甜苁蓉12g,朱远志6g,丹参12g,炒槐花12g,天竺黄9g,广郁金9g,细石菖蒲9g。6剂。二诊:10月20日。神志已清,右半身稍能活动,略能进食,但言语尚謇涩,舌红脉细。风阳渐平,肾阴损伤未复,痰热已有化机,再守原意增损。前方去广郁金,天竺黄,加大地龙6g。12剂。三诊:11月6日。右半身活动日见好转,言语謇涩亦渐清晰,纳增,二便正常,舌红已润,脉细。肾阴损伤渐复,风阳痰热亦得乎化,续予调补心肾。大生地12g,北沙参18g,麦冬15g,川石斛(先煎)18g,甜苁蓉12g,制首乌15g,朱茯苓9g,朱远志6g,丹参12g,炒枣仁9g,淮小麦30g,怀牛膝9g。14剂。上方服完,言语已清,右半肢体已能活动,且可扶杖行走,舌红润,脉细小。类中在恢复之中,仍应前法调理以善后。

摘自:严世芸.张伯臾医案[M].上海:上海科学技术出版社,1979:112-113.

【思考题】

1. 如何鉴别中经络、中脏腑?
2. 简述中风的病因病机。
3. 简述中风的辨证论治。
4. 病案分析

张某,女,68岁,2008年11月1日就诊。

患者10天前活动中突然出现头晕,并出现右侧肢体麻木、力弱,约10分钟左右症状消失,患者未给予重视,后上述症状出现3次,每次持续5~10分钟缓解,3天前早晨起床时家属发现患者右侧肢体瘫痪,言语含糊,来医院就诊。刻下症见右侧肢体瘫痪,口舌㖞斜,言语謇涩,饮水呛咳,头痛目眩,腹胀,口臭,4天未大便,舌质黯红,苔黄腻,脉弦滑。既往史:高血压病史15年,血压最高达190/100mmHg,平素未按时服药;高脂血症病史5年。平素情绪急躁。查体:血压:170/70mmHg,神志清楚,精神可,言语含糊,眼球运动充分,无复视及震颤,双侧瞳孔等大等圆,对光反射灵敏,双侧额纹等深对称,右侧鼻唇沟变浅,口角向左偏,伸舌右偏,右上肢肌力1级,右下肢肌力2级,左侧肢体肌力正常。右侧Babinski征、Chaddock征(+)。

郁　病

【案例】

刘某，女，16岁，学生。因考学未中，羞于见人，终日精神抑郁，闷闷不乐，善长太息，性情由活泼转而低沉。家人多方开导，仍神识呆痴，饮食不下，咽中如有物梗阻，懒与人言，喜静少动，夜不能眠，苔白滑，脉弦滑。本病应诊断为何病？如何进行辨证、立法、处方及调护？

【概述】

郁病是一类常见病证，其临床表现多样，以心情抑郁、情绪不宁、胸部满闷、胁肋胀痛、或易哭善怒、或咽中如有异物梗阻等为主要症状；又可有脏躁、梅核气等表现。

早在《黄帝内经》中就有怒伤肝、喜伤心、思伤脾、忧伤肺、恐伤肾等情志致病的记载，并首将“郁”的概念引入医学。汉代张仲景提出了“脏躁”、“梅核气”等情志疾病，并创立甘麦大枣汤和半夏厚朴汤进行治疗，《金匮要略·妇人杂病脉证并治》曰：“妇人咽中有炙脔，半夏厚朴汤主之”，“妇人脏躁，喜悲伤欲哭，如神灵所作，数欠伸，甘麦大枣汤主之”。元代朱震亨综合六淫、七情等内外病因论，首创了“六郁”学说，并制越鞠丸专治郁，使郁病理、法、方、药更加系统化。明代虞抟《医学正传·郁证》中首先提出了“郁证”病名。此后一些医家开始用“郁证”专指以情绪抑郁、忧郁烦闷为主要表现的疾病。清代王清任还从血瘀的角度出发，认为情绪障碍应以活血化瘀法治之。各医家在深入研究郁病的药物治疗的同时，注重心理治疗的作用。清代吴尚先《理瀹骈文》曰：“七情之病，看花解闷，听曲消愁，有胜于服药者也”。

郁病主要见于西医学的神经衰弱、癔症及抑郁症，以及更年期综合征及反应性精神病等，当这些疾病出现郁病的临床表现时可参照本节辨证论治。

【病因病机】

一、病因

1. 肝气郁结　忧思郁怒、愤懑恼怒等情志因素，可使肝失条达，致肝气郁结，而成气郁，在气郁的基础上形成血郁、火郁、痰郁等诸郁。

2. 脾失健运　由于忧愁思虑，脾气受损；或者情志不调，肝气横逆犯脾，导致脾失健运。脾虚日久，气血生化乏源，可导致心脾两虚。

3. 心失所养　所欲不遂、精神紧张等精神因素，损伤心气、心阴、心血，使心失所养而发生一系列病变。

二、病机

1. 发病　可急可缓。因情志过极而致气结，则起病较急；若为忧愁思虑，担忧恐惧，则缓慢起病。

2. 病位　在脑，涉及肝、肾、心、脾诸脏。

3. 病性　初起多为实证，但亦可见虚证，日久则多见虚实夹杂之证。

4. 病势　以实证起病者，初起多为气滞，久则兼见化火、痰结、食滞等，最终形成虚实夹杂。而以虚证起病者，初起多以脾气亏虚、心气心血不足为主，久则因虚致实，兼见水湿、痰结、食积、气滞等证。一旦形成虚实夹杂之证，则变证丛生，病程迁延，绝非调一方治一脏能愈者也。

5. 病机转化

(1) 六郁互因　七情所伤，肝失条达，气失疏泄而为气郁。气郁日久，血液运行不畅则形成血郁。若素体阳盛，或过用热药，形成肝经郁热，或气郁日久化火，则形成火郁。气机不畅，津液停聚体内，化为水湿，或肝郁犯脾，脾失健运，水湿内停，则形成湿郁。水湿凝聚成痰，则形成痰郁。脾失健运，食积不化则成食郁。总之，六郁互为因果，并常见两证甚至多证并现的现象。

(2) 虚实转化　以实证起病者，多为气滞、血瘀、湿停、痰滞、食积。初起多为肝失条达，如久病不愈，肝病及脾，或肝火灼伤心气、心阴、心血，耗损肾阴、肾精，可由实转虚。以虚证起病者，初起以脾气亏虚，心气、心血不足，肾精亏虚为主，继则因脾失健运、水湿停留而成痰湿，食物难消则成食积；而心气不足，动血无力，则生瘀血；肾精亏虚，水不涵木，导致肝失所养，气机不畅，则致肝气郁结。

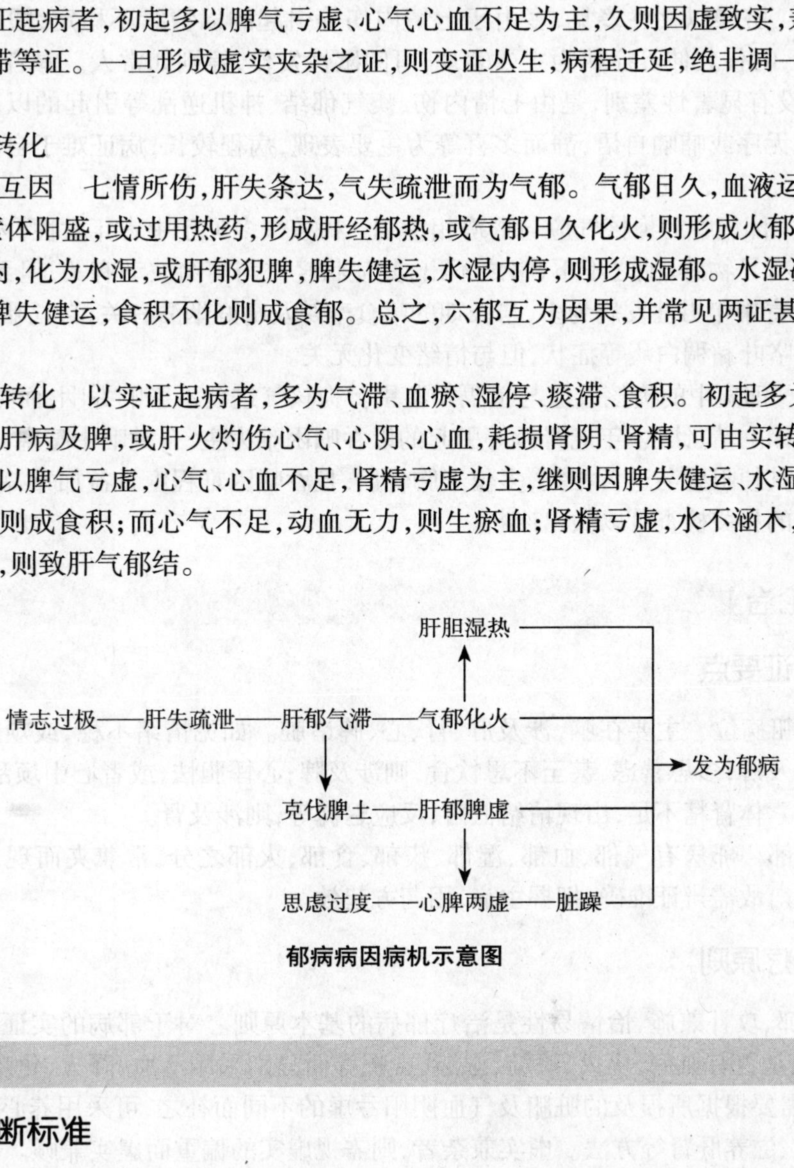

郁病病因病机示意图

【诊断】

一、诊断标准

按照1995年国家中医药管理局发布的《中华人民共和国中医药行业标准·中医病证诊断疗效标准》。

1. 以忧郁不畅，情绪不宁，胸胁胀满疼痛，或者易哭善怒，或者咽中如有物阻为主要临床症状。

2. 病史多有情志内伤史。

3. 各系统检查和实验室检查正常，可以除外器质性疾病。

二、诊断说明

神经系统疾病伴发郁病的典型病例诊断并不困难，但值得提出的是相当多的患者不表现出明显的悲伤绝望的情绪，而主诉为多种躯体症状，应怀疑郁病的可能。

【鉴别诊断】

1. 癫病　脏躁以女性多见，多由于七情内伤等引起的以情绪不稳定，烦躁不宁，易激惹，易怒善哭，时作欠伸等症状为主要表现，可间歇性发作，停则如常人。癫者多发青壮年，男女发病率没有显著性差别，是由七情内伤、痰气郁结、神机逆乱等引起的以表情淡漠，沉默痴呆，出言无序或喃喃自语，静而多喜等为主要表现，病程较长，病证难于自愈，较少自行缓解。

2. 喉痹　郁病中的梅核气应与喉痹相鉴别。梅核气多见于中青年女性，因情志抑郁起病，自觉咽部有异物感，咽之不下，咯之不出，其症状轻重与情绪波动有关，但无咽痛及吞咽困难。喉痹以青中年男性发病为多，与长期的嗜食辛辣及嗜好烟酒有关，自觉咽中有异物感，常伴有咽干、咯吐黏稠白痰等症状，但与情绪变化无关。

3. 噎膈　郁病中的梅核气应与噎膈相鉴别。梅核气进食不影响吞咽，而噎膈多见于中老年男性，多因七情、饮食、年老肾亏等引起的以吞咽困难为主，自觉咽中噎塞，饮食梗阻，甚则食饮不下，其梗阻感与进食相关，多位于胸骨后，且吞咽困难程度日益加重，高发于中老年男性，行食管的相关检查可以做出诊断。

【辨证论治】

一、辨证要点

1. 辨脏腑病位　主要在脑，涉及肝、肾、心、脾诸脏。如见情绪不稳，或烦躁易怒，或常喜叹息，则涉及肝；多思善虑，甚至不思饮食，则涉及脾；心悸胆怯，或者心中烦乱，则涉及心；久病及肾，或素体肾精不足，出现情绪低落，反应迟钝等，则涉及肾。

2. 辨六郁　郁病有气郁、血郁、湿郁、痰郁、食郁、火郁之分，常兼夹而现，致使症状纷纭，错综复杂。故需辨证准确，把握主症，用药方起效。

二、治疗原则

理气开郁、攻补兼施、怡情易性是治疗郁病的基本原则。对于郁病的实证，首先要理气开郁，并根据是否有血瘀、化火、痰结、湿滞、食积等而分别采用活血、降火、化痰、祛湿、消食等法。虚证需要根据所损及的脏腑及气血阴阳亏虚的不同而补之，可采用养心安神、补肾益脑、调理脾胃、滋养肝肾等方法。虚实兼杂者，则需视虚实的偏重而虚实兼顾。

三、分证论治

1. 肝气郁结

主症：精神抑郁，情绪不宁，郁闷烦躁，胸部满闷，胸胁胀痛，痛无定处。

兼次症：脘闷嗳气，不思饮食，大便不调。

舌脉：舌红，苔薄腻，脉弦。

分析：肝喜条达，主疏泄，肝失条达，气机不畅，肝气郁结，疏泄失常，故见精神抑郁，情绪不宁，郁闷烦躁，胸部满闷，胁肋胀痛；肝气郁结，横逆犯于中焦，脾失健运，胃失和降，故见脘闷嗳气，不思饮食，大便不调；舌红，苔薄腻，脉弦为肝气郁结之象。

治法：疏肝解郁，理气畅中。

方药：柴胡疏肝散加减。方中柴胡疏肝解郁，为君药；香附疏肝理气止痛，川芎疏肝开郁，行气活血止痛，共为臣药；陈皮、枳壳理气行滞和胃；芍药、甘草养血柔肝，缓急止痛，共为佐药；甘草调和诸药，兼为使药。

加减：胁肋胀满甚者，加郁金、香橼、佛手；肝气横逆犯胃，嗳气频作、胸脘不舒者，加旋覆花、代赭石、法半夏；肝气横乘脾胃，纳呆、腹胀者，加焦三仙、砂仁；兼有血瘀，胸胁刺痛，舌有瘀点、瘀斑者，加当归、丹参、红花。

临证参考：此型患者多精神抑郁，情绪不宁，郁闷烦躁，寡言少语，但病程都相对较短，病机单纯，应及早治疗，配合心理调节，常可起到较好的效果。

2. 气郁化火

主症：急躁易怒，胸胁胀痛。

兼次症：口苦而干，头痛，目赤，耳鸣，嘈杂吞酸，大便秘结。

舌脉：舌红，苔黄，脉弦数。

分析：肝气郁结，日久化火，故见急躁易怒；肝气郁结，疏泄不利，故见胸胁胀痛；肝火上炎，上扰清窍，故见口苦而干，头痛，目赤，耳鸣；肝火犯胃，故见嘈杂吞酸，大便秘结；舌红，苔黄，脉弦数均为气郁化火之象。

治法：疏肝解郁，清肝泻火。

方药：丹栀逍遥散加减。方中柴胡疏肝解郁；白芍养血敛阴，柔肝缓急，当归养血活血；白术、茯苓、甘草健脾益气，营血生化有源，丹皮、山栀清热凉血、清肝泻火，煨姜温胃和中，薄荷疏散抑郁，透达肝经郁热；甘草调和药性。

加减：热势甚，口苦、大便秘结者，加龙胆草、大黄；肝火犯胃，胁肋疼痛、口苦、嘈杂吞酸、嗳气、呕吐者，加黄连、吴茱萸；肝火上炎，头痛、目赤、耳鸣者，加菊花、钩藤。

临证参考：肝火犯胃，治疗时应注意清肝而不伤胃，不宜使用大寒过凉之品。本证亦可采用化肝煎治疗。本型患者多易急躁，平素要注意忌烟酒及辛辣食物，可进行心理疏导，同时配合体育疗法。

3. 肝郁脾虚

主症：精神抑郁，胸部闷塞，胁肋胀满，或有咽中不适如有异物梗阻，吞之不下，吐之不出。

兼次症：思虑过度，多疑善忧，倦怠乏力，动则加重，善太息，食欲下降，形体消瘦，脘痞嗳气，大便时溏时干。

舌脉：舌淡，苔薄白，脉弦细，或弦滑。

分析：肝气郁结，疏泄失常，气机不畅，故见精神抑郁，胸部闷塞，胁肋胀满，善太息；肝郁乘脾，脾失健运，气化不利，聚湿生痰，阻于胸膈，故见咽中不适如有异物梗阻，吞之不下，吐之不出；脾气亏虚，心神失养，故见思虑过度，多疑善忧；脾气亏虚，肢体失养，故见倦怠乏力，动则加重；脾失健运，故见食欲下降，形体消瘦，脘痞嗳气，大便时溏时干；舌淡，苔薄白，脉弦细,或弦滑为肝郁脾虚之象。

治法:疏肝健脾,化痰散结。

方药:逍遥散合半夏厚朴汤加减。方中柴胡疏肝解郁,半夏化痰散结,降逆和胃,厚朴行气开郁,下气除满;白芍养血敛阴,柔肝缓急,当归养血活血,紫苏行气散结开郁,白术、茯苓、甘草健脾益气,薄荷疏散抑郁,透达肝经郁热,生姜降气散结,化痰和胃,并制半夏之毒。

加减:湿郁气滞,胸脘痞闷、嗳气、苔腻者,加香附、佛手、苍术;胀痛甚者,加木香、青皮、枳壳;食滞甚者,加焦三仙、砂仁;痰郁化热,烦躁、呕恶、口苦、苔黄腻者,用温胆汤加贝母、黄芩、全瓜蒌。

临证参考:治疗本证时,用药要注意化痰而不伤正。临证所用方中多辛温苦燥之品,仅适宜于痰气互结而无热者,如证偏阴亏津少或者阴虚火盛者,则不宜用。并注意结合心理暗示进行疏导。

4. 肝胆湿热

主症:情绪抑郁或急躁易怒,易激惹,郁闷不舒,胁肋满闷。

兼次症:口苦纳呆,呕恶腹胀,大便不调,小便短赤。

舌脉:舌红,苔黄腻,脉弦滑数。

分析:肝郁日久化火,肝火与水湿搏结,化为湿热,湿热相蒸,蕴于肝胆,肝胆疏泄失常,故见情绪抑郁或急躁易怒,易激惹,郁闷不舒,胁肋满闷;胆气上逆,故见口苦;湿热郁阻,脾胃升降失司,故见纳呆,呕恶腹胀,大便不调;湿热下注,故见小便短赤;舌红,苔黄腻,脉弦滑数为肝胆湿热之象。

治法:清肝利胆,宁心安神。

方药:龙胆泻肝汤加减。方中龙胆草上泻肝胆实火,下清下焦湿热,泻火除湿,为君药;黄芩、栀子泻火解毒,燥湿清热,共为臣药;泽泻、木通、车前子清热利湿,生地黄、当归滋阴养血护肝,柴胡疏畅肝胆气机,引诸药入肝胆,共为佐药;甘草调和诸药,防苦寒败胃之用,为佐使药。

加减:肝胆实火较盛,烦躁不安者,去车前子,加黄连;湿盛热轻者,去黄芩、生地黄,加滑石、薏苡仁;湿热日久伤阴,低热、手足心热者,加银柴胡、白薇;月经不调者,加泽兰、益母草。

临证参考:本证属于郁病中较重也较常见的实证,但本方药多苦寒,易伤脾胃,故对素体脾胃虚寒和阴虚阳亢者,皆非所宜;且使用不可过久,待湿热之象减退,需立即更方,以防脾胃受损,又生变证。

5. 心神惑乱(脏躁)

主症:精神恍惚,心神不宁,多疑易惊,悲忧善哭,喜怒无常。

兼次症:手舞足蹈,骂詈喊叫,或面部及肢体痉挛、抽搐。

舌脉:舌淡,苔薄白,脉弦细。

分析:忧郁思虑,情志过极,心气耗伤,营血不足,心神失养,故见精神恍惚,心神不宁,多疑易惊;心神惑乱,故见悲忧善哭,喜怒无常,手舞足蹈,骂詈喊叫;营血不足,筋脉失养,故见面部及肢体痉挛、抽搐;舌淡,苔薄白,脉弦细均为心神失养之象。

治法:甘润缓急,养心安神。

方药:甘麦大枣汤加减。方中小麦养肝补心,除烦安神,为君药;甘草补养心气,和中缓急,为臣药;大枣益气和中,润燥缓急,为佐药。

加减:躁扰、失眠者,加酸枣仁、柏子仁、茯神、夜交藤;血虚生风,手足蠕动者,加当归、生地、珍珠母、钩藤。

临证参考:忧郁伤神可见多种多样的临床表现。在发作时,可根据病情选用适当的穴位进行针刺治疗,并结合语言暗示和诱导,常有较好的效果。

6. 心脾两虚

主症:多思善虑,头晕神疲,心悸胆怯。

兼次症:失眠,健忘,纳差,面色不华。

舌脉:舌淡,苔薄白,脉细缓。

分析:忧愁思虑,损伤心脾,气血生化不足,心失所养,脾气亏虚,故见多思善虑,神疲,心悸胆怯;气血不足,清窍失养,故见头晕;气血不足,心神失养,故见失眠,健忘;脾失健运,气血不足,故见纳差,面色不华;舌淡,苔薄白,脉细缓为心脾两虚,气血不足之象。

治法:养心健脾,补益气血。

方药:归脾汤加减。方中人参补气生血,养心益脾;龙眼肉补益心脾,养血安神,共为君药;黄芪、白术助人参益气补脾,当归助龙眼肉养血补心,共为臣药;茯神、远志、酸枣仁宁心安神,木香理气醒脾,共为佐药;炙甘草补气健脾,调和诸药,为佐使药;姜、枣调和脾胃,以资生化。

加减:心胸郁闷、情志不舒者,加郁金、佛手;头痛者,加川芎、白芷。

临证参考:此属郁病之虚证,病程一般较长,难于短期起效。治疗以滋养为法,但不能用药过于滋腻,以防碍脾。

【预后与转归】

郁病初起者,可只出现较轻的症状,如偶有失眠、头痛等症,但往往有波动性,症状并不固定,若情志致病的原因能及时缓解,对本病的预后有重要的作用,症状常可随病因的祛除而自行减轻、消失。但患者常又因受到精神刺激后,病情反复或者波动。若病程较长,情志致病因素不除者,则症状往往会逐渐增多、加重。此时病人常对疾病产生紧张、焦虑、恐惧情绪,对治疗丧失信心,这些因素会使病情进一步加重,症状严重和复杂,持续多年不愈。

【预防与康复】

患者应保持心情舒畅,防止七情内伤;坚持适度的体育锻炼,如太极拳、八段锦、气功等;注意劳逸结合,避免体力和脑力劳动过度;节制房事,养精护肾;饮食定时定量,避免饥饿劳作,忌暴饮暴食及过食肥甘辛辣之品;避免情志刺激,保持良好心情,对预防郁病的发生或避免复发都有重要的意义。

本病患者初愈,正气未复,可以适当配合体育锻炼,太极拳、太极剑、气功等以及合理的饮食疗法以促进早日康复。

【结语】

郁病的主要临床表现为心情抑郁、情绪不宁、胸部满闷、胁肋胀痛,或易哭善怒,或者咽中如有异物梗阻、失眠。郁病的病机关键为气机郁滞,脏腑功能失调,病位在脑,与肝、脾、心、肾有密切关系。郁病可分为实证和虚证两大类,初病多实,以六郁见证为主,其中以气郁为病变的基础。病久则由实转虚,引起肝、脾、心、肾、气血阴精的亏虚,形成虚证类型。临床上虚实互见的情况较为多见。理气开郁、攻补兼施、怡情易性是治疗郁病的基本原则。对于郁病的实证，首先要理气开郁，并根据是否有血瘀、化火、痰结、湿滞、食积等而分别采用活血、降火、化痰、祛湿、消食等法。虚证需根据所损及的脏腑及气血阴阳亏虚的不同而补之，可采用养心安神、补肾益脑、调理脾胃、滋养肝肾等方法。虚实兼杂者，则需视虚实的偏重而虚实兼顾。除药物治疗外，精神治疗极为重要，解除病因，使病人正确认识和对待自己的疾病，增强信心，促进郁病的好转和痊愈。

【相关资料链接】

一、篇首案例分析

辨证分析：本例因志愿不遂，肝郁抑脾，精神抑郁，闷闷不乐，善长太息，脾失健运，聚湿生痰，故兼有痰气两郁，饮食不下，咽中如有物梗阻；生化无源日久耗伤心血，则见神识呆痴，懒与人言，夜不能眠。苔白滑，脉弦滑，四诊合参，病属中医“郁病”范畴，病位在肝脾，病性虚实夹杂。

诊断：郁病　肝气抑郁，痰气交阻，心血不足

治法：疏肝理气，化痰开窍，养心安神

处方：逍遥散合安神定志丸加减

白芍 12g　木香 5g　当归 12g　半夏 9g

橘红 12g　胆星 5g　茯苓 10g　炒枣仁 12g

龙齿 12g　远志 12g　菖蒲 12g

5 剂，水煎服，每日 1 剂，分早晚服。

预后：服药 5 剂，夜能安眠，神志好转，饮食增多，宗上方加珍珠母 12g、竹叶 8g，以增强安神之力，继服 4 剂调理治之，配合开导思想，病速愈矣。

按：本例因情志不遂，肝郁脾虚，耗伤心血，脾失健运，聚湿生痰，故兼有痰气两郁，治以理气疏肝为主，化痰开窍，兼养心神。盖此病之发，纯由精神抑郁而来，较易辨认。

摘自：许玉山．许玉山医案［M］．太原：山西人民出版社，1983：92-93.

二、临证经验举隅

患者李某，女，30 岁，患者因与男朋友感情不和而分手，即出现郁郁寡欢，逐渐发展致沉默少言，目光呆滞，喜叹息，迁延半年余，就诊时患者表情呆滞，但对答尚应题，胃纳差，喜叹息，睡眠差，不易入睡，易醒。舌淡黯，苔白腻，脉滑。治疗以理气化痰，健脾宁心为法，处方半夏厚朴汤加减：法半夏 10g，厚朴 10g，苏叶 10g，茯苓 20g，百合 10g，浮小麦 20g，大枣 5 枚，郁金 15g，柴胡 10g，陈皮 6g，广木香 10g，甘草 6g。7 剂水煎服，每日 1 剂，早晚各 1 次。7 剂后患者睡眠转佳，胃纳可，叹息明显减少。继续以健脾和胃化痰、解郁安神为法，以上方加减治疗 2 个月余而痊愈。

摘自：程宏辉，周福生．周福生教授运用“心胃相关”理论治疗情志疾病验案举隅［J］．陕西中医学院学报，2009，32（4）：15-16.

【思考题】

1. 如何理解朱丹溪所倡导的“六郁”，如何分别治之？
2. 简述郁病的病因病机。

3. 郁病如何辨脏腑及虚实？

4. 简述郁病的辨证论治。

5. 病案分析

驰某，女，35岁，家庭妇女。主诉：情感降低、沉闷、失眠2年，加重2个月。现病史：患者于2年前与家人生气，呈现阵发心悸，胸闷，胀满，焦躁不安，以致夜间睡眠欠佳。近日由于与家人出现矛盾，患者感心悸、胸闷、情绪不宁症状加重。饮食较前削减，并呈现夜间失眠。家人各式劝解，症状无明显好转。遂至某医院门诊，症见：情绪郁闷，情感降低，对什么都不感兴趣，对将来感到绝望，善太息，胸胁胀痛，痛无定处，脘闷嗳气，腹胀纳呆，苔薄腻，脉弦。

老年呆病

【案例】

王某，男，78岁，1999年2月24日初诊。素体健康，近1年来情志有些异常，有时头脑清晰，语言正常，有时行为异常，语无伦次，右半身无力，双手颤抖，步履缓慢不稳，思睡，小便频，时有自遗，不能控制，脉弦而缓，血压147/79mmHg，舌质淡紫、苔白腻。脑CT检查：小脑萎缩、腔隙性脑梗死。应诊断为何病？如何进行辨证、立法及处方？

【概述】

老年呆病，又称老年期痴呆、老年痴呆，是指在衰老过程中因肾精亏虚、髓减脑消，或痰瘀阻窍、毒损脑络所致神机失用而出现的一类以呆、傻、愚、笨为主要临床特点的慢性进展性疾病。

老年呆病按自然进程一般可划分为轻度认知障碍、痴呆轻中度、痴呆中重度等阶段。轻度认知障碍患者主要表现为转盼遗忘，神思不聚或兴趣索然，言谈不知首尾或言语懒，持筹握算差，犹豫不决或忧愁思虑，肢体笨拙或步履迟重；而痴呆患者早期轻者可见神情淡漠，少言寡语，反应迟钝，善忘；中晚期重者常表现为闭门独居，终日不语，或口中喃喃自语，或言辞颠倒，不欲饮食、数日不知饥饿，举止不经，哭笑无常，自私固执，甚至不知羞耻。

本病晋代《针灸甲乙经》以“呆痴”命名。唐代《华佗神医秘传》中首载“痴呆”病名。至明清，医家对痴呆有了系统论述。《景岳全书·杂证谟·癫狂痴呆》指出本病由郁结、不遂、思虑、惊恐等多种病因渐积而成，病位在心及肝胆二经，辨治应首先分虚实。《辨证录·呆病门》、《石室秘录·呆症》中将此病称之为“呆病”，认为其主要病机在于肝郁乘脾，胃衰痰生，积于胸中，弥漫心窍，使神明受累，髓减脑消而病，还提出本病治疗以开郁逐痰、健胃通气为主要方法，立有洗心汤、转呆丹、还神至圣汤等。《石室秘录》曰：“痰气最盛，呆气最深”，并认为“治呆无奇法，治痰即治呆也”。清代王清任《医林改错·脑髓说》曰：“高年无记性者，脑髓渐空。”说明老年肝肾亏损，脑髓空虚是致病的主要原因。

本节以讨论成年人痴呆为主，小儿先天性痴呆不在本节讨论之列。西医学的老年期痴呆，其中主要类型老年性痴呆（阿尔茨海默病）和血管性痴呆可参照本节辨证治疗。

【病因病机】

一、病因

1. 年老精气虚衰　年老体衰，肝肾精血日亏，久病气血不调或脾胃功能减退，气血生化乏源，脾肾不足，髓海空虚，脑神失养。或由于脏腑功能失调，气血津液运化失常，气血瘀滞，痰浊内阻，蒙闭清窍。

2. 中风或他病　中风后或癫病、痫病反复发作，由于脑络为风痰瘀血痹阻，气血精液难以上输，或正气大虚，清窍失养，脑髓消减，神机失用。

3. 感受疫疠毒邪　暑湿、湿温、湿热疫毒之邪侵袭，毒热痰瘀内陷心包，经治疗后热退阴伤，痰毒瘀滞包络脑窍，灵机失用。

4. 外伤与中毒　头部外伤，血脉瘀阻，清窍失养，及中毒后痰瘀阻滞，血行不畅，痰浊瘀血壅塞脑络，清窍失养，灵机失用。

5. 情志失调　若郁怒愤恚隐含不泄；或久思积虑；或多疑善猜；或惊恐志意怯懦，气机郁结，久必风痰瘀血阻于脑络，或兼肾精亏耗，脑髓不足。

二、病机

1. 发病　有急有缓：急者多出现于中风或小中风后，病程多呈阶梯式进展，每次中风后则病情加重；缓者多无明显诱因，隐匿起病，随年老精亏缓慢进展。

2. 病位　在脑，与心、肝、脾、肾密切相关。

3. 病性　为本虚标实，虚实夹杂。本虚即脏腑虚衰，包括精神、气血、阴阳等正气的衰少，以肾精亏虚为主，可累及肝、脾、心等脏，而致两脏或多脏俱虚。标实主要以痰浊、瘀血为主，二者可同时并见而成痰瘀内阻，痰浊、瘀血蕴积日久则酿化成毒，毒邪以败坏形质为特征。

4. 病势　一般多较徐缓，渐进加重，病程较长。因于中风所致者，病情活动变化，可呈阶梯样进展，根据病情可将痴呆分为平台期、波动期和下滑期。因于年高体衰，病情缓慢进展，终致髓海空虚，呆傻而废。

5. 病机转化　发病机制是脏腑虚衰，痰浊瘀血内生、化毒为害，脑失所养，神机失用所致。在早期轻、中度痴呆中，本虚以肾虚精亏为主，标实以痰浊或瘀血为主，此期经辨证论治可使诸症减轻，延缓疾病进程。至晚期重度痴呆，本虚除肾虚精亏外多累及肝、脾、心等脏，而成肝肾阴虚，或脾肾两虚，或心肾同病，标实则以毒邪为主，可有痰毒、瘀毒、火毒等不同性质之毒，其共同特征为败坏脑络、脑髓，故此期难治不可愈，且易变生他病而呈呆狂并作或呆癫并作。

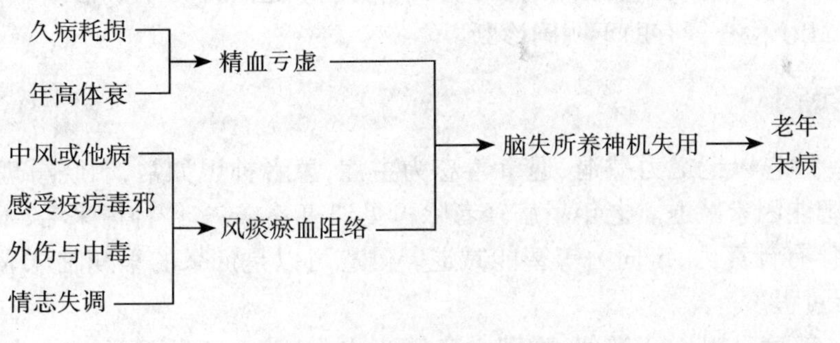

老年呆病病因病机示意图

【诊断】

一、诊断标准

按照1990年中国中医药学会老年医学会和内科学会在北京举行的全国老年痴呆专题学术研讨会上讨论和修订的《老年呆病的诊断、辨证分型及疗效评定标准》。

1. 主症

(1) 记忆:记忆近事及远事的能力减弱。

(2) 判定:认知人物、物品、时间、地点等的能力减退。

(3) 计算:计算数字、倒述数字的能力减退。

(4) 识别:识别空间位置和结构的能力减退。

(5) 语言:理解别人语言和有条理地回答问题的能力障碍;文化程度较高者阅读、书写能力障碍。

(6) 个性:性情孤僻,表情淡漠,语言啰嗦重复,自私狭隘,顽固固执,或无理由的欣快,易于激动或暴怒,或拾破烂视珍品等。

(7) 思维:抽象思维能力下降,例如不能解释谚语,不能区别词语的相同点和不同点,不能给事物下定义等。

(8) 人格:性格特征改变,道德伦理缺乏,不知羞耻。

(9) 年龄:60岁以上,亦可在50~59岁之间。

(10) 病程:起病隐袭,渐进加重,病程较长。

上述前8项中有记忆、判定、计算和另5项中的1项者,在6个月内功能有明显减退或明显缺损者,参考年龄、病程即可诊断。在诊断检查时应排除患者的意识障碍和注意力不集中情况。可以结合神经心理学检测,存在智能障碍及社会生活能力减退;脑电图及头颅CT、MRI等影像学及相应辅助检查确定有关疾病存在,作为诊断参考依据。

2. 或有症

近6个月内性格脾气有明显改变者,或有眩晕、消渴、真心痛、胸痹、小中风、中风等病史者。

二、诊断说明

老年呆病一般起病不明显,渐进加重,首发症状多为近记忆力减退,进而表现为远记忆力减退,因此,对于记忆力障碍的患者应注意甄别。若再具有抽象思维、判断力、执行能力下降,影响工作或社会交往,且排除抑郁症、甲状腺功能减退等即可明确诊断。神经心理学检查和颅脑CT、MRI检查等有助于明确诊断。

【鉴别诊断】

1. 健忘　健忘以记忆力减退、遇事善忘为主症,患者神识如常,明晓事理,告之可晓其事,不伴其他智能因素减退。老年呆病轻者除可见遇事善忘,多伴神情呆滞,不明事理,告之不晓其事,且伴有计算力、定向力等智能减退。健忘可以是痴呆的早期临床表现,应注意观察其动态发展过程。

2. 郁病　郁病是以心情抑郁、胸闷太息等为主症,常由情志不舒、气机郁滞所致,重者可见神情淡漠、反应迟钝，无智能障碍，多见于中青年女性。老年呆病则以智力障碍为主，常伴有情志障碍，见于老年人。痴呆初期常常伴有抑郁的表现，和郁病有相似之处。而郁病也可伴"郁病性假性痴呆"，主要表现在记忆力下降、计算能力低下等障碍，随着郁病的恢复而减轻，特点是在回答问题时，不像痴呆患者的错误回答，而是回答"不知道"、"不清楚"的情况较常见。

3. 癫病　癫病以精神抑郁、表情淡漠，沉默痴呆，语无伦次，静而多喜等性格和行为异常为主要表现，症状表现多不能自制，多见于青壮年。老年呆病者以呆傻愚笨等智力障碍为主症，智能活动障碍为突出表现，以神情呆滞，愚笨迟钝，常伴有情志障碍或性格改变为主要证候特征，其部分症状可自制，治疗后有不同程度恢复，多见于老年人。重度痴呆患者与癫病在临床表现上相似，难以区分。CT、MRI检查有助于鉴别。

【辨证论治】

一、辨证要点

1. 辨分期　依据本病的临床自然病程特点，大致可分为平台、波动、下滑三期。平台期病情相对稳定，无明显波动，多见于发病早期，此期部分轻度病人未给予重视或治疗。波动期多为诱因引发，在近期(数日至数周)出现原有症状时有加重，与平台期比较病情明显不稳定，呈波动状态。下滑期症状明显加重，呈急性下滑趋势，也可见渐进缓慢持续下滑。因此积极治疗将病情稳定或控制在平台期，可控制病情恶化，使之相对稳定。

2. 辨病位　病位在脑，与心肾肝脾密切相关，其中与肾的关系尤为密切。临床常累及多个脏腑。病位不同，其证候特征各异，当根据主症及兼次症辨明病位。

3. 辨病性　本虚是痴呆发病的内在因素，以肾之精气阴阳、肝阴、脾阳之虚衰为主，标实是导致病情波动下滑加重的重要因素，以痰、瘀、火、郁、毒为主。虚实常互相夹杂并不断转换，在不同发展阶段又各有偏重。

二、治疗原则

总的治疗原则为通降祛浊不伤正，滋补养正不壅邪。又当根据标本之缓急轻重，予以或祛邪通络降浊，或补肾精气血，补虚扶正并用之治。

三、分证论治

(一) 老年呆病的分证论治

1. 髓海不足

主症：神情呆滞，反应迟钝，远近无记，言不达意，失认失算等呆傻之症。

兼次症：怠惰思卧，头晕耳鸣，发脱齿落，骨软痿弱，步履艰难。

舌脉：舌淡，苔白，脉沉细弱，两尺无力。

分析：肾藏精，精生髓，髓通于脑，脑为髓之海，脑为元神之府，老年人肾虚精亏，髓海空虚，脑神失用，神明失聪，故见神情呆滞、反应迟钝、远近无记、言不达意、失认失算等呆傻之症；精气不足，故见怠惰思卧；精亏不能生髓上奉于脑，故见头晕耳鸣；肾主骨，齿为骨之余，肾其华在发，肾虚精亏，故见发脱齿落，骨软痿弱；舌淡，苔白，脉沉细弱，两尺无力为肾虚之象。

治法：补肾益髓，填精养神。

方药：补肾益髓汤加减。方中熟地黄、山药、山茱萸、紫河车、当归、黄精、续断、枸杞子滋补肝肾之精血，远志、石菖蒲开窍散郁。

加减：气虚乏力者，加人参；夜寐不安者，加夜交藤、酸枣仁；遗精遗尿或五更泄泻者，加补骨脂、益智仁。

临证参考：此证多见于高龄患者或老年痴呆患者中晚期，但病情在一定时期仍保持相对平稳，在辨证用药基础上，可加重血肉有情之品，除紫河车外，还可加用海龙、海马、阿胶、鹿角胶等补益亏损之精血。但也应注意寒热偏重，不可过于滋补，以防有碍脾胃、酿生痰浊或化火生风而加重病情。

2. 肝肾阴虚

主症：表情呆钝，双目少神，沉默少语，善忘善惑。

兼次症：颧红盗汗，眩晕耳鸣，肌肤不荣，筋惕肉瞤。

舌脉：舌红，体瘦，少苔，脉沉弦细。

分析：年迈之人肝肾俱虚，或肾精亏虚日久损及肝之阴血而致肝肾阴虚，精亏血少，脑髓乏源、脑络空虚，脑失所养，神机失用，故见表情呆钝，双目少神，沉默少语，善忘善惑；阴虚内热，故见颧红盗汗；阴不制阳，肝阳上亢，故见眩晕耳鸣；阴虚肌肤失养，故见肌肤不荣；肝在体为筋，肝阴虚，筋失所养，故见筋惕肉瞤；舌红，体瘦，少苔，脉沉弦细为肝肾阴虚之象。

治法：补益肝肾，健脑益智。

方药：左归饮加减。方中重用熟地黄滋肾填精为主，山茱萸、枸杞子加强滋肾阴、养肝血为辅，茯苓渗湿健脾为佐，炙甘草、山药益气健脾，诸药合用具有益肾养肝健脾之功效。

加减：眩晕耳鸣明显者，加菊花、天麻、潼蒺藜；兼肝气郁滞者，加柴胡、郁金、香橼、白芍；大便秘结者，加火麻仁、何首乌。

临证参考：此证多见于发病早期，也可见于波动期。肝肾阴亏易致阳亢，临床上可见阴虚火旺及心肝火盛。虚火治以知母、黄柏、牡丹皮、生地黄等；而实火则可以黄连解毒汤加减，注意此实火亦为本虚病人之标实表现，服药宜中病即止，勿过用伤正。此外，阴虚阳亢，水不涵木常有阴虚风动之势，故在滋养同时，常须酌加潜镇息风之品如天麻、钩藤、石决明、生龙骨、生牡蛎、川牛膝之类。

3. 脾肾阳虚

主症：表情呆滞，沉默少言，记忆匮乏，失认失算，口齿含糊，行动迟缓，神思不敏等愚笨之症。

兼次症：倦怠乏力，腰膝酸软，四肢欠温，纳呆流涎，腹胀便溏，或遗精遗尿。

舌脉：舌淡，体胖，苔白滑，脉沉弱无力。

分析：年老之人脾肾俱虚，肾精亏虚不能生髓养脑，又脾虚失运后天之精亦不能濡养脑髓，脑神失用，故见表情呆滞，沉默少言，记忆匮乏，失认失算，口齿含糊，行动迟缓，神思不敏等愚笨之症；脾肾两虚以气虚、阳虚多见，脾肾气虚，故见倦怠乏力；肾气虚、固涩无力，故见流涎，遗尿遗精；脾气亏虚，脾失健运，故见纳呆，腹胀便溏；肾阳虚，故见腰膝酸软；脾阳虚，故见四肢欠温；舌淡，体胖，苔白滑，脉沉弱无力为脾肾阳虚之象。

治法：补肾健脾，益气生精。

方药：还少丹加减。方中熟地、枸杞子、山萸肉滋阴补肾，肉苁蓉、巴戟天助命火补肾气，杜仲、怀牛膝补益肝肾，山药益气健脾而补后天；菖蒲、远志交通心肾而安神。

加减：脾肾阳虚，四肢不温，腹痛喜按，五更泄泻者，加附子、干姜、豆蔻；脾气血两虚，气短乏力较甚，肌肉萎缩者，加黄芪、续断、紫河车；脾虚湿盛，食少纳呆，苔腻者，减熟地黄、山萸肉用量，加陈皮、砂仁、薏苡仁。

临证参考：此证既可见于发病早期，也可见于病情波动期，多兼见痰瘀。常以气弱阳微或有湿痰浊邪蒙窍内阻为特征，临床用药在补益脾肾同时常酌情加用温阳助运、化湿利水之品，并配伍藿香、佩兰、石菖蒲等芳香化湿、醒脑开窍。必须注意，本证虽以阳虚气弱为主，但气弱阳微输布水津之职失健，水津不能四布，而反停为湿浊痰饮，故阴津亦显不足，因而温燥之品中病即止，勿过用伤阴耗正。

4. 心肝火盛

主症：神情恍惚，记忆、判断错乱。

兼次症：急躁易怒，焦虑不安，心烦不寐，伴眩晕头痛，面红目赤，咽干舌燥，尿赤便干。

舌脉：舌红，苔黄，脉弦数。

分析：年老之人肾阴亏虚，肾水不能上奉于心，心火独旺，神明被扰，故见神情恍惚，记忆、判断错乱，心烦不寐；水不涵木，肝失调达，气郁化火，故见急躁易怒，焦虑不安，眩晕头痛；火性炎上，故见面红目赤；热灼津伤，故见咽干舌燥，尿赤便干；舌红，苔黄，脉弦数为心肝火盛之象。

治法：清热泻火，安神定志。

方药：黄连解毒汤加减。方中黄连泻心火、兼泻中焦之火，黄芩泻上焦之火，黄柏泻下焦之火，栀子通泻三焦之火、导热下行。

加减：头痛者，加川芎、赤芍；眩晕者，加天麻、钩藤。

临证参考：此证多因情绪波动或感冒、感染为诱因，在近期内出现原有症状时有加重，病情明显不稳定，呈波动状态，甚或呈急性下滑趋势，多因痰瘀内蕴，化火生风，诸邪壅滞，蕴积体内日久而成毒，直接败坏脑络脑髓，导致痴呆加重，病情下滑。此证常是本虚病人的标实表现，周期较短，而苦寒之品的应用以祛邪为目的，属权宜之计，及病即可，不宜久服，以防伤阴。

5. 痰浊阻窍

主症：呆钝嗜卧，情感淡漠，静而少语或喃喃自语，健忘，失认失算，哭笑无常。

兼次症：倦怠乏力，头重如裹，腹胀痞满，纳呆。

舌脉：舌淡，苔腻，脉濡滑。

分析：老年人脾虚日久，运化无力，水湿停聚，痰浊内生，痰浊痹阻脑络，脑髓失养，神机失用，故见呆钝嗜卧，情感淡漠，静而少语或喃喃自语，健忘，失认失算，哭笑无常等呆傻之症；痰浊阻于四肢，故见倦怠乏力；痰浊上阻清窍，故见头重如裹；痰浊阻于脘腹，故见腹胀痞满，纳呆；舌淡，苔腻，脉濡滑为痰浊内阻之象。

治法：健脾理气，化痰开窍。

方药：洗心汤加减。方中人参、茯苓益气健脾，半夏、陈皮理气祛痰，化湿畅中，石菖蒲宣窍祛痰，胆南星清热涤痰开窍，神曲和胃，甘草调和诸药。

加减：湿气较重者，加藿香、佩兰；寒痰甚者，加白附子、姜汁；热痰甚者，加瓜蒌、竹沥；顽痰不化者，加礞石、皂荚；脾虚便溏者，加炒白术、薏苡仁；水湿痰饮致眩晕头痛者，加天麻、泽泻；失眠多梦者，加远志、酸枣仁。

临证参考：痰瘀等标实因素，既是脏腑功能失调产物，又可作为痴呆致病的基础。应该说气血失调，肝脾肾虚损等本虚因素，决定了病情的轻重程度。而痰瘀等因素蓄积蕴化，胶结难解，日久变生浊毒，是导致痴呆波动下滑，病情加重的重要原因。因此治疗时应注意扶正、化痰、活血乃至解毒并用。

6. 瘀血内阻

主症：神情呆滞，反应迟钝，记忆减退，言语謇涩等呆笨之症。

兼次症：肌肤甲错，双目晦黯，口干不欲饮，久病反复加重，或头痛如刺，或肢体麻木，或半身不遂。

舌脉：舌黯紫，有瘀斑、瘀点，苔薄白，脉细涩。

分析：老年人脏腑虚衰，虚气流滞，或痰浊阻络，血行不畅，瘀血内生，瘀血上阻清窍，故见神情呆滞，智力减退，语言謇涩，善忘等呆笨之症；气血运行不畅，肌肤失养，故见肌肤甲错，双目晦黯，口干不欲饮；瘀血阻于脉络，故见头痛如刺或肢体麻木，或半身不遂；舌黯紫，有瘀斑、瘀点，苔薄白，脉细涩为瘀血内阻之象。

治法：活血化瘀，开窍醒脑。

方药：通窍活血汤加减。方中赤芍、川芎、桃仁、红花、当归活血祛瘀，制川乌温经止痛，通达络脉，老葱温通，枳壳行气，以助血行；生姜调和营卫，以助气血运行。

加减：瘀血日久血虚明显者，重用生地黄、当归，加鸡血藤、阿胶；久病气虚者，加黄芪、党参；头痛如刺者，加延胡索、姜黄；肢体麻木不遂者，加地龙、桑枝。

临证参考：瘀血作为重要的病理产物和致病因素贯穿于痴呆全过程，活血化瘀法可适用于各个治疗时期和证类，因虚痰瘀往往兼杂，活血化瘀同时注意扶正、化痰。

（二）轻度认知障碍的分证论治

轻度认知障碍是介于正常老化和痴呆之间的一种临床状态，患者存在一个或几个认知区域的损害（典型的记忆减退），或者是与年龄及教育程度不相符的认知功能下降，但不足以影响患者的社会及工作职能，不够痴呆的诊断标准。实践证明在这一阶段进行中医干预，不仅可以改善临床症状，也可以延缓或阻止痴呆的发生。

按照2006年《中国防治认知功能障碍专家共识》中轻度认知障碍诊断标准：①以记忆障碍为主诉，且有知情者证实；②其他认知功能相对完好或轻度受损；③日常生活能力不受影响；④达不到痴呆诊断标准；⑤排除其他可引起脑功能衰退的系统疾病；⑥总体衰退量表（GDS）评分为2~3分，临床痴呆量表（CDR）评分为0.5分，记忆测查分值在年龄和教育匹配对照组1.5SD以下，且MMSE至少24分或Mattis痴呆评价表（DRS）至少123分。

1. 心脾两虚

主症：转盼遗忘，言语懒，言善误，神思不聚，持筹握算差，犹豫不决，兴趣索然，忧愁思虑，肢体笨拙。

兼次症：心悸乏力，气短神疲，兼有面色无华，口唇色淡，少寐多梦，纳少腹胀，大便溏薄。

舌脉：舌淡胖或有齿痕，苔薄白，脉细弱。

治法：补血养心，益气安神。

方药：归脾汤加减。

加减：气虚甚者，重用人参、黄芪、白术、甘草，加肉桂；血虚甚者，加熟地黄、白芍；不寐较重者，加生龙骨、生牡蛎。

2. 肾精亏虚

主症：年老体弱，神思不聚，言谈不知首尾，语后便忘，言语如凝或言善误，思维迟钝，步履迟重。

兼次症：头晕目眩，气短倦怠，腰膝酸软，面色不华，小便短数。

舌脉：舌淡，苔白，脉细弱。

治法：补肾填精，滋阴补髓。

方药：河车大造丸加减。

加减：耳鸣耳聋者，加女贞子、磁石、五味子；阴虚火旺，加知母；大便秘结者，加火麻仁、郁李仁；精气亏虚，形体羸瘦，足痿无力者，加蛤蚧、巴戟天、菟丝子、益智仁。

3. 痰浊上蒙

主症：转盼遗忘，语后便忘，神思不聚，持筹握算差，犹豫不决，言语懒或言善误，思维迟钝，反应迟钝，肢体笨拙或步履迟重。

兼次症：眩晕头痛，不寐多梦，倦怠嗜卧，胸闷不舒，肢倦身重，泛恶多痰。

舌脉：苔白腻，脉弦滑。

治法：燥湿化痰，宣窍开郁。

方药：导痰汤加减。

加减：痰火伤津，大便秘结者，加大黄、瓜蒌；寒痰者，加细辛；湿痰者，加苍术、厚朴；顽痰者，加海浮石、青礞石；不寐多梦者，加夜交藤、合欢花、酸枣仁。

【预后与转归】

老年呆病患者认知功能缺陷呈进行性加重，早期虽有隐匿的智能衰退但人格和社会行为比较完整，尚能进行社交活动，至中晚期则丧失社交能力且多出现运动障碍，最终因长期卧床死于肺部感染、泌尿系感染、褥疮感染等。当前药物治疗不能逆转或阻断病情进展，只能延缓其进展速度及改善部分症状。血管性、中毒性、外伤性痴呆患者经积极和良好护理，病情可有不同程度的改善，智能亦可有部分恢复之可能；血管性、老年性痴呆患者治疗及时，症状可有不同程度减轻；早期轻度患者由精神因素诱发者，经暗示、劝导等恰当心理并配合药物疗法，效果较好，一般均可恢复如初。因此早期诊断、早期干预，药物治疗同时进行有计划、循序渐进、坚持不懈的康复训练非常重要。另一方面，应积极做好生活调摄和护理，养成规律的生活习惯，注意防止因大小便自遗及长期卧床引发褥疮、感染，防止病人自伤或伤人等。

【预防与康复】

1. 对中老年人群开展预防知识教育，注意老年呆病的早期疾病信号，如发现记忆力减退、判断力差、书写困难等，要尽早就医；积极防治脑血管病的危险因素，如控制血压、血糖、血脂等。

2. 对于老年呆病患者，应为其营造一个安全的家居环境，鼓励患者与病友及家属聊天，以帮助患者通过回忆往事而促进记忆功能的恢复。适当让患者读报纸，听轻松的音乐，看适宜老年人的电视节目，以加强其脑功能的训练。对轻症患者则帮助他们洗漱、穿衣，陪同他们散步，使他们养成生活规律固定的好习惯，如早睡早起、饮食定时定量、戒烟酒等。对重症患者的起居、饮食、洗漱、二便等均须设专人护理；长期卧床的患者要防止褥疮和其他感染等并发症发生。

【结语】

老年呆病病因以情志所伤、年迈体虚为主,病位在脑,与心肝脾肾相关,基本病机为髓减脑消,或痰郁痹阻脑络,神机失用,病性则以虚为本,以实为标,临床多见虚实夹杂证。老年呆病的治疗首当分清虚实。实证以痰瘀邪火为基本病因,或为痰浊蒙窍,或为瘀血内阻,治疗上当化痰开窍,活血祛瘀;而痰瘀日久,生热化火者,又当清热泻火。虚证当补,根据病情不同可分别采用补肾益髓,健脾补肾之法。由于肾与髓关系密切,因而补肾是治疗虚证不可忽视的一面。至于虚实夹杂证,当分清主次,或先祛邪,后扶正;或标本同治,虚实兼顾。另外,在治疗的同时,还应重视精神调摄与智能训练。

【相关资料链接】

一、篇首案例分析

诊断:老年呆病

辨证:肾精亏损,心气虚,痰浊瘀血阻滞,脑失所养,灵机失用。

治法:补肾健脑养心,活血化瘀

处方:

熟地黄 20g	山茱萸 20g	石斛 15g	麦冬 15g
五味子 15g	石菖蒲 15g	远志 15g	龙骨(打碎先煎)20g
龟甲 20g	巴戟天 10g	肉苁蓉 15g	益智仁 15g
桃仁 15g	红花 15g	丹参 20g	水蛭 10g
肉桂 5g	附子 5g	胆南星 15g	

水煎服,日 1 剂,早晚温服。

3 月 2 日复诊:服药 7 剂,自觉两腿较前有力,能自动坐起,行走亦有好转,精神状态明显好转,清晰时间增多,仍有语无伦次,但时间减少,仍小便频,左手颤抖,大便秘,舌质紫,舌苔转薄,脉弦。继以上方化裁,上方去红花,加火麻仁 20g,郁李仁 15g,补骨脂 15g。

4 月 16 日三诊:服上方 14 剂,病情大好,双腿较前明显有力,上下楼行动自如,神志清晰,近日未出现语无伦次现象,小便频好转,左手颤抖大减,大便每日 2 次,有 1 次稍干,继服前方。

4月30日四诊:再服药14剂,诸症进一步好转,两腿有力,神志清楚,小便次数明显减少,左手微有颤抖,大便每日 1 次,病情获得缓解,嘱其继服前方若干剂,以巩固疗效。

摘自:张琪 . 补肾养心化瘀法治疗老年血管性痴呆验案 3 则[J]. 中医杂志,2001,42(6): 336-337.

二、临证经验举隅

徐某,男,77 岁。1993 年 6 月 17 日初诊。患者平时性格内向,抑郁寡欢,近 3 年记忆力渐进性减退,反应行动迟钝,答非所问,定向力、计算力丧失,口中喃喃自语,目光呆笨,嗜睡,不知饥饱,生活起居不能自理。舌质紫黯有瘀斑、苔白厚腻,脉滑。证属肝郁气滞,日久血脉痹阻,瘀血内停,肝气乘脾,脾失健运,内生痰湿,痰瘀互结,蒙蔽心神。拟疏肝理气活血、健脾化痰开窍之法。方取当归芍药散加味:当归 12g,白芍 30g,茯苓、白术各 15g,泽泻 20g,柴胡、远志各6g,石菖蒲10g,丹参30g。另服苏合香丸半粒,每天2次。至9月20日复诊,上方调治3个月,口中喃语减,能知饥饱,简单问题能切题意,健忘之症未再加重,精神状态有所恢复,余症同上,舌质紫黯、苔白腻,脉滑。前法收效,痰瘀有化解之兆,继以原法加减出入,原方去石菖蒲加制首乌15g,停服苏合香丸。此方加减调治半年,至1994年3月30日再诊,神情转常,基本生活能够自理,问答大多能切题,行动稍迟缓,恢复个位数计算力,唯健忘之症减而不显,舌质黯红、苔薄白,脉细。药证相合,痰瘀已除,然肾精耗伤,髓海空虚,续拟滋肾填精,充髓益智,方取六味地黄丸合四物汤加减善后。按:本案患者平素性格内向抑郁,肝气易结,日久气滞血瘀,肝郁乘脾,脾失健运,滋生痰湿,终致痰瘀互结蒙蔽心窍,神明失灵,而见健忘、痴呆。姚老抓住此症之枢,不拘于当归芍药散原有之主症,取其疏肝理气活血,健脾利水化痰之功,方中重用白芍以敛肝和营,配以柴胡、当归、丹参调肝活血,佐以白术、茯苓、泽泻健脾化痰除湿,苏合香丸、远志、菖蒲以辛温豁痰开窍定志,诸药调和,肝气疏泄,气行血运,脾气转运,津气四布,达到以绝痰瘀之源,使神明复聪。

摘自:何颂华.姚培发治老年期痴呆验案2则[J].江西中医药,1996,27(4):9.

【思考题】

1. 如何理解《灵枢·调经论》中"血并于上,气并于下,乱而善忘"?
2. 简述老年呆病和郁病的鉴别要点。
3. 试分析老年呆病肾虚血瘀痰阻证的病因病机。
4. 病案分析

于某,男,62岁,1999年12月15日初诊。

患者1997年11月突然出现左下肢瘫痪、语言不利,遂到某医院住院治疗,治疗近3个月,左下肢功能基本恢复,但渐见表情淡漠、反应迟钝,记忆模糊,左下肢活动欠利,耳鸣,腰膝酸软,纳食少,夜尿频。查体:T:36.8℃,P:85次/分,R:18次/分,BP:140/90mmHg,意识清楚,记忆力、定向力、计算力下降,心肺(-),左侧Babinski征(+);舌质黯红,苔薄少,脉沉细。头颅CT示多发性脑梗死、脑萎缩。

胃脘痛

【案例】

花某，男，42 岁，患胃小弯处溃疡 10 余年（1997 年经某医院胃镜检查证实），平时经常作痛，曾出血两次。现胃脘胀痛不已，舌质胖而青紫，舌苔前半黄腻、根部黑厚，脉象弦细。本病应诊断为何病？如何进行辨证、立法、处方及调护？

【概述】

胃脘痛又称胃痛，多由暴饮暴食，气怒劳累，感受外邪等致胃之气机阻滞，胃失和降而成，以胃脘近心窝处疼痛为主症的疾病，常伴随有食欲不振，恶心呕吐，嘈杂反酸，嗳气呃逆，大便异常等胃肠道症状。

胃脘痛的病名始见于《黄帝内经》。《素问·六元正纪大论篇》："木郁之发……民病胃脘当心而痛，上支两胁，膈咽不通，食饮不下"。《伤寒论·辨太阳病脉证并治》："伤寒六七日，结胸热实，脉沉而紧，心下痛，按之石硬者，大陷胸汤主之"，这里"心下痛"，系指胃脘痛而言。金元《兰室秘藏》首立"胃脘痛"一门，将胃脘痛的症状、病因病机和治法明确区别于心痛，在《东垣试效方》曰："胃脘痛，腹胀善噫"，并指出"脘痛者，太阴也"。明清时代进一步完善了胃脘痛的病证。《医学正传》："古方九种心痛……详其所由，皆在胃脘，而实不在心也"。明代王肯堂认为历代方论将心痛、胃脘痛混为一门，原因为"胃脘痛处在心下，故有当心而痛之名"。《医宗必读》指出："心痛在岐骨陷处……其与胃脘痛别者，胃脘在心之下，胸痛在心之上也"，胃脘痛多兼有"或满，或胀，或呕吐，或不能食，或吞酸，或大便难，或泻利、面浮而黄"。说明本病常与客邪参杂而见，不但将胃脘痛与真心痛的疼痛部位加以区别，同时明确了胃脘痛所兼见的胃腑病变。

胃脘痛所涉及内容主要为急慢性胃炎、十二指肠炎、消化性溃疡、胃下垂、胃痉挛、胃癌以及部分胰腺炎、胆囊炎、胆结石、胆道蛔虫症、肝炎等疾病，这些疾病出现以上腹胃脘部疼痛为主要症状者，均可参考本节辨证施治。

【病因病机】

一、病因

1. 寒邪客胃　外感寒邪，内客于胃，或过食生冷，寒积胃中，寒性收引使气血凝结不通，可致胃脘暴痛。

2. 饮食伤胃　饮食不节，饥饱无常，损伤脾胃，致使胃不能腐熟水谷，脾不能运化水谷精微，食滞不化，停滞胃脘可致胃的气机阻滞，失于和降引起胃脘胀痛。

3. 湿热阻胃　过量饮酒或恣食肥甘辛辣油炸煎炸之品，或久居湿地，湿邪内侵，湿郁化热，可致湿热阻滞中焦，气机阻滞，失于和降引起胃脘闷痛。

4. 情志不畅　忧思恼怒，气郁伤肝，肝木失于疏泄，则乘脾犯胃，脾胃纳运受制、气机阻滞而引起胃脘胀痛。肝郁日久可化火生热，郁火乘胃，可使胃脘灼热而痛；火灼胃阴，导致胃阴不足，胃络失于濡润，又致胃脘隐隐灼痛。气郁日久，则血行不畅，瘀血内结，阻于胃络，可致胃脘刺痛。

5. 痰饮停胃　凡饮食不节，思虑劳累，脾胃受伤，致使水谷不能运化，水反为湿，谷反为滞，聚湿生痰成饮，困阻中焦，胃腑气机凝滞，可使胃脘痞闷疼痛。

6. 蛔虫扰胃　饮食不洁，化生湿热，湿热生虫，扰乱脾胃气机，吸食水谷精微；蛔虫不安其位，由肠上窜入胃，发为胃脘痛、呕吐或吐蛔；若蛔虫钻入胆道，气机阻滞则发为绞痛。

7. 瘀血停胃　肝气郁结日久，或久痛入络，致瘀血内停，故痛有定处；瘀血壅塞胃络，故痛如刀割而拒按。

8. 脾胃虚弱　饮食不节，劳累过度或诸邪犯胃，久病不愈或素体脾胃虚弱，导致脾胃受损，因脾阳不振，寒自内生，或过食生冷，或过服寒凉药物，耗伤中阳，使胃络失于温养，则致胃脘隐痛，喜温喜按。若脾胃虚弱，过食辛辣油炸煎炒之物，或肝郁化火生热耗伤胃阴，胃络失于濡润，可致胃脘隐隐灼痛。

胃脘痛的病因，虽有前述八种不同，但其发病机制却有共同之处，即胃气阻滞，胃失和降，胃之气血瘀滞不通，不通则痛。

二、病机

1. 发病　急性发病：发病急骤，疼痛剧烈，病情变化迅速，多在感寒、中暑、饮食不当、饮酒恼怒、情绪激动、食物中毒、药物刺激后突然发病。慢性发病：起病缓慢，疼痛渐发，病程较长。疼痛发作前可出现一段时间的先兆症状，如胃脘寒冷、四肢欠温，饮食减少，胃脘烧灼感、恶心欲吐，脘腹胀满，胃中嘈杂，嗳气倒饱，泛酸呕逆，继而出现胃脘痛。

2. 病位　在胃脘，主要涉及胃、肝、脾，初病在气分，久病可入血分。

3. 病性　有虚实之分，实在寒凝、食积、痰湿、湿热、气滞、血瘀、虫积；虚在脾胃气虚、脾阳不足、胃阴不足。寒热错杂，虚实互见为本病的特点。

4. 病势　急性胃脘痛发病急骤，疼痛突发，一般病势较剧。由于诱发原因不同而出现胃脘胀痛、刺痛、灼痛、绞痛，如病情未及时治疗，进一步发展可出现呕吐、腹痛、泄泻，甚至出现呕血、便血、厥脱等证，病情危笃。

5. 病机转化　转化取决于邪实、情志等病邪与人体脾胃之气的强弱。胃脘痛初期以邪气犯胃的实证为主，病多在气分，无论是六淫七情，病邪阻络，还是正虚邪侵，开始都影响到脾胃气机阻滞而发生胃痛。胃痛日久，气滞与气虚均导致血行不畅，瘀血停着，不通则痛，所以病久反复发作，缠绵难愈。

外邪犯胃 ⟶ 寒热湿邪，以寒为多

饮食伤胃 ⟶ 过饱过饥、生冷肥甘

情志不畅 ⟶ 恼怒伤肝、忧思伤脾

素体脾虚 ⟶ 久病不愈、劳倦过度

胃气阻滞、胃失和降、气血瘀滞、不通则痛 ⟶ 胃脘痛

胃脘痛病因病机示意图

【诊断】

一、诊断标准

按照1995年国家中医药管理局发布的《中华人民共和国中医药行业标准·中医病证诊断疗效标准》。

1. 胃脘部疼痛，常伴痞闷或胀满、嗳气、泛酸、嘈杂、烧心、恶心、呕吐等症状。

2. 发病常与情志不畅、饮食不节、劳累过度、受寒饮冷等因素有关。

3. 上消化道钡餐X线检查、电子胃镜及组织病理活检等，可见胃、十二指肠溃疡、慢性胃炎等病变。

4. 大便或呕吐物隐血试验阳性者，提示并发上消化道出血。

5. B超、肝功能、胆道X线造影有助于鉴别诊断。

二、诊断说明

多有反复发作病史，常常突然发病。男女老幼均可患病，但以中青年居多，一年四季皆可发病，但以冬春季为高。要详细询问病史，细心检查，以辨析病情。

【鉴别诊断】

真心痛　胃脘痛应与胸痹心痛相鉴别。二者部位相近，极易混淆。胃脘痛的发作与饮食关系密切，多发于食后或饥饿之时，常伴有泛酸、嘈杂、嗳气等症状。真心痛多见于老年人，心电图检查可见ST段和T波改变，病情严重者可出现心律紊乱、心衰、休克等并发症。一般病情较重，预后较差。胃脘痛心电图检查无异常，而胃镜或上消化道钡餐造影检查则可见异常，一般病情较缓，预后良好。

【辨证论治】

一、辨证要点

1. 辨病因　通过了解患者饮食习惯、嗜好起居、性情性格、疾病治疗情况及其与胃脘痛发生的关系，辨原发因素。

2. 辨病位　在胃脘，一般“初病在气分，久病可入血分”。在气者一般病为初发，病史短暂，在血者一般病程较长，反复发作。

3. 辨病性　凡属暴痛，痛势剧烈，痛而拒按，食后痛甚或痛而不移，痛无休止者属实，若疼痛日久或反复发作，痛势绵绵，痛而喜按，得食痛减，或劳倦加重、休息后减轻者属虚。壮

年新病者多实；年高久病者多虚。补而痛剧者为实，攻而痛甚者为虚。

二、治疗原则

根据“六腑以通为用”、“不通则痛”的生理病理特点，中医治疗胃脘痛的原则自始至终体现“通降”。实热宜攻下，虚寒宜温补；中气虚者补之于气，胃气寒者温之于中，气滞者理之于气，血瘀者活之于络，胃失和降和之于胃；浊气在上者涌之，清气在下者升之。

三、分证论治

1. 寒邪犯胃

主症：胃脘冷痛暴作，畏寒喜暖，遇冷加重。

兼次症：口不渴，口淡纳呆，泛吐清水痰涎，大便稀溏，小便清长。

舌脉：舌淡，苔白，脉弦紧。

分析：外感寒邪，或贪食生冷，寒邪积于胃中，阳气被遏不得舒展，气机阻滞，胃失和降，不通则痛，故见胃脘冷痛暴作；寒为阴邪，遇寒则凝，得温则阳气舒展，气机通畅，故见畏寒喜暖，遇冷加重；中寒内盛，阳气被遏，不能达于四末，运化失健，和降失司，故见口不渴，口淡纳呆，泛吐清水痰涎，大便稀溏，小便清长；舌淡，苔白，脉弦紧为寒邪犯胃之象。

治法：温胃散寒，理气止痛。

方药：良附丸合香苏散加减。方中高良姜温胃散寒，香附行气止痛，紫苏叶发表散寒、理气宽中，陈皮理气燥湿，甘草健脾和中、调和诸药。

加减：胃脘突然拘急掣痛拒按，甚则隆起如拳状者，加吴茱萸、干姜、丁香、桂枝；寒热错杂者，用半夏泻心汤；寒热身痛者，加紫苏、生姜；胸脘痞闷不欲食，嗳气呕吐等寒夹食滞者，加枳壳、神曲、鸡内金、半夏。

临证参考：寒邪有外感风寒，或寒冷饮食，或素体阳虚，寒自内生的区别，在治疗上侧重点不同，治疗上要疏散风寒，温中健脾，行气止痛。一般风寒早期以疏风散寒兼消食导滞；如饮食寒冷所伤，应温中健脾，消食导滞止痛；如素体阳虚，寒自内生者，以温阳健脾，缓急止痛为主。

2. 食滞胃肠

主症：伤食胃痛，脘腹饱胀，厌食拒按。

兼次症：嗳腐吞酸或呕吐不消化食物，吐后痛缓，大便不爽，矢气酸臭。

舌脉：苔厚腻，脉弦滑。

分析：暴饮暴食，过食油腻之物，致饮食停滞于胃，使胃中气机阻滞，故见胃痛，脘腹饱胀；内有实邪，故见拒按；食滞中焦，脾胃运化腐熟失司，故见厌食；食浊不降而上逆，故见嗳腐吞酸或呕吐不消化食物；吐则食滞去，胃气得疏，故见吐后痛缓；胃中饮食停滞，影响小肠化物及大肠传导功能，故见大便不爽；肠中腐败浊气下排，故见矢气酸臭；舌苔厚腻，脉弦滑为食滞之象。

治法：消食导滞，和胃止痛。

方药：保和丸加减。方中山楂可消一切饮食积滞，尤善消肉食油腻之积，为君药；神曲消食和胃，善消酒食陈腐之积，莱菔子下气消食，善消谷面之积，共为臣药；陈皮、半夏行气化滞，和胃止呕，茯苓渗湿健脾，和中止泻，连翘清热散结，共为佐药。

加减：脘腹胀甚者，加枳实、厚朴、槟榔；食积化热者，加黄芩、黄连；大便秘结，合小承气汤;胃痛急剧而拒按,大便秘结,苔黄燥者,合大承气汤。

临证参考:饮食停积胃脘易复感风寒,可以出现恶寒发热、胃痛、呃逆、大便腐臭。食积可郁而化热,热积于肠加宿食内停,气机郁阻,可出现胃脘剧痛,脘腹痞满,大便秘结、腐臭,苔黄,宜苦寒泄热,行气散结,消积导滞。

3. 肝气犯胃

主症:胃脘胀痛,痛窜两胁。

兼次症:嗳气频作,遇烦恼则痛作或痛甚,胸脘痞闷,嘈杂吞酸,喜叹息。

舌脉:舌边红,苔白,脉沉弦。

分析:情志不舒,肝气郁结,疏泄失职,横逆犯胃,胃气阻滞,故见胃脘胀痛,遇烦恼则痛作或痛甚,喜叹息;胁为肝之分野,气病走窜游移,故见痛窜两胁;滞气行于上,故见嗳气,嗳腐吐酸;胃失和降,故见胸脘痞痛;舌边红,苔白,脉沉弦为肝气郁结之象。

治法:疏肝理气,和胃止痛。

方药:柴胡疏肝散加减。方中柴胡疏肝解郁,为君药;香附疏肝理气止痛,川芎疏肝开郁,行气活血止痛,共为臣药;陈皮、枳壳理气行滞和胃,芍药、甘草养血柔肝,缓急止痛,共为佐药;甘草调和诸药,兼为使药。

加减:胀重者,加青皮、郁金、木香;痛甚者,加川楝子、延胡索;嗳气频作者,加半夏、旋覆花、沉香。

临证参考:本证以肝气郁结为主,治疗重在疏肝行气止痛,止痛当用甘酸缓急、辛酸制木,常用药为醋柴胡、醋炒白芍、木瓜、延胡索、吴茱萸、青皮。治疗同时注意调节情志。

4. 肝胃郁热

主症:胃脘灼痛,痛势急迫。

兼次症:喜冷恶热,得凉则舒,心烦易怒,泛酸嘈杂,口干口苦。

舌脉:舌红,苔黄,脉弦数。

分析:肝气郁结,日久化热,邪热实邪犯胃,故见胃脘灼痛,痛势急迫;肝胃郁热,逆而上冲,故见心烦易怒,嘈杂吐酸;肝胆互为表里,肝热夹胆火上乘,故见口苦口干;舌红,苔黄,脉弦数为里热之象。

治法:疏肝理气,泄热和胃。

方药:丹栀逍遥散合左金丸加减。方中柴胡疏肝解郁;白芍养血敛阴,柔肝缓急,当归养血活血;白术、茯苓、甘草健脾益气,营血生化有源,煨姜温胃和中,薄荷疏散抑郁,透达肝经郁热;丹皮、栀子清肝泄热;黄连清泻胃火,吴茱萸辛散肝郁;甘草调和药性。

加减:热邪已伤胃阴,加麦冬、石斛;肝郁日久化热者,加白芍、香橼、佛手等理气而不伤阴的解郁止痛药,或加金铃子、郁金等偏凉性的理气药,或加白芍、甘草等柔肝之品;火热内盛,灼伤胃络,吐血、便血,兼见脘腹灼痛痞满,心烦便秘,面赤舌红,脉弦数有力者,用泻心汤。

临证参考:内热最易伤阴,投药慎用香燥之品,可选用香橼、佛手、绿萼梅等理气而不伤阴的解郁止痛药。胃热内盛,易灼伤胃络导致吐血、便血,应选用《金匮要略》泻心汤,用大黄、黄连、黄芩苦寒泄热,直折其火,使火降气顺则血自止。

5. 瘀血停滞

主症:胃痛如割,痛久拒按,痛处不移。

兼次症:呕血黑便,入夜痛甚,痛彻胸背,食后痛甚。

舌脉:舌紫黯或黯红,或有瘀斑,脉弦涩。

分析:胃为多气多血之府,气滞日久则血行不畅,瘀血内停,胃络壅塞,故见胃痛如割,痛久拒按,痛处不移;夜为阴,夜则阴盛,血亦为阴,故见入夜痛甚;进食则食与瘀并,故见食后痛甚;瘀伤胃络,血溢脉外上逆出于口,故见呕血;下渗于大肠出于后阴,故见黑便;舌紫黯或黯红,或有瘀斑,脉弦涩为瘀血停滞之象。

治法:活血化瘀,和胃止痛。

方药:丹参饮合失笑散加减。方中丹参、蒲黄、五灵脂活血化瘀止痛,檀香、砂仁行气和胃。

加减:痛甚者,加延胡索、三七粉、三棱、莪术,并理气之品,如枳壳、木香、郁金;血瘀胃痛,伴吐血黑便者,当辨寒热虚实,参考血证有关内容辨证论治。

临证参考:本证应始终以活血为中心,注意“久病必虚”,有气虚夹瘀、血虚夹瘀、阴虚夹瘀等。未出血时,以行气活血化瘀为主;出血时,当以止血为先,佐以活血化瘀。

6. 胃阴亏虚

主症:胃脘隐痛,口干舌燥,手足心热。

兼次症:纳呆干呕,空腹症重,似饥不食,或有大便干结。

舌脉:舌红、少津,或有裂纹或无苔,脉细数。

分析:胃阴不足,或素体阴虚,脾虚不能为胃行其津液;或热病耗损胃阴;或久病中虚,生化乏源;或胃腑出血,津液亏损,导致胃阴不足,胃失濡养,气机不畅,上不布津,故见胃脘隐痛,口干舌燥;胃阴不足,虚火内扰,故见手足心热;阴津不足,纳少不化,故见纳呆干呕,空腹症重,似饥不食;阴虚液耗,无以下溉,肠道失润,故见大便干结;舌红、少津,或有裂纹或无苔,脉细数为阴虚内热之象。

治法:育阴生津,益胃止痛。

方药:益胃汤合芍药甘草汤加减。方中沙参、麦冬、生地、玉竹养阴益胃,芍药、甘草和中缓急止痛。

加减:胃阴亏损较甚者,加石斛;兼饮食停滞者,加神曲、山楂;痛甚者,加香橼、佛手;脘腹灼痛,嘈杂反酸者,加左金丸;胃热偏盛者,加生石膏、知母、芦根,或清胃散;日久肝肾阴虚者,加山茱萸、玄参;日久胃阴虚难复者,加乌梅、山楂肉、木瓜。

临证参考:凡阴虚胃痛,多属于久延不愈,反复发作者,经投甘寒滋养胃阴之法而胃阴仍然难复,症状改善不著者,则当采用酸甘化阴法基础上,适当加一些健脾宣肺之品,以进一步治疗。阴虚胃痛要区别单纯的胃阴虚,还是兼有虚火,或是气阴两虚,采用各种适当的治疗措施。

7. 脾胃虚寒

主症:胃脘隐痛,喜温喜按,得食痛减,遇冷痛重。

兼次症:纳少便溏,畏寒肢冷,餐后饱胀,口淡流涎。

舌脉:舌淡有齿痕,苔薄白,脉沉细迟。

分析:脾胃虚寒,中阳不振,故见胃脘隐痛;得食扶正以抗邪,故见得食痛减;寒得温而散,得冷则凝,故见喜温喜按,遇冷则痛甚;脾虚中寒,水不运化而上逆,故见口淡多涎;水湿下渗,故见便溏;受纳水谷失常,故见纳少,餐后饱胀;中气不足,脾虚不运,失于温煦,故见畏寒肢冷;舌淡有齿痕,苔薄白,脉沉细迟为脾胃虚寒之象。

治法:益气健脾,温中止痛。

方药：黄芪建中汤加减。方中黄芪益气补脾，饴糖温中补虚，益阴润燥，缓急止痛；桂枝温助中阳，芍药益阴养血；生姜温中散寒，大枣益脾滋液；甘草甘温益气，调和诸药。

加减：泛吐清水较重者，加干姜、吴茱萸、半夏、茯苓；寒盛者，用附子理中汤，或大建中汤；脾虚湿盛者，合二陈汤；肾阳虚，腰膝酸软，头晕目眩，形寒肢冷者，加附子、肉桂、巴戟天、仙茅，或合金匮肾气丸、右归丸。

临证参考：本证属于正虚，因久病或素体虚寒者易转此证，宜用甘温调中，慎用开破，既能健运中宫，缓中止痛，又能开发郁结。胃以通为补，但辛通太过可耗正气，故药物配伍上须注意散中有收，或收补中微兼疏通。当痛止之后可用香砂六君子汤进行调理。本证治疗过程中如辛温太过，可致伤阴或化热。

【预后与转归】

初病病机较单纯，多为寒邪客胃、饮食停滞、肝气犯胃、肝胃郁热、脾胃湿热等，属实证；病情发展，寒邪郁久化热，或食积日久，蕴生湿热，或气郁日久化火，气滞而致血瘀，可出现寒热互结等复杂证候；且日久耗伤正气，则可由实转虚，而转为阳虚、阴虚，或转为虚劳之证。如治疗不当或疗效不佳，尚可因气滞血瘀，瘀久生痰，痰瘀互结，内生积块；或因血热妄行，久瘀伤络，或脾不统血，引起吐血、便血等，可参照相关病证进行治疗。胃脘痛预后一般较好。急性胃脘痛或病初，病在气分，一般病情较轻，病程较短，或采取药膳调节，或情志起居调节，或经过辨证论治，病邪一旦祛除，胃脘痛很快就得到控制。即使病程较长的患者，可以通过中西医结合方法有效控制病情。如果经内科治疗不能痊愈者，也可以通过外科手术恢复正常，预后良好。病程较长的患者，正气日衰，形体消瘦，若体内有瘀血则可向癥瘕等转化，还可有吐血、出血等变证出现，预后不良。

【预防与康复】

1. 胃脘痛的发生主要与情志不畅、生活调摄失常、饮酒吸烟有关，患者应保持良好心理状态，适时休作，平淡饮食，顺应四时气候变化，戒除不良嗜好。

2. 胃脘痛患者要注意保暖，调节室温，要随天气变化为病人增减衣被，以防止因气候变化而加重病情；疼痛剧烈时要卧床休息，缓解后方可下床适当活动，同时要防止过劳，保证充足睡眠。

3. 胃脘痛要坚持治疗，服药得法。内服汤药，虚寒证、寒证宜热服；湿热证或虚热证宜凉服；伴有呕吐者，药宜少量多次服。服药前用生姜片擦舌面或用药调治，无论蜜丸或水丸都要用开水化开服。

【结语】

胃脘痛是由胃之气机阻滞，胃失和降而致的以胃脘近心窝处疼痛为主症的疾病，常伴有食欲不振，恶心呕吐，嘈杂反酸，嗳气呃逆，大便异常等胃肠道症状。病位在胃，涉及肝、脾两脏，初病在气分，久病可入血分。外邪和饮食可直接伤胃，导致气机阻滞，胃失和降的胃脘疼痛；情志过极，肝气犯胃，肝胃气滞，则胃脘胀痛，气滞日久可以化热，导致肝胃蕴热，亦可入络化瘀，导致瘀血停胃；胃病日久，积热、瘀血损伤胃阴；胃病及脾，脾肾两虚。“通则不痛”，通降是本病的治疗原则。实热宜攻下，虚寒宜温补；中气虚者补之于气，胃气寒者温之于中，气滞者理之于气，血瘀者活之于络，胃失和降和之于胃；浊气在上者涌之，清气在下者升之。

【相关资料链接】

一、篇首案例分析

辨证分析：脾为统血之脏，胃为多气多血之府。气滞日久则血行不畅，气机阻滞，终则导致瘀血内停，胃络壅塞，“不通则痛”，故胃痛剧烈。患者患病日久，久痛不愈，且多次出血，加之舌质青紫，瘀血存在无疑。故诊断为胃痛（瘀阻胃络）。然其舌苔前半黄腻后根部黑厚，脉象弦细，弦为肝脉，结合其舌脉则提示为肝胃同病，湿热夹瘀交阻，综观舌脉症，病位在肝胃，病性以标实为主。

诊断：胃脘痛　瘀阻胃络，肝胃不和

治法：活血化瘀，辛开苦泄

处方：失笑散加减

失笑散（包）12g　川连 3g　吴茱萸 1.5g　赤白芍（各）10g

半夏 10g　制川军 6g　木香 10g　煅瓦楞 30g

水煎服，每日 1 剂，分早晚服。

预后：服两剂后胃痛、泛酸、口渴等症均减，稍能安眠，厚黑腻苔大部已化，脉弦细，原方加佛手 10g，陈皮 10g 继服。四剂后黑苔全化，余症已去，仍拟前方善后。

按：黄老辨证无误，治以活血化瘀，辛开苦泄，终使患者十多年顽症短期内消除大半，黄老不仅以活血化瘀法治疗胃脘痛，且对于其他急、慢性疾病有瘀血之症者，也多使用活血化瘀法或于治疗中加入活血化瘀之品。这些经验能够开拓治疗一些内科疾病尤其是慢性疾病的思路。

摘自：姚乃礼．古今名医临证精华［M］．北京：人民军医出版社，2007，96-97.

二、临证经验举隅

李乾构在治疗急性胃脘痛方面，依据了现代中医药的学术思想，从 13 个法则出发提出了急性胃脘痛辨证施治的思维方法，包括：① 舒肝和胃法，方用舒肝和胃汤：醋柴胡，炒白术，江枳壳，广郁金，延胡索，炒川楝，生甘草，沉香。②散寒温胃法，方用散寒温胃汤：制香附，高良姜，炒白术，鲜生姜，紫苏叶，延胡索，广荜茇，炙甘草。③泻热清胃法，方用泻热清胃汤：生大黄，川黄连，枯黄芩，炒栀子，牡丹皮，延胡索，炒川楝，广郁金。④健脾补胃法，方用健脾补胃汤：潞党参，炒白术，云茯苓，炙甘草，广陈皮，春砂仁，炙黄芪，炒三仙。⑤消食泻胃法，方用消食泻胃汤：生大黄，江枳实，生白术，鸡内金，莱菔子，焦三仙，半夏曲，川黄连。⑥温中暖胃法，方用温中暖胃汤：炙黄芪，嫩桂枝，炒白芍，制香附，高良姜，炮干姜，广荜茇，炙甘草。⑦滋阴润胃法，方用滋阴润胃汤：北沙参，麦冬，鲜生地，肥玉竹，生知母，生黄柏，生白芍，生栀子，生甘草。⑧化瘀通胃法，方用化瘀通胃汤：紫丹参，生蒲黄，五灵脂，檀香木，酒大黄，延胡索，刺猬皮，九香虫。⑨清化活胃法，方用清化湿热汤：川黄连，川厚朴，清半夏，茵陈蒿，香苏梗，六一散，制大黄，瓜蒌皮。⑩芳化胃浊法，方用芳化胃浊汤：藿香叶，佩兰叶，制苍术，广陈皮，法半夏，云茯苓，川厚朴，六一散，嫩桂枝。⑪通降胃气法，方用通降胃气汤：生大黄，江枳实，川厚朴，旋覆花，代赭石，玄明粉，清半夏，沉香粉。⑫开降调胃法，方用开降调胃汤：太子参，姜半夏，炮干姜，吴茱萸，川黄连，制大黄，枯黄芩，乌贼骨。⑬补中益胃法，方用补中益胃汤：炙黄芪，潞党参，于白术，炙甘草，江枳壳，广陈皮，北柴胡，炙升麻。

摘自:李乾构 . 中医消化病学[M]. 北京:人民卫生出版社,2001,340-358.

【思考题】

1. 简述胃脘痛的常见病因和主要病机。
2. 试述胃脘痛的辨证要点和基本治疗原则。
3. 怎样理解“治痛不用补法”和“通则不痛”的治法?
4. 试述胃脘痛虚证各证的主症、治法、代表方。
5. 试述胃脘痛肝气犯胃、肝气郁热、瘀血停滞证的主症、治法和主方。
6. 病案分析

吕某,男,55 岁,工人。2009 年 6 月 6 日就诊。

患者既往有胃病史 30 年,近 20 年来胃脘疼痛反复发作,服用奥美拉唑等药物可以缓解,胃镜检查提示:十二指肠球部溃疡,幽门螺杆菌阳性,行根除幽门螺杆菌治疗后仍然胃病反复发作,半月前因饮食生冷后出现上腹部疼痛,牵引后背,经服药后疼痛缓解,为求诊治来我院门诊。刻下症见:上腹部胃脘部疼痛,隐隐作痛,得温减轻,喜暖喜按,伴面色㿠白,畏寒肢冷,饮食减少,食后胀满,嗳气泛酸,大便稀溏。查体:神志清楚,形体中等,心肺正常,腹软,剑突下压痛,肝脾肋下未及,墨菲氏征(-),余无其他阳性体征。舌淡胖,有齿痕,边有瘀斑,舌下脉络纡曲,苔薄白,脉细。

胃　痞

【案例】

王某,女,32岁。2005年3月22日初诊。患者5天前与丈夫吵架,郁闷恼怒,突然出现脘腹剧胀,不得安卧,自行服用吗丁啉后效果欠佳,遂来就诊。症见脘腹胀满,胃中灼热似痛,口苦,口干不欲饮,似饥不欲食,进食则泛酸,大便2~3日一行,质偏干,排便不爽,舌质红,苔少,脉弦细。胃镜及病理检查示:慢性浅表性胃炎(轻度)。本病应诊断为何病?如何进行辨证、立法、处方及调护?

【概述】

胃痞是由于中焦气机阻滞,升降失常,或久病脾胃气虚,胃络失养,胃体失荣,渐而萎缩,出现自觉胃脘部饱胀、胀满不适的病证,常伴有胃脘隐痛,纳呆食少、嗳气、大便稀溏或排便不爽等临床表现。

胃痞一证,始见于《内经》。《内经》称痞、满、否塞、否膈,均指胸膈满闷,心下痞塞之状。汉代张仲景在《伤寒论》中明确提出"满而不痛者,此为痞","若心下满而硬痛者,此为结胸也,大陷胸汤主之。但满而不痛者,此为痞,柴胡不中与也,半夏泻心汤主之。"隋唐宋元医家对胃痞的病机与治疗方药研究颇丰。关于胃痞一名词解释,明代张介宾《景岳全书·杂证谟·痞满》的阐述较为精练明了,"痞者,痞塞不开之谓"。

本病临床表现与西医学所称的慢性胃炎(尤其是慢性萎缩性胃炎)、功能性消化不良、胃下垂、胃黏膜脱垂、胃食管反流病、糖尿病胃轻瘫等疾病相似,其中最常见者乃慢性萎缩性胃炎和功能性消化不良,可参照本节辨证论治。

【病因病机】

一、病因

(一) 原发病因

1. 禀赋不足,脾胃素虚　素体脾胃虚弱或劳倦内伤,或用药不当致使中阳不运,脾失健运,精微不化、升降失职,气机阻滞而致胃脘痞满、胀痛。亦有素体脾胃阴虚,复因过食辛燥之品,内生虚火,灼伤胃阴;或过用温燥之药伤及脾胃之阴,脾胃失却阴液濡润,中焦运化失司,气机升降阻滞而成本病。

2. 饮食不节,损伤脾胃　暴饮暴食,饥饱无常;或寒温失调,恣食生冷,寒凝胃脘,损伤脾胃之阳气，气机升降失常；或过食辛辣肥甘、过饮烈酒损伤脾胃而致中焦通降失司，气机壅塞，而出现痞满胀痛之症。

3. 郁怒伤肝，横犯脾胃　七情失和，均可导致痞满、胀痛之症。其中尤以肝郁气滞较为多见，如境遇不遂，忧思恼怒，情志不畅，肝郁气滞，疏泄失职，横犯脾胃，脾胃不和，而致胃脘痞满、胀痛等症。

（二）继发病因

1. 外感内伤，脾胃湿热　外感暑湿、寒湿、湿热之邪，内侵脾胃，邪阻中焦；或脾气虚弱、运化不足，湿自内生，郁而化热；或饮酒过度，酿湿生热，损伤胃腑；或肝郁脾虚，脾失运化，蕴生湿热。湿热之邪阻滞中焦，气机升降失常，从而导致痞满、胀痛之症。

2. 脾虚不运，痰气搏结　饮食不节，暴饮暴食，食积胃肠，聚而生痰，或长期饮酒，损伤脾胃，湿浊内蕴；或外感寒湿，内犯脾胃；或脾胃素虚，复因肝气横犯，聚湿生痰，痰阻中焦。以上诸因均可使脾失健运，不能运化水湿，湿聚生痰，痰凝气滞，壅塞中焦，使清阳不升，浊阴不降，则为心下痞满。

3. 气滞不化，瘀血阻络　胃痞为病，病程日久，迁延不愈，气血阻滞胃腑，或术后损伤血脉，瘀血内生，瘀阻胃络；或情志不畅，肝气郁结，气滞血瘀，瘀阻胃络，中焦升降失常，而致胃脘疼痛痞满等症。

4. 虚火内生，灼伤胃腑　恣食肥甘辛辣，或饮酒过度，蕴湿酿热，日久不愈，灼伤胃络；或热病伤阴，耗伤胃阴；或肝郁日久，气郁化火；或气滞血瘀，病邪留滞，瘀久化热，火灼胃阴，伤津灼液，胃失濡养，升降失宜而致本病。

二、病机

1. 发病　以慢性发病为多见，多有较长的胃脘不适、痞闷等脾胃疾病史，病程多较长，病情迁延，缠绵难愈。

2. 病位　在胃，与脾、肝、胆、肾等脏腑关系较为密切。

3. 病性　属本虚标实，常虚实相兼，寒热错杂，或痰瘀并见。

4. 病势　本病初起多表现为脾胃升降失司，脾失健运，胃失摄纳，临床症见胃脘痞满、胀痛、嗳气等，进而表现为脾胃虚弱、气血不足的症状，如病情进一步发展，气滞中焦，壅塞不通，由腑及脏，由滞而瘀，则病情顽重，症见胃脘疼痛如针刺、痛处固定、拒按，呕血，黑便等。

5. 病机转化　本病初起以寒凝、食积、气滞、痰阻、湿蕴为主，尚属实证；病情进一步发展，则郁而化热，表现为寒热互见。邪气久羁，耗伤正气，则由实转虚，或虚实杂见，虚证可表现为阴虚、阳虚、气血不足等。久病入络则变生瘀阻，而为阴血不足或脾胃虚寒、胃络瘀阻之虚实夹杂证。总之，本病的基本病机是脾失健运，胃失和降。

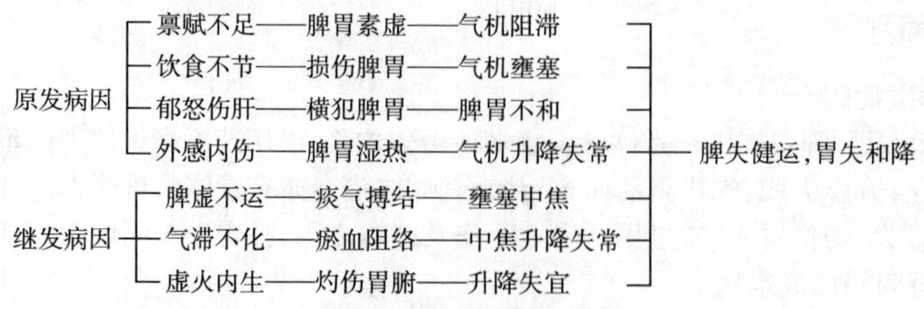

胃痞病因病机示意图

【诊断】

一、诊断标准

按照1989年10月江西全国第五届脾胃病学术研讨会讨论和修订的《胃痞(萎缩性胃炎)诊断及疗效评定标准》。

1. 临床表现以上腹胃脘部痞满、疼痛为主症,伴有胃肠道症状和全身症状。

2. 纤维胃镜与胃黏膜病理双重检查异常,并以病理学检查诊断为萎缩性胃炎为准。

3. 发病特点　多有反复发作病史,或有进行性加重的临床表现。

4. 其他理化检查　可作胃液分析、血清胃泌素、免疫功能、血常规等检查。

凡具备以上第1、2项,参考第3、4项及其他症状、舌苔脉象,即可诊断为胃痞。

二、诊断说明

常见于误服涌吐、泻下药物,或过用寒凉克伐药物之后。有外感风寒史,或有忧思恼怒史,或有饮酒史,或有暴饮暴食史,或有进食生冷油腻史。

【鉴别诊断】

1. 鼓胀　鼓胀以单腹胀大,皮色苍黄,脉络暴露为特征,以腹部胀大为首发症状,后期亦可见四肢浮肿;多由酒食不节、情志内伤、血吸虫感染以及其他疾病转化,多有肝病病史,与肝、脾、肾三脏相关,致气滞血瘀,水停腹中,面色苍黄,腹壁青筋暴露。胃痞外无胀急之形,更无皮色苍黄、腹大及青筋外露等症状。

2. 胃缓　胃缓是指胃体弛缓,失却固托,而出现脘腹胀满、嗳气、呃逆等症。一般多在食后出现症状,并伴有肠鸣漉漉,重坠隐痛。当平卧后或用手向上托脘腹部时,则坠痛缓解,站立或剧烈活动时加剧。胃痞患者有胃脘痞塞胀满感,但无活动后加剧的表现,且轻微适度的活动可使痞满症状缓解,以此为辨。

【辨证论治】

一、辨证要点

1. 抓住主诉　胃脘部痞满为本病最常见症状,每于食后、午后或夜间加重。胀满重者连及两胁胸背,常伴嗳气频作,嗳气或矢气后得减,以及胃脘部隐痛、闷痛。

2. 分析病位　在胃,如兼有纳食减少、神疲乏力、面色少华、大便溏薄等,提示涉及脾;若兼有痛连两胁、心烦易怒、嗳气频作或时作太息等,提示涉及肝;若兼见精神萎靡、面色晦黯、畏寒肢冷、小便清长等,提示涉及肾。

3. 确定病性　为本虚标实。以气、血、阴、阳之虚为本,食积、痰饮、湿热、瘀血为标,虚证与实证可以相互转化,由实转虚。

二、治疗原则

胃痞的基本治则为调理脾胃升降、行气消痞除满。若为实证,实者泻之,治以理气解郁,清热化湿,消食导滞,祛湿化痰。若为虚证,虚者补之,治以健脾益胃,补中益气,养阴益胃。

又有虚中夹实，因实致虚者，临证或扶正以祛邪，或祛邪以安正，权衡标本缓急，因机应变。

三、分证论治

1. 脾胃虚弱

主症：胃脘满闷或隐痛，以满闷为主。

兼次症：纳少，食后胀甚，嗳气，头晕乏力，神疲倦怠，大便溏薄。

舌脉：舌淡红，苔薄白，脉细弱或虚弱。

分析：暴饮暴食，饥饱无常，或恣食生冷，寒积胃脘，损伤脾胃之气，气机升降失常，或过食辛辣肥甘，过饮烈酒，损伤脾胃，或气郁日久，克伤脾土，脾气虚弱，中焦升降失司，故见胃脘满闷或隐痛；脾气亏虚，运化失职，故见纳少，食后胀甚；脾胃虚弱，清升浊降失调，故见嗳气；中焦运化失司，气血生化乏源，四肢清窍失养，故见头晕乏力，神疲倦怠；脾虚失摄，故见大便溏薄；舌淡红，苔薄白，脉细弱或虚弱为脾胃虚弱之象。

治法：健脾益气，和胃消痞。

方药：香砂六君子汤加减。方中党参、炒白术补脾益气，茯苓健脾渗湿，陈皮、半夏燥湿化痰和胃，木香长于行气止痛，砂仁长于行气化湿，炙甘草补脾和中，调和诸药。

加减：胃痞日久不愈，气虚及阳，脾胃阳虚，出现胃脘隐隐作痛，喜温喜按，纳食不香，时吐清水，神疲乏力，四末欠温，尿清便溏，舌淡嫩，苔薄白，脉细弱等，治以健脾益气，温中和胃，以黄芪建中汤加减；胃寒痛甚者，加良附丸；痛止后，服用香砂六君子丸；久痛不止，痛则不通，有瘀者，加红花、蒲黄、五灵脂、丹参；便黑者，加炮姜炭、灶心土、白及、地榆炭。

临证参考：对于脾虚气滞患者，治宜补脾行气，可选用《伤寒论》厚朴生姜半夏甘草人参汤或《金匮要略》枳术汤加减治疗。

2. 脾胃湿热

主症：胃脘痞满或胀痛明显，胸闷痞塞，嗳气不畅。

兼次症：嘈杂恶心，口中黏腻或口苦口臭，或口舌糜烂，渴不思饮，身重肢倦，纳差，食后胀痛加重，大便不畅，小便黄。

舌脉：舌红，苔黄白腻或黄厚腻，脉濡滑。

分析：湿热蕴结于中焦，气机阻滞，故见胃脘痞满、胀痛明显；清升浊降失司，故见嗳气不畅，嘈杂；浊气上逆，故见恶心；湿热熏蒸，热郁于中，故见口中黏腻，热甚则口苦、口臭；热极，故见口舌糜烂生疮；热中兼湿，故见口渴而不欲饮；湿困中土，故见身困肢重；湿阻中焦，摄纳失司，故见纳少，食后胀满加重；湿热阻滞气机，故见大便不畅；湿热内盛，下趋膀胱，故见小便黄；舌红为内热之象，苔黄厚腻或黄白腻，脉濡数或滑数为湿热中阻之象。

治法：清热化湿，和胃消痞。

方药：调气平胃散加减。方中木香行气止痛，乌药顺气开郁止痛，砂仁、白豆蔻仁化湿行气、温中止呕，檀香行气开胃止痛，藿香化湿和胃，苍术燥湿健脾，厚朴宽中除满、行气化湿，陈皮理气和胃，甘草调和脾胃。

加减：纳食呆滞者，加焦三仙、神曲；嗳气呃逆者，加姜半夏、竹茹、公丁香、煅赭石；胃脘痞满伴泄泻、倦怠、脉细者，重用党参、白术、茯苓；痰滞较甚，大便不畅者，加瓜蒌、枳实。

临证参考：脾胃湿热证，见胃脘痞闷、胀满疼痛、渴不欲饮、口臭纳呆、舌苔黄腻者，方用王氏连朴饮加减。临证之际，若因湿邪黏腻，不易骤除，可用王氏连朴饮与藿朴夏苓汤合用以增强化湿之效。

3. 肝胃不和

主症：胃脘胀满，攻撑作痛，痛无定处，连及两胁，遇情志不舒加剧。

兼次症：胸闷喜太息，嗳气、恶心欲吐、头昏多梦，大便或溏或便秘，甚则病势急迫，心烦易怒，嘈杂吐酸，口干口苦。

舌脉：舌红，苔黄，脉弦滑。

分析：肝主疏泄而喜条达，恼怒伤肝，肝郁气滞，横逆犯胃，肝胃气滞，故见胃脘胀满；两胁为肝经之分野，故见痛无定处，攻撑两胁；气郁不舒，胃失和降，故见嗳气泛酸，恶心欲吐，喜太息；肝气不舒，魂失潜藏，故见头昏多梦；肝气郁滞，气机不畅，腑气不通，故见大便或溏或便秘；气郁久而化火，火性急暴，故见病势急迫，烦躁易怒，嘈杂泛酸；火热上蒸，迫灼津液，故见口干口苦；舌红，苔黄，脉弦滑为肝胃火灼之象。

治法：疏肝解郁，理气和胃。

方药：柴胡疏肝散加减。方中柴胡疏肝解郁，为君药；香附疏肝理气止痛，川芎疏肝开郁、行气活血止痛，共为臣药；陈皮、枳壳理气行滞和胃，芍药、甘草养血柔肝、缓急止痛，共为佐药；甘草调和诸药，兼为使药。

加减：痛甚者，加延胡索、川楝子、佛手；嗳气者，加豆蔻、沉香、旋覆花。

临证参考：若血瘀胃痞，伴呕血、便血，当辨寒热虚实，分别治之。如出血鲜红，舌红苔黄，脉弦数，系郁热迫血妄行，可用大黄黄连泻心汤加炒蒲黄、阿胶珠、地榆炭、白及、三七之类；如出血色黯，病者面色萎黄，四肢不温，舌淡脉弱，系脾不统血危殆者，选用独参汤益气固脱，继以黄土汤加减以温脾益气摄血。

4. 脾胃阴虚

主症：胃脘隐隐灼痛。

兼次症：口干咽燥，胃中嘈杂，灼热似饥，食少纳呆，神疲乏力，大便干结。

舌脉：舌红绛，苔少，或花剥、无苔而少津，脉弦细或细数。

分析：胃脘痞满胀痛日久，因寒邪化热，或气郁化火，或胃热素盛，或久服温燥之品，灼伤胃阴、下汲肾水，胃液枯槁，虚火内盛，故见胃脘隐隐灼痛；胃阴不足，无以上承，故见口干咽燥；胃阴不足，虚火内生，故胃中嘈杂；虚火能化谷消食，故见灼热似饥；阴液不足，胃体失濡，故见食少纳呆，神疲乏力；阴伤肠燥，故见大便干结；舌红绛，苔少，或花剥、无苔而少津，脉弦细或细数为阴虚内热之象。

治法：养阴益胃。

方药：益胃汤加减。方中沙参、麦冬、生地、玉竹养阴益胃，冰糖濡养肺胃，调和诸药。

加减：肝胃火燔，动燥肾阴，肾水不足者，用一贯煎，或加黄连、竹叶；纳差者，加陈皮、神曲、麦芽；吞酸者，加煅瓦楞子、浙贝母；疼痛较甚者，合芍药甘草汤；兼有瘀滞者，加丹参、桃仁、红花。

临证参考：大量滋阴生津之品，最易壅滞气机，加重“食欲不振”症状，故临证勿犯“补虚致壅”之戒，一般在养阴之品的基础上加用香橼、焦三仙以行气消食，调畅气机。

5. 寒热错杂

主症：胃脘胀满不适、疼痛，或有灼热。

兼次症：口苦泛酸，恶心呕吐，便溏或便干。

舌脉：舌红，苔薄白或薄黄，脉弦细。

分析：寒热错杂于内，导致中焦升降失司，故见胃脘胀满不适、疼痛；郁热上炎，故见灼热，口苦泛酸；浊气上逆，故见恶心呕吐；下焦虚寒，失于温化，故见便溏；胃肠气滞，腑气不通，故见大便干燥；舌红，苔薄白或薄黄，脉弦细为寒热错杂之象。

治法：辛开苦降，消痞和胃。

方药：半夏泻心汤加减。方中半夏散结消痞，和胃降逆，为君药；干姜温中散寒，助半夏温胃消痞和阴，黄连、黄芩清泄里热和阳，共为臣药；人参、大枣、甘草健脾益气，补虚和中，兼可生津，共为佐药；甘草又能调和诸药，兼为使药。

加减：脾胃虚寒较甚，加炙黄芪，干姜，肉桂；郁热较甚，口干口苦，口舌生疮者，加栀子、蒲公英；下元虚寒，腹泻便溏者，加附片、艾叶；胃痛明显，加香橼、延胡索；嗳气、矢气不畅者，加佛手、枳壳；食少难消者，加鸡内金、焦三仙。

临证参考：寒热并见者，治宜温清并用，辛开苦降，虚实兼顾。温补可健运脾胃，苦降清泄可解除郁热。辛药多热，苦药多寒，辛热与苦寒药配伍组合，开散升清，通泄降浊，清热而不患寒，散寒而不忧热，相反相成，相激相制，从而平衡阴阳，斡旋气机，开结消痞。

6. 痰浊中阻

主症：胃脘痞满隐痛，呕吐痰涎。

兼次症：胸膈痞塞不适，纳少、嗳气，头身沉重，困倦乏力，眩晕嗜卧。

舌脉：舌红，苔白滑或白腻，脉弦滑或沉细滑。

分析：因饮食不节，或长期饮酒，或外感寒湿，或脾胃素虚，复因肝气横犯，致痰湿阻滞中焦，痞塞不通，故见胃脘痞满隐痛，胸膈痞塞不适；痰浊上逆，肺气失宣，故见咳吐痰涎；痰阻中焦，摄纳失司，故见纳少；升降失调，故见嗳气频作；痰困肢窍，故见头身沉重困倦，眩晕嗜卧；舌红，苔白滑或白腻，脉弦滑细滑为痰浊中阻之象。

治法：温中化痰，健脾和胃。

方药：导痰汤加减。方中半夏燥湿化痰、和胃降逆止呕，制南星苦辛温，助半夏燥湿化痰，陈皮芳香悦脾、理气燥湿和胃，茯苓健脾渗湿，枳实破气化痰消痞，甘草和中健脾。

加减：痰浊较甚者，加石菖蒲、郁金；脾虚气短、乏力、纳呆者，加党参、炒白术；痰郁化热者，加瓜蒌、黄芩、黄连、栀子；痰浊阻气，气机不畅，胸闷、气短者，加薤白、旋覆花。

临证参考：若痰浊郁久化热，痰热内扰，舌苔黄腻者，可选用黄连温胆汤；若脾胃虚弱，痰浊内阻，气逆不降，嗳气频作，可合用旋覆代赭汤，益气和胃、降逆化痰，并可酌加枇杷叶、枳壳；若饮邪内阻，清阳失旷，症见胀后成痞，可用苓姜术桂汤。

【转归与预后】

胃痞初起每因七情、饮食或痰湿致病，此时邪气较盛而正气未虚，多属实证，预后较好；若日久不愈，或时发时止，饮食少进，脾胃受损，或过用克伐药物耗伤脾气，则可转为脾胃虚弱；而脾胃虚弱之胃痞又可复感新邪或七情、饮食所犯，或过服滋腻温补，积滞内停，也可由正虚转变为邪实，或虚实夹杂，症状持续难愈，影响患者生活质量，则治疗棘手。

【预防与康复】

1. 胃痞患者存在不同程度的焦虑和恐惧，可影响治疗甚至加重病情。因此需注重心理护理，使患者从主观上建立治愈该病的信心，治疗要持之以恒。

2. 应了解患者胃脘胀满及疼痛的性质，以及胀满疼痛之部位，注意患者精神状况、面色、体重、大便的颜色、性状之变化，以及患者腹中有无癥瘕形成等。

3. 加强饮食的调摄，避免进食生冷、辛辣之物，不酗酒，不吸烟，不暴饮暴食，多食易消化、有营养的饮食，多吃新鲜蔬菜及水果。

4. 适当配合体育锻炼，如太极拳、太极剑、气功等，增强体质，而达到尽早康复的目的。

【结语】

胃痞是一种以自觉胃脘部饱胀、胀满不适，伴有胃脘隐痛、纳呆食少、嗳气、大便稀溏或排便不爽等为主要表现的疾病。病因可概括为热、食、痰、湿、气、虚等，病位在胃脘，病变脏腑主要在脾胃，但与肝脏关系密切，基本病机为中焦气机阻滞，升降失和。因邪热内陷、饮食积滞、痰湿内阻和肝郁气滞所致者属实，因脾胃虚弱、气机不畅所致者属虚，但临床多见虚实夹杂之证。治疗应遵循实则泻之，虚则补之的原则，以调理脾胃、理气消痞为大法。实痞应疏理，勿忘扶正；虚痞宜调补，并参疏导。

【相关资料链接】

一、篇首案例分析

辨证分析：患者5天前与丈夫吵架，郁闷恼怒，突然出现脘腹剧胀，不得安卧，自行服用吗丁啉后效果欠佳，遂来就诊。症见脘腹胀满，胃中灼热似痛，口苦，口干不欲饮，似饥不欲食，进食则泛酸，符合胃痞的证候特征，故诊断为胃痞。肝主疏泄而喜条达，郁闷恼怒，情志不和则肝郁更甚，气结复加，故遇情志不遂，肝郁气滞，不得疏泄，则横逆犯胃；肝胃不和，故胃脘胀满，气郁不舒，胃失和降，则嗳气泛酸，恶心欲吐，时太息。如腑气不通则大便2~3日一行，质偏干，排便不爽，气郁日久而化火，火性急暴，则病势急迫，见烦躁易怒，嘈杂泛酸；火热上蒸，迫灼津液，则口干口苦，舌红苔黄，脉滑数均为肝胃不和之象。

诊断：胃痞　肝胃不和

治法：疏肝解郁，升清降浊

处方：四逆散合左金丸加减

柴胡 6g　　白芍 12g　　枳壳 15g　　黄连 6g

吴茱萸 3g　　沙参 15g　　甘草 6g

5剂，水煎服，每日1剂，分早晚服。

调护：畅情志，节饮食，注意休息。

预后：于3日后患者又来访，诉上药服1剂后症状大减，2剂后症状全无，询问是否继续服药，嘱患者继服以巩固。

按：本案乃因情志失调所致的急性胃痞。脾胃气机之调畅又赖肝气之条达，故本案肝郁气滞，克脾犯胃，使脾胃升降失常。药用四逆散合左金丸加一味沙参取效。左金丸中吴茱萸辛热，黄连苦寒，一热一寒，辛开苦降，两药一升一降，正合脾主升清，胃主降浊之理，使脾得升则健，胃得降则和。故左金丸实为一辛开苦降之良方。再以四逆散疏肝解郁，使气机调达而不乘脾。四逆散合左金丸正合胃痞的肝脾胃失职的病机，故临床疗效显著。

摘自：王庆溪．急性胃痞验案一得[J]. 实用中医内科杂志，2005，19(5)：463.

二、临证经验举隅

李某，女，49岁，1993年12月13日初诊。缘5天前食山楂数十枚后出现脘腹胀痛、痞满攻撑、嗳腐吞酸、恶心欲吐，每因进食而加重，舌红、苔黄，脉弦有力。钡透示胃窦部有一约鸭蛋大负影，在胃腔内活动。诊断为胃石症。处方半夏、苍术各12g，干姜、黄芩、黄连、人参、陈皮、茯苓、甘草、大枣、黑丑（研冲）、白丑（研冲）各10g。水煎服，隔日1剂。服上方1剂，夜间大便4、5次，水样。次日脘腹胀满疼痛较前减轻。10天后症状消失，钡透正常。按饮食不节，邪客胃肠，枢机不利，结聚成块，遂成胃石。经谓“坚者削之，留者攻之，结者散之，客者除之”，故以半夏、干姜、苍术辛温散结消痞，黄连、黄芩苦寒以清邪客胃脘之积热，黑白丑攻遂水饮、荡涤肠胃，人参、茯苓、陈皮、甘草、大枣健脾和胃。如此寒热并用，攻补兼施，则积消结散而病除。

摘自：王泽颖．半夏泻心汤治验举隅[J]. 陕西中医，1997，18（7）.

【思考题】

1. 如何理解辛开苦降法在治疗胃痞中的运用？
2. 简述胃痞的病因病机。
3. 胃痞如何辨脏腑及虚实？
4. 简述胃痞如何辨证论治？
5. 病案分析

金某，女，47岁，教师。2009年6月2日就诊。

患者既往有反流性食管炎病史2年，胃脘痞满反复发作，1周前又开始出现胃脘痞满，伴嗳气泛酸，自服吗丁啉等药后不效，故今前来本院就诊，刻下症见：胸脘痞满，压之稍痛，喜温喜按，嗳气泛酸，嘈杂似饥，恶心呕吐，肠鸣漉漉，不思饮食，倦怠乏力，大便稀溏，小便正常。既往史：既往无肝炎、伤寒等病史，亦无其他内科疾病史。体格检查：神志清楚，形体肥胖，心肺正常，腹软，剑突下轻压痛，肝脾肋下未及，莫菲氏征（-），余无其他阳性体征。舌淡苔薄黄，脉弦细数。1997年胃镜检查提示：反流性食管炎（LA-B）、幽门螺杆菌（+），便常规＋潜血（-）。

腹 痛

【案例】

张某,男,41岁,2007年3月30日以"腹痛"为主诉来诊。患者4天前受凉后出现腹痛、恶寒、头痛、大便稀。经市某医院行腹部B超检查未见异常,给予口服颠茄合剂,肌注654-2后病情未得到缓解,且腹痛加重,夜间为甚,不能入寐,自用热盐敷腹部,疼痛仍不减。时症见腹痛、恶心、纳差、腹胀、恶寒、头痛,舌淡红,苔薄白而干,左手脉弱而无力,右手脉浮,查体未见明显异常。本病应诊断为何病?如何进行辨证、立法、处方及调护?

【概述】

腹痛是一种由六淫侵袭、情志失调、饮食不节、劳逸失度、阳气素虚等原因引起气机郁滞、脉络痹阻或气血不足、经脉失养的病证,以胃脘以下、耻骨毛际以上部位发生疼痛为主要表现。

《内经》最早提出腹痛的病名,并提出寒邪、热邪客于肠胃可引起腹痛,《素问·举痛论》曰:"寒气客于胃肠之间,膜原之下,血不得散,小络急引故痛"。《金匮要略·腹满寒疝宿食病脉证治》对腹痛的辨证论治做了较为全面的论述,根据不同病因提出了用附子粳米汤、大建中汤、厚朴三物汤治疗等。隋代《诸病源候论》始将腹痛独立辨证,提出了"正气与邪气交争"的病机。金元李东垣将腹痛按三阴经及杂病进行辨证论治,在《医学发明》中强调"痛则不通"的病理学说,治疗上提出"痛随利减,当通其经络,则疼痛去矣",对后世产生很大影响。清代王清任、唐容川提出瘀血腹痛的观点,唐容川《血证论》曰:"血家腹痛,多是瘀血",指出瘀血在中焦、下焦时,可分别用血府逐瘀汤及膈下逐瘀汤治疗,是对腹痛辨证论治的发展。

腹痛是临床常见症状,西医学中肠痉挛、神经官能性腹痛、消化不良性腹痛、急性肠系膜淋巴结炎、结核性腹膜炎、术后肠粘连、急慢性胰腺炎等,均可参照本节辨证论治。外科、妇科疾病等所致腹痛,可参照相关科目及本书相关章节的病证辨证论治。

【病因病机】

一、病因

1. 六淫侵袭　感受寒邪内侵腹中,凝滞气机,经脉受阻,或外感暑热之邪,暑热夹湿,内结于腹中肠间,气机阻滞,不通而痛。

2. 情志失调　七情过极,脏腑气机逆乱,气化失常,腹部经络气血运行不利;或气病及血,血行不畅,血瘀络脉闭阻不通而痛。

3. 饮食不节 暴饮暴食,饮食停于肠道而不化;或过食生冷,中阳受伐,运化失司,寒积于中,气机不和,气血运行受阻;恣食辛辣之品,助阳生火,或过食膏粱厚味,助湿生热,致火热、湿热之邪壅遏肠道,气机阻滞不通。

4. 劳逸失度 劳力、劳神、房劳过度,日久则阴血不足,精气衰少,腹部经络血脉失养而疼痛。

5. 阳气素虚 由于素体阳虚,虚寒中生,气血生化不足,脏腑经络失其温养,引起疼痛。

6. 其他 多由腹部手术以致经络受损,脏器之间粘连,使局部气血流行不畅或瘀滞不通,不通而痛。

二、病机

1. 发病 六淫侵袭、情志失调、饮食不节等引起的不通而痛多起病较急;阳气素虚及劳逸失度引起的不荣而痛多起病较缓,常反复发作;术后瘀血引起的腹痛多持续不解。

2. 病位 胃脘以下,耻骨毛际以上。与大小肠及肠间经脉、脾、胃、肝、胆关系密切。

3. 病性 实者为寒邪内阻,湿热积滞,气滞血瘀;虚者为中虚脏寒;虚中夹实者为正虚而感邪。

4. 病势 病之初多为实证,日久可向虚实夹杂证、虚证发展。

5. 病机转化 基本病机为气机阻滞,脉络痹阻,不通而痛;或气血不足,经脉失养,不荣而痛。因不通而痛的实证,日久不解,损伤正气,可以形成不荣而痛的虚证,同时虚证腹痛又可因复感诸邪,或痰浊、瘀血、食积、湿热等内留转为虚中夹实。

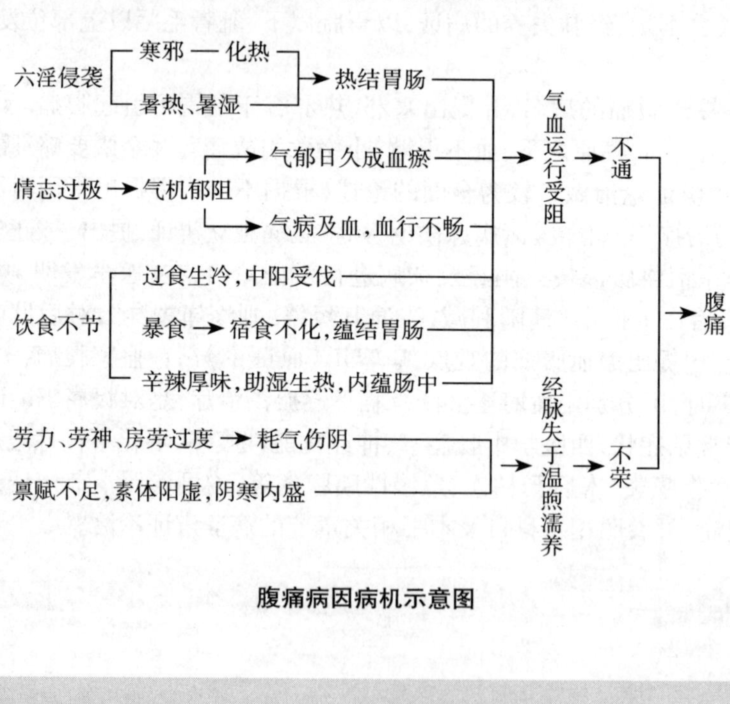

腹痛病因病机示意图

【诊断】

一、诊断标准

按照2008年中华中医药学会发布的《中医内科常见病诊疗指南·中医病证部分》。

1. 以胃脘以下,耻骨毛际以上部位疼痛为特征。
2. 常伴有恶心呕吐、泄泻或便秘、纳呆等兼症。
3. 病性属急性发作,亦有久痛反复发作者。

二、诊断说明

内科腹痛应注意排除外科、妇科腹痛,根据腹痛的部位、性质、强度、放射与转移、范围、过程及诱因、病史和其他伴随症状之间的相互关系而确诊。腹部查体及必要的理化检查有助于确诊。

【鉴别诊断】

1. 胃脘痛　腹痛常伴有胃痛的症状,而胃脘痛有时也可出现腹痛的表现。腹痛在胃脘以下、耻骨毛际以上的部位,多伴有便秘、泄泻等肠病症状。胃脘痛在上腹部胃脘近心窝处,常伴有恶心、嗳气等胃病见症。如两症同时出现时,须辨明主症与兼次症。

2. 其他内科疾病中的腹痛症状　许多内科疾病常见腹痛,但均以其本病特征为主。腹痛,以腹部疼痛为主要特征;痢疾之腹痛,以里急后重,下痢赤白脓血为特征;霍乱之腹痛,以吐泻交作为特征;积聚之腹痛,以腹中包块为特征;鼓胀之腹痛,以腹部外形胀大为特征。

3. 外科、妇科腹痛　内科腹痛常先发热后腹痛,疼痛不剧,压痛不明显,腹部柔软;外科腹痛多先腹痛后发热,疼痛剧烈,痛有定处,压痛明显,伴有肌紧张和反跳痛;妇科腹痛多在小腹,与经、带、胎、产有关,应及时进行妇科检查。

【辨证论治】

一、辨证要点

1. 辨急慢性　急性腹痛起病急骤,疼痛剧烈,病程短,数小时至数天不等,需紧急处理;慢性腹痛起病缓慢,疼痛缠绵,或痛势不甚,病程长,可数月甚至数年之久,常反复发作。

2. 辨病位　外感六淫之邪、内伤饮食之初起所致腹痛,痛在脐腹,病位多在肠胃;痛在少腹,伴有肝气郁结,因情志而致或触发者,病位多在肝;腹痛绵绵,痛在小腹者,病位在肾、脾。

3. 辨病性　痛势急剧,呈暴痛拒按,伴腹胀、呕逆者,属实;痛势隐隐,或久痛,喜按或可按者,属虚;疼痛急迫阵作,口渴身热,喜凉,便秘或大便秽臭者,属热;疼痛拘急,腹鸣切痛,遇冷痛增,得热痛减者,属寒;疼痛时轻时重,攻冲走窜,每因情志变动而疼痛加重,属气滞;疼痛呈刺痛拒按,痛处固定不移,甚者可扪及包块,属血瘀。

二、治疗原则

腹痛应根据寒热虚实不同,分别施以“实者攻之”,“虚者补之”,“寒者热之”,“热者寒之”,“滞者通之”,“积者散之”,同时注意通补关系。“不通而痛”为实证疼痛的病机,治当通利祛邪;“不荣而痛”为虚证疼痛的病机,治当温补扶正。

三、分证论治

1. 寒凝腹痛

主症:腹痛,痛势急暴,遇冷则重,得温则痛减。

兼次症：口淡不渴，怕冷蜷卧，小便清利，大便溏。

舌脉：舌淡，苔白或白腻，脉沉紧或沉弦。

分析：外受寒邪，寒凝腹内，阳气不通，气血不畅，络脉被阻，故见腹痛，痛势急暴；遇冷助寒收引故痛势加重，得温暖则阳气通，寒气散，故痛势缓而减；寒为水之性，寒盛，故见口淡不渴；寒凝内阻，阳气不能外达，肢体失于温煦，故见怕冷蜷卧；寒凝内阻，中阳不足，故见小便清利，大便溏；舌淡，苔白或白腻，脉沉紧或沉弦为寒凝内阻之象。

治法：温中散寒。

方药：附子理中汤加减。方中炮附子辛热温通，能温经逐阴散寒；干姜温中祛寒，振奋脾阳；人参补气健脾，白术健脾燥湿；甘草益气补中，缓急止痛，调和诸药。

加减：疼痛不缓解者，加高良姜、荜茇、乌药；寒湿偏盛，恶心呕吐，胸闷纳呆，倦怠身重者，加姜半夏、厚朴、藿香、苍术、吴茱萸；兼风寒表证者，去人参、干姜，加桂枝、紫苏、白芷、防风；夏暑之季感邪者，加香薷、藿香、苍术、佩兰；大便不溏反秘结或大便不通者，为寒邪夹积滞，加大黄。

临证参考：本证还可用天香正气散合良附丸或高良姜汤治疗。附子为本证必用药，医者可依地域及患者体质的不同而增减剂量，但应注意，附子应先煎久煎以减其毒性。

2. 热结腹痛

主症：腹痛腹胀，硬满拒按。

兼次症：身热，口干渴，小便黄赤，大便秘结。

舌脉：舌红，苔黄干或黄腻、或焦黄起刺，脉洪数或弦数、或沉实有力。

分析：嗜食肥甘厚味，湿热内生，或外受暑季湿热熏蒸，肠道积热，腑气不通，故见腹痛腹胀，硬满拒按；热结于内，耗伤津液，故见身热，口干渴；热壅肠胃，灼伤津液，故见小便黄赤，大便秘结；舌红，苔黄干或黄腻、或焦黄起刺，脉洪数或弦数、或沉实有力均为实热内结之象。

治法：清热通腑。

方药：调胃承气汤加减。方中大黄清热泻火，攻下燥屎，为君药；芒硝润肠燥，软坚结，泻下通便，为臣药；炙甘草甘缓和中，益气养胃，以缓大黄、芒硝之苦泄，为佐药。

加减：偏重湿热，口渴不欲饮，身热，苔黄腻者，加薏苡仁、淡豆豉、黄芩、栀子；暑湿之季发病者，用黄连香薷饮；肝郁化火引起者，加金铃子散。

临证参考：本证腑通、热结除、疼痛止即应停用攻下，改投调理肠胃之剂，不可连用攻下而损伤正气。

3. 虚寒腹痛

主症：腹痛绵绵，时作时止，得温则舒，按之痛减。

兼次症：气短怯寒，神疲乏力，大便溏薄。

舌脉：舌淡，苔白，脉沉细。

分析：脾阳不振，中焦虚寒，腹部经脉失于温养，不荣而痛，故见腹痛绵绵；正邪交争，正胜则痛止，邪盛则痛作，故见疼痛时作时止；寒得温则散，故见得温则舒，按之痛减；阳气不足，肢体失养，故见气短怯寒，神疲乏力；阳气不足，不能温化寒湿，故见大便溏薄；舌淡，苔白，脉沉细均为虚寒之象。

治法：温中补虚，缓急止痛。

方药：小建中汤加减。方中饴糖温中补虚，益阴润燥，缓急止痛，为君药；桂枝温助中阳，芍药益阴养血，共为臣药；生姜温中散寒，大枣益脾滋液，共为佐药；甘草甘温益气，调和诸药，共为佐使药。

加减：气虚偏甚，倦怠懒言，头晕目眩，舌淡，体胖大，有齿痕者，加黄芪、党参、白术；血虚，面色萎黄或面色㿠白，心悸者，加炙黄芪、当归；服药后腹痛不缓解者，去生姜，加熟附子、干姜；恶心呕吐者，用吴茱萸汤。

临证参考：阳气虚寒，气血不畅，络脉不和之腹痛，日久可致虚中夹实，络脉郁滞，治疗可温中补虚，通络止痛并举，药选丹参、檀香、九香虫等。

4. 气滞腹痛

主症：腹胀闷痛，痛无定处，痛引两胁或少腹。

兼次症：嗳气、矢气则舒，情绪变动而发作。

舌脉：舌红，舌苔薄白或白，脉弦。

分析：气机郁滞，升降失司，故见腹胀闷痛；气聚则痛而见形，气散则无痕迹，故见痛无定处；肝郁气滞，疏泄失司，故见痛引两胁或少腹；嗳气、矢气后气滞有所通畅，故见痛势稍减；情志变动则加重气滞，故见疼痛发作；舌红，舌苔薄白或白，脉弦均为气机郁滞之象。

治法：行气解郁。

方药：木香顺气散加减。方中木香通理三焦而以中焦为主，行气止痛，香附芳香走窜，为理气良药，乌药顺气畅中，既行脾胃气滞，又疏肝理气解郁，共为君药；枳壳破气导滞除胀，青皮疏肝胆、破气滞，橘皮降气宽膈，厚朴疏利气机、行气除胀，共为臣药；苍术燥湿健脾，砂仁温中醒脾、和气化湿，桂枝辛散温通、调和气血，川芎行气活血、开郁行散，共为佐药；甘草制约方中辛香温燥药伤阴，调和诸药，为使药。

加减：肝郁较重，痛连两胁者，加延胡索、川楝子；内有郁热，舌红苔黄者，加黄芩、栀子、知母、黄柏。

临证参考：本方药多辛香温燥，不宜久服，有阴虚症状者更不宜用。本证在临床上还可选用枳朴香砂汤。因恼怒伤肝引起腹痛者，可用柴胡清肝饮；气结痰凝者，用二陈四七汤；气结便秘，脉数者，用厚朴大黄汤。

5. 血瘀腹痛

主症：腹痛拒按，痛如针刺，痛处固定。

兼次症：甚则腹有包块，经久不愈。

舌脉：舌紫黯或有瘀斑，脉沉细或涩。

分析：瘀血阻滞，气血运行不畅，故见腹痛，痛如针刺，痛处固定；血瘀为有形之实，可积聚不散，故见包块，经久不愈；舌紫黯或有瘀斑，脉沉细或涩均为瘀血之象。

治法：活血化瘀。

方药：膈下逐瘀汤加减。方中五灵脂通利血脉，散瘀止痛，为君药；当归补血活血，桃仁活血祛瘀，红花通利经脉，为血中气药，共为臣药；川芎、赤芍、丹皮活血化瘀，乌药、延胡索、香附、枳壳行气活血，延胡索亦可活血化瘀止痛，共为佐药；甘草调和诸药，为使药。

加减：少腹疼痛为主者，改投少腹逐瘀汤。

临证参考：本证以术后脉络损伤、粘连作痛多见，医者可根据病情酌用王清任的诸逐瘀汤化裁治疗。

6. 食积腹痛

主症：腹部胀痛拒按，恶食嗳腐。

兼次症：大便或秘或痛而欲泻，泻后痛减。

舌脉：舌苔厚腻，脉滑实。

分析：宿食停滞，运化失司，升降失调，腑气不通，故见腹部胀痛，恶食嗳腐；食积为有形之实邪，故拒按；宿食内停，燥热内生，燥热伤津，故见大便秘；宿食中阻，运化无权，食积下行，故见痛而欲泻；泻后肠中食积减，故见腹痛泻后痛减；舌苔厚腻，脉滑实均为食积之象。

治法：消食导滞。

方药：枳壳化滞汤加减。方中枳壳破气导滞除胀，逐宿食，通便闭，为君药；厚朴疏利气机、行气除胀，砂仁行气化湿、温中醒脾，陈皮宽膈降气，共为臣药；神曲消食健脾，麦芽消食和中，莱菔子消食下气，共为佐药。

加减：大便秘者，加大黄；食积日久，化湿生热者，用枳实导滞丸。

临证参考：本证积滞在肠中，故应通腑荡积，食积去则腹痛自止。

【预后与转归】

腹痛是临床诸多疾病的常见症状，通过四诊合参及理化辅助检查可寻找其发病根本原因，加以正确治疗，一般预后多良好；兼有其他病证的腹痛，反复发作，病程长，预后较差。若腹痛暴急，伴有大汗淋漓，四肢厥冷，脉微欲绝者为虚脱之象，如不及时抢救则危殆立至。

腹痛各证类之间，往往可以相互转化，互相兼夹。如寒痛可以郁而化热，形成热痛；热痛日久不愈，耗气伤阴，可以转为寒热交错之证；气滞痛可导致血瘀痛，而血瘀痛又可影响气机的通畅，形成气滞血瘀痛；食积痛可以夹寒、夹湿热、夹气滞；虚寒痛常夹食积、气滞等；实性腹痛经久不愈，正气暗耗，可转为虚实夹杂腹痛；虚性腹痛也可以兼夹多种邪气，而显现虚实夹杂腹痛。

【预防与康复】

注意个人清洁卫生；饮食有节，禁烟酒，勿嗜食辛辣、油腻、肥腥等，以免湿从内生，以有营养、易消化、无刺激食物为宜，多食新鲜蔬菜、水果、豆制品、植物油；保持心情愉快，避免不良精神因素刺激。

【结语】

腹痛是一种以胃脘以下，耻骨毛际以上部位发生疼痛为主要表现的疾病。腹痛可由多种病因引起，且相互兼杂，互为因果，共同致病。病位在胃脘以下，耻骨毛际以上，与大小肠及肠间经脉、脾、胃、肝、胆关系密切。基本病机为气机阻滞，脉络痹阻，不通而痛，或气血不足，经脉失养，不荣而痛。腹痛有虚实之分，实者为寒邪内阻，湿热积滞，气滞血瘀；虚者为中虚脏寒；虚中夹实者为正虚而感邪。发病之初多为实证，日久可向虚实夹杂证、虚证发展。在治疗上，“不通而痛”为实证疼痛的病机，治当通利祛邪；“不荣而痛”为虚证疼痛的病机，治当温补扶正，同时注意通补关系。

【相关资料链接】

一、篇首案例分析

辨证分析：患者4天前受凉后出现腹痛、恶寒、头痛、大便稀，符合腹痛的证候特征，故诊断为腹痛。考虑病起于素体阳虚，外感风寒，寒邪直中脏腑，阴寒内盛，腹部经脉失于温养，络脉不和,不荣而痛;患者素体阳虚,中州阳气不足,不能温化寒湿,则大便稀;寒气客于肠胃,厥逆上出,故恶心纳差也;寒凝腹中,阳气不达,气机不利,故腹胀;舌淡红,苔薄白而干,左手脉弱而无力,右手脉浮均为中阳虚寒,复感外邪之象。综观舌脉症,病位在胃脘以下,耻骨毛际以上,与脾、胃关系密切,病性以虚中夹实为主。

诊断:腹痛　中阳虚寒,复感外邪

治法:温中补虚,和里缓急,祛风散寒

处方:小建中汤加味

桂枝 8g	柴胡 8g	炮姜 8g	荆芥 10g
防风 10g	黄芩 10g	川芎 10g	独活 10g
炙甘草 10g	炒山药 20g	炒白芍 20g	生姜 3 片
大枣 5 枚	饴糖 15g		

7 剂,水煎服,每日 1 剂,分早晚服。

预后:服上方 1 剂,腹痛稍减,2 剂而能入寐,3 剂则腹痛消失,外感证除,后以培补脾肾药而收功。

按:本案腹痛由感受寒邪引起。《素问·举痛论》指出:"寒气客于脉外则脉寒,脉寒则缩蜷,缩蜷则脉绌急,绌急则外引小络,故卒然而痛。"又说:"寒气客于肠胃,厥逆上出,故痛而呕也;寒气客于小肠,小肠不得成聚,故后泄腹痛矣。"方选小建中汤以温中补虚、和里缓急、祛风散寒。

摘自:孙汉屏,杨宁．小建中汤加味治愈外感腹痛 1 例[J]. 河南中医,2009,29(12):1158.

二、临证经验举隅

刘某,男,28 岁,2006 年 3 月 20 日初诊。半年前出现右下腹痛,腹痛每于凌晨 2~3 点发作,伴畏寒、怕冷,疼痛较剧烈,持续 15~30 分钟可自行缓解,白天如常人无不适,舌淡胖、苔薄白水滑,脉弦细。行肠纤维镜检查示:回盲部炎症。在门诊多次求诊,服得舒特及抗生素均无效。证属外感风寒,内停水饮,治以外散风寒,内化水饮。方用小青龙汤加减。处方:桂枝、白芍、麻黄、干姜、细辛、法半夏、五味子各 10g,甘草 5g。3 剂,每天 1 剂,水煎服。二诊:腹痛明显缓解,唯大便夹少量鲜血。守前方白芍用至 30g,再进 3 剂。三诊:腹痛、畏寒、怕冷均消失,大便无出血,舌淡胖、苔稍水滑。予以苓桂术甘汤原方 5 剂善后。随访 1 年未复发。

按:本例腹痛兼畏寒、怕冷表证,舌淡胖、苔水滑为内有水饮证;且腹痛多在凌晨发作,《伤寒论》亦曰:"太阳病欲解时,从巳至未上。"由此推知,太阳病欲剧时,从亥至丑上,而丑时是凌晨 2~3 点,与患者发病时间相符,故用小青龙汤而获良效。方中白芍、五味子酸敛;但桂枝、麻黄、细辛、干姜等属辛温燥烈之品,易伤阴动血,二诊时患者出现大便带少量鲜血,故加大白芍用量,以制约麻、桂等品之辛温。小青龙汤组方辛温燥烈,收效后则以苓桂术甘汤善其后。

摘自:周小军,季幸姝．经方治验 3 则[J]. 新中医,2008,40(10):115.

【思考题】

1. 怎样理解"通则不痛",如何指导临床辨证论治?
2. 腹痛虚证、实证各如何治疗?

3. 腹痛的治疗原则是什么？如何理解这个治疗原则。

4. 如何理解“腹痛”各证型的辨证要点。

5. 病案分析

李某，女，62岁。腹痛反复发作3年余，在当地治疗半年多，无明显好转而来就诊。现腹部隐隐作痛，时作时止，喜热恶冷，得食或休息后减轻，劳累后加重，神疲乏力，气短懒言，手足不温，大便溏薄，日行2次，舌淡苔白，脉沉细无力。

呕　吐

【案例】

曾某，女，27岁。2000年3月5日入院。胃脘隐痛不适3年余，近半月出现上腹饱胀隐痛，间有呕吐。纤维胃镜检查：十二指肠球部溃疡，并不全性幽门梗阻。症见：呕吐清水痰涎，胃脘痞闷，纳呆，头眩心悸，舌苔白滑，脉滑。本病应诊断为何病？如何进行辨证、立法、处方及调护？

【概述】

呕吐是在外邪侵袭、饮食失节、情志失调、脾胃虚弱等基础上胃失和降，气逆于上所致，以胃内容物经食道、口腔吐出为主要表现。有物有声谓之呕，有物无声谓之吐，但二者常同时发生，故并称为呕吐。

呕吐始见于《内经》，《素问·六元正纪大论》曰："土郁之发，甚则心痛胁，呕吐霍乱"，亦有呕逆、呕胆、呕涌、噫呕、哕等病名，其中呕吐、哕等病名多为后世沿用。此外，《内经》还论述了呕吐发生的病因以及肝、胆、脾在呕吐发生中的作用等，奠定了本病的理论基础。汉代张仲景《金匮要略》提出"干呕"一词，对呕吐的脉证治疗有详尽的阐述，并认识到呕吐有时是人体排出胃内有害物质的反应。宋代陈无择《三因极一病证方论》提出了寒呕、热呕、痰呕、食呕、血呕、气呕等证名，便于临床辨证用药。明代张景岳《景岳全书·杂证谟·呕吐》中把呕吐分为虚实两类。

呕吐是临床上的常见症状，可以出现在西医学的急性胃炎、胃黏膜脱垂症、幽门痉挛、不完全性幽门梗阻、贲门痉挛、十二指肠瘀滞症、急性胆囊炎、胆石症、胆蛔症、急性胰腺炎、急性阑尾炎、急性肝炎、急性细菌性痢疾、食物中毒、胃肠神经官能症、肠梗阻、消化道肿瘤等疾病中，其他如内耳眩晕症、尿毒症、中暑、妊娠反应、药物影响及某些感染性疾病或颅脑病变等出现以呕吐为主症时，均可参照本节辨证论治。

【病因病机】

一、病因

（一）原发病因

1. 外邪犯胃　风寒暑湿燥火之邪或秽浊之气侵犯胃腑，胃失和降，水谷随气逆而上，即发生呕吐。由于季节的差异性，感受的病邪亦不同，但以寒邪致病最多。

2. 饮食内伤　饮食不节，温凉失调，饥饱无常，或过食生冷油腻，误食不洁之物，皆可伤及胃腑，致食物停滞不化，胃气不降，上逆而致呕吐。

3. 情志失调　恼怒愤郁，过则伤肝，肝失条达，横逆犯胃，致肝胃不和，胃气上逆而作呕吐；或忧思伤脾，脾失健运，食停难化，胃失和降而致呕吐。

4. 脾胃虚弱　劳倦太过耗伤中气或久病体虚中阳不振，不能受纳水谷而化生气血，和降失常，以致呕吐。或因病后胃阴不足，失其润降，亦可引起呕吐。

5. 其他　如胃有痈脓，服食有毒食物或药品，蛔虫扰胃等，皆可引起呕吐。

（二）继发原因

1. 痰饮　多因脾胃运化失常，水谷不能化生精微，久停成痰留饮，积于中脘，痰饮上逆，而发呕吐。

2. 气滞　湿浊、寒邪、暑热等侵犯胃腑，皆可阻塞气机；情志失调，肝气郁滞；素体阳气虚弱，脾阳不振，运化无权，寒湿内生，阻滞气机；中气虚衰，运化乏力，脾虚气滞；肝郁日久，化火伤阴，肝胃阴虚，木土失和，阻滞气机，均可致胃失和降，发生呕吐。

3. 瘀血　气滞日久，由气及血，致络脉不利，瘀血内生，停于胃腑，和降失司，可致呕吐。

此外，精神刺激、情绪激动皆可诱发肝气犯胃之呕吐；外感六淫，饮食不节，劳欲过度则可加重虚证之呕吐。

二、病机

1. 发病　外邪侵袭、食入不洁及蛔虫扰胃等引发者，呕吐多突然发作；劳倦内伤者，多于饮食不当或劳累后发作，呕吐较轻缓；情志失调者，多因情志相激而诱发或加剧。

2. 病位　主要在胃，与脾、肝等密切相关。

3. 病性　有虚实之分，实证多为外邪、食积、痰饮、瘀血、肝气犯胃等所致；虚证多为脾胃虚弱或胃阴不足所致。

4. 病势　实证来势较急，病程较短，邪去则呕吐自止；虚证来势较缓，但病程较长，正安则呕吐亦可自愈。

5. 病机转化　基本病机为胃失和降、胃气上逆，既可由外邪、食积、痰饮、瘀血、气滞所引发，又可由脾胃虚弱或胃阴不足所致。实证治疗及时，药证相合，多能向愈；但若失治或治疗不当，则可出现邪实、正虚或虚实夹杂证。如暴病呕吐多为邪实，若治疗失宜，缠绵不愈，脾胃受损，可转化为虚证呕吐；肝气犯胃，郁而化热，耗伤胃阴，可变为胃阴不足之呕吐；呕吐中虚，再受外邪，饮食失调，多进滋补，亦可转为虚实夹杂证，或以实证为主要表现；呕吐反复

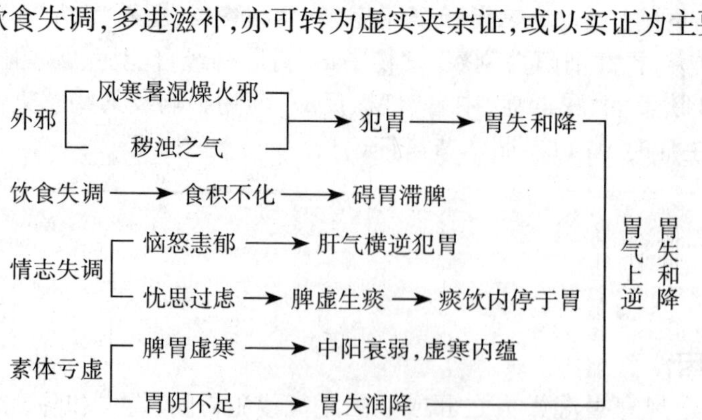

呕吐病因病机示意图

不愈，损伤胃络，血溢脉外，则可出现呕血、黑便等；严重疾病如关格、中风等患者出现的呕吐，多属虚实夹杂，其病机转化取决于原发病的转化。若大吐之后，津液大量丧失，则气阴骤然耗伤，可致阴竭阳亡，阴竭在前，阴伤及阳，亡阳虚脱。

【诊断】

一、诊断标准

按照1995年国家中医药管理局发布的《中华人民共和国中医药行业标准·中医病证诊断疗效标准》。

1. 主症　呕吐食物残渣，或清水痰涎、或黄绿色液体，甚则兼夹少许血丝，一日数次不等，持续或反复发作。

2. 次症　伴有恶心，纳谷减少，胸脘痞胀，或脘腹胁肋疼痛。

3. 诱发因素　多有骤感寒凉，暴伤饮食，劳倦过度及情志刺激等诱发因素。或有服用化学制品、药物、误食毒物史。

4. 体格检查　上腹部压痛或有振水声。肠鸣音增强或减弱。

5. 理化检查　呕吐控制后，胃肠X线摄片及内窥镜检查可明确病变部位及性质。血查肝、肾功能，电解质，血气分析，B超探查肝、胆、胰等有助于鉴别诊断。

凡具备上述主症，参考其他项即可诊断为呕吐。

二、诊断说明

呕吐是一个临床上的常见症状，既可由单纯内、外邪气以及脾胃虚弱或胃阴不足所导致，又可继发于西医学的多种消化系统急、慢性疾病过程中，所以，在临证之时，除注重呕吐本身的辨证论治外，还需尽早进行西医的理化检查，以明确原发病并及时治疗。

【鉴别诊断】

1. 反胃　反胃多由于脾胃虚寒，胃中无火，难于腐熟，食入不化所致，临床以食后脘腹胀满，朝食暮吐，暮食朝吐，宿食不化为特征，反胃起病缓慢，病情反复，缠绵不愈，多见于幽门梗阻等疾病。而实证呕吐，多食入即吐或不食亦吐；虚证呕吐，多时吐时止，吐无定时，或干呕恶心，吐出物为当日食物或痰涎清水。

2. 噎膈　呕吐之吐，吐无定时，进食顺畅，无哽噎感；病位主要在胃，乃胃失和降、胃气上逆所致；病情多较轻，病程较短，预后较好。噎膈之吐，多于进食时发生，伴梗阻不畅，且有进行性加剧之势；病位主要在食道、贲门，因气滞痰瘀结于胸膈，食道狭隘，阻隔胃气使然；病情多深重，病程较长，预后不良。

3. 呃逆　呕吐中的干呕应与呃逆相鉴别。干呕作呕吐状，发呕吐声，无物呕出，以声出而无物吐出为主，或仅有少量痰涎而无食物呕出，其声长短不为一症状表现，其势较急，呈不规则性发作。呃逆是以气从膈间上逆，冲于喉间，呃呃连声，声短而频，不能自制，病位在喉，病机除胃气上逆外，尚有膈间不利的因素存在，一般预后尚可。

4. 霍乱　急性呕吐以呕吐为主，不伴腹泻，虽来势较急，但病程较短，邪去则呕吐自止。霍乱可见上吐下泻，泻下如米泔，腹痛如绞，吐泻剧烈者可出现肢冷、脉沉微，起病急骤，来势凶险。

【辨证论治】

一、辨证要点

1. 辨病位　病位在胃，与脾、肝密切相关。在胃可见脘腹胀满，嗳气厌食，呕吐酸腐，胃脘疼痛而吐后反快，大便臭秽；或干呕，饥不思食，口燥咽干，胃脘嘈杂感，苔黄腻或苔少，脉滑实或细。在脾，可见呕吐痰涎，脘腹痞满，食欲不振，大便溏薄，舌淡苔白腻或薄白，脉滑或细弱。在肝，可见呕吐吞酸，嗳气频作，胸胁攻窜胀痛，口苦，多因情志触发，脉弦或细弦。

呕吐脏腑鉴别表

	胃	脾	肝
病机要点	胃气上逆	脾虚湿盛	肝胃不和
证候特征	脘腹胀满，嗳气厌食，呕吐酸腐，胃脘疼痛而吐后反快	呕吐痰涎，脘腹痞满，食欲不振，大便溏薄	呕吐吞酸，嗳气频作，胸胁攻窜胀痛，口苦

2. 辨病性　呕吐有虚实之分。实者，邪气实，可见寒热之别，多发病急骤，病程较短，呕吐声响量多，体壮脉盛。虚者，包括脾胃虚寒与胃阴不足，多发病缓慢，病程较长，呕吐息微量少，或仅为清水稀涎，体虚脉弱。

呕吐虚实鉴别表

	虚证	实证
病因	脾胃虚寒与胃阴不足	外邪、食积、痰饮、瘀血、气滞
起病	缓慢	急骤
病程	较长	较短
证候特征	呕吐息微量少，或仅为清水稀涎，体虚脉弱	呕吐声响量多，体壮脉盛

3. 辨可下与禁下　呕吐不宜使用下法，因病在胃，不宜攻肠，且呕吐尚能排出胃中积食或不洁之物。若呕吐属虚者，下之更有虚虚之弊。若呕吐属外邪者，当逐邪外达，亦不宜攻里，引邪深入。若呕吐因于胃肠实热，大便秘结腑气不通而致者，必要时可用下法。因此，呕吐可下与否，当因证而异，分而治之。

4. 辨可呕与止呕　降逆止呕，胃气调和，呕吐自止。当胃有痈脓、痰饮、食滞或误服毒物等时，应因势利导，使其邪去正安，无须止呕。因此，临证时要严格根据辨证，掌握吐法的应用。

二、治疗原则

基本治则是和胃降逆，但应根据虚实不同分别予以治疗。偏于邪实者，治宜祛邪为主，分别采用解表、清暑、利湿、消食、导滞、攻下、化饮、疏肝甚或催吐等法，邪去则呕吐自止。偏于正虚者，治宜扶正为主，分别采用健脾益气、温中散寒、养阴和胃等法，正复则呕吐自愈。虚实夹杂者，当标本兼顾，但应审其标本缓急之主次而有所偏重。

三、分证论治

1. 外邪犯胃

主症：突然呕吐，脘腹满闷。

兼次症:如感受风寒,可见发热恶寒,头痛,周身酸楚或酸痛;如感受风热,可见发热恶风,头痛身疼,汗出;如感受暑湿,可见胸脘痞闷,身热,心烦口渴。

舌脉:风寒者,舌淡,苔薄白,脉浮紧;风热者,舌红,苔薄白或薄黄,脉浮数;暑湿者,舌红,苔黄腻,脉濡数。

分析:风寒、风热、暑湿等外邪内犯,扰动胃腑,阻遏中焦,胃失和降,浊气上逆,故见突然呕吐,脘腹满闷。风寒束表,营卫失和,故见发热恶寒,头痛,周身酸楚或酸痛;舌淡,苔薄白,脉浮紧均为外感风寒之象。风热犯表,热郁于里,卫表失和,故见发热恶风,头痛身疼,汗出;舌红,苔薄白或薄黄,脉浮数均为外感风热之象。暑湿秽浊之气阻于胸腹,气机失调,故见胸脘痞闷,身热,心烦口渴;舌红,苔黄腻,脉濡数均为暑湿袭表之象。

治法:疏邪和中,降逆止呕。

方药:外感风寒者,藿香正气散加减。方中藿香外散在表风寒,内化脾胃湿滞,辟秽和中,升清降浊,为君药;紫苏、白芷外解风寒,兼化湿浊,半夏曲、厚朴燥湿和胃,降逆止呕,共为臣药;桔梗、陈皮、大腹皮舒畅三焦气机,助解表化湿,白术、茯苓健脾运湿,和中止泻,共为佐药;生姜、大枣、甘草健脾和胃,调和诸药,共为佐使药。

外感风热者,银翘散加减。方中金银花、连翘辛凉透邪清热,芳香辟秽解毒,共为君药;荆芥穗、淡豆豉祛邪外出,薄荷、牛蒡子疏风清热,清利咽喉,共为臣药;桔梗宣肺利咽,甘草清热解毒,竹叶清热除烦,苇根清热生津止渴,共为佐使药。

外感暑湿者,黄连香薷饮加减。方中黄连泻火解毒止呕,香薷解表散寒,祛暑化湿,共为君药;厚朴行气下气,化湿除满,为臣药;扁豆健脾和中,渗湿消暑,为佐药。

加减:兼有食滞者,加神曲、山楂、鸡内金;气机阻滞,脘腹痞满者,加木香、枳壳;表邪偏重,寒热无汗者,加防风、荆芥;秽浊之气犯胃突然呕吐者,加玉枢丹。

临证参考:外邪引起的呕吐,治疗重点在于祛邪以降逆止呕。陈皮、半夏、生姜等为治疗风寒犯胃呕吐之要药;竹茹、黄连、橘皮、旋覆花等具清热和胃止呕之功,治疗热性呕吐甚宜;香薷、扁豆花、川朴、金银花、连翘是暑湿犯胃作呕之要药。此外,重镇降逆药,如代赭石等可随证加之;丁香不但止呃,而且有较强的止吐作用,治疗风寒呕吐及脾胃虚寒之呕吐,均可加用。感受暑温之邪者,呕吐多呈喷射性,伴有壮热,头痛,面赤,项强,皮肤斑疹,或尿血便血,甚则神昏抽搐等,病情重笃,非一般治疗呕吐方法可以起效,而应根据暑温发病机制,按暑温病辨证施治,予清心凉营,化痰开窍,凉肝息风,凉血散血等法,防止患者发生厥脱之危候,一旦发生则往往预后不良。

2. 食滞胃脘

主症:呕吐酸腐,脘腹胀满疼痛,嗳气厌食,得食愈甚,吐后反快。

兼次症:大便臭秽,或溏或结。

舌脉:舌苔厚腻,脉滑实。

分析:饮食不节,脾胃受损,运化失司,致食滞中焦,浊气上逆,故见呕吐酸腐;脾胃失和,升降失常,气机阻滞,不通则痛,故见胃脘胀满疼痛;气逆于上,故见嗳气;脾胃受损,受纳健运失职,故见厌食;升降失常,大肠传导失司,故见大便臭秽,或溏或结;舌苔厚腻,脉滑实均为食滞胃脘之象。

治法:消食导滞,和胃降逆。

方药:保和丸加减。方中山楂可消一切饮食积滞,尤善消肉食油腻之积,为君药;神曲消食和胃,善消酒食陈腐之积,莱菔子下气消食,善消谷面之积,共为臣药;陈皮、半夏行气化滞,和胃止呕,茯苓渗湿健脾,和中止泻,连翘清热,共为佐药。

加减:食积与湿热互结,脘腹胀满,大便秘结,舌苔黄腻者,加生大黄、黄芩、厚朴,或改用枳实导滞丸加减;胃中积热,食之即吐,口臭口干者,加知母、生石膏、生大黄、黄连、芦根;胃寒甚者,去连翘,加干姜、砂仁;饮食不洁或饮食过量,脘腹疼痛,欲吐不得吐者,可先用盐汤内服,随后可探吐。

临证参考:本证呕吐尚可根据病因对症选用相应药物,以收事半功倍之效,因鱼蟹积滞者,加生姜、紫苏;饮酒积滞者,加葛花、白蔻仁或用葛花解酲汤;食肉而吐者,重用山楂;米面食滞者,加谷麦芽;豆类及其制品积滞者,加生萝卜汁;面食积滞者,重用莱菔子。总之,饮食不节所致之呕吐,治疗重点在于消食导滞,不应强行止吐。大便秘结者,应予攻逐积滞,食滞得消,呕吐自愈;对进食有毒之物者,应因势利导,作催吐治疗,而后再予攻下。

3. 肝胃不和

主症:呕吐吞酸,嗳气频作。

兼次症:胸胁胀满疼痛,烦闷不舒,每因情志不遂而呕吐吞酸更甚。

舌脉:舌边红,苔薄腻,脉弦。

分析:恼怒愤郁,肝失条达,肝气不舒,横逆犯胃,胃失和降,胃气上逆,故见呕吐吞酸,嗳气频作;肝气犯胃,气机失畅,不通则痛,故见胸胁胀满疼痛,烦闷不舒;情志刺激,肝气不舒益甚,故见呕吐吞酸更甚;舌边红,苔薄腻,脉弦均为肝胃不和之象。

治法:疏肝健脾,和胃降逆。

方药:半夏厚朴汤合四逆散加减。方中柴胡疏肝解郁,半夏化痰散结、降逆和胃,厚朴行气开郁,下气除满;茯苓渗湿健脾,苏叶行气散结,芍药敛阴泄热、补血养肝,枳实行气散结;生姜散郁结,降逆气,消痰涎,和胃止呕,并制半夏之毒;甘草健脾和中,合芍药缓急止痛,调和诸药。

加减:气郁化火,呕吐泛酸者,加左金丸;口苦嘈杂,大便秘结者,加大黄、枳实;热象较甚者,加栀子、竹茹;火郁伤阴而口燥咽干,胃中灼热,舌红少苔者,去香燥之品,加北沙参、石斛;胃气虚弱,因情志刺激,精神紧张而发生呕吐者,用旋覆代赭石汤;呕吐苦黄水者,加金钱草、黄芩;肝阳夹胃气上逆而吐者,加天麻、钩藤、石决明、生龙牡;胸胁胀满疼痛较甚者,加川楝子、郁金、香附、川芎;气滞血瘀者,加桃仁、红花、赤芍。

临证参考:本证除可见于某些器质性病变外,亦可见于胃肠神经官能症之神经性呕吐,临床肝气犯胃的病人常伴脾胃虚弱之体质,故其病机多见土虚木乘,但有偏于寒湿与湿热之不同,应辨证治疗。精神因素对本证的影响极大,故在药物治疗同时,尚需心理疏导,以提高疗效。

4. 痰饮中阻

主症:呕吐痰涎清水,胸脘痞闷,不思饮食。

兼次症:或呕而肠鸣,头眩心悸,或伴耳鸣。

舌脉:舌苔白腻,脉滑。

分析:久病损伤脾胃,或素体中阳不足,脾胃虚寒,升降失常,运化乏力,湿聚为痰为饮,痰饮内停,胃气不降,故见呕吐痰涎清水,胸脘痞闷,不思饮食;饮留于肠,水走肠间,则见肠鸣;水饮上犯,清阳失旷,故见头眩耳鸣;水气凌心,故见心悸;舌苔白腻,脉滑均为痰饮中阻之象。

治法:温中降逆,化饮止呕。

方药：小半夏汤合苓桂术甘汤加减。方中茯苓健脾渗湿，祛痰化饮；桂枝温阳化气，平冲降逆；半夏化痰散结，降逆和胃；白术健脾燥湿；生姜散郁结，降逆气，消痰涎，和胃止呕，制半夏之毒；甘草补脾益气，调和诸药。

加减：脘腹胀满，舌苔厚腻者，加苍术、厚朴；脘闷不食者，加白豆蔻、砂仁；心下胀满者，加枳实；眩冒甚，小便不利者，加泽泻、猪苓；脘部冷痛，吐涎沫者，加干姜、吴茱萸、川椒目、肉桂；吐清水痰涎多者，加牵牛子、白芥子；痰饮郁久化热，心烦口苦者，用温胆汤；腹痛，肠鸣漉漉有声，呕吐腐臭，大便不通者，加生大黄、甘遂末。

临证参考：饮为阴邪，遇寒则聚，得温则行，治疗当以温化为原则，同时还应根据虚实标本缓急之不同予以相应的治疗。如邪实正虚，治当消补兼施；饮热相杂，当温凉并用；饮邪祛除后，正气虚羸者，宜温肾健脾，以固其本。

5. 胃热上涌

主症：食入即吐，呕吐酸苦，吐后嘈杂。

兼次症：胸中烦热，渴喜冷饮，脘腹胀痛拒按，大便燥结，小便黄。

舌脉：舌红，苔黄，脉滑数。

分析：平素嗜酒及辛辣厚味，或胃热素盛，或外感热邪传入胃中，胃中积热，胃热上涌，故见食入即吐，呕吐酸苦，吐后嘈杂；胃络上通于心，阳明之脉主胸膺，热随胃之腑脉逆走于上，故胸中烦热；胃中积热，津液受损，故见渴喜冷饮；热积胃肠，腑气不通，故见脘腹胀痛拒按；热移肠腑，耗伤津液，肠失濡润，故见大便燥结；热移膀胱，故见小便黄；舌红，苔黄，脉滑数均为胃内郁热之象。

治法：清胃通腑止呕。

方药：竹茹汤合大黄甘草汤加减。方中竹茹清热安胃以止呕，半夏化痰和胃，葛根清热生津，大黄通腑泄热，生姜降逆和胃止呕，甘草、大枣益气健脾养胃。

加减：湿热中阻，胸脘痞闷者，加黄芩；胃热炽盛，迫血妄行者，加水牛角、生地黄、牡丹皮、三七；嘈杂泛酸者，加吴茱萸、瓦楞子；舌红少苔，脉细数者，加麦冬、石斛；酒食伤脾者，加葛花解酲汤。

临证参考：一般胃热上涌之呕吐，多呈急性发病，及时给予清胃通腑治疗可速愈，然热邪致病，易灼伤血络，阳络伤则血上溢，阴络伤则血下溢，血溢脉外，则可见呕血、便血之患；若胃热不除，呕吐不止，致胃之阴津亏虚，胃失润降，呕吐缠绵不止；若过用苦寒，损伤脾胃阳气，则脾胃虚寒，气机升降失常，久则气滞血瘀，而见胃痛、癥积、反胃等，治疗较为棘手。临床应根据具体情况，进行相应处理。

6. 脾胃虚寒

主症：饮食稍有不慎，即易呕吐，时作时止。

兼次症：胃纳不香，食入难化，胸脘痞闷，口干而不欲多饮，面色㿠白，倦怠乏力，四肢不温，大便溏薄。

舌脉：舌淡，苔薄白，脉细弱。

分析：素体不足，脾胃虚寒，中阳不振，水谷腐熟运化不及，故见饮食稍有不慎，即易呕吐，时作时止，胃纳不香，食入难化，胸脘痞闷；中焦虚寒，气不化津，津不上承，故见口干而不欲饮；脾主四肢肌肉，脾胃阳虚，气不外达，形体失于温煦，故见面色㿠白，倦怠乏力，四肢不温；脾阳不足，温运无力，故见大便溏薄；舌淡，苔薄白，脉细弱均为脾胃虚寒之象。

治法：温中健脾，和胃降逆。

方药：理中丸合六君子汤加减。方中干姜温中祛寒，振奋脾阳；人参补气健脾；白术、茯苓健脾化湿；陈皮、半夏行气化痰止呕；甘草益气和中，调和诸药。

加减：呕吐清水不止者，加吴茱萸、生姜；呕吐甚者，加砂仁、半夏；呕吐频作，嗳气脘痞者，加旋覆花、代赭石；呕吐日久，肝肾俱虚，冲气上逆者，加来复丹；腹中冷痛，腰膝酸痛者，加附子、肉桂；瘀血明显者，加川芎、莪术。

临证参考：脾胃虚寒之呕吐，往往体质虚弱，或久病缠绵，因此较难治愈。而经久迁延，益致病情加重。若中阳益亏，脾胃更失运化，致饮食减少，气血生化乏源，则五脏失养，可成虚劳之患，治疗更难，预后亦差。血得热则行，遇寒则凝，脾胃虚寒，寒凝脉络，血流不畅，涩而成瘀；脾失健运，湿邪内生，日久凝而成痰，痰瘀互结，阻于胃腑，可致癥积、反胃；脾主统血，脾气虚弱，失于统摄，血溢脉外，则可致出血，若呕血不止，则有血脱之虞。

7. 胃阴不足

主症：呕吐反复发作而呕量少，时作干呕。

兼次症：口燥咽干，饥不欲食。

舌脉：舌红少津，苔少，脉细数。

分析：胃中积热，耗伤津液，胃阴不足，胃失濡养，气失和降而上逆，故见呕吐反复发作而呕量少，时作干呕，饥不欲食；胃阴不足，津液不能上承，故见口燥咽干；舌红少津，苔少，脉细数均为胃阴不足之象。

治法：养阴益胃，降逆止呕。

方药：麦门冬汤加减。方中麦冬养阴生津，滋液润燥，兼清虚热，为君药；人参、甘草益气生津，健脾补肺，共为臣药；粳米、大枣养胃生津，共为佐药；半夏降逆下气，化痰和胃止呕，为使药；甘草调和诸药，兼为使药。

加减：阴伤过甚者，半夏剂量不宜过大，加石斛、生地黄、天花粉；大便干结，舌红绛者，加生大黄、芒硝；仅大便干结者，加火麻仁、白蜜；呕吐甚者，加竹茹、枇杷叶；口干舌红，热甚者，加黄连；倦怠乏力，纳差舌淡者，加太子参、山药。

临证参考：胃阴不足之呕吐，一般出现在疾病的后期，阴虚则生内热，热伤阴津，则胃阴益虚，病情反复难愈，恶性循环，古有"阴虚难复"之训；热伤血脉，血液不循常道而溢脉外，可致出血；阴虚血液运行不畅，瘀血内停，可成阴虚血瘀之证；阴虚日久及阳，中阳不振，气化乏力，水液不归正化，可并见湿阻、饮停之候；阴虚日久，损及肝肾之阴，水不涵木，肝阳上亢，可致肝阳夹胃气上逆之突然呕吐，甚则神昏，呕血等危候。

【预后与转归】

一般实证呕吐，只要辨证准确，治疗及时，大多数病人能够很快康复，预后较佳。若辨证有误，或治疗不及时，使病情反复不愈，则易耗气伤阴，致脾胃虚弱，病情必缠绵难复。若呕吐而饮食难进，必会影响水谷精微的吸收，导致化源不足，形体消瘦，脾胃衰败而难治。《医宗金鉴·呕吐哕总括》指出，呕吐而见面色青，指甲黑，中痛不止，肢厥不回者凶，大抵呕吐出现这些症状时，多表示预后不佳。若呕吐之时，复见下利不止，为土败胃绝，阴阳离散之兆，预后极差。

本病转归一般急性呕吐多属邪实，只要治疗及时，多不致向虚证发展，但如果失治或治疗失宜，缠绵不愈，脾胃受损，就有可能转为邪实正虚之虚实夹杂证，或虚证呕吐。如肝气犯胃，郁而化热，耗伤胃阴，就可变为胃阴不足之呕吐。虚证呕吐若再受外邪、饮食等影响，亦可转化为虚实夹杂证，如脾胃虚弱，多食滋补，使虚中夹食滞不化，这些都可能造成本证的虚实之间互相转变。

【预防与康复】

重视对原发病的预防，特别是一些慢性疾病病情的控制对预防呕吐有重要作用。并注意虚邪贼风，避之有时，要注意饮食卫生，不食生冷不洁食物，勿饮酒过度，不过食肥甘厚腻之品，不饥饱无度，以免损伤脾胃。要注意精神调摄，心情舒畅，以避免肝气横逆犯胃作呕。同时还要适当参加体育活动，如散步、打太极拳等，以增强体质，从而达到正气存内、邪不可干的目的。

呕吐的康复主要包含针刺、按摩、气功及饮食调理等方式，可用毫针直刺内关、合谷、足三里等穴位，直接终止呕吐反应进程。饮食护理对呕吐的康复尤为重要，食物的品种、营养含量、气味、口感、颜色等对病人的呕吐都会产生很大的影响。呕吐初愈的病人应少食含5-HT_3丰富的食物，如香蕉、核桃、茄子，而豌豆苗、熟栗子、糯米、乌贼等含色氨酸较少，可适当多吃。进食应以清淡为主，如冬瓜、苦瓜、绿豆、赤小豆、豆芽、薏苡仁、竹笋等，忌食辛辣、肥甘滋腻食物，如葱、蒜、辣椒、肥肉、蟹肉、狗肉等。另外，呕吐还与胃的充盈度有关，因此，合理的饮食控制可显著减少恶心呕吐。

【结语】

呕吐是一种多由于胃失和降，气逆于上，以胃内容物经食道、口腔吐出为主要表现的疾病。病位主要在胃，与脾、肝等密切相关。暴病呕吐多属邪实，实者为邪气犯胃，来势较急，病程较短，邪去则呕吐自止；久病呕吐多属虚证，虚者多脾胃虚弱，或虚实兼杂，来势较缓，但病程较长，正安则自愈，二者亦可相互转化。呕吐以胃失和降，胃气上逆为基本病机，治疗以和胃降逆为基本治疗原则，但应审因论治，偏于邪实者，治宜祛邪为主，邪去则呕吐自止；偏于正虚者，治宜扶正为主，正复则呕吐自愈；虚实夹杂者，当标本兼顾，但应审其标本缓急之主次而有所偏重。

【相关资料链接】

一、篇首案例分析

辨证分析：患者年轻女性，长期胃脘部隐痛不适，近半月出现上腹饱胀隐痛，伴有呕吐，可以诊断为呕吐。其素体虚弱，加之久病，则正气耗损，脾胃气虚，痰浊困脾，胃气不降，故见呕吐清水痰涎、胃脘痞闷、纳呆，气机不畅，清阳不升，故见头眩心悸。舌苔白滑，脉滑均为痰饮内阻之象。综观舌脉症，病位在脾胃，病性本虚标实。

诊断：呕吐　痰饮内阻

治法：温化痰饮，和胃降逆

处方：苓桂术甘汤合小半夏汤加减

茯苓 15g　　桂枝 12g　　白术 12g　　炙甘草 5g

法半夏 10g　　枳实 9g　　厚朴 9g　　生姜 3 片

6 剂，水煎服，每日 1 剂，分早晚服。

预后：服 3 剂后呕吐症状好转，续服 3 剂，呕吐脘闷症状缓解，后改服香砂六君子丸调理善后。

按：本例由于久病脾虚，脾失健运，痰饮内停，胃气不降，而致胸脘痞闷不食，呕吐清水痰涎。方用苓桂术甘汤温化痰饮；小半夏汤和胃降逆；枳实、厚朴燥湿行气消痞，脘闷消除则呕吐止，诸症悉除。

摘自：刘文芳．苓桂术甘汤验案3则[J]．新中医，2003，35(7)：64.

二、临证经验举隅

张某，男，34岁，工人，因腹胀、腹痛、恶心呕吐2天，无排便排气，于1998年8月16日入院。检查：神清，精神欠佳，痛苦貌，心肺(-)，腹膨隆，可见肠型，右中、下腹压痛明显，无反跳痛及肌紧张，叩诊呈实音，肠鸣音消失。腹透示：右上中下腹见多个液平，拟诊肠梗阻，予输液、抗炎、胃肠减压等治疗，效不佳。现患者神清肢倦，时作呕哕，痛苦呻吟、腹痛拒按，舌红、苔黄厚腻，脉弦滑。证属阳明腑实，治以攻下实热，荡涤燥结。拟调胃承气汤加减，处方：生大黄10g(后下)，芒硝8g，枳实8g，厚朴6g，甘草5g，木香8g，当归10g。服用2剂后，解黄色稀水样便6次，腹痛腹胀缓解，恶心呕吐停止，继予缓下理气和中之品调理，3天后痊愈出院。按：病者声音洪亮，腹痛拒按，大便不通，呕吐频作，舌红、苔黄厚腻，脉弦滑，一派实证之象，究其病位在足阳明胃经，病机为阳明腑实，病因为燥屎阻滞，气机不畅，根据仲景理论，实者泻之，治病求源，除源止呕，故治以通腑泄热，宣畅气机，拟调胃承气汤加减治疗，由于辨证准确，用药得当，取效甚佳。

摘自：董莉．运用仲景方治呕举隅[J]．江西中医药，2002，33(5)：46.

【思考题】

1.《黄帝内经》中是怎样描述呕吐的？

2. 呕吐与反胃如何鉴别？

3. 简述呕吐的病因病机。

4. 简述呕吐如何辨证论治。

5. 病案分析

李某，女，39岁，2010年4月6日初诊。

间断呕吐两年。患者两年前在海外工作时压力较大，纳食减少，且体重下降。这两年回国工作后，出现间断性呕吐，常在工作紧张时出现，伴反酸烧心，胸中烦闷，胃脘胀满尤以食后为甚，嗳气纳少。舌体胖大，色黯淡，苔白腻，脉弦尺弱。

【附一】 吐酸

吐酸是指胃中酸水上泛的症状,又叫泛酸。如将酸水吐出则称为吐酸,如将酸水咽下则称为吞酸。可单独出现,但常与其他胃部不适症状兼夹出现。本证有寒热之分,以热证多见。属热者,多由肝郁化热、胃失和降所致;属寒者,多因肝郁犯胃、脾胃虚弱而成。因此其基本病机为肝气犯胃;病位在肝,与脾胃密切相关;故治肝为治病之根本。

辨证论治:

1. 热证

吐酸而心下烦,咽干口苦,胃脘闷胀、两胁胀满,舌红,苔黄,脉多弦数。治疗以泻肝清火,和胃降逆为原则。选用左金丸加减。吐酸过盛者,加白螺蛳壳、瓦楞子,或加黄芩、栀子。

2. 寒证

吐酸而胸脘胀闷,嗳气臭腐、饮食喜热、四肢不温、大便溏泄,舌淡,苔白,脉多弦缓。治疗以和胃醒脾,行气调中为原则。选用香砂六君子汤加吴茱萸。发于食后,纳少苔厚者,加神曲、谷芽、麦芽;湿浊留恋,苔白腻不化者,加苍术、藿香、佩兰。

【附二】 嘈杂

嘈杂是指胃中空虚,似饥非饥、似辣非辣、似痛非痛的莫可名状、时作时止的病证,可单独出现,但常与其他胃部不适症状兼夹出现。其病因常有胃热、胃虚、血虚之不同。

辨证论治:

1. 胃热

嘈杂而口渴喜冷,口臭心烦,脘闷痰多,多食易饥,舌红,苔黄,脉多弦数。治疗以和中清热为原则。选用温胆汤加减。热盛者,加黄连、山栀。

2. 胃虚

嘈杂而口淡无味,食后脘胀,体倦乏力,不思饮食,舌淡,苔薄白,脉虚。治疗以健脾和胃为原则。选用四君子汤加减。

3. 血虚

嘈杂而面萎唇淡,心悸头晕,失眠多梦,舌淡红,脉细弱。治疗以补益心脾为原则。选用归脾汤加减。

呃　逆

【案例】

张某,男,52岁。2006年3月11日初诊。频繁呃逆1周。1周前无明显诱因,午觉醒后呃声连连,声音洪亮,胸闷气短,上腹部胀满不适,纳呆,二便正常。经西医治疗1周,不见好转,严重影响工作与睡眠,遂转中医院就诊。舌苔白腻,边有齿痕,脉弦滑。本病应诊断为何病?如何进行辨证、立法、处方及调护?

【概述】

呃逆是由饮食失节、情志失调、外邪侵袭、正气亏虚、痰饮瘀血等原因导致的以胃失和降,气逆动膈,上冲喉间,呃呃连声,声短而频,不能自制为主要表现的一种疾病。

《内经》记载的"哕"即本病,《素问·宣明五气篇》曰"胃为气逆,为哕,为恐",并首先提出为中上二焦之病,阐明了胃气上逆而致呃逆的病机,同时记载了三种治疗呃逆的简易方法,也指出在病情危重之时见呃逆之症,往往为预后不良之兆。《金匮要略·呕吐哕下利病脉证治》中将本病概括为三种类型:一曰实证,"哕而腹满,视其前后,知何部不利,利之则愈";二曰寒证,"干呕哕,若手足厥者,橘皮汤主之";三曰虚热证,"哕逆者,橘皮竹茹汤主之",为后世研究本病的证候分类及治疗奠定了基础。金元《格致余论·呃逆论》首次将本病形象地称为"呃"。明代将本病病名逐渐统称为"呃逆"。清《证治汇补·胸膈门·呃逆》中对本病治法的系统论述为"治当降气化痰和胃为主,随其所感而用药。气逆者,疏导之;食停者,消化之;痰滞者,涌吐之;热郁者,清下之;血瘀者,破导之;若汗吐下后,服凉药过多者,当温补;阴火上冲者,当平补;虚而夹热者,当凉补",至今仍有一定的指导意义。

西医学中膈肌痉挛、胃炎、胃扩张、胃肠神经官能症、肝硬化晚期、脑血管病、尿毒症,以及胃肠手术后出现以呃逆为主要症状者,均可参照本篇进行辨证论治。

【病因病机】

一、病因

1. 饮食因素　过食生冷,过服寒凉药物,寒气蕴结中焦;或进食过快或过饱,使食滞于胃,中焦气机壅滞;或过食辛热煎炒之物,或醇酒厚味,或滥用温补之剂,燥热内生,胃火炽盛,腑气不行。以上诸因素均可致胃失和降,气逆于上,膈间之气不利,动膈冲喉而成呃逆。

2. 情志因素　忧愁思虑过度，以致精神抑郁，久则脾胃气机郁结不畅；或恼怒太过，则肝气过盛，疏泄太过，横逆乘脾犯胃，致脾胃气机逆乱，郁结不畅，均可致气机升降失常，气逆于上，动膈而成呃逆。

3. 六淫因素　风寒之邪犯胃，或寒邪直中胃肠，可致寒遏胃阳，壅滞气机，胃气失和，寒气上逆，动膈而成呃逆。

4. 正气亏虚　素体虚弱或年高体弱，或大病、久病之后耗损中气；或热病，或吐下太过，耗损胃阴；或久病及肾，肾阳亏虚，肾气失于摄纳，化为冲气上乘，挟胃气动膈所致。

5. 痰饮血瘀　由饮食、情志、六淫外袭、正虚等因素，影响脾胃之运化功能，致水液代谢异常，形成痰饮，停留于胸膈胃脘，中焦升降功能失常，痰饮随逆气扰膈，膈间之气不利，动膈冲喉而成。或因气虚血运无力；或气郁而血行迟缓，形成血瘀；或久病入络；或胸腹部手术后伤及络脉，形成脉络瘀阻，瘀血扰膈，膈间之气不利，动膈冲喉而成。

二、病机

1. 发病　一般发病急骤，亦有发病缓慢者。

2. 病位　在膈，与胃、肺、肝、脾、肾关系密切。

3. 病性　为本虚标实。虚为脾胃阳虚或胃阴不足，实为寒邪、胃火、食滞、气郁、痰饮、瘀血。

4. 病势　病之初以实为主，涉及肺、胃，日久则为虚证及虚实夹杂证，可逐渐波及肝、脾、肾，并气血阴阳受损。

5. 病机转化　病机转化决定于病邪性质与正气强弱。寒邪为病者，主要是寒邪与阳气抗争，阳气不衰则寒邪易于疏散，反之寒伤阳气而出现虚寒之证。热邪为病者，易于损耗津液而转化为阴虚证。气郁、食积、痰饮、瘀血为病者，既可伤及脾胃，又可因脾胃虚损而生。脾胃虚寒与胃阴不足证，因正气亏损较重，故更易感邪，而成虚实夹杂证。

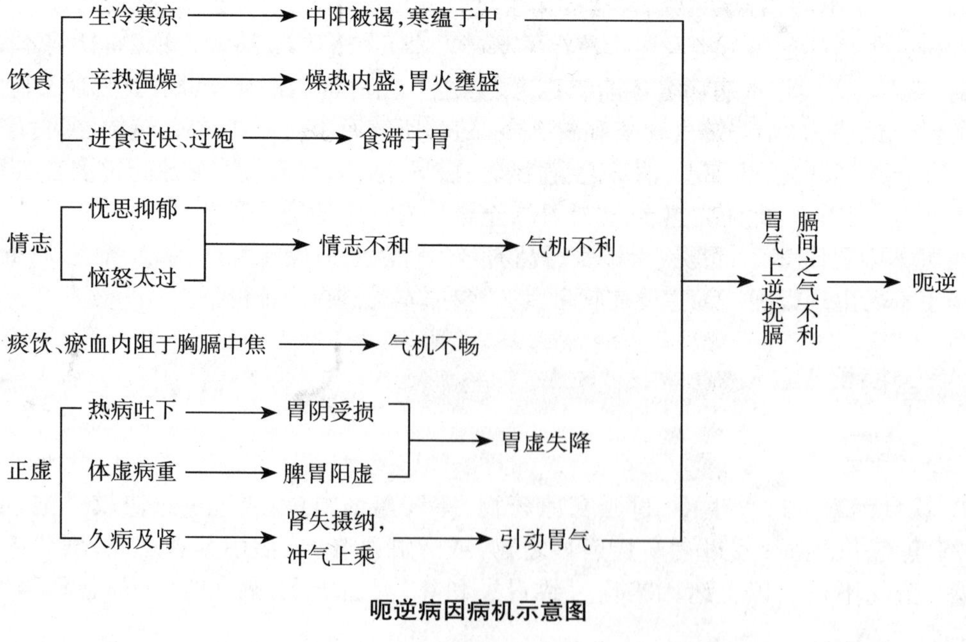

呃逆病因病机示意图

【诊断】

一、诊断标准

参照北京市中医管理局、北京中医协会组织编写的《北京地区中医常见病证诊疗常规》。

1. 突然起病，以气逆上冲、喉间呃呃连声、声短而频、不能自制为主症，并可伴见胃脘不适、口中异样感觉等胃肠道症状和头昏、乏力等全身症状。

2. 轻症可突发突止，持续时间较短，并可自愈；重症常反复发作，或缓慢持续不断。

3. 症状发作常与饮食、情志、起居、冷暖等诱因有关。

4. 胸部X线检查、胃肠X线钡餐检查、腹部B超检查、头部CT检查、脑电图检查及血、尿各项相关检查，有助于其病因诊断。

二、诊断说明

呃逆是一个临床常见症状，既可由单纯内、外邪气以及脾胃虚弱或胃阴不足所导致，又可以继发于西医学消化系统疾病。所以，临证之时，除注重呃逆本身的辨证治疗外，还需尽早进行西医的理化检查，以明确原发病并及时治疗。

【鉴别诊断】

1. 干呕　详见“呕吐”一节。

2. 嗳气　嗳气是胃中之浊气上逆，经食道由口排出，其声一般沉缓而长，多伴酸腐气味，食后多发，浊气排出后胃中有舒服感，其常与饱食、情绪有关，而并非喉间呃呃有声，不能自制。呃逆是以气从膈间上逆，冲于喉间，呃呃连声，声短而频。

【辨证论治】

一、辨证要点

1. 辨生理病理　呃逆在治疗时首先应分清是生理现象还是病理反应。一时气逆而发的暂时性呃逆，属生理情况，无需治疗。若呃逆时常反复发作，兼次症明显，或出现在急慢性疾病过程中，则多属病理反应引起的呃逆，当辨证论治。在呃逆病中，一般呃逆，经治可愈，病情尚轻。若呃逆发于老年正虚，重病后期，或大病卒病之中，呃声低微，连续不断，气不得续，饮食难进，脉细沉伏，是元气衰败，胃气将绝之危候，当予重视。

2. 辨虚实寒热　虚者呃声时断时续，呃声低长，气出无力。实者呃声响亮有力，连续发作。寒者呃声沉缓有力，胃脘不舒，得热减，遇寒甚。热者呃声响亮，高亢短促，胃脘灼热。

二、治疗原则

总的治疗原则为理气和胃、降逆平呃，并根据寒、热、虚、实之不同，分别施以祛寒、清热、补虚、泻实之法，以达胃气顺降之目的。

三、分证论治

1. 胃中寒冷

主症：呃声沉缓有力。

兼次症：得热则减，遇寒愈甚，胃脘不适，口不渴。

舌脉：舌淡红，苔薄白而润，脉迟缓。

分析：寒积中焦，胃气为阴寒所阻遏，失于和降，上逆扰膈，动膈冲喉，故见呃逆，呃声沉缓有力；寒邪得热则散，得寒则增，故见呃声得热则减，遇寒愈甚；寒积胃脘，故见胃脘不适，口不渴；舌淡红，苔薄白而润，脉迟缓为胃中有寒之象。

治法：温中散寒，降逆止呃。

方药：丁香散加减。方中丁香辛温、暖胃降逆，柿蒂苦温、温中下气，二药合用，共奏温中散寒、降逆止呃之功；高良姜温中散寒；炙甘草健脾和胃，调和诸药。

加减：气虚者，加党参、生姜、黄芪、白术；表寒未散者，加苏叶、藿香、生姜、荆芥、防风；寒重者，加吴茱萸、肉桂；痰湿盛者，加陈皮、制半夏、茯苓、厚朴、枳实。

临证参考：本证为寒呃，故丁香、柿蒂为止呃之必用药物。

2. 胃火上逆

主症：呃声洪亮有力，冲逆而出。

兼次症：口臭烦渴，喜冷饮，尿黄便秘。

舌脉：舌红，苔黄，脉滑数。

分析：嗜食辛辣炙煿及醇酒，或过用温补药物，或素体阳盛再食辛辣之品，胃肠蕴蓄积热，郁而化火，胃火上冲，故见呃声洪亮，冲逆而出；阳明热盛，灼伤胃津，故见口臭烦渴，喜冷饮；热邪内郁，肠间燥结，故见尿黄便秘；舌红，苔黄，脉滑数为胃热内盛之象。

治法：清胃泻火，降逆止呃。

方药：安胃饮加柿蒂、竹茹为主方。方中柿蒂降逆止呃为君；竹茹清热和胃、降逆止呃，黄芩苦寒下气、清胃泻火为臣；石斛养胃生津、升清降浊，陈皮理气除痰，山楂、麦芽行气导滞，木通、泽泻行水泄热，给热邪以出路，共为佐使。

加减：胃火炽盛者，加生石膏；肠道燥热，大便秘结者，加小承气汤，或加生大黄。

临证参考：本证竹茹、胆南星、枇杷叶、柿蒂为常用药，并加石斛以养阴升清，清升浊降，则呃逆自平。

3. 饮食停滞

主症：呃声壮实有力，酸腐之味随呃而出。

兼次症：嗳腐吞酸，脘腹胀满。

舌脉：苔厚腻，脉滑。

分析：脾胃不能健运，食物内阻，中焦气逆上冲，故见呃声壮实有力，酸腐之味随呃而出；食物内积化腐，气机升降不利，故见嗳腐吞酸，脘腹胀满；苔厚腻，脉滑为伤食之象。

治法：消食导滞，和胃降逆。

方药：枳实导滞丸加减。方中大黄攻积泄热，为君药；枳实行气消积，为臣药；黄连、黄芩清热燥湿，厚肠止利，茯苓、泽泻利水渗湿止泻，白术健脾燥湿，防大黄、枳实攻积伤正及黄芩、黄连之苦寒败胃，神曲消食健脾，共为佐药。

加减：恶心者，加制半夏、陈皮；肉食油腻停滞者，加炒山楂。

临证参考:本证要消食导滞与降逆和胃相结合。嗳腐明显者,以消导为主;呃出酸腐气味不明显者,以降胃为主;食滞于上者,可用涌吐法;食停于下者,可用本法。本方偏于攻逐,大便畅通后停药,改投保和丸以缓调。

4. 肝气犯胃

主症:呃逆连作,多因抑郁恼怒而发,脘胁胀满。

兼次症:或肠鸣矢气;或呼吸不利;或恶心嗳气,头目昏眩,脘闷食少。

舌脉:苔薄,脉弦。

分析:多由七情内伤,肝气郁结,失于条达,致肝气逆乘于胃,胃气上冲动膈,故见呃逆;胁为肝经分野,肝郁气滞,故见胸胁胀满;气郁日久化火,灼津成痰,或因肝木克脾,脾失健运,聚湿成痰,痰气互阻,阻于肺,故见呼吸不利;阻于胃,故见恶心嗳气,脘闷食少;阻于肠,故见肠鸣矢气;清气不升,浊阴不降,故见头目昏眩;苔薄,脉弦为肝气犯胃之象。

治法:顺气解郁,降逆止呃。

方药:五磨饮子加旋覆花。方中旋覆花下气降逆为君;沉香、槟榔助旋覆花降逆行气为臣;乌药通理上下诸气,木香善调滞气而行气止痛,枳实破气消滞,共为佐使。

加减:夹寒邪者,加丁香、柿蒂,或丁香柿蒂散;夹痰湿,脘闷苔腻者,加制半夏、陈皮、白术、茯苓;气郁化火,呃声响亮,心烦易怒,胁痛,苔薄黄,脉弦数者,用半夏泻心汤。

临证参考:本证由气逆上犯引起,故旋覆花、沉香、槟榔、厚朴、枳实、陈皮之顺气、降气之品须选用。

5. 痰饮内阻

主症:呃逆连作,痰多。

兼次症:多因饮冷而发,脘闷恶心,头晕。

舌脉:苔白腻,脉弦滑。

分析:痰饮内停,阻碍胃气升降,饮冷则痰饮更盛,气滞加重,故见呃逆连作;痰饮内聚中脘,胃气上逆,故见脘闷恶心,痰多;中焦气机受阻,清阳不升,故见头晕;苔白腻,脉弦滑为痰饮内阻之象。

治法:降逆化痰,和胃止呃。

方药:旋覆代赭汤加减。方中旋覆花下气消痰,为君药;代赭石降逆下气,化痰止呕,半夏祛痰散结,降逆和胃,生姜温胃化痰,散寒止呕,共为臣药;人参、大枣、甘草益气健脾养胃,共为佐药;甘草调和药性,兼做使药。

加减:痰盛者,加竹沥;气滞者,加乌药、木香;痰郁化热者,去人参,加黄连、栀子、竹茹。

临证参考:本证重在涤痰蠲饮,痰饮去则胃气自降而呃逆可止,但在痰饮除后,应选用健脾益胃之剂,绝生痰之源以善后。

6. 瘀血阻滞

主症:呃逆久而不止,胸腹刺痛有定处。

兼次症:口渴漱水不欲咽。

舌脉:舌有瘀斑,脉弦或弦涩。

分析:瘀血阻络,络脉气机郁滞,上逆扰膈,故见呃逆久而不止;血瘀于胸腹,故见胸腹刺痛有定处;瘀血内阻,津液运行不畅,失于濡养,且血属阴,故见口渴漱水不欲咽;舌有瘀斑,脉弦涩为瘀血阻滞之象。

治法:活血化瘀,降逆止呃。

方药:血府逐瘀汤加减。方中川芎、桃仁、红花、赤芍活血化瘀;当归活血化瘀兼和血,生地滋阴养血活血,两药可入肝柔肝,使活血而不伤血;柴胡、枳壳疏肝理气散结,桔梗宽畅胸中气机,共奏气行则血行之功;牛膝活血行血、逐瘀通脉、引血下行,甘草调诸药而缓急。

加减:体虚者,加黄芪、党参、白术;脘腹刺痛者,改用膈下逐瘀汤。

临证参考:本证应根据刺痛部位灵活选用《医林改错》中不同逐瘀汤。

7. 脾胃虚寒

主症:呃声低沉无力,气不得续。

兼次症:脘腹不适,喜暖喜按,体倦肢冷,食少便溏。

舌脉:舌淡,苔白,脉沉细。

分析:脾胃阳虚,虚气上逆扰膈,故见呃声低沉无力,气不得续;脾胃虚寒,中阳不振,故见脘腹不适,喜暖喜按,食少便溏;清阳不能外达,故见体倦肢冷;舌淡,苔白,脉沉细为脾胃虚寒之象。

治法:温补脾胃,降逆止呃。

方药:附子理中丸加刀豆子、丁香、柿蒂。方中重用刀豆子温中下气、益肾止呃,附子、炮姜大辛大热,温运中焦阳气,以散寒邪;丁香、柿蒂温中降逆,散寒止呃,同助刀豆子温中止呃;人参补气健脾,白术健脾燥湿,共助脾气健运;炙甘草补脾和中,兼调和诸药。

加减:恶心呕吐者,加陈皮,炮姜改生姜;肾阳虚者,加肉桂、山萸肉、补骨脂。

临证参考:对临床上出现本证的病人应详审是单纯的脾胃虚寒所致呃逆,还是由于其他疾病导致脾胃虚寒而进一步引起呃逆,若是后者,应积极治疗原发病。

8. 胃阴不足

主症:呃声急促而不连续,口干舌燥。

兼次症:烦渴,大便干结。

舌脉:舌红,少苔,脉细数。

分析:胃中阴津不足,胃失濡润,难以和降,气逆上扰于膈,故见呃声急促而不连续;胃之阴津不足,不能上承于口,故见口干舌燥,烦渴;不能下达于大肠,肠道津亏,故见大便干结;舌红,少苔,脉细数为阴虚之象。

治法:养阴生津,降逆止呃。

方药:益胃汤加石斛、柿蒂。方中生地、麦冬甘寒清热、凉血滋阴、补益胃阴为主;辅以石斛增强养胃阴生津之功;佐以沙参、玉竹、冰糖甘凉生津以加强生地、麦冬复胃阴之力,配柿蒂以降气止呃。

加减:有虚火者,加竹茹、枇杷叶;有痰者,加天花粉、贝母;气虚者,加人参、知母、黄芩、山药;大便干燥者,重用当归,加蜂蜜;肝肾阴虚者,加白芍、枸杞子、山萸肉。

临证参考:应注意是单纯胃阴不足之呃逆,还是其他疾病引发胃阴不足进一步导致的呃逆,若是后者,则应积极治疗原发病。

临床上老年正虚者,久患重病,病至晚期,或急危患者,突然出现呃逆,其声或短促、低沉难续,持续难止,或声远而长,半刻一声者,多见形体消瘦,精神萎靡,食欲极差,或头汗如油,面黑如垢,二便失禁,脉沉细欲绝,为元气衰败,胃气将绝之危候,应积极进行抢救,挽救病人生命。

【预后与转归】

偶发呃逆多属实证、轻证,治疗及时、得法则很快向愈。持续性和反复发作的呃逆,则需根据寒热虚实辨证治疗后，遂起效稍缓，但亦多可平复。若继发于其他疾病，则在治疗原发病的同时，辅以中药辨证治疗，呃逆同样可以有所缓解。危重病证中出现顽固呃逆，乃是元气衰败、胃气将绝之征象，多属病情恶化之表现，属难治，预后不良。

【预防与康复】

呃逆的发生，多数与饮食和情志因素有关，因此保持精神舒畅，避免情志刺激，饮食宜规律节制，不过热、过冷、过饱、过辛辣煎炸和肥甘厚味等食品，对减少呃逆发生的作用不容忽视。

对于易发生呃逆的病人在呃逆治愈后，可以常在所食的粥、面、菜中加少许姜汁，并常食竹笋、绿豆芽、苦瓜、橘子、萝卜等蔬菜水果。

【结语】

呃逆是指因胃失和降，气逆动膈，上冲喉间，呃呃连声，声短而频，不能自制的疾病。病因主要为饮食不节，外感六淫，情志不和，痰饮血瘀和正气虚弱。病位在膈，与胃、肺、肝、脾、肾关系密切。总的治疗原则为理气和胃、降逆平呃，根据辨证的寒热虚实而分别予以祛寒、清热、补虚、泻实相应治疗，以达胃气顺降之目的。对于急慢性疾病过程中出现的呃逆，应重视治疗原发病。

【相关资料链接】

一、篇首案例分析

辨证分析：患者自述1周前无明显诱因，午觉醒后呃声连连，声音洪亮，胸闷气短，上腹部胀满不适，食欲不振，影响工作与睡眠，符合呃逆的证候特征，故诊断为呃逆；复观舌脉，考虑为痰饮内停阻碍胃气升降所致。胃气上逆扰膈则呃声连连；痰饮内聚，则胸闷气短，上腹部胀满不适；中焦气机受阻，则食欲不振；舌苔白腻，边有齿痕，脉弦滑均为痰饮内阻之象。综观舌脉症，病位在膈，与胃、脾关系密切，病性以标实为主。

诊断：呃逆　痰饮内阻

治法：降逆化痰，和胃止呃

处方：旋覆代赭汤加减

旋覆花 10g	代赭石（先煎）30g	半夏 10g	陈皮 10g
茯苓 15g	泽泻 10g	厚朴 15g	枳实 10g
砂仁（后下）6g	降香 10g	生姜 6g	炙甘草 5g

5剂，水煎服，每日1剂，分早晚服。

预后：5剂后诸症平稳，随访未见复发。

按：本患者证属痰饮内阻。本方以旋覆花、代赭石降气消痰、重镇逆气为主，半夏、陈皮、茯苓理气化痰、止呃逆；辅以厚朴、枳实、砂仁、生姜行气除满、健脾开胃；因患者体质不虚，故减补气之人参；诸药合用，中焦健运，痰浊得除，清升浊降，则呃逆可解。全方共奏降逆化痰，和胃止呃之功。

摘自：宋金玲．旋覆代赭汤加味治疗顽固性呃逆举隅［J］．北京中医药大学学报（中医临床版），2009，16（2）：39.

二、临证经验举隅

仲某,男,27岁,农民。1991年4月23日初诊。呃逆以午后为甚,延及数月。曾在外地两医院治疗,或施以丁香柿蒂汤,或施以旋覆代赭汤,或西药镇静,效均不显。刻诊:呃逆频频,呃声低沉。询之,若注意力分散则呃减,注意力集中则呃增,舌质红,尖稍紫,少苔,脉弦细而数。试从百合病施治,处方:百合30g,地黄10g,知母10g,柿蒂10g,竹茹6g,沉香3g,青皮6g,枳壳6g,3剂。服药后呃逆大减,原方去青皮、枳实,以降香易沉香再服3剂,遂愈。

按:《金匮要略·百合狐惑阴阳毒篇》云:"百合病者,百脉一宗,悉致其病也。意欲食复不能食,常默然,欲卧不能卧,欲行不能行……"。可见其病类似今日之神经官能症。观前医用药,呃逆而用降气之剂,乃治之常理,何不获效?盖患者注意力集中则呃增,注意力分散则呃减,可见该病与神经系统失调有关。试用百合地黄汤配伍降气之品,果然收效甚捷,可见经方治今病,贵在圆活勤思耳。

摘自:章建中.经方新用验案4则[J].浙江中医杂志.1996,12(1):23-24.

【思考题】

1. 呃逆的概念及病机特点?
2. 呃逆与干呕、嗳气如何鉴别?
3. 呃逆的治疗原则与证治?
4. 呃逆对判断疾病预后的意义?
5. 病案分析

谢某,女,43岁,2011年10月5日初诊。

发作性呃逆1个月。患者半年来工作压力较大,近1个月来常发呃逆,开始时饮水或憋气后可以平复,但此次发作持续两天仍未能缓解,伴胸脘痞闷,胁肋胀痛,烦躁易怒,头目昏胀,纳谷不馨,口干口苦,排气后可稍感舒适,大便溏软,每日1~2次,腰膝酸软无力,舌质黯淡,舌体有齿痕,苔白腻,脉弦滑。

噎 膈

【案例】

于某，女，74 岁，因右胸痛 9 月、加重 1 月，于 1997 年 2 月 10 日入院。入院前在当地医院做纤维支气管镜检查及活检，病理诊断(右上肺)小细胞肺癌。入院时症见右上胸痛，咳嗽，查体：右上肺叩诊浊音，右锁骨上淋巴结肿大约 4cm × 2cm 大小。入院后即行放射治疗，范围包括颈部淋巴结，每次剂量为 250cGy。放疗 8 次后胸痛明显减轻，右锁骨上肿大淋巴结明显缩小，但患者开始出现咽部干燥、疼痛，吞咽时加重，且感哽噎。随放疗继续进行，其症状逐渐加重，咽痛剧烈，吞咽困难。查体：咽部色红绛而干，乳蛾不大，舌质红略绛，苔黄厚，脉弦。本病应诊断为何病？要如何进行辨证、立法、处方及调护？

【概述】

噎膈多因情志失和、饮食不节、外邪侵袭、年老体弱导致津血枯槁，气血痰瘀互结填塞胸膈、阻于食管而成，临床以饮食吞咽受阻，甚则食物不能下咽入胃，食入即吐为主要表现的一种病证。噎，指食物下咽时哽噎不顺；膈，指饮食格拒不入，或食入即吐。噎证可单独出现，亦可为膈证之前驱，但临床多噎膈并见，好发于老年人。

膈之病名，首见于《黄帝内经》；噎之证名，始见于隋代巢元方《诸病源候论》；唐宋以后始将“噎膈”并称。病因病机方面，清《证治汇补卷之五·胸膈门》对噎膈的病因病机有较为全面的总结，认为“噎分五种，有气滞者，有血瘀者，有火炎者，有痰凝者，有食积者，虽分五种，总归七情之变。由气郁化火，火旺血枯，津液成痰，痰壅而食不化也。……有因色欲过度，阴火上炎，遂成膈气，宜作死血治”，指出情志、饮食、酒色、起居失度均与本病发病有关。清《金匮翼卷三·膈噎反胃统论》中“噎膈之病，有虚有实……不可不辨也”的阐述，对临床辨证颇多帮助。治疗方面，明代张景岳《景岳全书》中注重脾肾。明代赵献《医贯·卷之五·噎膈论》中提出应以滋养肾水为主。清代李用粹提出“化痰行瘀”治法。

西医学中食管癌、贲门癌、食管良性狭窄、食管炎、食管贲门失弛缓症等相当于噎膈病，消化系统食管的其他疾病在临床上若出现以本病为主要临床表现者，均可参照本篇进行辨证论治。

【病因病机】

一、病因

1. 饮食不节　长期食用有霉菌污染食品或含有亚硝胺化合物类食品；进食过热、过快，食物粗糙、质硬；嗜好烟草制品；嗜食生冷、腥膻、肥甘、乳酪、煎炸、炙烤食品；嗜饮烈酒无度，又喜热饮。

2. 情志不遂　长期思虑过度、抑郁气结伤脾，脾失健运，气痰胶结相搏阻于食道，变生郁阻。怒气伤肝，肝失调达，气郁日久可致气滞、顽痰、瘀血互结滞涩于食道，妨碍饮食而发本病。

3. 外邪侵害　误吞强酸、强碱或其他有腐蚀性物质烧伤食管，或大剂量放射线照射误伤食管，治愈后遗留瘢痕，出现噎膈。

4. 正气虚亏　房劳太过，纵欲太甚，精血枯涸，食管不得滋润；年高体虚、或久病失治，精血渐耗，食道失养干涩。

5. 营养因素和微量元素　饮食中缺乏蛋白、脂肪、新鲜蔬菜和水果；维生素 B_2、A、C 等的摄入量低，尤其是维生素 B_2 缺少；饮水中微量元素钼、锌、铜、镁等的含量较低，尤其是钼缺乏导致食管上皮轻度增生或癌变。

二、病机

1. 发病　多缓慢发病，渐进性加重，部分患者持续恶化发展。

2. 病位　在食管，与脾胃、肝肾、气血津液关系密切。

3. 病性　为本虚标实。虚为津涸、血亏以及到病变后期出现的阳气虚损；实为气结、顽痰、瘀血、燥热、邪毒。

4. 病势　初起多以标实为主，中期为虚实夹杂，晚期则以本虚为主。

5. 病机转化　初起由多种因素引发脏腑功能失调，形成痰气交阻，痰热胶结，继而气滞血瘀，毒热内结，形成气、痰、瘀、热、毒交织局面，使阴津枯槁，精血耗竭，进而发展为阴损及阳，气虚阳微的正虚邪实证。

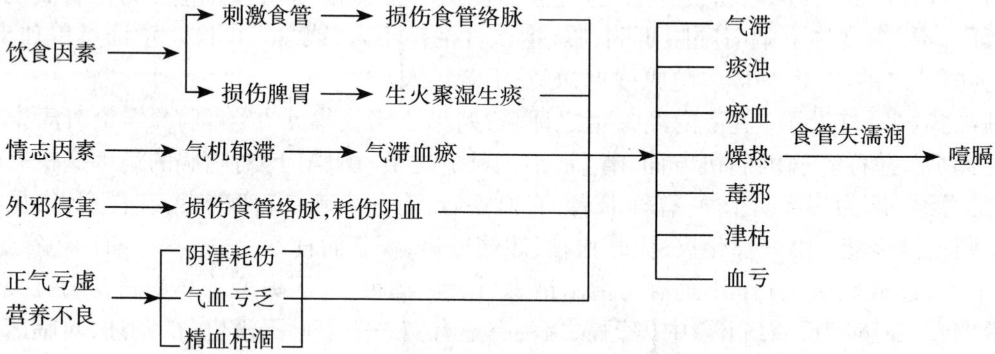

噎膈病因病机示意图

【诊断】

一、诊断标准

按照 2008 年中华中医药学会发布的《中医内科常见病诊疗指南·中医病证部分》。

1. 初起进食时有停滞感，继则咽下哽噎，甚至食不得入或食入即吐。常伴有胃脘不适，胸膈疼痛，甚则形体消瘦、肌肤甲错、精神疲惫等。起病缓慢，常表现为由噎至膈的病变过程。

2. 常由饮食、情志等因素诱发，多发于中老年男性。发病在局部地区有聚集现象。

二、诊断说明

食管、胃的X线检查、食管脱落细胞学检查、内镜检查及病理组织学检查等可确定病变的部位及良恶性质。

【鉴别诊断】

1. 梅核气　噎膈多见于中老年男性，多因七情、饮食、年老肾亏等引起的以吞咽困难为主，自觉咽中噎塞，饮食梗阻，甚则食饮不下，其梗阻感与进食相关，多位于胸骨后，且吞咽困难程度日益加重，高发于中老年男性，行食管的相关检查可以做出诊断。梅核气多见于中青年女性，因情志抑郁起病，自觉咽部有异物感，但进食不影响吞咽。

2. 反胃　噎膈多系阴虚有热，食管失于濡润，初起无呕吐，后期出现食物阻塞，食入即吐症状。噎膈如系恶性病变，预后多为不良；倘为良性病变，经积极治疗可痊愈。反胃多系阳虚有寒，饮食能顺利入胃，但要间隔一定时间方才吐出，形成朝食暮吐，暮食朝吐现象，呕吐物中有不消化食物。如系恶性病变，预后更为凶险；倘为良性病变，经积极治疗可有好转。

3. 呕吐　详见“呕吐”一节。

【辨证论治】

一、辨证要点

1. 辨病位　本病主病位在食管，与脾胃肝肾相关。吞咽因难，梗阻不顺，胸膈痞闷，随情志变化而有所增减者，病在食管、胃与肝；食物难下，艰涩不顺，形体消瘦，口咽干燥，舌红少津者，病在食管、肝与肾；病变日久，吞咽因难日重，呕吐清水，面白肢冷，面浮肢肿者，病在食管、脾与肾。

2. 辨虚实　因忧思恼怒，饮食所伤，寒温失宜，外邪侵袭而致气滞血瘀，痰浊内阻者为实；因热饮伤津，房劳伤肾，年老肾虚，营养不良而致津枯血燥，气虚阳微者属虚。新病多实，或实多虚少；久病多虚，或虚中夹实。吞咽困难，梗塞不顺，胸膈胀痛者多实；食管干涩，饮食难下，或食入即吐者多虚。然在临证时，多为虚实夹杂之候。

3. 辨标本　噎膈以正虚为本，夹有气滞、痰阻、血瘀、外邪等标实之证。初期以标实为主，后期以正虚为主。

4. 辨噎、膈　噎以食物吞咽受阻，或食物尚可咽下为特征。膈是由噎逐渐发展而成，由不能咽下固体食物发展到不能咽下流质食物，最终饮食格拒不下，伴胸骨后疼痛，大便不通，以及神衰消瘦、面容憔悴等全身衰竭表现。

二、治疗原则

总体以“急则治标，缓则治本”为原则，初期以治标实为主，用行气、化痰、祛瘀、散结、清热、解毒之法，并以滋阴润燥之法辅之；晚期正气大虚，当以补虚扶正为上，法宜滋阴养血，温补脾肾，兼用攻邪之法；虚实夹杂者，当攻补兼施，权衡用药。在整个治疗过程中，都应注意顾护胃气。

三、分证论治

1. 痰气阻膈

主症：吞咽时自觉食管梗塞不舒，胸膈痞满，甚则疼痛，情志舒畅可减轻，精神抑郁则加重。

兼次症：嗳气呃逆，泛吐痰涎，口干咽燥，大便艰涩。

舌脉：舌淡红，苔薄腻，脉弦滑。

分析：痰气郁结交阻，闭塞胸膈，食管气机不利，故见吞咽时自觉食管梗塞不舒，胸膈痞满，甚则疼痛；情志舒畅，痰气郁结减轻，故见病情减轻；精神抑郁时，痰气郁结加剧，故见病情加重；痰气交阻，胃气上逆，故见嗳气呃逆，泛吐痰涎；气结津液不能布散，故见口干咽燥，大便艰涩；舌淡红，苔薄腻，脉弦滑均为痰气阻膈之象。

治法：开郁化痰，润燥降气。

方药：启膈散加减。方中沙参养阴生津益胃，兼可化痰，贝母解郁化痰，共为君药；茯苓补脾和中，砂仁、郁金、丹参开郁行瘀，顺气宽膈，和胃理气，共为臣药；荷叶蒂宣畅胃气，杵头糠益胃降逆，两药一升一降，可升清和胃，化浊行滞，共为佐使。

加减：阴津伤明显者，加玄参、石斛、生地、天花粉、麦冬、蜂蜜；气虚者，加西洋参；痰重者，加全瓜蒌、陈皮、法半夏；气郁甚者，加莱菔子；有热毒者，加白花蛇舌草、黄连；嗳气者，加沉香、陈皮；呕吐食物与痰涎混合者，用旋覆代赭石汤；痰气瘀结，痞塞满闷者，用四七汤、温胆汤、导痰汤、来复丹；大便不通者，用增液承气汤；进食哽噎甚者，加全蝎、蜈蚣。

临证参考：本证为发病初期，仅表现为吞咽哽噎感，较少出现饮食不下，患者的饮食与身体状况较好，应抓紧机会，尽早治疗，不得失治误治。临证也可采用针灸治疗吞咽困难。

2. 瘀血阻膈

主症：吞咽梗阻，胸膈疼痛，食不得下，甚则滴水难进，食入即吐。

兼次症：面色黯黑，肌肤枯燥，形体消瘦，大便坚如羊屎，或吐出物如赤豆汁，或便血。

舌脉：舌紫黯，或舌红少津，有紫点、紫斑，脉细涩。

分析：瘀血内生，阻于食道，甚则闭塞不通，故见吞咽梗阻，胸膈疼痛食不得下，甚则滴水难进，食入即吐；瘀血内生，血行不畅，且吞咽困难，饮食难入，肢体失养，故见面色黯黑，肌肤枯燥，形体消瘦；瘀血内阻，新血不生，阴伤肠燥，故见大便干结如羊屎；瘀热伤及食管络脉，血渗脉外，则吐出物如赤豆汁，或便血；舌紫黯，少津，脉细涩为血瘀阴亏之象。

治法：散瘀破结，滋阴养血。

方药：通幽汤加味。方中当归、桃仁、红花养血活血、散瘀破结，共为君药；生地黄、熟地黄滋阴润燥，活血散瘀而不伤阴，共为臣药；升麻升提阳气，槟榔能破积结，升麻、槟榔一升一降，调畅气机，促进气血流通，共为佐药；炙甘草健脾益气，调和诸药，为佐使药。

加减：瘀血甚者，加乳香、没药、水蛭、蜣螂、三七；瘀痰互结者，去炙甘草，加牡蛎、瓜蒌、贝母、制半夏、制南星；呕吐痰涎者，加白附子、白芥子、莱菔子、生姜汁；气滞血瘀、胸膈胀痛者，用血府逐瘀汤；吐出物如赤豆汁者，加仙鹤草、白及、三七；食入即吐者，可先用玉枢丹开膈降逆，随后服药；夹热毒者，加玄参、半枝莲、白花蛇舌草、天花粉；津亏血虚者，加白芍、石斛、芦根、山药；气虚者，加党参、黄芪。

临证参考：本证由于膈阻而致药食难进，故开膈降逆成为首要任务。对严重不能进食者，应注意患者生命体征的变化，必要时可经静脉补充营养及水电解质。

3. 津亏热结

主症：吞咽梗涩而痛，水饮可下，食物难进，食入大部分食物被吐出。

兼次症：胸背灼痛，五心烦热，形体消瘦，肌肤枯糙，口干咽燥，大便干结。

舌脉：舌光红，有裂纹，少津而干，脉弦细数。

分析：痰气瘀毒交结，阻塞食管，久而化热生火，耗伤津血，食道失于滋润，故见吞咽梗涩而痛，水饮可下；热结痰凝，阻于食管，故见食物难进，食入大部分食物被吐出；热结于内，故见胸背灼痛；胃不受纳，阴血化生不足，故见五心烦热；饮食不入，生化乏源，肢体失养，故见形体消瘦，肌肤枯糙；热毒灼津，胃肠枯槁，故见口干咽燥，大便干结；舌光红，有裂纹，少津而干，脉弦细数均为津亏热结之象。

治法：滋阴生津，清热散结。

方药：五汁安中饮加减。方中韭汁味辛散瘀益胃，降逆除噎；牛乳、梨汁、藕汁生津润燥，增液益胃；生姜汁和胃止呕，化痰畅膈；诸药合用，有滋阴润燥、清热散瘀功用。

加减：津亏重者，加鲜芦根汁、甘蔗汁；血燥者，加阿胶；便秘者，加蜂蜜；热甚口渴较重者，加黄连、黄芩、玄参、天花粉、麦冬、知母；胃阴不足者，重用石斛；热结偏重，加知母、黄柏。

临证参考：本证虽以热结为主，但津血已伤，故不宜用温燥药，苦寒药也要少用，宜用甘寒濡润及酸甘化阴之品。

4. 气虚阳微

主症：长期吞咽受阻，饮食不下，泛吐大量白黏涎沫。

兼次症：面色㿠白，精神疲惫，形寒气短，面浮足肿，腹胀便溏。

舌脉：舌紫，体胖大，苔白滑，脉弱。

分析：噎膈后期，阴损及阳，脾胃阳虚，饮食无以受纳运化，浊气逆上，故见吞咽受阻，饮食不下；水饮不下，故见泛吐大量黏涎白沫；脾肾衰败，阳气衰微，气化无权，生化乏源，故见面色㿠白，精神疲惫，形寒气短，面浮足肿，腹胀便溏；舌紫，体胖大，苔白滑，脉弱均为气虚阳微之象。

治法：益气回阳，降逆开膈。

方药：温脾用补气运脾汤加减，温肾用右归丸加减。前方中人参、黄芪、白术、茯苓补气益脾，半夏曲、陈皮、砂仁、生姜、大枣和胃降逆，甘草调和诸药。后方中附子、肉桂温壮元阳，补命门之火，鹿角胶补肾温阳，益精养血，共为君药；熟地黄、山茱萸、枸杞子、山药滋阴益肾，养肝补脾，填精补髓，共为臣药；菟丝子、杜仲补肝肾，强腰膝，当归养血和血，共为佐药。

加减：中气下陷，少气懒言者，可用补中益气汤；脾虚血亏、心悸气短者，可用十全大补汤加减。

临证参考：本证为疾病晚期，有阴阳俱竭之势，患者汤水难下，药物更难入胃，此时应使用相应的注射液进行营养支持治疗，也可采用辨证中药外敷胸背进行姑息治疗。食管癌患者，可试用开关散（硇砂、硼砂、冰片、皂角刺、人工牛黄、玉枢丹、沉香、炒薏苡仁）16g/d，分多次以水少许调成糊状徐徐下咽以改善症状；也可以用硼砂、硇砂、皂角刺各等量，共研细末，每服1~1.5g，每日3次。上药服后，可见吐大量痰黏液，能缓解哽噎。应注意，硇砂制剂有腐蚀性，谨防溃疡型食管癌穿孔及食管出血。

【预后与转归】

本病若病情始终停留在噎证阶段，正气未大虚，邪结未深入，及时治疗，可获痊愈；若不愈，则随病情发展，形成痰、气、瘀血、热毒胶结局面，出现虚实夹杂证，若能有效综合治疗，尚有好转可能。若病情进一步发展，由噎转膈，则脾肾衰败，精亏血虚，阴津枯涸，阴损及阳，阴竭阳消证候都可出现，大多转为不治之证，预后不好，此时的治疗，很多患者仅能改善部分症状，减轻患者痛苦，延长存活时间。

【预防与康复】

不吃含亚硝酸盐过多的食物，不吃过于粗糙、坚硬或太烫的食物；不吸烟，不饮烈性酒，多吃新鲜蔬菜和水果，多吃大蒜、猕猴桃、蘑菇、莴笋、萝卜等有助防癌的食品，保持情绪开朗。高发区居民以及患慢性食管疾患者应定期检查，及早发现并治疗。

精神平和是缓解本病的关键因素。患者应定期复查，防止病情反复。保证每天有足够的休息与睡眠。可采用少食多餐方式，注意各种营养物质的补充和均衡搭配。进行体育锻炼，增强体质，可以依据自身情况修炼气功的静功或动功，也可动静功搭配修炼。

【结语】

噎膈是一种以饮食吞咽受阻，甚则食物不能下咽入胃，食入即吐为主要表现的疾病，好发于中年以上的男性。噎膈起病缓慢，渐进性加重，部分患者持续恶化发展，在病因上多由饮食不节、情志不遂、年老肾虚等因素致津血枯槁，气血痰瘀互结填塞胸膈、阻于食管而成。病变部位在食道，与脾胃、肝肾、气血津液关系密切。初起由多种因素引发脏腑功能失调，形成痰气交阻，痰热胶结，继而气滞血瘀，毒热内结，形成气、痰、瘀、热、毒交织局面，使阴津枯槁，精血耗竭，进而发展为阴损及阳，气虚阳微的正虚邪实证。治疗初期以治标实为主，用行气、化痰、祛瘀、散结、清热、解毒之法，并以滋阴润燥之法辅之；晚期正气大虚，当以补虚扶正为上，法宜滋阴养血，温补脾肾，兼用攻邪之法；虚实夹杂者，当攻补兼施，权衡用药。

【相关资料链接】

一、篇首案例分析

辨证分析：本病患者现阶段有哽噎感，咽干、疼痛吞咽时加重，符合噎膈病的证候特征，属噎证范畴。该患者有肺癌病史，热毒蕴积，阻滞气机，气血运行不利，瘀血内结、热毒炼津为痰，热、痰、气、瘀相互搏结。热邪耗伤阴津，可见阴液亏虚所致咽干。舌质红略绛，苔黄厚，脉弦为热毒郁结、痰瘀互阻之象。综观舌脉，辨证属热毒郁结，阴液亏损，痰瘀阻滞。

诊断：噎膈　热毒伤阴，痰瘀阻滞

治法：清热解毒，养阴润燥，凉血活血，化痰散结

方药：启膈散加减

处方：沙参 30g　丹参 15g　浙贝 15g　郁金 15g
茯苓 15g　玄参 15g　赤芍 15g　麦冬 15g
桔梗 15g　生地 15g　连翘 15g　砂仁 5g
甘草 5g

7 剂，水煎服，每日 1 剂，分早晚服。

预后：服 2 剂后症状明显减轻，6 剂后咽痛消失，吞咽顺利，仅感咽干不适。

按：该患者系肺癌，入院接受放射治疗。放射线对肿瘤有治疗作用，但对正常组织也有

损害。从射线致病性质而言属火毒类，不仅伤津耗液、炼津成痰，也导致血稠运行不畅，食管失于濡润、痰瘀交阻食道发生噎膈之噎证，随放疗进程症状加重。治疗有针对性地采取清热解毒，养阴润燥，凉血活血，化痰散结治则辨证用药，取得了好的效果。

摘自：王鹰．启膈散临床应用三则[J]. 四川中医 .2001，19(9)：76.

二、临证经验举隅

钱某，女，54 岁，2005 年 7 月 21 日就诊。胸膈疼痛，饮食不下半年余。西医诊断为“食管炎性肿块”，多方治疗无效，试治于余。刻诊：胸膈疼痛阵作，食不得下而复吐出，摄固体食物更甚，汤水可下，口干喜冷饮，大便坚如羊屎，身热，面色晦滞，形体消瘦，舌黯，边有青紫，苔薄黄，脉弦数。患者平素尤喜热食。诊为噎膈，证属热毒壅聚，气滞血瘀，阻于食管。拟清热解毒，化瘀通滞，方选仙方活命饮化裁。处方：金银花 30g，条芩 10g，白芷 10g，当归 10g，赤芍 10g，制乳香 10g，制没药 10g，川贝 10g，天花粉 16g，穿山甲 10g（研末冲服），皂刺 10g，陈皮 7g，甘草 7g，桃仁 10g。7 剂，每天 1 剂，水煎服。二诊，疼痛减轻，可进食半流质，大便亦稍软。宗上方出入，共服 30 余剂，症状消除，随访至今未发。

摘自：郭一民．仙方活命饮临床新用[J]. 井冈山学院学报（自然科学），2008，29(4)：105.

【思考题】

1. 简述噎膈的病因病机。
2. 对噎膈如何辨证论治？
3. 噎膈与梅核气应如何鉴别？
4. 病案分析

张某，男，35 岁。1976 年 3 月 10 日初诊。1975 年 9 月出现进食发噎，胸骨后疼痛。同年 12 月因加重半月到当地医院行食管拉网检查，发现鳞癌细胞，X 线片检查证实为食管中段癌，食管管腔高度狭窄。来我科就诊时只能进流食，胸骨后疼痛加重，消瘦，舌紫黯，苔黄腻，脉弦数。

【附】 反胃

反胃多由于饮食不节、饥饱无常或嗜食生冷，损及脾阳，或忧愁思虑，损伤脾胃，中焦阳气不振，寒从内生，脾胃虚寒，不能腐熟水谷所致，以脘腹痞胀、宿食不化、朝食暮吐、暮食朝吐为主要临床表现的一种病证。

西医的胃、十二指肠溃疡，胃、十二指肠憩室，急、慢性胃炎，胃黏膜脱垂症，十二指肠淤积症，胃部肿瘤、胃神经官能症等，凡并发胃幽门部痉挛、水肿、狭窄，引起胃排空障碍，出现脘腹痞胀，宿食不化，朝食暮吐，暮食朝吐等症状者，均可以反胃辨证论治。

一、病因病机

1. 酒食不节　烟酒无度，或喜饮热酒、烈酒；嗜食甘脆肥浓，膏粱厚味，煎炸辛烈之品，积热成毒，损伤胃气；嗜食寒凉生冷，以致脾胃虚寒，痰浊阻胃，宿食不化，尽吐而出。

2. 情志失调　七情所伤，思虑不解，郁怒难伸，影响肝脾两脏功能，谷食难化，胃失通降。

3. 房室、劳倦　劳倦伤脾，不能运化腐熟水谷；房劳伤肾，命火衰微不能温煦脾土，以致暮食朝吐，朝食暮吐。

4. 跌仆损伤　遭受外伤，或手术创伤等原因，可致瘀血积结，气滞上逆，而成反胃。

二、辨证论治

1. 脾胃虚寒

症状：食后脘腹胀满，朝食暮吐，暮食朝吐，吐出宿食不化及清稀水液，吐尽始觉舒适。大便溏少，神疲乏力，面色青白，舌淡苔白，脉细弱。甚者面色㿠白，手足不温，眩晕耳鸣，腰酸膝软，精神萎靡，舌淡白，苔白滑，脉沉细无力。

治法：温中健脾，和胃降逆。

方药：丁蔻理中汤加减。

2. 胃中积热

症状：食后脘腹胀满，朝食暮吐，暮食朝吐，吐出宿食不化及混浊酸臭稠液。便秘，溺黄短，心烦口渴，面红。舌红干，苔黄厚腻，脉滑数。

治法：清胃泄热，和胃降浊。

方药：竹茹汤加减。

3. 痰浊阻胃

症状：经常脘腹胀满，食后尤甚，上腹或有积块，朝食暮吐，暮食朝吐，吐出宿食不化，并有或稠或稀之痰涎水饮，或吐白沫。眩晕，心下悸。舌苔白滑，脉弦滑，或舌红苔黄浊，脉滑数。

治法：涤痰化浊，和胃降逆。

方药：导痰汤加减。

4. 血瘀积结

症状：经常脘腹胀满，食后尤甚，上腹或有积块，朝食暮吐，暮食朝吐，吐出宿食不化，或吐黄沫，或吐褐色浊液，或吐血便血。上腹胀满刺痛拒按，上腹积块坚硬，推之不移。舌黯红或兼有瘀点，脉弦涩。

治法：祛瘀活血，和胃降浊。

方药：膈下逐瘀汤加减。

泄　泻

【案例】

韩某，男，37岁，1977年11月2日初诊。腹泻1年半，日3~4次，有时带有黏液，腹胀不适，有时肠鸣，近来夜间亦拉稀便，在某院行乙状结肠镜检查：肠黏膜充血、水肿，未见溃疡及息肉。便常规检查有不消化物，培养未见致病菌。舌质黯，少苔，脉细略滑。本病应诊断为何病？如何进行辨证、立法、处方及调护？

【概述】

泄泻多由感受外邪、饮食内伤或素体脾虚等致使脾胃运化功能失职，大肠传导失司，湿邪内盛，出现以大便次数增多，粪便稀薄，甚至泻出如水样为主要临床表现的病证。“泄”有泄漏之意，一日排便数次，溏稀不成形，泄势缓和者称“泄”；“泻”有倾泻之意，大便倾泻直下不能阻，如水注下，泻势急迫者称“泻”，现在一般统称泄泻。一年四季均可发病，但好发于夏秋两季。

泄泻一病首载于《素问·生气通天论》，如飧泄、溏泄、鹜泄、濡泄、滑泄、洞泄、注下等。外邪致泄，以寒湿暑热为常见，《内经》早已认识到这一点，《素问·阴阳应象大论》曰：“湿盛则濡泄”，“久风为飧泄”。《难经·第五十七难》首次从脏腑辨证的角度提出五泄，虽“大瘕泄”、“小肠泄”似痢疾范畴，但将病候与脏腑相联系，首开脏腑辨证之先河。《伤寒论》中灵活运用六经辨证与八纲辨证，为泄泻病临床辨证论治奠定了坚实的基础，他还灵活运用“通因通用”的治法。金元朱丹溪提出“利小便实大便”的著名治泻之法。明清时期，张介宾治泄更善用利水之法，在《景岳全书·泄泻》中提出“凡泄泻之病，多由水谷不分，故以利水为上策。”李中梓在《医宗必读》中提出了著名的治泻九法，即淡渗、升提、清凉、疏利、甘缓、酸收、燥脾、温肾、固涩。

西医学的溃疡性结肠炎、肠易激综合征、肠结核、克罗恩病、伪膜性肠炎、慢性结肠炎等疾病，当以泄泻为主要表现时，均可参照本节辨证论治。

【病因病机】

一、病因

1. 感受外邪　六淫入侵，脾胃失调，皆可致泻。而六淫之中又以寒、湿、暑、热较为常见，其中尤以感受湿邪致泻者为最多。湿邪致泻，多兼夹其他病邪。如雨湿过多，坐卧湿地，或汗出入水，则寒湿内侵，困遏脾阳，清浊不分而致泻；或长夏兼暑(热)，壅遏中焦，脾胃受病，下迫大肠而致泻；或兼风寒，犯扰于中，则泻而兼见寒热表证。

2. 饮食内伤　饮食不节、暴饮暴食，食滞胃脘而不化，或进食不洁腐败之物、过食肥甘厚味、恣食生冷、饮酒过度，皆可损伤脾胃，以致脾失健运，水谷不化精微，水反化湿，谷反化滞，而成泄泻。

3. 体虚久病　劳伤过度、素体禀赋不足，或久病体弱，或久泻伤正，或操劳过度，以致脾胃虚寒，中阳不健，运化无权，清气下陷，水谷糟粕混杂而下；如脾虚及肾，或年老体衰，命火不足，不能助脾土腐熟水谷，则水谷不化而为泄泻；此外，肾司开阖，开窍于前后二阴，为胃之关，关门不固亦可致泄。

4. 情志失调　泄泻发病常与精神因素有密切关系，特别是与焦虑、忧郁、恐惧等因素。忧思恼怒，所欲不遂，则肝失疏泄，横逆乘脾，脾胃受制，运化失常，而成泄泻；或忧思伤脾，而致土虚木郁，亦可致泄。若素体脾虚湿盛，逢怒进食，则更易致泄。

二、病机

1. 发病　泄泻发病有急有缓，外邪致病和饮食所伤者，起病多急骤；情志所伤及脏气虚弱者，起病多较缓慢。泄泻严重者易生变证，需紧急处理。

2. 病位　主要在脾胃、小肠、大肠，与肝、肾密切相关。

3. 病性　有寒、热、虚、实之别。急性泄泻多因湿邪伤脾，或食滞生湿，壅滞中焦，脾失健运，水谷清浊不分，病属实证。慢性泄泻多为脾虚生湿，健运失权，或在脾虚基础上，肝气乘脾，或肾阳虚而不能助脾腐熟水谷所致，病属虚证或虚实夹杂证。

4. 病势　因湿性有黏滞下趋的特点，故而病多缠绵难愈，病程较长，其势向下，易于因湿致虚。

5. 病机转化　泄泻的病机转化取决于湿邪与人体正气之间的斗争，与脾胃功能的强弱有密切关系，即脾虚与湿盛之间互相影响，互为因果，脾虚则内湿由生，湿盛则脾阳被遏，两者之间以脾为主要矛盾。

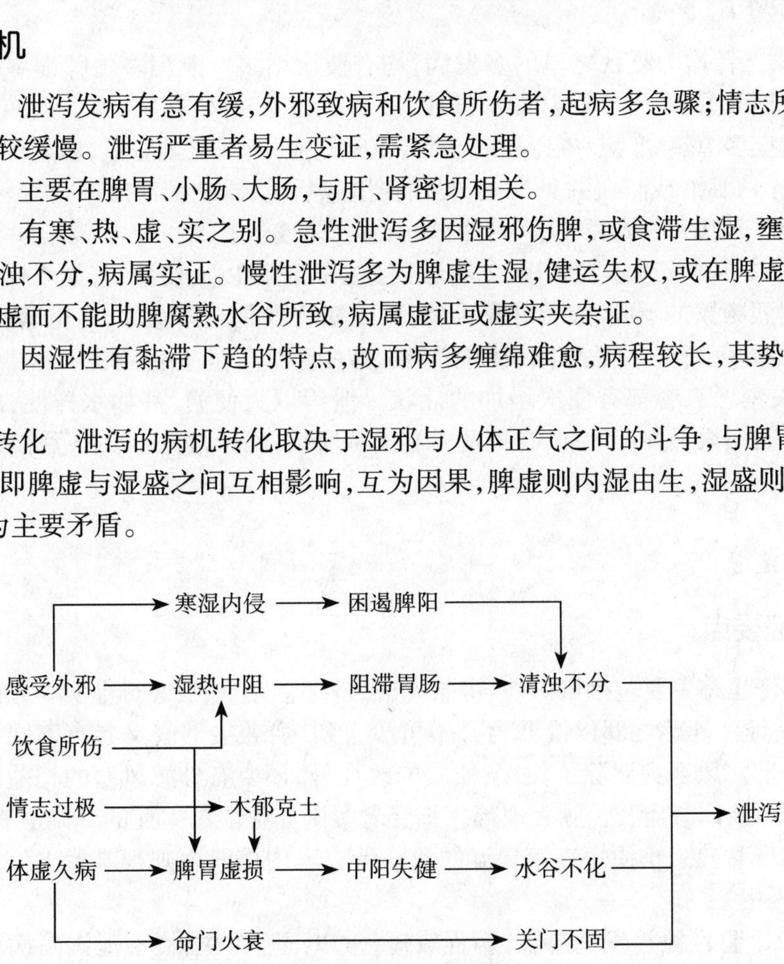

泄泻病因病机示意图

【诊断】

一、诊断标准

按照2008年中华中医药学会发布的《中医内科常见病诊疗指南·中医病证部分》。

1. 以粪质清稀为诊断的主要依据。或大便次数增多，粪质清稀，甚则如水样；或次数不多，粪质清稀；或泻下完谷不化。常先有腹胀、腹痛，旋即泄泻。

2. 暴泻起病急，泻下急迫而量多；久泻起病缓，泻下势缓而量少，且有反复发作病史。

二、诊断说明

腹泻指粪便次数增加，粪便量增加，粪便稀薄，饮食不当、受寒凉或情绪变化可诱发。仅有粪便量增加而无次数增加可能由于过量摄入纤维引起。一般病史短于3周称为急性腹泻，大于2个月者称为慢性腹泻。腹泻的检查包括粪便的检查，还包括血常规和生化检查，必要时行小肠吸收功能试验及相关影像学检查以便明确诊断。

【鉴别诊断】

1. 痢疾　二者均为夏秋之季的多发病，均有便次增多。泄泻多由脾虚湿盛，水谷清浊不分，混杂而下引起，以大便溏，甚如水样便，次数多为主，病位在脾，泻下无赤白脓血，腹痛或有或无。痢疾多由热、寒湿、疫毒壅滞于肠，壅阻气血，腐败化为脓血，以大便次数增多，每次量少，下利赤白黏液或脓血并见为主，腹痛伴里急后重，排便涩滞难下，虚坐努责，病位在肠，便培养痢疾杆菌阳性，或粪便中可有阿米巴滋养体或包囊。

2. 霍乱　二者皆多发于夏秋季，均有腹泻症状。泄泻以大便溏，甚如水样便，次数多为主。霍乱以剧烈频繁的呕吐、腹泻并见为特征，发病特点是起病急骤，变化迅速，病情凶险，若吐泻剧烈，见面色苍白、目眶凹陷或发生转筋、腹中挛痛等危重症，预后不良。

3. 大便失禁　二者都有便次增加的症状。泄泻以大便溏，甚如水样便，次数多为主。大便失禁每日粪便重量并不增加，是排便机制失调所致，临床常见于肛门手术或女性外阴切开术后。

【辨证论治】

一、辨证要点

泄泻的辨证思路主要包括辨内外、辨兼夹证、辨缓急轻重、辨寒热虚实等方面。

1. 辨兼夹证　外感之邪以湿邪为必不可少，但其所兼夹邪气又各有不同，可分为寒湿之邪与湿热之邪。风寒夹湿除了便次、便质的改变外，还要有外感风寒的相关症状，如恶寒发热、鼻塞头痛、肢体酸痛及舌脉表现等。感受暑湿则亦在泄泻主症的基础上表现出诸如粪色黄褐而臭、肛门灼热、小便短赤等暑湿的致病特点。内伤泄泻则很难找出外感的因素，多与饮食、情绪等相关。

2. 辨缓急　急性泄泻发病急骤，病程较短，常以湿盛为主；慢性泄泻发病缓慢，病程较长，迁延日久，每因饮食不当，劳倦过度而复发，常以脾虚为主。病久及肾，则命门火衰，脾肾同病，出现五更泄泻。

3. 辨轻重　泄泻病发，如脾胃不败，饮食如常，多属轻证，预后良好。反之如泄泻不能食，形体消瘦；或久泄滑脱不禁，津伤液竭，则可生亡阴亡阳之变，属于重症。

4. 辨寒热虚实　粪质清稀如水样，腹痛喜温，畏寒，完谷不化者多为寒证；粪便黄褐臭秽，肛门灼热，泄下急迫，口渴喜冷者多为热证。凡病势急骤，脘腹胀满拒按，泄后痛减者，多属实证；凡病程较长，痛势轻微，腹痛喜按者，多属虚证。

二、治疗原则

泄泻的治疗要以病因为依据，以病机为准绳，辨好寒热虚实，分清主次轻重。感邪的要祛邪，给邪以出路；内伤的结合脏腑辨证论治，扶助正气的基础上才可升提或降浊。无论内伤外感，都应重视除湿的重要性。

三、分证论治

1. 寒湿困脾

主症：大便清稀如水样，腹痛肠鸣，脘闷食少。

兼次症：恶寒发热，鼻塞头痛，肢体疼痛。

舌脉：舌淡，苔薄白或白腻，脉濡缓。

分析：外感寒湿或风寒邪气，侵袭肠胃，或过食生冷，脾失健运，清浊不分，饮食不化，传导失司，故见大便清稀如水样；寒湿内盛，肠胃气机受阻，故见腹痛肠鸣；寒湿困脾，脾阳被遏，健运失司，故见脘闷食少；风寒外束，营卫不和，故见恶寒发热，鼻塞头痛，肢体疼痛；舌淡，苔薄白或白腻，脉濡缓为寒湿内盛之象。

治法：温化寒湿，解表散寒。

方药：藿香正气散加减。方中藿香外散在表风寒，内化脾胃湿滞，辟秽和中，升清降浊，为君药；紫苏、白芷外解风寒，兼化湿浊，半夏曲、厚朴燥湿和胃，降逆止呕，共为臣药；桔梗、陈皮、大腹皮舒畅三焦气机，助解表化湿，白术、茯苓健脾运湿，和中止泻，共为佐药；生姜、大枣、甘草健脾和胃，调和诸药，共为佐使药。

加减：病之初期，病情轻微者，用平胃散；表邪重者，加荆芥、防风；腹部胀痛，肠鸣者，加砂仁、炮姜；平素脾胃虚弱者，重用白术、茯苓，加党参、黄芪、山药。

临证参考：本证治疗重点在于芳香化浊，祛湿除邪，泄泻可止。慎勿妄投固涩、补益之剂。除服药外，尚可用热米粥以助药力，并使腹部保暖为宜。寒重于湿，症见大便泻下，腹胀冷痛，喜食热饮，手足不温，口不渴，苔白，脉沉而迟，治宜温中健脾，方可选用理中汤加减。湿重于寒，症见体重倦怠，脘腹胀满，呕吐恶心，不欲饮食，肠鸣水泻，小便少等，治以健脾祛湿，方选胃苓汤加减。外感风寒，内有湿浊，症见发热恶寒，头痛身重，泻下清稀，苔白脉浮，方选荆防败毒散加减。

2. 肠道湿热

主症：泄泻腹痛，泻下急迫，肛门灼热，泻下不爽。

兼次症：粪色黄褐而恶臭，烦热口渴，小便短赤。

舌象：舌红，舌苔黄腻，脉濡数或滑数。

分析：湿热之邪，或夏季暑湿伤及肠胃，传化失常，气机不利，故见发生泄泻腹痛；湿热下迫大肠，故见泻下急迫，肛门灼热，泻而不爽，粪色黄而恶臭，小便短数；湿热下注，上焦失于濡养，故见烦热口渴；舌红，舌苔黄腻，脉濡数或滑数为湿热内盛之象。

治法：清热利湿。

方药：葛根黄芩黄连汤加减。方中葛根解肌散邪，清阳明之热，并升发脾胃清阳而止泻生津，为君药；黄芩、黄连坚阴止利，共为臣药；甘草甘缓和中，调和诸药。

加减：湿邪偏重，胸腹满闷，口不渴，或渴不欲饮，苔黄厚腻，脉濡缓者，加苍术、厚朴、薏苡仁；热偏重者，身热口苦，泻下不爽者，加连翘、黄柏、马齿苋；夹食滞者，加焦三仙；暑夏泄泻如水，自汗面垢，烦渴尿赤者，加广藿香、香薷、白扁豆、荷叶；腹痛甚者，加木香、白芍；恶心呕吐，加枳壳、竹茹。

临证参考：本方意在清热、利湿、解毒，又具有坚阴厚肠之功，因此，苦寒燥湿清热而无伤脾之虑，这是本方的配伍特点。但苦寒之品不宜量大或用时过久，葛根升清止泻、清热解肌、透邪外出，可重用至15~20g，黄芩、黄连5~10g为宜。此外，临床还应区别热重或湿重，而相应调整清热药与化湿药的剂量。

3. 食滞肠胃

主症：腹痛肠鸣，泻下粪便臭如败卵，泻后痛减。

兼次症：便中有不消化食物，脘腹痞满，嗳腐酸臭，不思饮食。

舌象：舌苔垢浊或厚腻，脉滑。

分析：饮食不节，宿食内停，阻滞胃肠，传化失常，故腹痛肠鸣，脘腹痞满，不思饮食。宿食腐败下注，则泻下粪便臭如败卵。泻后腐浊外泄，故泻后痛减。宿食不化，浊气上逆，故嗳腐酸臭。宿食停积，新食难化，令而下注，故泻下伴有不消化食物。舌苔垢浊或厚腻，脉滑为宿食内停之象。

治法：消食导滞。

方药：保和丸加减。方中山楂可消一切饮食积滞，尤善消肉食油腻之积，为君药；神曲消食和胃，善消酒食陈腐之积，莱菔子下气消食，善消谷面之积，共为臣药；陈皮、半夏行气化滞，和胃止呕，茯苓渗湿健脾，和中止泻，连翘清热散结，共为佐药。

加减：腹胀重者，加槟榔、枳壳、木香、厚朴；泻甚者，加车前子；恶寒发热者，加苏叶、藿梗；呕吐者，加豆蔻、砂仁；大便不爽者，加槟榔；食积化热，舌苔黄腻者，加黄连；伤油腻者，重用山楂；伤面食者，加生麦芽；伤酒食者，加葛花。

临证参考：本证禁用收涩、补益之品。治疗同时应节制饮食，如因食物中毒引起者，应立即阻断致病因素，还要加用解毒之药，甚者可用吐法、泻法，给邪以出路。食积化热，湿热壅阻肠间，症见脘腹胀满，或疼痛剧按，泻而不爽，苔黄腻等。可通因通用，方以枳实导滞丸加减。热结食滞者，宿食停滞，与热相搏结，结于肠中，碍其传导，则结者自结，水液旁流，症见腹部坚满，疼痛拒按，多有先闭结而后泄泻，或泻而涩滞不爽，或泻下稀水臭秽，舌苔黄而厚腻，脉滑等，非攻下燥结，泻不可止，用大小承气类，通因通用。

4. 脾气亏虚

主症：大便时溏时泻，水谷不化，稍进油腻之物，则大便次数增多。

兼次症：饮食减少，脘腹胀闷不舒，面色萎黄，肢倦乏力。

舌象：舌淡，苔白，脉细弱。

分析：脾胃虚弱，运化无权，清浊不分，故见大便时溏时泻，水谷不化；脾失健运之职，故见稍进油腻之物，则大便次数增多，饮食减少；脾虚湿阻，气机不畅，故见脘腹胀闷不舒；脾胃虚弱，气血来源不足，故见面色萎黄，肢倦乏力；舌淡，苔白，脉细弱为脾气亏虚之象。

治法：健脾益气。

方药：参苓白术散加减。方中人参补益脾胃之气，白术补气健脾燥湿，茯苓健脾利水渗湿，共为君药；山药益气补脾，莲子肉补脾涩肠，健脾开胃，白扁豆健脾化湿，薏苡仁健脾利湿，共为臣药；砂仁化湿醒脾，行气和胃，桔梗开宣肺气，通利水道，载药上行，共为佐药；甘草益气和中，调和诸药，为佐使药。

加减：食欲不振者，加山楂、神曲、麦芽；脘腹胀痛，嗳气者，加乌药、木香；湿蕴化热，舌苔黄腻者，加黄连、厚朴、马齿苋；脾阳不振，形寒肢冷，脉沉迟，腹部冷痛者，加炮姜、豆蔻。

临证参考：本证兼外感时，应当标本兼顾，以祛邪不伤正，扶正不留邪为基本原则。脾虚夹湿者，症见食后即泻，粪便清稀，腹胀肠鸣，面色萎黄，舌苔白腻，脉濡或弱，治宜健脾祛湿，益气升阳，方用升阳益胃汤加减。脾虚气陷者，症见大便溏泄，肛门坠胀，或见脱肛，治宜补中益气，升清举陷，方用补中益气汤加减。脾虚久泻者，症见泄泻频作，时兼呕吐，腹满口干，舌苔薄白而腻，脉细缓，治宜健脾化湿，理气升清，方用七味白术散加减。

5. 肝气郁滞

主症：素有胸胁胀闷，嗳气食少。

兼次症：每因抑郁恼怒或情绪紧张之时，发生腹痛腹泻。

舌象：舌淡红，脉弦。

分析：肝气郁滞，横逆乘胃，故见素有胸胁胀闷，嗳气食少；七情所伤，肝失条达，横逆侮脾，脾失健运，故每因抑郁恼怒或情绪紧张之时，发生腹痛腹泻；舌淡红，脉弦为肝旺脾虚之象。

治法：抑肝扶脾。

方药：痛泻要方加减。方中白术温脾燥湿，为君药；白芍养血柔肝，缓急止痛，兼敛脾阴，为臣药；陈皮理气燥湿，醒脾和胃，为佐药；防风散肝舒脾，亦防白芍收敛太过，为佐使药。

加减：肝之疏泄太过，泄泻反复发作、或久泻不止者，重用白芍，加石榴皮、乌梅、木瓜；脾虚食少神疲、病程较长者，加党参、黄芪、山药、芡实、白扁豆；便秘与泄泻交替出现者，加木香、砂仁；气滞明显，胁肋胀痛，脘腹满闷，腹痛即泻，泻后痛不减者，加柴胡、青皮、香附、甘草；胃中吞酸嘈杂者，加黄连、吴茱萸；大便溏薄如水样，加茯苓、车前子；不思饮食者，加麦芽；舌苔黄，口干口苦，泄下垢腻者，加黄连。

临证参考：本证情志诱发最为关键，平素应注意心理治疗，辅助药物疗法。本证特点是反复发作，缓解期可常服中成药以缓图之。党参、黄芪、石榴皮、乌梅，不可用量过大，否则会影响脾胃气机之调畅。

6. 肾阳亏虚

主症：泄泻多在黎明之前，腹部作痛，肠鸣即泻，泻后则安。

兼次症：形寒肢冷，腰膝酸软，阳痿早泄，神疲乏力。

舌象：舌淡，苔白，脉沉细。

分析：泄泻日久，肾阳虚衰，不能温养脾胃，运化失常，黎明之前，阳气未复，阴寒较盛，故见泄泻多在黎明之前，腹部作痛，肠鸣即泻；泻后腹气得以通利，故见泻后则安；肾阳亏虚，不能温养肢体，故见形寒肢冷，腰膝酸软，阳痿早泄，神疲乏力；舌淡，苔白，脉沉细为肾阳亏虚之象。

治法：温肾健脾，涩肠止泻。

方药：四神丸加减。方中补骨脂补肾助阳，温脾止泻，为君药；肉豆蔻涩肠止泻，温中行气，为臣药；吴茱萸温中散寒，五味子收敛固涩以止泻，生姜温胃散寒，大枣补脾益胃助运化，共为佐药。

加减：年老体衰，久泻不止者，加黄芪、赤石脂，亦可加附子、炮姜；心烦口干者，减吴茱萸、肉豆蔻用量，加黄连、黄柏。

临证参考：肾泻为“五更泄”，但五更泻不一定皆为肾虚，如酒食积滞者，亦常在黎明之前即大便，但便下溏垢或夹有粪块，而无肾阳虚衰之征。此证当用二陈汤加酒黄连、红曲研末，以陈酒曲打糊为丸，乌梅煎汤送服，即可渐愈。又有五更泻而脾肾阳虚证不明显，伴见心烦嘈杂，寒热错杂症状者，治当以寒热并用，温脾止泻，用乌梅丸加减。久泻滑脱者，证见泄泻日久，滑脱不禁，精神倦怠，四肢不温，腰膝酸软等，治宜温肾固脱，方以真人养脏汤合桃花汤加减。

【预后与转归】

泄泻在临床上较为常见，引起慢性腹泻的病种繁多，可大致分为6种主要疾病类型，包括感染、肿瘤、非感染性炎症、小肠吸收不良和药源性因素，以及近年来明显增多的功能性腹泻等。一般来说，腹泻对症处理能较好发挥中医药优势，临床上要尽可能寻找病因，针对病因进行治疗，病因不明者要对症处理。急性泄泻病程短易治，如经及时治疗，大多数均可痊愈。若急性泄泻失治误治，则可转为慢性泄泻。慢性泄泻病程较长，难治。极少数病人、年老体弱者，暴泻久泻不止，造成亡阴亡阳危候，见目陷皮皱、大便直出无度、手足不温、水谷不入、下泻上嗽后呕逆，舌红绛无苔，体虚衰而脉洪大无伦者，多难救治，预后不良。

【预防与康复】

注意饮食卫生，勿食馊腐变质不洁之物，勿过食生冷，或肥甘厚腻，或酒食无度，以防饮食所伤，脾胃功能失调；夏季或梅雨季节，勿多贪凉露宿，或冒雨涉水，或久卧湿地，以防湿邪入侵，脾阳受困；注意情志因素，以防肝郁乘脾。

急性泄泻患者经治疗痊愈后，仍要注意饮食调养一段时间，促进脾胃功能的恢复，无需专业治疗。慢性泄泻者，往往时作时止，迁延不愈，在缓解期应针对其病因病机加以适当治疗，扶正固本，可延迟或防止复发，同时注意体质锻炼、情志调节和饮食调养。

【结语】

泄泻多由感受外邪、饮食内伤或素体脾虚等致使脾胃运化功能失职，大肠传导失司，湿邪内盛，出现以大便次数增多，粪便稀薄，甚至泻出如水样为主要临床表现的病证。脾病湿盛是泄泻发生的关键，治疗上总以运脾祛湿为主。一般而论，急性暴泄多为外邪侵袭，或饮食所伤，其证属实，辨证重在分清湿邪的寒热属性，治疗以化湿祛邪为主。风寒外束宜疏解，暑热宜清化，伤食宜消导，湿盛则应分利。泄泻日久，或反复发作，耗伤正气，多属虚证，治以扶正为主。脾肾阳虚宜温补，中气下陷宜提升，七情不和宜疏理，久泻不止宜固涩，泄泻初起，不可骤用补涩，以免固闭邪气；久泻不止，不可分利太过，以免重伤阴液。此外，在治疗的同时，应注意饮食，避免生冷，禁食荤腥油腻等物。

【相关资料链接】

一、篇首案例分析

辨证分析：患者中年男性，反复腹泻1年余，伴腹胀、肠鸣，便中有黏液。患者脾胃虚弱，运化无权，清浊不分，故腹泻、水谷不化。脾失健运之职，则大便次数增多。脾虚湿阻，气机不畅，故脘腹胀。腹泻日久，加之命门之火不能上济脾土，中焦虚寒，故患者久泄不愈。舌黯少苔，脉细略滑，四诊合参，病属中医“泄泻”范畴，病位在脾肾，病性属虚实夹杂，本虚为主。

诊断：泄泻　脾胃虚寒，气滞湿阻

治法：健脾渗湿，理气和胃

处方：参苓白术散加减

党参三钱	白术三钱	山药三钱	莲子肉三钱
木香二钱	砂仁一钱半	炮姜八分	车前子三钱
茯苓四钱	石榴皮三钱		

3剂，水煎服，每日1剂，分早晚服。

调护：畅情志，节饮食，注意休息。

预后：上药3剂，腹泻已止。

按：脾胃虚寒，运纳不健，脾气下陷，水谷不化，故患者久泄不愈。寒湿内阻，升降失调，故腹胀隐痛而肠鸣，治以温补脾胃为主，方用参苓白术散淡渗利湿，服3付药后泄泻基本控制，这样配合补品，起到补中有通，符合脾胃的生理特点。

摘自：杜怀棠等整理．董建华医案选[M]．北京：北京中医学院东直门医院．1978：45.

二、临证经验举隅

东垣曰：予病脾胃久衰，视听半失，此阴盛乘阳；加之气短，精神不足，此由弦脉令虚，多言之故；阳气衰弱，不能舒伸，伏匿于阴中耳。癸卯六七月间，霖雨阴寒，逾月不止，时人多病泄利，乃湿多成五泄故也。一日，体重肢痛，大便泄泻，小便秘涩。默思《内经》云：在下者，引而竭之。是利小便也。故《经》又云：治湿不利小便，非其治也。当用渗湿之剂以利之为正法。但圣人之法，虽布在方策，其不尽着，可以意求。今客邪寒湿之淫，自外入里而甚暴，若以淡渗之剂利之，病虽即已，是降之又降，复益其阴而重竭其阳，则阳气愈削而精神愈短矣，唯以升阳之药为宜。用羌、独、升麻各一钱，防风、炙甘草各五分，水煎热服。大法云：寒湿之胜，助风以平之。又云：下者举之。此得阳气升腾故愈，是因曲而为之直也。

震按：升阳以助春生之令，东垣开创此法，故群推为内伤圣手。向来医学十三科，有脾胃一科，谓调其脾胃而诸病自愈，今已失传，虽读《脾胃论》不能用也。

摘自：姚若琴．宋元明清名医类案[M]．长沙：湖南科学技术出版社，2006，23.

【思考题】

1. 如何理解朱丹溪所提出的“利小便实大便”？
2. 简述泄泻的病因病机。
3. 泄泻如何辨缓急、辨轻重、辨寒热虚实？
4. 简述泄泻辨证论治的要点。
5. 病案分析

黄儿3岁，夏月伤于饮食，患泄泻，心烦口渴，便利腥黄，小便赤短，病经旬日。医用胃苓汤治之，利稍减，渴加剧，声嘶不食，日多不少效，易余诊治。患儿僵卧不语，视目尚有神光，白珠微现红丝，舌质红，唇绛，苔干黄，口常作饮状，头额略热，腹肤热尤剧，呼之不应，现昏迷态，指纹青紫。正沉思间，值儿大便，下如黄水，腥秽难闻，乃憬然慧悟。

痢　疾

【案例】

陈某，男，4 岁半。突然发热，恶心呕吐，4 小时内抽搐 2 次，因昏迷而急诊入院。患儿大便呈脓血样，有里急后重现象，当时诊为急性中毒性痢疾，用冬眠药物及温湿布裹身。翌日，面色转灰黯，寒战高热，呼吸微弱，经物理降温 16 小时，方得呼吸均匀。复温后第 2 天开始，每日上午发生寒战，且有紫绀，肢凉，午后高热（42~43℃）无汗，时有语妄躁动，每日下利脓血便 20 余次，腹胀，里急后重，无呕吐，食欲尚可。血象：粒细胞减少征（白细胞总数 600/ 立方毫米，中性粒细胞 90%）。大便培养：福氏痢疾杆菌阳性。耐药试验：对多种抗生素等药物不敏感，于 26 日请中医会诊。诊时患儿呼吸促迫，唇色淡红，腹满不硬，午前寒战，午后高热，右脉沉滞，左脉弦大而急，舌质色淡，苔薄白而腻。本病应诊断为何病？如何进行辨证、立法、处方及调护？

【概述】

痢疾是由外感湿热、疫毒之气，积滞肠腑，脂膜血络受伤；或内伤饮食生冷，损伤脾胃与肠腑而形成，以腹痛、腹泻、里急后重、大便呈赤白黏冻或脓血为主要临床表现的病证。好发于儿童及青壮年，发病与季节有密切的关系，夏秋两季发病率高。

痢疾首见于《内经》，时称“肠澼”。《诸病源候论》中有《痢疾诸病论》专篇，将痢疾分为赤白痢、脓血痢、冷热痢、休息痢等 21 种。宋《严氏济生方·痢疾论治》中首创“痢疾”之名，补充“积滞”这一重要病机，并确立“必先导涤肠胃，次正根本”，即“消积导滞”的治则。金元张子和提出用下法治痢：“夫下痢脓血，腹痛不止，可用调胃承气汤加生姜枣煎”。朱丹溪指出“痢赤属血，白属气”，进一步论述痢疾有传染性，提出病因“皆湿热为本”，同时提出“噤口痢”一证并阐明其病机、治法。明清医家多主张痢疾的发病与脾肾有关。《医门法律》中提出“逆流挽舟”法治疗痢疾兼有表证，清代李中梓提出治痢应“补肾”。清代顾靖远在《顾松园医镜》提出治痢四忌：一忌温补，一忌大下，一忌发汗，一忌分利小便，可作为临床参考。

西医学中的急慢性细菌性痢疾、急慢性阿米巴痢疾、溃疡性结肠炎等均属于中医痢疾的范畴。其他如慢性结肠炎、细菌性食物中毒、克罗恩病等，若临床表现与本病证相符也可以参照本篇辨证论治。结肠的恶性肿瘤在发展过程中也可发生类似慢性痢疾症状，应及时查明，采取相应措施加以治疗。

【病因病机】

一、病因

1. 感受时邪　夏秋季节，暑湿疫毒滋生，人处于湿热熏蒸之中。若起居不慎，劳作不休，湿热之邪郁蒸，阻滞气血，互为搏结，化为脓血，发为湿热痢；若湿热疫毒之邪，内侵胃肠，熏灼肠道，形成疫毒痢疾。

2. 饮食内伤　平素饮食过于肥甘厚味或夏月恣食生冷瓜果，损伤脾胃；或食馊腐不洁的食物，疫邪病毒从口而入，积滞腐败于肠间，发为痢疾。若平素嗜食肥甘厚味，内酿湿热，湿热郁蒸，大肠之气机阻滞，气血凝滞，化为脓血，则成湿热痢。若平素恣食生冷，伤及脾胃，致中阳不足，脾虚不运，水湿内停，湿从寒化，寒湿内蕴，壅塞肠中，腑气受阻，气滞血瘀，气血与肠中秽浊之物相搏结，化为脓血，则为寒湿痢。

3. 七情内伤　七情所伤重在郁怒忧虑伤及肝脾，或肝气犯脾，气滞血涩，或脾失运化，饮食难化，日久胶结，可渐成下痢赤白黏冻。

4. 脾肾不足　痢疾病久，必伤脾胃，继而及肾。湿热、疫毒之痢，多耗阴血津液，终致肾阴不足之阴虚痢；寒湿痢反复发作，易伐中阳，终成命门火衰之虚寒痢。

二、病机

1. 发病　人体中气的强弱与发病密切相关，中气强者不易发病；中气弱者感邪后易于发病。素体阳虚者，易感受寒湿，或受湿邪后湿从寒化；阴虚者，易感受湿热，或受湿邪后湿易从热化。

2. 病位　主要在肠，也损伤脾胃，久则及肾。湿热痢、疫毒痢、寒湿痢病位多在胃、肠，虚寒痢与休息痢则多责之脾、肾。

3. 病性　有湿热、寒湿两种，以湿热为主。

4. 病势　湿性黏滞、重浊、趋下，因而病势易于向下，先入肠胃，久则损伤脾肾。

5. 病机转化　病机转化取决于人体正气的盛衰和感邪的轻重。当人体正气充足而邪气不盛时，经过治疗，气机宣畅，血脉调和，则可痊愈。若人体正气充盛，又暴感疫疠毒邪，正邪相争剧烈，则可见高热烦渴，甚或热陷心营，热动肝风，内闭外脱而出现逆传。素体脾胃虚弱之人感受邪气又重，或治疗不当，则可导致邪气留滞肠中不去，正不胜邪，反复发作。

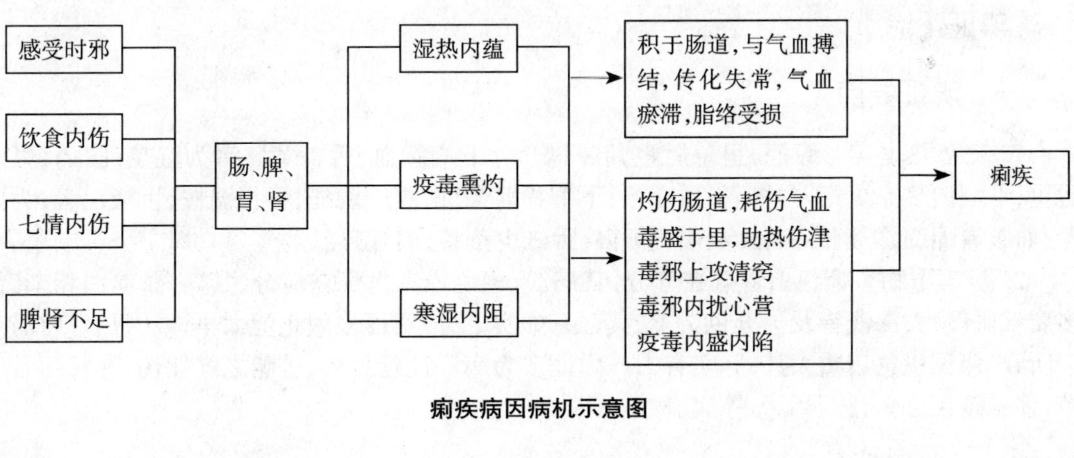

痢疾病因病机示意图

【诊断】

一、诊断标准

按照1995年国家中医药管理局发布的《中华人民共和国中医药行业标准·中医病证诊断疗效标准》。

1. 腹痛、里急后重，便次增多，大便常有脓血黏冻。

2. 急性痢疾发病骤急，可伴有恶寒发热；慢性痢疾则反复发作，迁延不愈。

3. 常见于夏秋季节，多有饮食不洁史。

4. 急性菌痢，血白细胞总数及中性粒细胞增高。

5. 大便常规检查可见白细胞及红细胞并有吞噬细胞。大便培养有痢疾杆菌生长。

6. 肠阿米巴病的新鲜大便可找到阿米巴滋养体或包囊。

7. 必要时做X线钡剂造影及直肠、结肠镜检查，有助于鉴别诊断。

二、诊断说明

细菌性痢疾、阿米巴痢疾、慢性血吸虫病、肠结核等感染性疾病必须根据实验室检查结果明确诊断，并给予对症治疗，切勿贻误病情；而溃疡性结肠炎的临床诊断应包括临床类型、严重程度、病情分期以及病变范围，对于诊断重度溃疡性结肠炎患者，在根据电子肠镜结果基础上，结合肠外表现及并发症，进行综合判断及诊治。本病急性活动期，多为脾胃虚弱、大肠湿热证，而慢性缓解期多属于脾肾阳虚、湿邪留滞证。

【鉴别诊断】

1. 泄泻　详见“泄泻”一节。

2. 肠风　二者均可见便血的症状。痢疾患者虽然有时可见纯红血便，但以排脓血便为主，且伴有腹痛、里急后重。肠风患者下血清而色鲜，肛门射血如线或点滴不已，但无腹痛、里急后重，若久治不愈，且便后重坠感加重，应及时肛诊或做直肠镜检查以除外直肠癌。

3. 暑温　疫毒痢应与暑温相鉴别。疫毒痢与暑温的暑热动风、暑入心营患者均可发高热神昏，痉厥抽搐，但疫毒痢发作更急，发展更快，能迅速演变为内闭外脱。应用冷盐水灌肠选取黏液或做肛拭子镜检，必要时做腰穿检查脑脊液，可资鉴别。

【辨证论治】

一、辨证要点

1. 辨寒热虚实　腹痛，里急后重，肛门灼热，下痢脓血，舌苔黄腻者为湿热；腹痛，里急后重，下痢白多赤少，苔白腻者，属寒湿；下痢稀薄黏冻，腹中隐痛，喜得温按，舌淡白者，为虚寒；而腹痛绵绵，下痢赤白黏冻，形瘦烦渴，舌红少苔者，属虚热。

2. 辨泻下物　痢色白者病在气分，其病浅；痢色赤者为病在血分，其病深；赤白相杂者，多属气血俱伤，深浅皆及。五色杂下，其证有虚实之分，实证多因止涩太早，或因热毒留滞于中所致，伴见里急后重太甚，脉实有力。虚证多为病证迁延日久，脏腑之气耗伤，脾肾两亏所致，伴见频频虚坐，脉弱无力等症。

3. 辨腹痛　腹痛胀满，痛而拒按，痛时窘迫欲便，便后痛暂减轻者，多为实证；腹痛喜揉喜按，痛势绵绵，便后反见明显者，多为虚证。腹痛即泻，暴注下迫，肛门灼热者，多为热证；少腹冷痛拘急，完谷杂下，肠鸣肢冷者，多为寒证。腹痛缠绵不休，不坚不实，冷痛喜得温按者，为虚寒。腹痛肠鸣即泻，泻后痛不减，或有所加重，多为气滞。脘腹胀满，坚满而痛，痛而拒按，泻后痛减，随后又作，嗳腐吞酸者，多为食积。

4. 辨里急后重　里急后重为痢疾的主要见症和特点，其所以出现皆因气使然，因为无论气热、气寒或气陷而下迫，皆因为气欲出而无所出，无所出而又欲出，于是里急后重。凡里急后重，便后得减者，多属实证。凡里急后重，便后不减者，多属虚证。其中，气虚者，里急而频见污衣；气陷者，后重而便后转甚；阴血不足者，每虚坐努责。热证见腹痛窘迫，肛门下坠灼热；寒证见肛门下坠，腹部喜温喜按。

二、治疗原则

热痢清之，寒痢温之，初痢实则通之，久痢虚则补之。寒热交错者，清温并用；虚实夹杂者，通涩兼施。赤多者重用血药，白多者重用气药。

痢疾的基本病机是邪气壅滞肠中，只有"祛邪导滞"，才能恢复肠腑传导之职，避免气血之凝滞，脂膜血络之损伤，此为治本之法。"调气和血"，顺畅肠腑凝滞之气血，祛除腐败之脂脓，恢复肠道传送功能，促进损伤之脂膜血络尽早修复，以改善腹痛、里急后重、下痢脓血等临床症状。"人以胃气为本，而治痢尤要"。由于治疗实证初期湿热痢、疫毒痢的方药之中，苦寒之品较多，长时间大剂量使用，有损伤胃气之弊。因此，治痢应始终把握祛邪与扶正的辨证关系，顾护胃气贯穿于治疗的全过程。

此外，古今学者提出有关治疗痢疾之禁忌，如忌过早补涩，以免关门留寇，病势缠绵不已；忌峻下攻伐，忌分利小便，以免重伤阴津，戕害正气等，都值得临床时参考借鉴。

三、分证论治

1. 湿热痢

主症：腹痛，里急后重，下痢赤白脓血。

兼次症：口渴不思饮，脘闷纳呆，恶心呕吐，肛门灼热，小便短赤。

舌脉：舌红，苔黄腻，脉濡数或滑数或洪数。

分析：湿热之邪留恋肠道，与气血相搏结，腐败化为脓血，故见下痢赤白；热势偏盛，血络受伤，故见下痢以赤色为主；肠道气血阻滞，不通则痛，故见腹痛；湿热夹积，欲从肠道排出，气机不畅，反不欲出，故见里急后重，窘迫难忍；湿热阻于中焦，故见口渴不思饮；湿热踞于肠道，胃失和降，故见脘闷纳呆，恶心呕吐；湿热下注，故见肛门灼热，小便短赤；舌红，苔黄腻，脉濡数或滑数或洪数为湿热之象。

治法：清热化湿解毒，调气行血。

方药：芍药汤加减。方中芍药安中止痛，敛阴养血，为君药；黄连、黄芩清热燥湿，厚肠止痢，大黄泄热破瘀，下积通便，共为臣药；木香、槟榔行气导滞，破结消积，当归、肉桂温而行之，共为佐药；甘草益胃和中，调和诸药，为佐使药。

加减：饮食积滞，嗳腐吞酸，腹部胀满者，加莱菔子、神曲、谷麦芽；湿重于热，痢下白多赤少，舌苔白腻者，去当归、黄芩，加茯苓、苍术、厚朴、陈皮；热重于湿，痢下赤多白少，口渴喜冷饮者，加白头翁、黄柏、秦皮；痢下鲜红者，加地榆、苦参、牡丹皮、侧柏叶。

临证参考:本证初起,兼见发热恶寒,头痛身痛者,依感受邪气之不同,可加荆芥、薄荷之辛凉,苏叶、淡豆豉之辛温,或藿香、佩兰之芳香等。若表邪未解而里热已盛,则宜解肌清热,用葛根芩连汤加味。如表邪已解而痢犹不止者,可用香连丸或香连化滞丸以治之。

2. 疫毒痢

主症:起病急骤,高热,呕吐,继而大便频频,以致失禁,痢下鲜紫脓血。

兼次症:腹痛剧烈,里急后重感显著,更甚者津液耗伤,四肢厥冷,神志昏蒙,或神昏不清,呕吐频繁,惊厥频频,瞳仁大小不等。

舌脉:舌红绛,苔黄燥,脉滑数或微细欲绝。

分析:外感疫毒之邪,内伤不洁之物,邪毒暴盛,故见发病急骤,高热;热扰于胃,胃失和降,故呕吐;热毒熏灼肠道,损伤气血,故见大便频频,失禁,下痢鲜紫脓血;肠道气机逆乱,故见腹痛剧烈,里急后重感显著;热盛风动,故见四肢厥冷,惊厥频频;热毒蒙闭清窍,故见神志昏蒙或神志不清,瞳仁大小不等;舌红绛,苔黄燥,脉滑数为热毒炽盛之象,脉微细欲绝为阴亏阳脱之象。

治法:清热解毒凉血。

方药:白头翁汤加味。方中白头翁清热解毒,凉血止痢,善清胃肠湿热和血分热毒,为君药;黄连苦寒,泻火解毒,燥湿厚肠,黄柏清热燥湿,共为臣药;秦皮清热燥湿,收涩治痢,为佐药。

加减:高热神昏者,为热毒深入营血,加水牛角 30~60g,另外加服紫雪散 1 支或安宫牛黄丸或局方至宝丹 1 丸,化服,每日 2 次;面色苍白,四肢厥冷,汗出喘促,脉细弱者,为邪盛正衰,正不胜邪,阳气欲脱之内闭外脱证候,急用生脉注射液或参附注射液,敛阴回阳以救逆;神昏烦躁,惊厥,面色灰白,瞳仁大小不等者,鼻饲神犀丹、紫雪丹,并可配针灸治疗。

临证参考:本证为痢疾中最危急重证,若抢救不力或延误抢救,或平素正气虚弱,热毒充斥三焦,弥漫气血,疫毒内陷心包,蒙闭心神或热盛化火,内窜营卫,进迫厥阴、少阳,引动肝风,甚则耗竭气阴,阳气暴脱,可出现阴阳离决而危及生命,特别是幼儿病例,稚阳之体,病势更凶。如果抢救及时,措施有力,多数患者亦可脱险,特别是使用多途径给药,以及中西医结合疗法,还可收到更好的效果。

3. 寒湿痢

主症:腹痛拘急,痢下赤白黏冻,白多赤少,或纯为白冻,里急后重。

兼次症:腹胀痞闷,头身困重,纳呆。

舌脉:苔白腻,脉濡缓。

分析:寒湿滞留肠中,伤及脂膜和血络,故见腹痛拘急,痢下赤白黏冻,白多赤少,或纯为白冻;腑气不和,传导失职,故见腹痛,里急后重;寒湿中阻,运化失司,故见腹胀痞闷,头身困重,纳呆;苔白腻,脉濡缓为寒湿之象。

治法:温化寒湿。

方药:平胃散加减。方中苍术健脾燥湿,降浊和胃,为君药;厚朴行气化湿,消胀除满,为臣药;陈皮行气化滞,醒脾和胃,为佐药;甘草、生姜、大枣调和脾胃,以助健运,甘草兼调和诸药,共为佐使药。

加减:兼表证者,合荆防败毒散;暑天感受寒湿而病痢者,用纯阳正气丸合藿香正气散。

临证参考:本证多见于素体阳虚患者,湿从寒化,寒湿内蕴,再加上饮食不洁,邪气食积于肠中,遂为寒湿之病。治疗及时,一般预后尚可。若迁延日久不愈,寒伤中阳,中阳虚衰,导致肾阳不足,脾肾阳虚,可转化为虚寒痢。

4. 虚寒痢

主症:久痢不已,时轻时重,下痢稀薄,带有白冻。

兼次症:小腹隐痛,便下不畅,甚则滑脱不禁,身倦乏力,畏寒肢冷,食少神疲,口淡不渴。

舌脉:舌淡,苔薄白,脉细弱。

分析:久痢不愈,脾肾俱伤,寒湿滞留肠中,故见久痢不已,下痢稀薄,带有白冻;阳气不振,气机不畅,故见小腹隐痛,便下不畅;中气下陷,固摄无权,故见滑脱不禁;脾肾俱虚,阳气不展,运化失司,故见身倦乏力,畏寒肢冷,食少神疲,口淡不渴;舌淡,苔薄白,脉细弱为虚寒之象。

治法:温补脾肾。

方药:真人养脏汤加减。方中罂粟壳涩肠固脱止泻,为君药;肉豆蔻、诃子涩肠止泻,肉豆蔻且能温中散寒,行气止痛,共为臣药;肉桂益火壮阳,温肾暖脾,散寒祛邪,人参、白术、甘草益气健脾补中,当归、白芍养血和血,木香芳香醒脾,行气止痛,共为佐药;甘草调和诸药,兼做使药。

加减:中气下陷,滑肠脱肛者,去木香,加黄芪、升麻;畏寒肢冷明显者,加吴萸、制附子;夹积滞,大便不爽者,去诃子、罂粟壳,加山楂、槟榔。

临证参考:本证多为痢久不愈,导致脾虚中寒,寒湿留滞肠中,而发生下痢稀薄带有白冻。若脾胃虚寒,化源不足,中气下陷,易出现脱肛之证。加之肠中久痢,精微外流,易导致肾阳亦虚,关门不固,出现腰酸怕冷,滑脱不禁,缠绵难愈。

5. 阴虚痢

主症:痢下赤白,日久不愈,脓血黏稠,或下鲜血。

兼次症:脐下急痛,虚坐努责,恶食,发热烦渴,至夜转剧。

舌脉:舌红绛少津,苔腻或花剥,脉细数。

分析:阴虚之质,感邪病痢,或痢久不愈,湿热伤阴,故见痢下赤白,日久不愈;脓血乃气血津液所化,阴血亏虚,湿热熏蒸,故见脓血稠黏;阴亏血热,络脉受伤,故见下鲜血;阴亏于下,湿热交阻,故见脐下急痛,虚坐努责;胃阴亦弱,受纳无权,故见恶食;阴虚则阳盛,津液亏乏,故见发热烦渴;阴病甚于阴时,故见至夜转剧;舌红绛少津,苔腻或花剥,脉细数为阴虚火旺之象。

治法:坚阴泄热,扶正止痢。

方药:黄连阿胶汤合驻车丸加减。方中黄连泻心火,阿胶益肾水,黄芩佐黄连,则清火力大;芍药佐阿胶,则益水力强;妙在鸡子黄,乃滋肾阴,养心血而安神,数药合用,则肾水可旺,心火可清,心肾交通,水火既济,诸症悉平;当归炭收敛止血,炮姜温中散寒。

加减:虚坐努责者,加诃子肉,石榴皮;湿热尚盛,口苦而黏,肛门灼热者,加黄柏、秦皮;若骨蒸潮热者,加胡黄连、鳖甲。

临证参考:本证患者多素体阴虚,感受湿热之邪或湿热痢日久不愈,热伤阴液,遂成阴虚之病。若下痢不愈,耗伤阴血,导致阴血不足,最终出现气血阴阳俱亏之虚劳,治疗颇有难度。

6. 休息痢

主症:下痢时发时止,日久不愈,发则下痢脓血。

兼次症：腹痛，里急后重，食欲不振，倦怠乏力，甚则形体消瘦。

舌脉：舌淡，苔腻，脉弱。

分析：病久不愈，耗伤正气，脾胃虚弱，湿热留恋不净，故每因饮食不慎或受凉而诱发，正气恢复时则病轻痢止。脾气不足，运化失司，故见食欲不振，倦怠乏力；化源不足，气血虚少，故见形体消瘦；湿热转盛，故见下痢脓血，腹痛，里急后重；舌淡，苔腻，脉弱为正虚而湿浊不化之证。

方药：乌梅丸加减。方中乌梅安蛔止痛，为君药；细辛、蜀椒散寒止痛，杀虫祛蛔，黄连、黄柏清热下蛔，共为臣药；附子、干姜、桂枝温补脾肾以散寒，人参、当归补气养血，共为佐药。

加减：脾阳虚极，肠中寒积不化，遇寒即发，下痢白冻，倦怠少食，舌淡苔白，脉沉者，用温脾汤以温中散寒，消积导滞。

临证参考：痢疾休止时可用香砂六君子丸加山楂、黄连、木香等，健脾益气，兼清余热，以巩固疗效。如脾阳不振，肠中寒积不化，遇寒即发，下痢白冻，倦怠少食，舌质淡、苔白、脉沉，可用温脾汤加减以温中散寒，消食导滞。若见痢下为酱色，时作时止，可用鸦胆子仁治疗，成人每日3次，每次15粒，胶囊分装，饭后服下，连用7~10天。

【预后与转归】

痢疾的预后转归取决于患者体质的强弱、感邪的轻重与治疗是否及时正确。急性痢疾，治疗及时得当，体质强壮者，一般在2周左右痊愈，发热、腹痛、里急后重、便脓血等症状在3~7天消失。若病邪重，或素体正气亏虚，或失治误治，致使痢疾长期不愈，转为慢性。感受疫疠毒邪甚重，失治误治，未能控制病势而出现痢下如猪肝、鱼脑、赤豆汁，或下纯血，如屋漏水，高热神昏，或手足厥逆，内闭外脱，气急息粗或气息微弱，或噤口不食等危急症者，须积极抢救，否则预后很差。

【预防与康复】

1. 注意气候的影响，适寒温，特别要注意腹部的保暖，以防外寒直中而诱发溃疡性结肠炎。

2. 注意饮食的适度，夏天天气酷热或潮湿，人们常喜吃生冷之品，而且食物也容易变质，会招致寒湿之邪侵犯或暑湿困脾，诱发本病。

3. 急性发作或严重慢性痢疾患者，应卧床休息。缓解期或病情痊愈后，可进行适当的体育锻炼以增强体质，如太极拳、五禽戏、八段锦等。

4. 平时要保持心情舒畅，避免精神刺激，解除各种精神压力。

5. 为减轻患者肠道负担，以少食多餐方式补充营养摄入量。饮食应柔软，易消化，有足够热量。应避免使用刺激性和鲜味多的食物，如辣椒等辛辣食物，以及白薯等多渣食物。不宜多吃油腻食品及坚果类。

【结语】

痢疾是由外感湿热、疫毒之气，积滞肠腑，脂膜血络受伤；或内伤饮食生冷，损伤脾胃与肠腑而形成，以腹痛、腹泻、里急后重、大便呈赤白黏冻或脓血为主要临床表现的病证。辨证应分清寒热虚实。一般来说，暴痢多实，久痢多虚。实证又有湿热痢和寒湿痢之不同，而以湿热痢较为多见。疫毒痢来势急骤，病情严重，宜及早治疗。虚证又有虚寒痢和阴虚痢之分。休息痢有时发时止的特点。痢疾的治疗宜分清寒热虚实，初痢宜通，久痢宜涩，热痢宜清，寒痢宜温，虚实夹杂者宜通涩兼施，清温并用。治疗痢疾之禁忌，如忌过早补涩，以免关门留寇，病势缠绵不已；忌峻下攻伐，忌分利小便，以免重伤阴津，戕害正气等，都值得临床时参考借鉴。

【相关资料链接】

一、篇首案例分析

辨证分析：本患者暑湿内伏，新凉外加，表郁里结，以致升降阻滞，营卫不通。若单治其里则伏邪不得外越，内结必然更甚，病为正虚邪实。幸胃气尚存，津液未竭，急宜升阳明，和营卫，开玄府之闭，达邪外出而解里急。

诊断：痢疾　湿热痢

治法：清热解毒凉血

处方：桂枝加葛根汤加减

粉葛根 6g　　桂枝 3g　　白芍 3g　　炙甘草 3g

生姜 2 片　　大枣 2 枚

上药用文火煎取 180ml，每 4 小时服 30ml。

调护：药后另服荷叶、炒粳米煎汤。仿桂枝汤服法以助汗。

预后：药后当夜絷絷汗出，但小腿至足无汗，体温渐降，四肢转温，今晨无寒，但仍有脓血便及里急后重，前方去桂枝、白芍，加健脾化湿之品调理一周而愈。

按：本为中毒痢疾，高热、脓血便，但面白、肢凉、恶寒战栗较为明显。据此，蒲老谓正虚邪实，已至严重阶段，故不以苦寒清热解毒治痢之常法，反用辛温之剂开表达邪，逆流挽舟，使表开则里畅，热去而痢停。非善读仲景书之人决无此韬略也。

摘自：蒲辅周，陈鼎祺．中医药治疗痢疾毒血症 2 例[J]．上海中医药杂志 .1964,(8):13.

二、临证经验举隅

患者，男，51 岁。脾胃素虚，又食生冷，遂发为痢，日 20 余次，先后服西药和枳实导滞丸等，病稍缓解，但仍日下剩 10 余次，迁延 3 个月余，遂求治于中医，症见：形体消瘦，面色萎黄，神疲肢倦，头晕目眩，大便黏冻，白多赤少，腹痛绵绵，喜暖喜按，饥而不欲食，食则腹胀，四肢厥冷，小便清长，舌边尖红，苔白多津，脉沉细。

处方：乌梅 24g，黄连、黄柏各 12g，当归、党参、炮附子各 6g，干姜、蜀椒、桂枝各 4.5g，细辛 3g。3 剂，效不显。遂求治于周连三先生，认为乌梅丸证无疑，然干姜量少，而黄连、黄柏量大，清上有余，温下不足，于是增干姜为 15g，减黄连为 9g，黄柏为 4.5g，服 12 剂而愈。故治疗脾胃虚寒之久泻久痢，可重用生姜。

摘自：孙继芬．黄河医话[M]．北京：北京科学技术出版社，2001，355-357.

【思考题】

1. 简述痢疾的定义及主要临床表现。
2. 痢疾与泄泻如何鉴别？

3. 简述阴虚痢的证类特点及治疗原则。

4. 简述痢疾的治疗原则。

5. 病案分析

患者，男性，30岁，3天前在外就餐后出现腹痛腹泻，排赤白脓血便等，自服“氟哌酸胶囊”无好转。现症见：腹痛拒按，里急后重，排赤白脓血便、黏稠如胶冻，腥臭，肛门灼热，舌苔黄腻，脉滑数。

便　秘

【案例】

陈某，女，23岁。患者便秘3年，需7~8日方解1次，大便干结如球状。平素自觉腹胀，纳食欠佳，小便偶尔发黄，月经不调、量少，1月两行。屡经中西药医治，在服药期间，大便皆能通下，但停服1~2日，又复便秘，未能痊愈。舌质淡红，苔薄白，脉细弦。本病应诊断为何病？如何进行辨证、立法、处方及调护？

【概述】

便秘多由于脏腑功能失调，气血津液紊乱，大肠传导功能失常所致，是一种以大便排出困难，粪质干燥坚硬，秘结不通，艰涩不畅，排便次数减少或排便间隔时间延长，或虽有便意而排便无力、粪便不干亦难排出为主要症状的病证。

便秘在历代文献中有诸多不同称谓。《黄帝内经·素问》所称"后不利"和"大便难"即指此病而言。《伤寒论》则谓"不大便"，《金匮要略》有"脾约"的名称，前者指外感热病极期合并的一个主症，后者指胃肠燥热而原发的便秘，是便秘的两种特定类型。唐代《备急千金要方》中有大便难和大便不通之分，以此区别便秘轻重程度。宋代《活人书》记载有"大便秘"，此名称与现代中医界习惯叫的"便秘"很接近。元代《丹溪心法》有"燥结"之称。明代《医学正传》称为"大便燥结"。清代《杂病源流犀烛》称为"便秘"，沿用至今。

西医学中的功能性便秘、便秘型肠易激综合征、各种原因引起的肠黏膜应激能力减弱，或因直肠、肛周疾病，神经性疾病，慢性消耗性疾病，内分泌代谢疾病，结缔组织性疾病，药物作用，精神因素，医源性因素等而出现的便秘，均可参照本节辨证论治。

【病因病机】

一、病因

便秘一证，病在大肠，凡是影响大肠的传导功能，或引起糟粕传化失常的因素，皆可造成便秘。

1. 胃肠积热　平素喜食辛辣，过食肥甘厚味，过饮烈酒，及过服温补之品，使胃中积热，热从燥化，肠之传导功能失常。

2. 情志不畅　肝气郁结，气郁化火，肝郁化热，火邪灼土，肝胃失和。气郁过久，肝气横逆，伤脾犯胃，清阳不升，浊阴不降，气郁于中，痰阻于内，气机闭塞，胃气不降，腑气不通，大便停留或便而不爽。

3. 肺失肃降　外感风寒，寒从热化；外感风热，热邪伤肺，肺之肃降失常，肺气下达不利，津液难以下行，大肠传导失常。

4. 气虚乏力　一身之气皆属于肺，肺气虚弱；或脾气虚弱，水谷精气不能输布全身，肺脾两气虚弱，致大肠的动力不足，出现便秘。

5. 阴虚液亏　房劳过度，阴精日耗，加之淫欲之火灼液伤津，可以直接伤及肾阴；其他脏腑久病伤及肾阴者，阴液既伤，大肠枯槁，故可见大便干结，燥屎难行。

6. 血虚津亏　生成不足或久病耗伤，阴液受损，血虚津亏，肠失濡养，使肠壁枯衰，传导乏力，出现便秘。

7. 阳虚寒凝　素体阳虚，或过食寒凉之品，过服苦寒之药，使阳气更虚，真阳受损，肠内失养，推动乏力，便难艰涩。

二、病机

1. 发病　可见于各种年龄，无明显季节性；常慢性起病，可急性发作。

2. 病位　主要位于大肠，与肺、肝、脾、胃、肾的关系密切。

3. 病性　有虚实之分。虚证以气虚、阳虚、血虚、津亏、精亏为主，实证以热结、气郁、寒凝为主，亦可出现虚实夹杂证。

4. 病势　初起多为实证，病情发展，正气虚弱，邪气旺盛，即为本虚标实证。便秘日久乃为真虚之证，此时可见大便秘结，艰涩难解，是真虚假实证。

5. 病机转化　若气机失调影响大肠传导，则发生气秘；气秘证肝脾之气郁结日久，郁而化热，可渐见热秘，故本病之初多为实证，实证日久或反复发作，可转化为虚秘。虚秘者，伴脾运失常，可变生食滞、气逆、湿郁和痰阻之实证；其因虚致实，为虚中有实的夹杂证候。

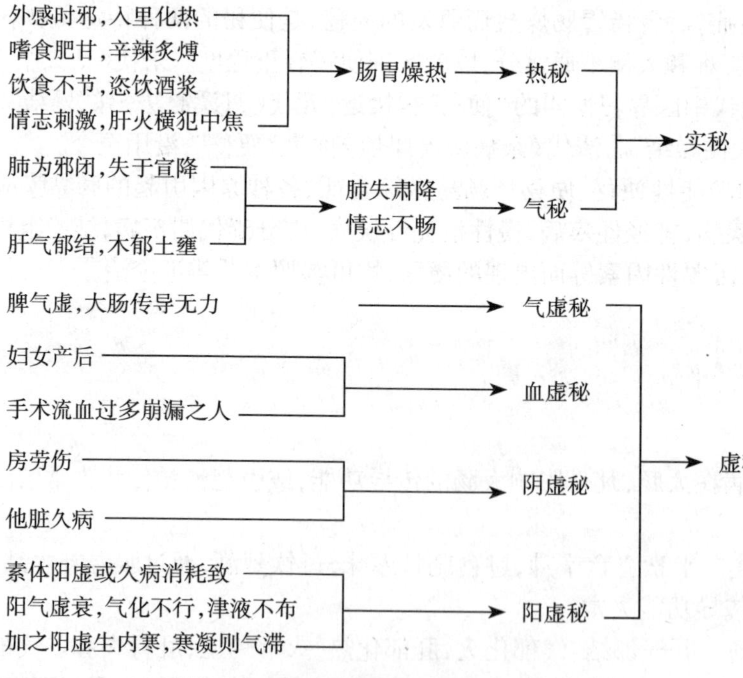

便秘病因病机示意图

【诊断】

一、诊断标准

按照2008年中华中医药学会发布的《中医内科常见病诊疗指南·中医病证部分》。

1. 每周排便少于3次,无稀便,大便硬结或呈团状,或排便费力,或有排便不尽感,或排便时需用手法协助。

2. 可伴腹胀、腹痛、口臭、纳差及神疲乏力、头晕、目眩、心悸等症状。

二、诊断说明

便秘是一种临床症状表现,对初诊的慢性便秘患者应在详细采集病史和进行体格检查的基础上有针对性地选择辅助检查。其中肛门直肠指诊简易、方便可确定肛门局部病变及肛门括约肌的肌力情况。大便常规和隐血试验可提供结肠、直肠和肛门器质性病变的线索。电子结肠镜检查能除外器质性病变。

便秘是一种慢性疾病,首先应通过上述检查除外器质性病变,以免延误病情。

【鉴别诊断】

1. 积聚　积聚与便秘均可以在腹部触及包块。便秘之包块因粪便积聚于肠道所致,多位于左下腹;积聚之包块,可以出现在腹部各处,经过电子结肠镜或下消化道造影等可以明确诊断。

2. 肠结　肠结多为急病,表现为腹部疼痛拒按;便秘多为慢性久病,表现为腹部胀满,大便干结难行。病机上便秘多因大肠传导失常所致;而肠结多因大肠通降受阻、腑气不畅所致。

【辨证论治】

一、辨证要点

1. 辨病位　主要在于大肠,与肺、肝、脾胃、肾的关系密切。如外感时邪,急性起病,或起于急性热病之后者,或其人素有咳嗽痰喘者,其病位在肺;情志所伤,伴见胸胁胀满,情志不畅,心烦易怒,脉象见弦,其病位在肝;饮食失节,伴有纳呆食少,嗳腐吞酸者,其病位在脾胃;年老体虚之人,兼见腰膝酸软、头晕耳鸣等症者,其病位在肾。

2. 辨病性　根据邪气有余和正气不足的侧重不同,分为实秘与虚秘两类。气、血、阴、阳的虚衰与不足均能引起便秘。

便秘虚实鉴别表

	实证	虚证
依据	邪气有余	正气不足
病因	六淫邪气、七情、饮食不节、痰浊、瘀血	气、血、阴、阳的虚衰与不足

二、治疗原则

根据六腑者传化物而不藏以及腑气以通为顺的生理特性,便秘的治疗原则概括起来就是“通下”。实秘以“祛邪通下”为主，具体的治法包括清热润肠、顺气导滞、通腑攻下等；虚秘以“扶正通下”为主，具体的治法包括益气润肠、养血润燥、养阴生津、温阳通便等。

三、分证论治

实秘

1. 热秘

主症：大便干结，腹部胀满，甚则疼痛拒按。

兼次症：口干口臭，面红心烦，身热汗出，小便短赤。

舌脉：舌红，苔黄燥，脉滑实有力。

分析：热邪侵袭，或嗜食肥甘厚味，或饮食不节，内生湿热，热壅肠腑，热盛伤津，肠道津液枯燥，故见大便干结，腹部胀满，甚则疼痛拒按；积热熏蒸于上，故见口干口臭；热盛于内，故见面红心烦，身热汗出；热移于膀胱，故小便短赤，舌红，苔黄燥，脉滑实有力均为肠道实热之象。

治法：清热润肠，攻下通便。

方药：麻子仁丸加减。方中火麻仁益脾胃之阴，润肠通便，为君药；杏仁清燥润肠，芍药养血敛阴，共为臣药；大黄泄热，枳实破结，厚朴除满，为小承气汤，共为佐药；蜂蜜助麻子仁润肠，缓小承气攻下，共为佐使药。

加减：暴饮暴食，食滞胃肠，郁积化热者，加莱菔子、槟榔、神曲；大便秘结日久，粪块坚硬者，加芒硝；津液已伤者，合增液汤；兼见痔疮便血者，加槐花、地榆炭；素体肝旺，遇情志刺激而诱发者，加栀子、龙胆草，或当归龙荟丸、泻青丸加减；燥热腑实重症者，可用调胃承气汤、小承气汤或大承气汤加减。

临证参考：治疗肠道实热以及燥热腑实证便秘的方药，大都属苦寒泻下的峻猛之剂，因此必须辨证无误方可大胆应用。用药期间注意清淡饮食，少食辛辣苦寒之品，以防苦寒伤津，肠道艰涩。

2. 气秘

主症：大便干结，排便不畅，欲解不得。

兼次症：胸胁胀满，少腹作胀，嗳气频作，肠鸣矢气，呕吐上逆，胁腹痞闷胀痛，或郁郁寡欢，心烦失眠。

舌脉：舌淡红，苔白，脉弦。

分析：肝气郁滞，升降失调，腑气不通，传导失常，故见大便干结，排便不畅，欲解不得；肝气郁滞，故见胸胁胀满，少腹作胀；浊气不降，胃气上逆，故见嗳气频作，肠鸣矢气，呕吐上逆；肝气郁结，失于疏泄，故见郁郁寡欢，心烦失眠。舌淡红，苔白，脉弦为气机郁滞之象。

治法：顺气导滞，降逆通便。

方药：六磨汤加减。方中木香、乌药行气，沉香降气，三药气味辛通，能入肝脾以解郁行气，大黄、槟榔、枳实破气行滞。

加减：饮食失节，脾胃气滞证者，加炒莱菔子、厚朴；肝气郁结较甚者，加柴胡、香附、郁金；痰湿郁阻者，加苍术、瓜蒌、冬瓜仁；兼有血瘀者，加当归、桃仁，三七粉；气郁化热者，加栀子、黄芩；大便干结者，加火麻仁、郁李仁；腹胀攻窜者，加乌药、炒莱菔子、小茴香。

临证参考：气机的升降出入是由许多脏器协调完成的，大肠的运动功能不仅是依赖气的推动，而且要有正常的气机运行。气机郁滞形成后反过来又可影响脏腑的功能活动和津液、血液的代谢，变生其他诸郁，在气滞的基础上可继发食滞、湿蕴、血瘀、火郁、痰阻等兼证，故有"诸郁以气郁为先"之说。具体到每个病例，其病证组合又各不相同，临证时应查其有虚无虚，兼夹何邪，认准病证，随证加减，具体治法如疏肝理气，消食导滞，行气化痰等。

虚秘

1. 阳虚便秘

主症：大便秘结涩滞，大便干或不干，排出困难。

兼次症：面色㿠白，时作眩晕心悸，甚则腹中冷痛，喜热怕冷，小便清长，面色青淡，畏寒肢冷，或腰脊冷重。

舌脉：舌淡，苔白润，脉沉迟。

分析：素体阳虚或久病消耗致阳气虚衰，阳虚气化不利，津液不布，加之阳虚生内寒，寒凝则气滞，大肠传导不利，故见大便秘结涩滞，大便干或不干，排出困难；阳虚失于温煦，故见面色㿠白，时作眩晕心悸，甚则腹中冷痛，喜热怕冷，小便清长，面色青淡，畏寒肢冷，或腰脊冷重；舌淡，苔白润，脉沉迟为阳虚内寒之象。

治法：温阳通便。

方药：济川煎加减。方中肉苁蓉温肾助阳，益精润肠，为君药；当归养血润肠，牛膝补肝肾、强筋骨，善下行，共为臣药；枳壳下气宽肠，泽泻渗湿除浊，升麻轻宣升阳，共为佐使药。

加减：兼气虚者，加党参、黄芪；兼湿阻者，加茯苓、生薏苡仁；肾阳虚便秘者，用桂附八味丸加肉苁蓉、当归、锁阳，或用四神丸、附子理中丸加味。

临证参考：阳虚所致的便秘，治疗重在温通。本证多呈慢性经过，往往病情不重，但很难取效于一时，临证时应该辨证施药，缓缓图之，切不可为贪一时之快，过用猛狼泻剂。目前，老年性便秘的病人越来越多，其中虚证便秘较为多见，阳虚便秘尤其要注意。

2. 气虚便秘

主症：大便干结如栗或不干燥，但便秘难解，排便困难，临厕努挣乏力，挣则汗出气短，便后疲惫。

兼次症：神疲气怯，四肢无力，肢倦懒言，面色㿠白，纳差食少。

舌脉：舌淡，苔白，或舌体胖大，边有齿痕，脉虚无力。

分析：气虚大肠传导无力，故见排便困难，努挣乏力；肺脾气虚，则肺卫不固，腠理疏松，可见汗出气短；脾胃虚弱，气血生化乏源，四肢百骸失其所养，故可见神疲气怯，四肢无力，肢倦懒言，面色㿠白；脾运失健，饮食纳化失常，故见纳差食少；舌淡，苔白，或舌体胖大，边有齿痕，脉虚无力为气虚之象。

治法：补气健脾，润肠通便。

方药：黄芪汤加减。方中黄芪峻补肺脾之气为君，以火麻仁、白蜜润肠通便为臣；陈皮理气为佐。

加减：脾虚失运，食滞不化者，加莱菔子、焦槟榔、焦神曲；水湿不化，痰湿郁阻者，加半夏、瓜蒌仁、冬瓜仁；肺气虚衰，肃降无权而兼气逆咳喘者，加苏子、杏仁、紫菀、杷叶；表虚自汗较甚者，重用黄芪、白术，加煅龙牡、浮小麦；脾气下陷者，用补中益气汤。

临证参考：脾主运化，运即转运传输，化即消化吸收，运化即把水谷化为精微，供应滋养全身。同时亦运化水津，促进水液代谢。胃主受纳腐熟水谷，并主通降。由此可见，脾胃与大肠的关系最为密切，只有脾胃功能正常，大肠才能发挥其正常功能。因此，治疗便秘，调养脾胃尤为重要。

3. 阴虚便秘

主症：大便干结，状如羊屎。

兼次症：五心烦热，口干少津，颧红面赤，眩晕耳鸣，心悸怔忡，腰膝酸软。

舌脉：舌红少津，苔少、剥苔或光滑无苔，脉细小数。

分析：阴虚津液被伤，大肠枯槁，故见大便干结，状如羊屎；阴津亏于下，虚火炎于上，故见口干少津，五心烦热，颧红面赤；肾开窍于耳，肾精亏虚，脑髓失养，故见眩晕耳鸣；阴虚内热，虚火上扰，故见心悸怔忡；腰为肾之府，阴虚腰失所养，故见腰膝酸软；舌红少津，苔少、剥苔或光滑无苔，脉细小数均为阴虚有火之象。

治法：滋阴补肾，润肠通便。

方药：六味地黄丸加减。方中熟地黄滋阴补肾，填精益髓，为君药；山茱萸滋补肝肾，秘涩精气，山药健脾补虚，涩精固肾，共为臣药；泽泻利湿泄浊，防止熟地黄滋腻恋邪，丹皮清泻相火，制山茱萸之温，茯苓淡渗脾湿，共为佐药。

加减：肝肾阴虚者，用左归丸加味；以肝肾阴虚为主的"下消"患者合并便秘者，除用养阴清热药外，可加桑螵蛸、益智仁、五味子等缩泉固津之品，此乃固小便通大便之法。

临证参考：滋阴补肾药大多味厚而滋腻，而年老体弱之人，脾胃功能亦往往低下，在辨证施药的同时，应时刻不忘顾护脾胃，勿使脾胃呆滞，只有脾胃健旺，方可得有源之水，故在大队滋阴补肾的同时应伍以健脾开胃之品如砂仁、木香、陈皮等。

4. 血虚便秘

主症：大便干燥，秘结不通，数日一行。

兼次症：头晕目眩，心悸失眠，多梦健忘，面色淡白或萎黄无华，唇甲色淡。

舌脉：舌淡，苔白少津，脉细涩或弱。

分析：失血过多，血虚肠失濡润，故见大便干燥，秘结不通，数日一行；血不上荣，清窍失养，故见头晕目眩；血不养心，心神不宁，故见心悸失眠，多梦健忘；血虚失养，故见面黄无华，唇甲舌淡；舌淡，苔白少津，脉细涩或弱均为血虚之象。

治法：养血润燥，滋阴通便。

方药：润肠丸加减。方中当归、生地补血养阴；麻仁、桃仁润肠通便；枳壳破气下行。

加减：气虚明显，神疲乏力，动则气喘者，加党参、白术；血虚日久，兼口干少津，大便燥结如栗，五心烦热者，加玄参、麦冬、石斛；心悸失眠甚者，加柏子仁、龙眼肉；纳食少者，加陈皮、法半夏、焦三仙；崩漏下血，血虚便燥者，加女贞子、旱莲草、乌贼骨。

临证参考：全身的脏腑器官都依赖于血的滋养濡润，大肠的运动功能亦然，如血虚不能滋润大肠，则会致肠道失润，形成便秘。

【预后与转归】

便秘日久，肠道气机阻滞，可脘腹胀痛，满闷嗳气，食欲减退，甚则腹痛呕吐；浊阴不降，清阳不升，往往引起头晕胀痛、失眠、烦躁易怒等。便秘日久，大便干燥过度努挣，可引起肛裂、痔疮；年老体弱、病后、产后体虚便秘，多为气血不足，阴寒凝滞，治疗宜缓缓图之，难求速效。

本病预后一般较好，辨证得当，大都可痊愈。

【预防与康复】

便秘的预防主要在于合理的饮食习惯，注意进食蔬菜水果，而尽量避免辛辣刺激之品；

健康的生活态度，注意锻炼身体，提高机体免疫力，学会放松减压，避免精神刺激；良好的生活习惯，规律的作息，节制情欲等。而对于一些久坐久站的工作人员、老年人食欲的下降，同时伴有腹胀和排便次数的减少等，应该作为便秘征兆认真对待，及时纠正处理。

便秘的康复主要涉及气功、针灸、按摩和一些运动（如提肛运动）。针灸常用的主穴有天枢、中脘、足三里、内关；配穴有支沟、大肠俞、上巨虚；对慢传输型加支沟、照海、关元、丰隆；对出口梗阻型加支沟、足三里、丰隆。经常针刺穴位可以调整肛肠功能。而提肛运动对于年老体弱和孕妇适宜。每日坚持提肛运动，一般百日可收康复之效。

【结语】

便秘是由多种原因引起的，总由大肠传导功能失常而成。当根据其发病原因和临床表现分辨虚实论治。虚证以气虚、阳虚、血虚、津亏、精亏为主，实证以热结、气郁、寒凝为主，亦可出现虚实夹杂证。其病位主要位于大肠，与肺、肝、脾、胃、肾关系密切。以“通下”为治疗原则，实秘以“祛邪通下”为主，如清热润肠、顺气导滞、通腑攻下；虚秘以“扶正通下”为主，如益气润肠、养血润燥、养阴生津、温阳通便。

【相关资料链接】

一、篇首案例分析

辨证分析：患者为青年女性，便秘 3 年余，需 7~8 日方解 1 次，大便干结如球状，符合便秘的诊断。其素体虚弱，脾胃气虚，运化无权，故可见腹胀、纳呆，久服通下药，更伤及脾胃，累及肝肾，肝肾阴血亏虚，故见月经不调、量少。舌质淡红，苔薄白，脉细弦均为气血亏虚之象。综观舌脉症，病位在脾胃及肝肾，病性以虚为主。

诊断：慢性便秘　脾胃气虚，肝肾阴虚

治法：补脾益气，滋养肝肾

处方：生术健运汤加味

生白术 60g　　白芍药 15g　　炙甘草 12g　　胡桃肉 15g

党参 20g　　麦芽 15g

10 剂，水煎服，每日 1 剂，分早晚服。

调护：畅情志，节饮食，注意休息。

复诊：患者服用 3 剂后，大便 1~2 日 1 次，便质变软，10 剂服完后胀满已除，纳食增加。

预后：继服原方 10 剂，大便正常，每日 1 次，余症皆除。

按：此案乃脾虚气弱，统血固摄无力，故月经 1 月两行。药用生术健运汤加党参助白术补气固摄之力；腹胀加麦芽疏肝理脾消胀；白芍药、甘草滋养肝脾；胡桃肉补肾润肠。旨在使三脏功能正常，共同协调完成消化运转传送功能，此为治本之法，非徒润下泻药收效一时。

摘自：余日新．补运通便法治疗便秘经验[J]. 上海中医药杂志，2006，40(10)：32.

二、临证经验举隅

李某，男，25 岁。2002 年 8 月 31 日因酗酒、暴食后出现恶心，腹胀痛不适，大便秘结。舌质深红，苔黄燥，脉数实。此乃阳明腑实证。治宜泻下实热积滞。予大承气汤合槟榔四消丸加减：大黄（后下）10g，川厚朴 10g，枳实 9g，芒硝（冲）9g，黄芩 9g，炒神曲 10g，炒山楂 9g，炒麦芽 9g,槟榔 9g,广木香 9g。水煎服,日 1 剂。1 剂即大便通。上方去芒硝,隔日 1 剂,又服 2 剂,诸症悉平。

按:胃气以降为顺。暴食后不能及时消化,积滞肠胃,腑气不通;酒乃火热之品,多饮则化热。热邪与胃肠中的积食糟粕相结,热滞腹中致便秘。用消食泻热散结、荡涤肠胃积滞利气之剂以收功。

摘自:刘克勤. 便秘治验 3 则[J]. 河北中医.2003,25(9):675.

【思考题】

1. 如何理解《金匮要略》中的"脾约"?
2. 简述便秘的病因病机。
3. 便秘如何辨病位及虚实?
4. 病案分析

李某,女性,29 岁,1993 年 7 月 27 日初诊。

主诉:大便秘结 2 年。

病史:患者 2 年来大便秘结,干燥难下,每隔 5~6 天始解 1 次,痛苦难忍,由于长期排便困难,导致痔疮和肛裂,曾服用麻仁润肠丸等泻药,终无显效。

现症:大便干燥难解,脘腹胀满,两胁胀痛,口干苦,纳食不甘,月经量少。舌黯红,苔白腻,脉弦细。

胁 痛

【案例】

孙某，女，50岁，2005年3月28日来诊。患者1个月前因亲属故去，忧伤过度，胁肋部胀痛。现症：胁肋部窜痛，右胁痛甚，胸部满闷，善太息，心情不舒，纳差，苔白腻，脉弦。患者既往有乙型肝炎病史，肝区叩诊轻微疼痛。本病应诊断为何病？如何进行辨证、立法、处方及调护？

【概述】

胁痛是在情志内伤、瘀血内积、劳倦体虚基础上，遇有情绪改变、进食油腻、劳累受凉等诱因，引起肝络不畅或气血失养所致，以一侧或两侧胁肋疼痛为主要表现的病证。胁指侧胸部，即由腋以下至第十二肋软骨部分的统称。

胁痛一证，最早见于《素问·缪刺论》："邪气客于足少阳之络，令人胁痛"；《素问·脏气法时论》云："肝病者，两胁下"，认为胁痛与肝胆密切相关。汉代张仲景对胁痛的认识侧重在治法方药上，《伤寒论·辨太阳病脉证并治》言"设胸满胁痛者，与小柴胡汤。"明代张景岳在《景岳全书·杂证谟·胁痛》将胁痛病因分为外感与内伤两大类，并提出以内伤为多见。清代叶天士《临证指南医案·胁痛》指出久病必瘀，注重调理气血，并根据寒热虚实不同分别采用辛温通络、甘缓理虚、温柔通补、辛泄宣瘀等方法颇为实用，对后世医家影响较大。

西医学中的急性肝炎、慢性肝炎、肝硬化、胆囊炎、胆石症、胆道蛔虫症、肋间神经痛、妇女更年期综合征、神经官能症等疾病中出现以胁痛为主的症状时，可参考本篇辨证论治。

【病因病机】

一、病因

1. 外邪侵袭　外邪侵犯肝胆，经脉不畅而致胁痛。

2. 情志内伤　抑郁或暴怒，均可致肝失条达，气阻络痹而致胁痛。

3. 劳欲、劳倦过度　劳欲过度或久病体虚，耗伤精血；劳倦伤脾，气血化生乏源，脉络失养而致胁痛。

4. 瘀血内积　外伤或强力负重，致胁肋受伤，瘀血停留；或黄疸、积聚等经久不愈，气滞血瘀，胁络阻滞而为胁痛。

5. 痰浊郁火　过食肥甘醇酒，或过食生冷，遏伤脾阳，脾失健运，痰浊中阻，气机郁滞，肝胆疏泄失司而致胁痛。痰浊阻于中焦，胆腑通降不能，胆汁排泄不畅，内郁而化热生火，湿浊热邪交蒸日久煎熬，结成砂石，阻滞胆道而致胁肋剧痛。

二、病机

1. 发病　因感受外邪、外伤或砂石（虫体）浊实之邪阻滞胆道所致胁痛，发病急骤且疼痛较重。因劳欲过度，情志不遂所致精血亏虚，胁络失养，起病较缓，而疼痛较轻。

2. 病位　以肝胆二经为主，兼及脾胃、肾。

3. 病性　有虚有实，而以实证多见。实证以气滞、血瘀、湿热等浊邪为主；虚证多为阴血不足、肝肾亏虚或阴阳俱亏。

4. 病势　初期以气滞或湿热多见，进而出现气滞血瘀，气郁化火，灼伤阴津之变；或出现湿热化火、气津两伤，湿热未尽、肝肾阴亏，甚至湿痰瘀阻、脾肾不足之变。

5. 病机转化　胁痛病机转化，常见由气及血，即由气滞发展为血瘀，又可血瘀阻气，致气血同病，或由实转虚而致虚实夹杂。

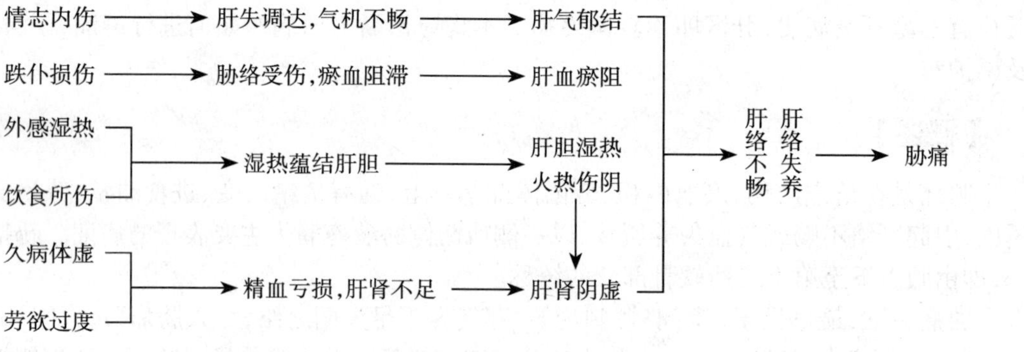

胁痛病因病机示意图

【诊断】

一、诊断标准

按照2008年中华中医药学会发布的《中医内科常见病诊疗指南·中医病证部分》。

1. 一侧或两侧胁肋疼痛为主要临床表现。疼痛性质可表现为刺痛、胀痛、隐痛、闷痛、灼痛或窜痛。

2. 常因情绪改变、进食油腻、劳累受凉等原因而诱发，并反复发作。

3. 理化检查　可结合血常规、肝功能、甲胎蛋白（AFP）、胆囊造影、B超、CT等检查。

二、诊断说明

胁痛的发病，常有情志所伤、饮食不节、感受外邪、外伤等诱因，腹部B超、CT及血液生化等检测有助于诊断。

【鉴别诊断】

1. 胃痛　胁痛以侧胸部疼痛为主，即由腋以下至第十二肋软骨部分疼痛，外感胁痛可伴有寒热、恶心、呕吐或黄疸等症状。胃痛以上腹胃脘部近心窝处经常发生疼痛为主症，严重时可牵连胁背，尤其是肝气犯胃证的胃脘痛，发作时常可攻痛连胁，但仍以胃脘部疼痛为主症，常兼见胸脘痞闷，恶心呕吐，嗳气或吐酸。

2. 悬饮　二者均有胸胁胀痛。胁痛系指因肝络不畅或气血失养所致一侧或两侧胁肋疼痛为主要表现的病证，疼痛与情志不舒时加重，长出气时暂时缓解。悬饮为饮停胸胁之病证，以饮邪停聚之一侧或双侧胸胁胀痛为主，疼痛一般持续不解，且于呼吸、咳唾、转侧时加重，肋间饱满，并有咳嗽、咯痰等肺系症状。

【辨证论治】

一、辨证要点

1. 辨外感和内伤　外感胁痛，起病较急，大多为湿热病邪侵犯肝胆，伴有寒热、恶心、呕吐或黄疸等症状；内伤胁痛，起病较缓，无寒热等表证出现，多由肝气郁结，瘀血阻络或肝阴不足等引起。

2. 辨属虚属实　因肝郁气滞、瘀血内阻、肝胆湿热、气郁化火而致者多属实，其疼痛较剧，痛而拒按，病程较短；肝阴血亏所致肝络失养者属虚，其胁痛隐隐，喜揉喜按，病程较长。

3. 辨在气在血　胁痛在气，以胀痛为主，且走窜不定，胀痛随情志变化而起伏；胁痛在血，以刺痛为主，其痛有定处，入夜加剧。

二、治疗原则

胁痛的基本治则是调理气血，疏通经络，恢复脏腑功能。对实证胁痛，据邪之不同而予或利湿解毒清热，或理气活血。对虚证者，以滋阴养血为主。虚实并见者，据虚实之轻重、缓急，或以补为主，补中有通，或以通为主，通中兼补。

三、分证论治

1. 肝气郁结

主症：胁肋胀痛，走窜不定，疼痛常与情志不畅有关，随情志变化而加重或减轻。

兼次症：胸闷太息，食少嗳气，脘痞腹胀。

舌脉：舌淡红，苔薄白，脉弦。

分析：忧郁、恼怒伤肝，肝失疏泄，胁络受阻，故见胁肋胀痛；气属无形，时聚时散，故见疼痛走窜不定，随情志变化而增减；肝郁气滞，故见胸闷太息；横逆乘脾犯胃，故见脘痞腹胀，食少嗳气；舌淡红，苔薄白，脉弦为肝郁之象。

治法：疏肝解郁，理气止痛。

方药：柴胡疏肝散加减。方中柴胡疏肝解郁，为君药；香附疏肝理气止痛，川芎疏肝开郁，行气活血止痛，共为臣药；陈皮、枳壳理气行滞和胃；芍药、甘草养血柔肝，缓急止痛，共为佐药；甘草调和诸药，兼为使药。

加减：胁痛重者，加川楝子、郁金；肝胃不和，嗳气脘胀者，加玳玳花、半夏；肝郁夹食见胁胀痛，稍食则胀甚者，去白芍、香附、川芎，加半夏、黄芩；肝郁夹热，心烦口苦者，去香附、川芎，加栀子、菊花。

临证参考:肝为体阴用阳之脏,故辛温香燥之药,不宜多用、久用、重用。用量过大,疗程过长,可耗气伤阴。对久治不愈者,应酌加白芍、生地、当归、枸杞子等药以养肝之体则肝用自疏。对胁痛轻者,可选佛手、香橼皮、玫瑰花、合欢花等力薄性缓之品。

2. 肝血瘀阻

主症:胁肋刺痛,痛处不移,入夜尤甚。

兼次症:胁下癥积,赤丝红缕及朱砂掌。

舌脉:舌紫黯或见瘀点瘀斑,脉沉弦涩。

分析:气郁日久,气滞血瘀,或跌仆损伤,致瘀血内停,痹阻脉络,故见胁肋刺痛,痛处不移,入夜尤甚;瘀血停滞,积久不散,故见胁下癥积,赤丝红缕及朱砂掌;舌紫黯或见瘀点瘀斑,脉沉弦涩均为瘀血内停之象。

治法:活血化瘀,通络止痛。

方药:膈下逐瘀汤加减。方中当归、赤芍、川芎养血行血为君;桃仁、红花、五灵脂化瘀通络,五灵脂并可祛瘀滞而止疼痛,共为臣药;佐以香附、乌药、延胡索、枳壳行气舒肝止痛。

加减:血瘀化热者,加大黄、丹皮、栀子;胁下有癥块者,加穿山甲、鳖甲、三棱、莪术、土鳖虫,或配合服用大黄䗪虫丸、鳖甲煎丸;正气渐衰者,加人参、党参、黄芪。

临证参考:本证患者大多病程较长,正气渐虚,故呈虚中夹实之证,除注意扶正外,活血化瘀药用量不宜过大,必须用量大时也不宜久服,以免伤正。跌仆闪挫而致瘀血内停,胁肋疼痛者,可用复元活血汤,另服三七粉或云南白药、七厘散等成药。

3. 肝胆湿热

主症:胁肋灼热胀痛,胁下痞块拒按。

兼次症:面目身黄,脘痞腹胀,纳差厌油,小便黄赤。

舌脉:苔黄腻,脉滑数或弦数。

分析:感受湿热疫毒之气或过食肥甘,嗜饮酒浆,酿湿生热,熏蒸肝胆,以致肝脉闭阻,胆道不畅,故见胁肋灼热胀痛,胁下痞块拒按;木郁克土,脾胃运化失常,故见脘痞腹胀,纳差厌油;湿热蕴结肝胆,胆汁外溢,故见面目身黄,小便黄赤;苔黄腻,脉滑数或弦数俱为肝胆湿热之象。

治法:清利肝胆湿热。

方药:龙胆泻肝汤加减。方中龙胆草上泻肝胆实火,下清下焦湿热,泻火除湿,为君药;黄芩、栀子泻火解毒,燥湿清热,共为臣药;泽泻、木通、车前子清热利湿,生地黄、当归滋阴养血护肝,柴胡疏畅肝胆气机,引诸药入肝胆,共为佐药;甘草调和诸药,防苦寒败胃之用,为佐使药。

加减:便秘者,加大黄;腹胀明显者,加枳实、厚朴、大腹皮;黄疸者,加茵陈蒿、丹参;湿重热轻者,减龙胆草、黄芩、栀子用量,加白术、茯苓、砂仁;蛔虫入胆者,用连梅安蛔汤加减。

临证参考:为使湿热之邪有出路,服药后务须保持大小便通畅。大黄的用法用量,应据患者体质强弱、病情轻重、排便情况而定,不可过用,以防苦寒伤阳,以通为度。若湿热化火成毒,致胁痛加剧,黄疸日益加深,甚或热毒入营或热入心包者,须积极救治。

4. 肝胆实火

主症:起病多急,胁肋绞痛或剧痛,按之痛甚。

兼次症:连及肩背,可因暴饮暴食、过食肥甘而诱发或加重,兼见肋下痞块,发冷发热,面目俱黄,口苦纳差,恶心欲呕,尿黄便秘。

舌脉：舌红，苔黄，脉弦实有力。

分析：肝胆湿热蕴久化火，或日久结成砂石，或蛔虫残体阻滞胆道，肝胆疏泄失常，脉络不畅，故见胁肋绞痛或剧痛，按之痛甚，连及肩背，肋下痞块；砂石、虫体阻滞胆道，胆汁外溢，故见面目俱黄，尿黄；少阳经气郁滞，故见口苦纳差，恶心欲呕；阳明腑实不通，故见便秘；舌红，苔黄，脉弦实有力为实火内盛之象。

治法：清泻肝胆实火。

方药：大柴胡汤加减。方中柴胡入少阳经而疏邪透表，大黄入阳明经而泄热通腑，共为君药；黄芩清少阳之郁热，枳实行气破结，共为臣药；芍药缓急止痛，半夏和胃降逆，生姜止呕，并制大黄、黄芩之苦寒，共为佐药；大枣和中益气，与生姜调和营卫而和诸药，与芍药生津益阴而缓急，为佐使药。

加减：砂石阻滞，绞痛发作者，加海金沙、茵陈、金钱草、威灵仙；热毒壅盛者，加蒲公英、金银花、野菊花、黄连、黄柏；胁痛剧者，加川楝子、三棱、莪术、姜黄。

临证参考：本证患者若出现外科急腹症征象时，应立即转外科手术治疗，不可贻误时机。本证若属结石阻滞致绞痛发作者，当重用大黄通里攻下，或加芒硝。本证用药中病即止，尤其芩连苦寒之属，过用可伤及中阳，当须注意。

5. 肝肾阴虚

主症：胁肋隐痛，痛势悠悠，绵绵不休。

兼次症：头晕目眩，两目干涩，口干咽燥，五心烦热或午后潮热。

舌脉：舌红，少苔，脉弦细数。

分析：湿热或实火久羁，气滞血瘀日久化热，过用辛香温燥、渗湿利尿之品，劳欲过度或失血过多致精血亏损，或素体阴血亏损，致肝肾阴亏，肝络失养，故见胁肋隐痛，痛势悠悠，绵绵不休；精血亏虚，不能上荣头目，故见头晕目眩，两目干涩；阴虚生内热，故见口干咽燥，五心烦热，午后潮热；舌红，少苔，脉弦细数为阴虚内热之象。

治法：滋阴养血，柔肝止痛。

方药：一贯煎加减。方中生地黄益肾养肝，为君药；枸杞子补肝肾，养精血，当归养血补血，共为臣药；北沙参、麦冬养阴生津，润燥止咳，清金益胃，共为佐药；川楝子疏肝泄热，行气止痛，亦调和药性，为佐使药。

加减：阴虚重者，加女贞子、旱莲草、白芍；骨蒸潮热者，加地骨皮、银柴胡、白薇；心烦失眠者，加五味子、酸枣仁。

临证参考：本方药以滋阴养血为主，临证可酌加合欢花、白蒺藜、佛手、玫瑰花等配合川楝子理气止痛，且可避免养阴药滋腻碍胃之弊。滋阴药质地致密，宜文火慢煎。

【预后与转归】

无论外感或内伤胁痛，只要治疗将养得法，一般预后较好。肝气郁结证，一般症情较轻，多可治愈。肝血瘀阻证，初期症情较轻者，经治病情可痊愈，较重者经合理调治，病情可控制、稳定，部分可因正虚邪毒滞留，或因失治、误治而渐转为癥积、鼓胀病，则预后不佳。肝胆湿热者，经妥善调治大多可痊愈。肝胆实火证，砂石难消，部分需转外科治疗。肝阴亏虚证，耐心精心调养用药，多可向愈。

内伤胁痛各个证型之间可以互相转化。肝郁胁痛如久延未治，或治疗不当，日久可转化为瘀血胁痛。久病致虚，或久郁成劳，又可出现肝血不足，虚实互见。外感胁痛多属湿热蕴于肝胆致病，病久不去，肝胆疏泄失职，气滞血瘀；又可因邪毒久羁而耗伤阴血，转为虚实夹杂证。

【预防与康复】

1. 针对原发病因，预防胁痛可从以下几方面着手。精神内守，减少不良的精神刺激和过度的情志活动；起居有常，防止过度劳累；饮食有节，多食蔬菜、水果、瘦肉等清淡营养食物，切勿过食肥甘之品，勿嗜饮酒浆；适当进行体育锻炼，强健体魄，慎避外邪。

2. 胁痛的康复可通过气功、针灸、穴位注射、按摩及音乐疗法、呼吸疗法诸方面，协助药物治疗，以促早日康复。

【结语】

胁痛是以一侧或两侧胁肋疼痛为主要表现的病证，其主要病位在于肝胆，以二经之脉皆布胁肋故也，兼及脾、胃、肾。胁痛多因外邪侵袭，情志内伤，劳欲、劳倦过度，瘀血内积，痰浊郁火而成。病性有虚有实，以实证多见。胁痛的基本治则是调理气血，疏通经络，恢复脏腑功能。对实证胁痛，据邪之不同而予利湿解毒清热，或理气活血。对虚证胁痛，以滋阴养血为主。虚实并见者，据虚实之轻重、缓急，或以补为主，补中有通，或以通为主，通中兼补。胁痛除及时正确治疗外，自身调摄也甚为重要，应戒嗔怒，适劳逸，慎饮食。

【相关资料链接】

一、篇首案例分析

辨证分析：患者1月前因亲属故去，忧伤过度，胁肋部胀痛、窜痛，符合胁痛的证候特征，故诊断为胁痛。忧郁伤肝，肝失疏泄，肝气失于条达，肝气郁滞，胁络受阻则胁肋胀痛；气本无形，时聚时散，故疼痛走窜不定；气郁气滞则胸部满闷，善太息；肝气郁结，横逆乘脾犯胃则纳差；苔白腻，脉弦均为肝气郁结之象。综观舌脉症，病位在肝胆，且与脾胃肾相关，病性以标实为主。

诊断：胁痛　肝气郁结

治法：疏肝解郁，理气止痛

处方：柴胡疏肝散加减

柴胡 10g　川芎 15g　香附 15g　陈皮 15g
枳壳 12g　白芍 15g　茵陈 25g　栀子 10g
党参 15g　白术 10g　茯苓 10g　延胡索 15g
甘草 5g

5剂，水煎服，每日1剂，分早晚服。

预后：结合中药并予情志引导，精神安慰。患者服完5剂后来诊，精神大振，疼痛减轻，胸闷消除，纳食正常。据症调方，再进5剂后，症状基本消除。予疏肝健胃丸以善其后。

按：胁痛的发生多与情志内伤、劳倦过度等因素有关。方用柴胡疏肝散乃遵循《金匮要略》："见肝之病，知肝传脾，当先实脾"之意。诸药合用，肝脉通畅，肝疏正常，"通则不痛"。

摘自：范为民. 柴胡疏肝散临床应用举隅[J]. 河南中医，2008，28(12).

二、临证经验举隅

王某,女,36岁,2002年1月16日初诊。患者右胁肋部疼痛1年余,时轻时重,尤以劳累后疼痛明显,休息后疼痛减轻,B超提示:慢性胆囊炎。察其舌淡、苔薄白,脉细沉弱。前医多以疏肝利胆、行气活血止痛法治疗,收效甚微。患者平素易感冒,常自汗,此乃肺气虚,肺降不及,肝气太过,治以补肺气,制肝气,方用升陷汤为主,处方:生黄芪60g,知母、旋覆花(布包)各15g,醋柴胡、佛手、合欢皮各10g,桔梗、升麻各6g。每天1剂,水煎服。服3剂后胁肋部疼痛明显好转,劳累后痛感已不明显。继以上方加白术15g,防风10g,以10剂共为散剂服用,以巩固疗效。

按:胁肋部疼痛,多责之于肝胆,但本病从肝胆治疗效不佳。因患者易感冒,常自汗,劳累后疼痛明显,此乃肺气虚,肺降不及,使肝气升发太过,方用升陷汤为主,少佐柔肝之品,妙用旋覆花,一引肺气肃降下行,二制肝气升发太过,此病以五行生克制化之理论而取效。

摘自:冉太斌,江万松.升陷汤新用[J].新中医,2003,(11):66.

【思考题】

1. 胁痛为病为何责之肝胆?
2. 胁痛的病因病机有哪些?
3. 胁痛各证型的治法以及代表方药是什么?
4. “不通则痛”在治疗胁痛中的作用?
5. 病案分析

刘某,女,46岁。左侧胁肋疼痛2周。患者2周前购物时,不慎闪挫致左胁肋部疼痛,入夜尤甚,呼吸及转动时加重,触按不适,舌苔满白,边尖有紫点,脉细弦。

黄 疸

【案例】

刘某，女，27岁，腹痛、恶心、呕吐13天，发烧、神昏、面目发黄5天。患者于1962年2月4日晚，突然出现上腹部持续性疼痛，阵发性加剧，伴有恶心，呕吐，后出现腹泻，并渐至神志不清，伴发热，体温约40℃，巩膜黄染，于某院检查后诊为胆道蛔虫合并胆道感染。于2月15日手术，术中可见肝脏高度肿胀充血，肾脏充血肿胀，胆囊、胆管未见异常，未见胆道结石及蛔虫，脾不大。取肝脏活组织检查，病理诊断为急性病毒性肝炎。术后，患者仍持续神昏高热，伴有自发性出血。血查：总胆红素13.5mg/dl，脑絮（+++），麝絮（+++），谷丙转氨酶320单位，凝血酶原时间（何惠氏法）27分钟，非蛋白氮150mg/dl，二氧化碳结合力69.4Vol%，血培养有大肠杆菌。急予西医抗炎、保肝、激素及支持疗法，病情未见起色，并一度出现呼吸微弱，血压下降，脉搏未能触及。2月17日急请中医会诊。时症见：周身发黄，神志昏迷，鼻鼾大作，高烧不退，全身散在紫斑，阴道下血，大便漆黑，四肢浮肿，小便微黄。舌质红、舌苔黄厚垢腻，脉微细如丝。西医诊断：急性病毒性黄疸型肝炎，肝昏迷，急性肾功能衰竭，败血症。

本病中医应诊断为何病？如何进行辨证、立法、处方及调护？

【概述】

黄疸是一种因肝失疏泄，胆汁外溢，或血败不华于色，引发的以目睛、皮肤黄染，尿色黄赤为主要表现，伴或不伴腹胀、腹泻、便秘、浮肿、气喘、失眠、谵妄、口鼻出血、大便下血的病证。

早在《黄帝内经》中就已经对黄疸做出了明确的描述，并对黄疸的病因病机及流行性有了一定程度的认识。至汉代，中医对黄疸的认识臻于成熟，张仲景率先为中医确立了黄疸为湿邪致病的理论，并有瘀热发黄与寒湿发黄两个经典论断，这成为现在黄疸辨证分型的理论基础，并确立了发汗、利小便、下法的三大治法，提出“男子黄，小便自利，当与虚劳小建中汤”的主张。《诸病源候论·黄病诸候》中称黄疸为黄病，辟为二十八候，提出了阴黄、急黄、劳黄、脑黄、噤黄等概念及名称，在治疗方法上反对滥用下法，主张以利小便为主，其说影响深远。宋代《圣济总录》对当时流行之三十六黄的说法进行了归纳与整理，确立了瘴气为黄疸发生的另一主因，进一步补充和完善了中医对黄疸病的认识。宋代《伤寒微旨论》立阴黄证，是为现代中医阴黄证之源头，明代程钟龄于《医学心悟》中集前人之经验创制的茵陈术附汤，成为今日治阴黄证之主方。

西医学所论之黄疸系指各种原因所造成的血液中胆红素浓度升高，致使巩膜、黏膜、皮肤及体液黄染的一组临床症状，主要见于肝胆系统疾病，以及其他各种可以引起胆红素摄取、结合或排泄过程障碍的疾病。西医学中凡具有黄疸临床表现的疾病，均可参考本篇辨证论治。

【病因病机】

一、病因

1. 疫毒侵袭　疫毒之邪，由口鼻而入，侵袭人体，郁蒸肝胆，致使肝胆失于条达疏泄，胆汁不循常道，上注于目，下注膀胱，外溢肌肤，故身目小便发黄。疫疠之邪，其性酷烈，易入营血，损及肝肾，内陷心包，蒙蔽神明，则发为急黄重症。

2. 湿邪中阻　湿热之邪，从外侵袭，蕴阻中焦，湿热郁蒸于肝胆，胆汁外溢，而发生阳黄。寒湿邪气，留于中焦，伤人脾胃，运化不行，而生阴黄。

3. 饮食所伤　饮食不洁、嗜食肥甘厚味，嗜酒过度，可致湿热内生，与外邪相合而成阳黄。过服寒凉药物，饥饱失常，可损伤脾胃，运化失职，湿浊内生，郁而化热者可为阳黄，脾阳受损者可为阴黄。

4. 肝肾虚弱　素体肝肾不足，或因劳逸过度而伤损肝肾，或脾胃受损，运化失职，气血亏虚，久之肝肾失养，肝脏疏泄失职，肾气不能摄固，而致胆汁外溢于肌肤而发黄。

5. 积聚内阻　积聚日久不消，瘀血或砂石阻滞胆道，胆汁失于常道而外溢，致肌肤身目发黄。

6. 药物损伤　药毒中人，易于损伤肝肾，使胆汁疏泄失常，而发黄疸。在发达国家，药物性肝损伤为急重肝炎的首要因素。

二、病机

1. 发病　外邪侵袭所致的外感黄疸，及砂石、虫体阻滞胆道所发生的黄疸，发病较急，若为湿热夹时邪疫毒伤人者，其病势更为暴急，并有较强的传染性。内伤黄疸，一般发病较为缓慢。

2. 病位　病位在肝胆、脾胃，涉及心肾等多个脏腑。

3. 病性　外感湿热或疫毒之邪，患者平素嗜食肥甘厚味，或酒湿之邪内蕴者，多发生阳黄；若病因寒湿伤人，或素体脾胃虚寒，或久病脾阳受伤，湿多从寒化常发为阴黄；如湿热蕴积化毒，疫毒炽盛，充斥三焦，深入营血，内陷心肝，可见猝然发黄，神昏谵妄，痉厥出血等危重症，称为急黄。

4. 病势　疾病初起湿热或寒湿蕴结脾胃，阻滞肝胆；寒湿阻遏者，可致阳气失运，气血受阻，而致气滞血瘀；热毒炽盛者，可深入营血，内陷心包。

5. 病机转化　阳黄失治，热毒渐盛，或阴黄过服辛热药物，重感于疫毒邪气，则病情加剧，而转化为急黄；若患者过用寒凉药物，或病久失治，伤及脾阳，或患者本就素体阳气不足，则阳黄、急黄又可转化为阴黄。黄疸日久，渐至气血受损，气虚血滞，或损伤肝肾之阴，或伤及脾肾之阳，则患者病机渐趋复杂，而出现虚实寒热俱错杂之劳黄。

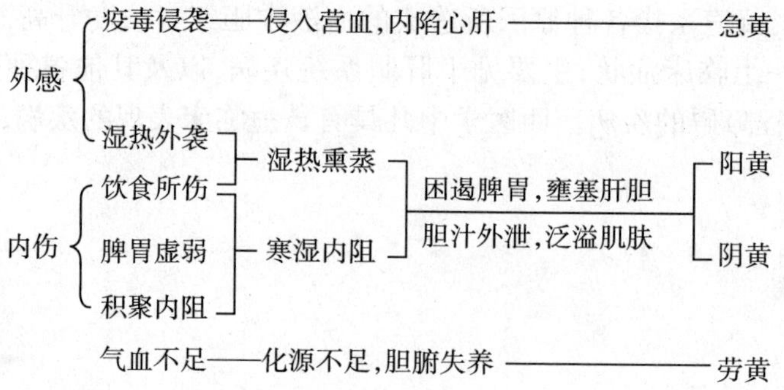

黄疸病因病机示意图

【诊断】

一、诊断标准

按照2008年中华中医药学会发布的《中医内科常见病诊疗指南·中医病证部分》。

1. 主症　目睛黄染，身黄与尿黄。其中目黄是首要症状；若身黄尿黄而无目黄，则不属于黄疸病证。可伴有恶寒发热，或食欲不振、胃脘胀闷，或右上腹或右胁胀痛等类似感冒、胃脘痛或胁痛的症状。若黄色鲜明，伴表证、湿热证多为阳黄；若黄色晦黯，伴虚寒证多为阴黄；若黄色日久不退而舌质瘀斑者，则为瘀黄；若病来势急，病情重，色黄如金，则为急黄，亦称瘟黄。

2. 病史　有饮食不洁或饮食不节史，肝炎病人接触史，或化学制剂、药物接触与应用史，或胆囊炎、胆石症与肝硬化等病史。

3. 理化检查　血清肝功能应包括ALT、AST、总胆红素、间接胆红素、直接胆红素、白蛋白、ALP与γ-GT等；肝脏影像学检查包括B超与CT等，对疾病诊断有重要价值。

二、诊断说明

传统中医学中的黄疸属症状诊断，临床中以肉眼可观察到的目睛黄染为诊断要点，患者的胆红素水平为该病的诊断提供了重要的辅助检查依据。西医学中的黄疸以患者的胆红素水平为诊断黄疸的依据，因此将血清胆红素水平在17.1~34.2μmol/L之间的轻度胆红素升高，但患者没有明显目睛黄染的情况称为隐性黄疸，在这一点上西医学与中医学有所不同，应当加以分别。

【鉴别诊断】

1. 黄胖病　黄胖病是由钩虫匿伏肠中，日久耗伤气血，引起面部肿胖色黄，全身皮肤色黄带白，而眼白如故，小便不黄，尚有头晕心悸、气短乏力、腹痛间作、嗜食异物等症状。与胆汁外溢黄疸之目黄、身黄、尿黄不同。

2. 萎黄病　黄疸多因肝失疏泄，胆汁外溢，或血败不华于色，引发的以目睛、皮肤黄染，尿色黄赤为主要表现。萎黄病多因大失血、大病及疟疾之后，气血亏耗，致使身面皮肤萎黄不华，而两目不黄，小便通利不黄，必有头晕、心悸、气短、乏力等表现。

3. 风气目黄　黄疸以目睛、皮肤黄染，尿色黄赤为主要表现。风气目黄为只见目黄，且以目内眦较为明显，表面凹凸不平，面身不黄，亦无其他见症，多见于肥胖之人及老年人，是为球结膜脂肪沉积所致。

4. 饮食所致发黄　过食富含胡萝卜素之物，如胡萝卜、南瓜、菠菜、柑橘、木瓜等，致使色素沉着，出现皮肤发黄，其发黄部位多在手掌、足底、前额及鼻等处，目睛不黄，亦无其他症状。

【辨证论治】

一、辨证要点

1. 辨阳黄、阴黄、急黄、劳黄　阳黄证常以身目黄色鲜明为特征，可有发热，心烦，口渴引饮，脘腹胀满，舌质红，苔黄腻，脉弦数或滑数，病性属湿热；阴黄证患者面色晦黯或如烟熏，神疲畏寒，脘闷腹胀，大便溏薄，舌淡胖，脉沉细而迟，病性属寒湿；急黄患者黄色如金，高热烦渴，躁动不安，神昏抽搐，衄血，斑疹，病性属热毒；劳黄乃气虚血败不能华色，故其面色晦黯，伴心悸气短乏力，头晕目眩，舌质淡，脉细弱等。

2. 辨阳黄之湿热轻重　阳黄虽由湿热所致，然湿热之中亦有偏重。偏于热者，可见口渴引饮、心烦、大便燥结、小便黄赤而少、苔厚黄腻而干或伴裂纹；偏于湿者，可见头身困重乏力、口淡无味、纳少腹胀、大便黏滞不爽或泄泻，苔白滑腻或微黄。

3. 辨湿热之三焦病位　湿热之邪犯人，侵犯之部位有三焦之分。邪犯中焦者，可见纳差、恶心、呕吐、腹胀、口中异味或口臭等症；湿邪犯于上焦，患者可有头晕头痛或头重如裹、口渴喜饮、心烦懊恼、呕吐频繁而剧烈或伴喘促等症；湿热犯于下焦者可见小便赤热，尿液混浊，尿痛或小腹胀满，大便或溏或结或为黏滞不爽。

二、治疗原则

黄疸初起患者，可伴有表证，此时勿忘化湿解表，不可以黄疸为里证而徒治其里。对于阳黄患者，基本治疗法则为清热化湿，但盲目的清热化湿往往很难收到预期的效果，所以中医名家关幼波先生提出来的治阳黄三大原则：湿热权衡，三焦分治，化痰除瘀，要分析具体病患中湿与热邪所占的比例，湿热之邪所在的三焦部位，及湿热之邪的病理产物（痰饮和瘀血）进行有针对性的治疗。急黄证的治疗在前述阳黄证的治疗原则上还要注意化痰解毒，并随病证的变化，择用攻下、开窍、凉血、息风之法；阴黄证之治疗除了要温化寒湿，化瘀退黄之外，还要注意阴黄患者往往本虚标实证，祛邪之中要注意扶正；劳黄的治疗以扶中健脾养血柔肝为原则。

三、分证论治

1. 阳黄

主症：身目俱黄，且以热重者黄色鲜明。

兼次症：热重于湿者发热口渴，小便黄赤，大便秘结，心中懊恼，胁肋胀痛，口干而苦或口气臭秽，恶心欲吐；湿重于热者头身困重，脘腹痞闷，食欲减退，呕恶，便溏。

舌脉：舌红，苔黄厚腻而干或苔腻水滑，脉洪滑有力。

分析：外感湿热或湿热内生，蕴结脾胃，熏蒸肝胆，肝失疏泄，胆汁外溢，故见身目俱黄，色鲜明；热盛伤津，故见发热口渴；热移下焦，气化不利，肠腑失养，故见小便短赤，大便秘结；

火热扰于上焦，故见心中懊侬，胁肋胀痛，口干而苦或口气臭秽，恶心欲吐；湿热困阻，清窍不利，故见头身困重；湿阻中焦，运化失司，故见脘腹痞闷，食欲减退，呕恶；湿热夹滞，阻于肠道，故见便溏；舌红，苔黄厚腻而干或苔腻水滑，脉洪滑有力均为湿热蕴结之象。

治法：清热化湿。

方药：热重于湿者，茵陈蒿汤加减。方中茵陈为清热利湿退黄之主药，栀子以其苦寒清利三焦之热，大黄通导阳明之积，清泄在里之瘀热。

湿重于热者，茵陈五苓散加减。方中以茵陈清热利湿退黄，茯苓、猪苓、泽泻以淡渗利湿，白术健脾，桂枝温经通阳兼利小便。

加减：病在上焦者，加栀子、黄芩、连翘、杏仁、麻黄、藿香、佩兰、竹茹、淡豆豉；病在中焦者，加草果、砂仁、黄连、陈皮、茯苓；病在下焦者，加白茅根、泽泻、猪苓、黄柏、秦皮、白头翁；胁痛较甚者，加柴胡、川楝子、延胡索、当归、白芍；砂石内阻者，加金钱草、鸡内金、郁金。

临证参考：阳黄初起兼表证者，宜先用麻黄连翘赤小豆汤解表。表证期过后，清除在里之湿热宜彻底，但亦不可过度而损伤脾阳，而在清除湿热的同时不要忘记健运脾胃。治疗黄疸的同时可适当辅以活血化痰之药，使痰化血行而黄疸易去。黄疸退后，患者常经历脾虚湿滞或肝脾两虚阶段，视具体情况可选用香砂六君子汤、四物汤加减，此时用药宜平和稳妥，慎用苦寒清热类药物。若患者因蛔虫阻滞胆道而见黄疸者，则可选用乌梅丸加茵陈、栀子等以安蛔止痛、利胆退黄。

2. 急黄

主症：发病急骤，变化迅速，身黄如金。

兼次症：发热不退或入暮高热；皮下斑疹、紫癜或衄血、呕血、便血；神志恍惚或神昏谵语，躁动不安甚则狂乱，抽搐；小便黄赤短少或尿闭；不思食或索食如狂，呕恶频作，腹胀如鼓，大便不通或小便失禁。

舌脉：舌红绛，苔黄糙或少苔或苔秽浊，脉弦滑而数。

分析：疫邪毒热，来势凶猛，传变迅速，乘势内扰，逼胆汁大量外溢，故见起病急骤，变化迅速，身黄如金；热盛而伤阴，故见发热不退或入暮高热；热毒侵入营血，迫血妄行，溢于肌肤，故见皮下斑疹、紫癜；上逆，故见衄血、呕血；下行，故见为便血；热毒内陷心包，上扰神明，故见神志恍惚或神昏谵语，躁动不安甚则狂乱，抽搐；热毒闭阻膀胱，气化无权，故见小便黄赤短少或尿闭，小便失禁；热毒内袭，损伤脾胃，运化失司，故见不思食或索食如狂，呕恶频作，腹胀如鼓；热移肠腑，耗伤津液，故见大便不通；舌红绛为热毒内陷营血之象；苔黄糙或少苔或苔秽浊，为湿热疫毒侵袭之象；脉弦滑数为热毒内炽，正邪相争之象。

治法：清营解毒，凉血开窍。

方药：犀角散加减。方中以犀角（现用水牛角代）清热凉血解毒，茵陈以清热利湿退黄，辅以黄芩、栀子、升麻以增清解之力。

加减：发热不止者，加生地黄、丹皮、玄参；神昏谵语、手足抽搐者，加服安宫牛黄丸或至宝丹；吐血、衄血、便血或肌肤瘀斑者，加地榆炭、柏叶炭、白茅根、紫草；大便不通，腹满而痛者，加大黄、枳实、槟榔；小便不利或出现腹水者，加车前子、茯苓、猪苓、泽泻。

临证参考：治疗急黄有两点需要重视：第一，要维护患者的脾胃功能。保证患者的食欲及大便的通畅对病情的向愈有着积极的意义，故清热解毒之药不可过于寒凉以致碍胃伤脾，并保持患者的大便次数维持在每日 1~3 次左右。第二，要注意扶助正气。若患者出现精神萎靡，极度乏力，脉细而数，为气衰欲脱之征，当于清热解毒药中加人参或西洋参、山茱萸补气以防脱；如患者见脉沉细无力，肢冷蜷卧，可加入山茱萸、龙骨、牡蛎等回阳以固脱，必要时也可加入附子、干姜等；对于邪陷心肝，热扰心包者，在临床上又有痰热互结与痰湿蕴滞之分，前者可予安宫牛黄丸、紫雪丹之类，清热解毒，开窍镇惊；后者可用至宝丹、猴枣散之类，芳香开窍，清心涤痰。

3. 阴黄

主症：身目俱黄，黄色晦黯，或如烟熏。

兼次症：畏寒喜暖，纳少，脘痞腹胀，倦怠困重，便溏。

舌脉：舌淡或黯淡，舌体胖，苔白腻，脉沉细迟或濡缓。

分析：寒湿侵袭，或脾胃内伤，阳气被遏，寒湿内生，阻滞中焦，肝胆失疏，胆汁外溢而发黄，故见身目俱黄，黄色晦黯，或如烟熏；寒湿凝聚，失于温煦，故见畏寒喜暖；脾阳不振，运化失调，故见纳少，脘痞腹胀，倦怠困重，便溏；舌淡或黯淡，舌体胖，苔白腻，为阳虚湿浊不化之象；脉沉细迟或濡缓为寒湿留于阴分之象。

治法：散寒化湿，温阳健脾。

方药：茵陈术附汤加减。方中茵陈除湿退黄，附子、干姜、肉桂温阳化气，散寒除湿，白术、甘草健脾和胃以利湿浊。

加减：脘痞腹胀苔腻者，加草果、砂仁；呕恶重者，去附子，生姜加量，加半夏；腹冷痛便溏者，加吴茱萸、肉豆蔻；胁下痞块，兼瘀阻者，加橘络、泽兰，易肉桂为桂枝；尿少肢肿者，加玉米须；有腹水者，加大腹皮、冬瓜皮、木香。

临证参考：阴黄证为寒湿所致，但在温中的同时应注意化湿行气。本证虽以附子、干姜为散寒化气之主药，但黄疸之病，阳证似阴者不少，患者里有伏热而外现阴寒，临证之时当细细辨之。对于阴黄证，亦可选用活血化瘀之法，活血药宜用偏于辛温之川芎、红花、当归尾等以利散寒除湿，但在不影响整个方剂寒热属性的前提下，使用少量凉血活血药，如丹参、赤芍，亦无大碍。本证向愈后，常有脾虚湿滞或肝脾两虚之证，以香砂六君子汤、四物汤加减治之，但仍需少佐温脾之品，防止寒湿再起。

4. 劳黄

主症：面目及肌肤发黄，甚则晦黯不泽。

兼次症：小便黄，甚则红赤，心悸气短，肢软乏力，纳呆便溏，或时时发寒热。

舌脉：舌淡，苔薄，脉濡细。

分析：黄疸日久，脾失健运，气血亏虚，湿滞残留，故见面目及肌肤发黄，甚则晦黯不泽；气血败伤，流于小肠，故见小便黄，甚则红赤；血虚心失所养，故见心悸气短；脾胃虚弱，运化失司，气血生化不足，气血亏虚，不能营养内外，故见肢软乏力，纳呆便溏，或时时发寒热；舌淡，苔薄，脉濡细为脾虚血亏之象。

治法：补气养血，健脾柔肝。

方药：小建中汤加减。方中饴糖温中补虚，益阴润燥，缓急止痛，为君药；桂枝温助中阳，芍药益阴养血，共为臣药；生姜温中散寒，大枣益脾滋液，共为佐药；甘草甘温益气，调和诸药，共为佐使药。

加减：气虚乏力严重者，加黄芪、党参；阳虚生寒者，桂枝改肉桂，加附子；血虚明显者，加熟地黄、首乌、酸枣仁。

临证参考：劳黄之证，若气血亏久，可致气虚血瘀，患者见身、目黄而晦黯，面色黯滞或黧黑，胁下可有痞块，胀痛或刺痛，脘腹作胀，皮肤赤丝红缕，朱砂掌或腹部青筋显露。患者或见形寒肢冷，或见肌肤燥热、鼻衄、肌衄或便血，或见形体消瘦，骨蒸潮热，肌肤甲错等症。从表面看此证为瘀血阻滞之候，实际上此证仍在劳黄的范围之内，因患者气血亏虚，气不能行血，血气不行，溢出脉外，不能濡润而成。临证治之，当扶正化瘀，不可一味攻伐，反致伤正，而使病势则愈甚。

【预后与转归】

黄疸之证，如治疗得法，能得以消退。但除少数疫毒发黄之外，对大多数湿热及寒湿发黄，特别是正气已衰的患者而言，黄疸虽退，但湿热之邪的清除并非一朝一夕之事，患者若调护不当，较易复发。急黄实际为阳黄的重症，湿热疫毒炽盛，病情重笃，常可危及生命，西医学称之为重型肝炎，其预后多有不良。急黄证后期，虽然热毒渐解，但正气渐虚，可成正虚邪恋之候。阴黄病程缠绵，收效较慢；倘若湿浊郁阻肝胆脉络，黄疸可能数月或经年不退，气血凝滞不化，可成积聚癥块，或湿浊内停而成鼓胀。总体上说，黄疸以速退为顺，如不能及时而退者，反复迁延或反剧者，病属难治。

【预防与康复】

1. 注意饮食卫生，避免食用不洁食物，不酗酒及暴饮暴食，不偏食，饮食按时定量。对于已患黄疸患者，平时应注意饮食营养，节制脂肪的摄入。平素适当锻炼，勿过劳累，保持情志畅达，并与家人实行分餐制，餐具隔离消毒。

2. 隔离消毒 家中有黄疸病人者，一般从发病之日起，至少隔离 30~40 天，愈后复发者亦按此期限隔离。病人粪便用 20%漂白粉乳剂拌匀消毒两小时，便盆用 3%漂白粉澄清液消毒两小时，其他用具或煮沸 30 分钟，或用 30%漂白粉澄清液浸泡两小时，或阳光曝晒 4 小时。接触者双手用肥皂流水刷洗 15 分钟，或用 0.5%过氧乙酸溶液浸泡 5~10 分钟。

【结语】

黄疸是以目黄、身黄、小便黄为主要临床特征的病证，病因有疫毒侵袭、湿邪中阻、饮食所伤、肝肾虚弱、积聚内阻和药物损伤。其辨证应以阴阳为纲，首辨阳黄、阴黄、急黄、劳黄，次辨阳黄之湿热轻重及湿热之三焦病位。治疗上，阳黄当清热化湿，急黄还要注意化痰解毒，阴黄除了要温化寒湿，化瘀退黄之外，还需祛邪之中要注意扶正；劳黄的治疗以扶中健脾养血柔肝为原则。

【相关资料链接】

一、篇首案例分析

辨证分析：肝胆湿热，弥漫三焦，蒙闭心包，兼见邪热迫血妄行，阴血虚绝，阳气失附，正气欲脱。

诊断：黄疸

治法：扶正固脱，滋阴回阳，凉血止血，清宫开窍

处方：

西洋参 9g　　麦冬 15g　　杭白芍 30g　　当归 12g
生地 16g　　肉桂 0.9g　　生甘草 4.5g　　金银花 30g

阿胶珠 10g	侧柏炭 10g	地榆炭 10g	川连炭 4.5g
龙胆草炭 4.5g	茵陈 15g	茯苓 15g	藿香 3g
菖蒲 10g	远志 10g		

水煎服，先用高丽人参 15g 煎汤，频频少量灌服。

预后：服上方 2 剂后，神清衄消，出血渐止，身黄见退。但仍口干唇裂，舌绛无苔，脉沉细。前方加党参 15g，伏龙肝 60g，再服 2 剂后，身黄大下消退，出血已止，唯言语不利，反应迟钝。血生化检查：总胆红素 1.8mg/dl，非蛋白氮 29mg/dl。患者邪热渐退，而正气仍虚。方改为以扶正祛邪并重，再服 5 剂后，2 月 28 日，患者基本恢复，而后原方去西洋参，善后调理。3 月 5 日各项化验检查均基本正常，临床痊愈出院。

按：本证患者病情在短时间内迅速加重，以致生风动血，邪陷于心包，当属急黄。患者除了邪热旺盛的表现外，虚脱之征亦明显，如神志昏迷，鼻衄大作，高烧不退，脉微细如丝。故对于神志昏迷的患者，关老没有强行选用安宫、至宝之类清热开窍，仅以菖蒲、远志化浊醒神，并果断处以西洋参、麦冬、杭白芍、当归、生地、肉桂、生甘草、阿胶珠等补气滋阴养血，兼能活血通经清热，同时用高丽参水煎，不拘时频频服之，并在以后调整处方时加入党参以调助脾气。在选用清热解毒的药物时，遇有大苦大寒之药则制炭，以去其寒性，防止苦寒伤阴败胃，正因为扶正得法，祛邪有度，患者最终以一线之生机，转危为安。

摘自：北京中医医院．现代著名老中医名著重刊丛书(第二辑)：关幼波临床经验选[M]．北京：人民卫生出版社，2006：13.

二、临证经验举隅

完某，男，82 岁，1990 年 4 月 1 日入院。平素身体健康，无明显原因出现身黄，巩膜黄 1 个月，伴纳呆，精神困倦，口干苦，小便黄，无发热、恶心，在当地治疗无效。因见其身黄如橘子色鲜亮，遂按湿重于热阳黄治疗，予茵陈五苓散以分消湿热，5 剂后，纳食恢复正常，精神也好转，但黄疸未见减轻，又进 3 剂，除黄疸外，他症消失；改弦易辙，予茵陈术附汤化裁，服药 5 剂，饮食、睡眠均正常，唯黄疸如故。遂请名老中医郑某会诊，郑医师诊过病人后，认为此病人年过八旬，饮食如常，脾胃功能正常，除黄疸外，无其他不适，乃肾之阴阳不足而致，遂投以肾气汤。熟地、茯苓、茵陈各 30g，生山药 24g，山萸肉 12g，丹皮 15g，泽泻 12g，肉桂、附片各 6g。水煎服，服用 1 剂无反应，继服 2 剂，黄疸退十分之三，共守方服用 7 剂，黄疸全部退尽。本例顽固黄疸，按常法治疗无效，重用熟地补肾而奏效，提示我们所谓的阳黄如橘子色鲜亮，单凭黄疸一症而进行辨证是不可靠的，必须综合分析各症加以鉴别。明代张景岳治阴黄方 11 首，其中 7 方有熟地，足见熟地治黄疸之功效，近人浙江嵊县章柏年氏也力倡熟地治黄疸，黄疸用补法，他在《蕉窗医话》中说："余临证数十年，运用补法治黄疸，屡起沉疴……肾元不足者，壮肾均少佐茵陈茯苓逐湿，放邪出路，犹启门逐寇。"可谓黄疸治肾有得者。临床经验，熟地用量需用至 30g 以上，未发现明显副作用，也即张锡纯在《医学衷中参西录》中说的"少用则作闷，多用则转不闷"。

摘自：王国营．从肾论治疑难病 2 例[J]．山西中医，2003，19(4)：36.

【思考题】

1. 试述"湿"在黄疸病中的重要意义。
2. 简述黄疸的分类和治疗原则。

3. 试述阳黄和阴黄的诊断要点，二者之间有何联系？

4. 病案分析

某男，67岁，2006年12月12日初诊。主诉：身黄、目黄、小便黄2个月。患者因黄疸、肝硬化腹水住院治疗2个月，腹水基本已消，但黄疸始终不退，目前身黄，目黄，小便黄，乏力，纳少，手足肢冷，腹胀便溏。检查：神清，面色晦黯，巩膜中度黄染，可见肝掌及蜘蛛痣，腹软，肝脾肋下未及，有移动性浊音，双下肢水肿。住院化验查：总胆红素47μmol/L，血红蛋白118g/L，碱性磷酸酶8.7U/L，谷丙转氨酶246U/L，A/G为1.11。舌脉：舌质淡，两侧有瘀斑，苔白，脉沉细。

积聚

【案例】

陈某,女,36岁,农场工人。患者1993年6月始感右侧小腹疼痛,日渐加剧,痛处拒按,恶心欲吐。在当地治疗后疼痛曾一度减轻。至9月初突然疼痛剧烈,发热恶寒,恶心呕吐,诊断为阑尾炎,并行手术治疗。术中见右下腹有一巨大肿块,约30cm×25cm,质地坚硬,推之不移,即终止手术,未能切除。经西药抗炎等综合治疗,伤口Ⅰ期愈合。患者初诊时形体瘦小,面色萎黄,神情倦怠,痛处拒按,自诉疼痛以夜间为甚,时感恶心、头昏,舌质紫黯,舌边尖有瘀点,六脉细涩。本病应诊断为何病?如何进行辨证、立法、处方及调护?

【概述】

积聚是一种因正气亏虚,脏腑失和,导致气滞、血瘀、痰浊、邪毒蕴结引发的腹内结块,临床上以或胀、或痛为主要特征的病证,积者有形,积块固定不移,痛有定处,病多在血分,属于脏病;聚则无形,包块聚散无常,痛无定处,病在气分,是为腑病。

积聚之名,首见于《灵枢·五变第四十六》:"人之善病肠中积聚者。"《难经·五十五难》对积聚做了明确的区别,"积者,五脏所生;聚者,六腑所成也。积者,阴气也,其始发有常处,其痛不离其部,上下有所终始,左右有所穷处;聚者阳气也,其始发无根本,上下无所留止,其痛无常处",成为后世区别积聚的主要依据。隋代《诸病源候论卷十九·积聚病诸候凡六论》认为"诸脏受邪,初未能为积聚,留滞不去,乃成积聚",阐述积聚有一个渐积成病的过程。明《杂病证治准绳·积聚》提出了治疗"初、中、末三法",谓初者"治其始感之邪与留结之客者,除之、散之、行之、虚者补之";中者"……此时因病邪久踞,正气尤虚,必以补泻迭相为用";末者"补益其气,兼导达经脉,使荣卫流通,则块自消矣"。明《景岳全书卷之二十三·心集杂证谟》则对攻补之法做了很好的概括。明《医宗必读卷之七·积聚》把攻补两大治法与积聚病程中初中末三期有机地结合起来,指出治积不能急于求成,可以"屡攻屡补,以平为期",此论颇受后世医家的重视。清《医林改错》强调了瘀血在积聚病机中的重要性,促进了活血化瘀方药在该病中的应用。

积聚之病与西医学的腹腔肿物或类腹腔肿物性疾病相类似,主要包括腹盆部肿瘤、肝硬化、胃肠功能紊乱、不完全性肠梗阻、肠扭转、肠套叠、肝脾肿大、多囊肾等。前述这些西医疾病都可参照本篇进行辨证论治。

【病因病机】

一、病因

1. 正气虚衰　正气亏虚是积聚发病的决定因素。

2. 情志所伤　情志致病，首先病及气分，继则由气及血。病邪若偏重影响气机运行，则为聚；若导致气血瘀滞痰凝，日积月累凝结成块则为积。

3. 饮食所伤　饮酒过度，或嗜食肥甘、炙煿辛辣，导致湿浊痰凝，阻滞气血，气、血、痰互相搏结引起积聚。亦有因饮食不调，因食遇气，食气交阻，气机不畅而成聚证者。

4. 邪毒侵袭，留着不去　邪毒长时间作用人体，或侵袭人体后留着不去，导致受病脏腑失和，湿痰内聚，阻滞气机，形成聚证；若气滞痰阻，脉络瘀滞，停久不去结块则成积证。

5. 他病转归，日久成积　黄疸病后，湿邪留恋，阻滞气血；或久疟不愈，湿痰凝滞，脉络痹阻；或感染血吸虫，虫阻肝脾脉道，气血瘀阻。以上病证日久不愈均可演变为积证。

二、病机

1. 发病　聚证一般起病较急，病程短；积证起病较缓，既可由聚证发展而来，也可没有聚证而直接成积。

2. 病位　在腹部脏腑或奇恒之腑。

3. 病性　积聚正虚为本，气滞、血瘀、痰结、寒凝、湿停、食阻、邪毒为标。疾病初起，积块软而不坚，或时聚时散，胀痛或压痛，属气滞；积块逐渐增大，质地变硬，固定不移，疼痛多为刺痛，属血瘀；腹中积块伴有痰核流注征象，头昏蒙昧，四肢水肿，腹水鼓胀，属痰湿停聚；积块发于胃脘或脐腹部位，胃脘饱胀痞满闷痛，局部压痛拒按，食欲不振多属痰食停聚；积块生长，精神不足，面色萎黄，四肢倦怠，食欲减退，属中气不足，气血亏虚。

4. 病势　聚证多属实证、气分病，但反复发作，可出现虚实夹杂证，也可转化为积证。积证多属虚实夹杂证、血分病，可由聚证发展而来，也可不经聚证转化直接发病，积证发病或治疗过程中有时也出现聚证特征。积证根据起病时间和正气损伤程度的不同，分为初、中、末三期。初期正气未虚，以正盛邪实为病；中期正气渐衰而邪气渐甚，呈邪正相争、邪实正虚之证；末期正气大虚且邪气实甚为病。积聚初期病情轻浅，预后尚好，若失治误治，积聚之邪倍损受累脏腑则加重病情，最终出现急危重症。

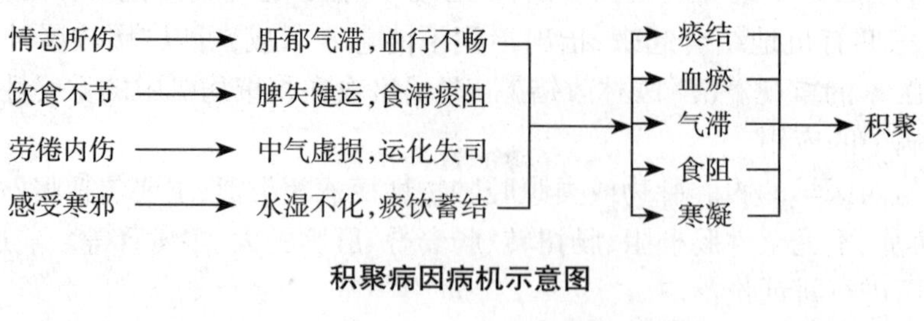

积聚病因病机示意图

【诊断】

一、诊断标准

按照2008年中华中医药学会发布的《中医内科常见病诊疗指南·中医病证部分》。

1. 常有腹部胀闷或疼痛不适等症状;腹腔内可扪及包块。

2. 常有情志不调、饮食不节、感受邪毒或黄疸、胁痛、虫毒、久疟、久泻、久痢等病史。

3. X线、B超、CT等影像学检查显示腹部包块或占位性改变,肠道积气或梗阻。

二、诊断说明

积聚所包含的西医病种较多,临床表现也多种多样,但总的中医临床基本特征是一致的。

【鉴别诊断】

1. 痞满　二者均可因七情失和、情志抑郁致气滞痰阻,均可出现胀满之症。积聚可见腹部气聚胀急之形,亦可扪及包块,病位重在肝脾。痞满以患者自觉脘腹满闷、痞塞不通为主要症状,但在检查时,腹部无气聚胀急之形可见,更不能扪及包块,病位在胃。

2. 鼓胀　二者均可见腹内积块。鼓胀以肚腹胀大、鼓之如鼓为临床特征,积块多位于胁肋部,并见青筋暴露,鼓胀除腹内积块外,更有水液停聚。积聚腹内无水液停聚,肚腹并不胀大,腹内积块部位亦不局限于胁肋部。鼓胀较积聚为重,积聚往往是鼓胀的先兆。

3. 石瘕　石瘕属于积聚范围,但仅指妇科疾病,伴有月经过多,经期紊乱、痛经、带下异常等。

【辨证论治】

一、辨证要点

1. 辨积与聚　积证触之有形,固定不移,痛有定处,以痛为主,其属血分,多为脏病,其病程长而难治;聚证触之无定形,聚散无常,痛无定处,以胀为主,病属气分,多为腑病,其病程短而易治。

2. 辨积之三期　积证的发展,是由轻到重,由实致虚的渐变过程。积证初期,积块较小,质地软而不坚,正气未衰;中期则积块增大,质地转硬,正气渐衰,瘀血征象明显;末期则正气大衰,积块明显增大,疼痛剧烈,不仅症状明显,病情也更加复杂。

3. 辨积块部位　一般而言,积在心下多属胃肠;积在胁下多属肝、胆;积在大腹则属脾;积在少腹,其病多属胞宫、大肠;积在二侧腹部,伴有腰痛或血尿等,多属肾及膀胱。

二、治疗原则

聚证须调气,积证重活血。聚证病在气分,以疏肝理气、行气消聚为基本治则;积证病在血分,以活血化瘀、软坚散结为基本治则,重在活血。施治时要注意区分疾病的不同阶段,掌握攻补分寸。积证初期,积块尚小,正气尚可,治疗以攻邪为主,宜行气活血、软坚消积;积证中期肿块渐大,触之不移,正气渐伤,治宜攻补兼施;积证末期积块明显,坚固不移,正气伤残，形瘦神疲，须以扶正培本为主，酌加理气、化瘀、消积之品，切忌攻伐太过。

在积证的治疗中，应注意处理好攻法与补法的关系。张景岳说："治积之要，在知攻补之宜，而攻补之宜，当于孰缓孰急中辨之。"(《景岳全书卷之二十三·心集杂证谟·呕吐》)因此，在治疗中应牢记治实当顾虚，补虚勿忘实的原则，根据具体情况，或先攻后补，或先补后攻，或寓补于攻，或寓攻于补。

三、分证论治

聚证

1. 肝郁气滞

主症：腹中气聚，攻窜作痛，时聚时散。

兼次症：脘腹之间胀闷不适。

舌脉：舌淡红，苔薄，脉弦。

分析：七情失和，致肝气不舒，气机阻滞，故见腹中气聚，攻窜胀痛；气结则聚，气顺则散，故见时聚时散；肝木克脾，脾失健运，故见脘腹之间胀闷不适；舌淡红，苔薄，脉弦为肝郁气滞之象。

治法：疏肝解郁，行气消聚。

方药：木香顺气散加减。方中以木香、青皮、橘皮、厚朴、香附、砂仁行气温中，散寒燥湿；乌药、肉桂、干姜、生姜温中散寒；枳壳宽中理气，半夏燥湿化痰，消痞散结，甘草和中，调和诸药。

加减：肝郁化火者，加牡丹皮、栀子、黄芩、龙胆草、石决明、夏枯草；腹痛肢冷，得温痛减，苔白不渴者，加高良姜、肉桂；肝气横逆乘脾，症见神疲乏力、食少便溏者，加党参、白术、薏苡仁、山药、茯苓；气滞日久，致使血瘀者，加延胡索、莪术、桃仁、丹参、红花、赤芍；肝气郁结，心神失养，神志恍惚，悲伤欲哭者，用甘麦大枣汤。

临证参考：肝失疏泄，滞而成聚，在病机方面存在肝气郁滞与肝气横逆两方面问题。肝气郁滞，当疏之、散之，用如柴胡、薄荷、香附、青皮、郁金、川楝子之属。肝气横逆则应缓之、和之，治疗除用调气药物外，还应选入酸、甘之味，如白芍、当归、甘草、五味子之类。另外，疏肝理气药大多辛香温燥，若久用、重用则消耗津液，损伤正气。尤其年老体弱、素体阴虚、血虚及阳亢火旺者更须注意。

2. 食滞痰阻

主症：腹胀或痛，时有如条状物聚起在腹部，重按则胀痛更甚。

兼次症：纳呆，便秘，或便溏臭秽。

舌脉：苔腻，脉弦滑。

分析：酒食不节，脾失健运，聚湿成痰，痰实交阻气机，腑气不通，浊气聚而不降，故见腹胀或腹胀痛，时有如条状物聚起在腹部，重按则胀痛更甚；痰阻中焦，运化失司，故见纳呆；食浊阻滞，传化失常，故见便秘，或便溏臭秽；苔腻为痰食内阻之象，脉弦滑为气滞痰湿之象。

治法：导滞通腑，理气化痰。

方药：六磨汤加减。方中以沉香、木香、乌药理气宽中，大黄、槟榔、枳实通腑导滞。

加减：食积不化，加鸡内金、山楂、神曲、莱菔子；兼脾虚便溏纳差者，加党参、白术、山药、葛根、鸡内金、炒谷麦芽；痰湿较重，苔腻不化者，用平胃散；因蛔虫结聚肠道而发作者，服乌梅丸。

临证参考：聚证以实证多见，若反复发作，或病久失治，脾气受损，运化无力，可出现虚实夹杂证。平时可常服香砂六君子汤，健脾和中，扶助正气，避免频繁发作。若脾胃健运失常，导致气滞食阻者，不可滥用攻伐，重伤脾胃，宜以健脾养胃为主，俾使正气足而积滞自疏，常用枳术丸、六君子汤治疗。聚证虽属气病，但病久失治，亦可延及血络，此时虽屡用辛散温通，也往往不效，宜配用桃仁、红花、当归尾、川芎、丹参、郁金之属协助取效。

积证

1. 气滞血瘀

主症：腹部或胁下积块，质地不坚、固着不移，胀、刺痛并见。

兼次症：脘腹痞闷，食后作胀。

舌脉：舌紫或青，或见瘀斑，舌苔薄，脉弦。

分析：肝气郁结，肝失疏泄，血行不畅，与邪毒交搏日久成块，故见积证。气聚日久，血瘀阻滞，脉络不和，故见腹部或胁下积块，质地不坚、固着不移；血瘀气阻，气血不畅，不通则痛，故胀痛、刺痛并见；肝气乘脾，脾胃运化失常，故见脘腹痞闷，食后作胀；舌紫或青，或见瘀斑，舌苔薄，脉弦为气滞血瘀之象。

治法：行气活血，逐瘀消积。

方药：荆蓬煎丸加减。本方以三棱、莪术活血消积为君，木香、青皮、茴香、枳壳、槟榔理气散结为辅佐，共达消积散结之功。

加减：胀痛明显者，加柴胡、乌药、陈皮、香附、川楝子；积块渐硬，时有刺痛者，加桃仁、川芎、丹参、郁金、赤芍、延胡索；兼寒者，加附子、肉桂；兼热者，加山楂、黄芩、白花蛇舌草、山慈菇、石见穿、生牡蛎。

临证参考：①本证为积之初期，正气尚强，邪气尚浅，治疗上应着重于攻，采用行气活血，逐瘀消积之药从速治疗。但注意不要攻伐无度，适可而止，待积消后再选用六君子汤之类以善其后。在攻伐之时切记要顾护脾胃，勿损正气。②现代药理研究证实，疏肝理气药大多数对肿瘤细胞有抑制作用。

2. 瘀血内结

主症：腹部积块日久，逐渐增大，质硬固定，痛处不移。

兼次症：形体日瘦，面色晦黯，饮食减少，疲乏无力，女子月事减少、延期甚或经闭。

舌脉：舌紫黯，或见瘀点、瘀斑，苔薄，脉细涩。

分析：病后正气耗散，血运迟缓，渐生瘀结；或因湿热内蕴，气血聚结日久，瘀毒内停；或因产后瘀血不尽，或因经期损伤、瘀血内停，结而成积。脉络阻塞，血瘀日甚，故见腹部积块日久，逐渐增大，质硬固定，痛处不移；血瘀内停，不能濡养肌肤，故见形体日瘦，面色晦黯；肝气乘脾，脾胃气虚，生化乏源，故见饮食减少，疲乏无力；妇女瘀血内阻，故见女子月事减少、延期甚或经闭；舌紫黯，或见瘀点、瘀斑，苔薄，脉细涩均为瘀血内结之象。

治法：祛瘀软坚，兼调脾胃。

方药：膈下逐瘀汤加减。方中以当归、川芎、桃仁、红花、赤芍、五灵脂、延胡索活血化瘀、通络止痛，香附、乌药、枳壳行气止痛，甘草益气缓中。

加减：结块较硬者，加山慈菇、三棱、莪术、穿山甲、鳖甲；形体壮实者，加䗪虫、水蛭；肝气郁结者，加柴胡、郁金、香附；兼痰者，加半夏、白芥子；兼热者，加夏枯草、牡丹皮、苦参、生牡蛎；兼脾虚者，加太子参、白术、山药、鸡内金。

临证参考：本证为积之中期，气结血瘀而正气渐虚。治疗上，活血化瘀虽当首用，扶正健脾同样重要。只重于攻则欲速不达，甚至促使疾病转向末期。“攻”、“补”贵在适宜，不可急于求成。如能注意渐磨渐消，渐使气血流通，则积或可愈。由于本证病机是气血凝结，正气已虚，在应用膈下逐瘀汤或鳖甲煎丸的同时，可与六君子汤间服，也可用六君子汤送服鳖甲煎丸以补益脾胃，做到攻补兼施。同时，应注意软坚药和虫类药联用以破瘀消结。如系恶性肿瘤，结合现代用法，可适当加用肿节风、龙葵、白英、蛇莓、白花蛇舌草、虎杖等清热解毒消积。此外，现代药理研究证实活血化瘀药能减弱血小板凝聚性，使癌细胞不易在血液中停留、聚集、种植，还可以改善微循环及提高补体水平，调节患者的免疫功能。

3. 正虚瘀结

主症：腹内积块日久，质地坚硬，疼痛渐重。

兼次症：神疲乏力，形体消瘦，纳呆，饮食大减，面色萎黄或黧黑。

舌脉：舌淡紫或光剥无苔，脉弦细。

分析：因正气不足，无力推动气血及运化水谷，痰食瘀积于体内不能自行消散，形成腹中积块。积块日久迁延，血络瘀阻益深，痰食互结更甚，故见腹内积块日久，质地坚硬，疼痛渐重；久病正气耗损，中气大伤，运化无权，故见纳呆，饮食大减；脾虚失运，新血不生，机体失于濡养，故见神疲乏力，形体消瘦，面色萎黄或黧黑；舌淡紫或光剥无苔，脉弦细为正虚瘀结之象。

治法：大补气血，辅以活血化瘀，祛痰软坚。

方药：八珍汤合化积丸加减。方中人参、白术、茯苓益气健脾，当归、白芍、熟地黄、川芎养血活血；三棱、莪术、苏木、五灵脂活血化瘀，海浮石、瓦楞子、雄黄祛痰软坚散结，香附、槟榔、阿魏理气泻下消痞；生姜、大枣、甘草调和脾胃，兼调和诸药。

加减：气虚甚者，加炙黄芪、怀山药；阴液大伤者，加生地、玄参、麦冬、玉竹；血虚甚者，加制何首乌、阿胶；合脾肾阳虚者，加金匮肾气丸；兼气滞者，加厚朴、大腹皮、乌药；痰积甚者，加天南星、半夏；积块坚硬、瘀血甚者，加穿山甲、鳖甲、水蛭、虻虫、䗪虫。

临证参考：本证为积之末期，病势业已沉重。治疗时，不仅要看到邪实，更须着眼于正虚，首当补虚扶正。若妄行攻伐，正气愈虚，复加重其积，得不偿失。脾胃为后天之本，气血生化之源。气血化生有源，正气强盛，有助于攻邪消积。对病入末期的患者，应首调脾胃，选用健脾开胃振中气药物扶助后天之本。临床应用活血药应掌握分寸，不可过用，以免导致血脉破溃，血液外溢，引发大出血后果。

【预后与转归】

聚证的预后一般较好，而积证的预后则较差。正如《景岳全书·卷之二十三心集杂证谟·呕吐》中所说：“无形之聚其散易，有形之积其破难”。聚证病情多轻，只要及时、正确地治疗，一般预后较好；但失治、误治或反复发作，日久成积者，治疗就大多比较困难。积证初期，正气未伤，病邪尚浅，预后一般尚好；若腹内积块较硬，触手即可扪及，且疼痛日渐加重，形体逐渐消瘦，治疗则多难奏效，预后不良。随着西医学的进展，积证的预后已有很大改善，不仅能使患者的症状有所减轻，生存时间延长，甚至还可以治愈部分患者。积证后期，肝胆疏泄失常，胆汁外溢可出现黄疸；若水液内聚则生鼓胀；火热灼伤脉络，或气不摄血，或脉络瘀阻，血不循常道外溢，可致吐血、便血、衄血等症；如积生日久，气血大亏不能荣养机体元神，就会出现精神衰颓，形销骨立，神志昏迷等表现，此为病情重笃，预后不良之征，宜提早预防，积极救治。

【预防与康复】

考虑到积聚的病因，预防的关键是保持心情舒畅，避免忧虑、紧张、情志内伤；注意饮食卫生、合理搭配饮食，避免过食肥甘厚味、煎炸炙煿及辛辣刺激之品，多吃新鲜蔬菜和菌类食品；积极锻炼身体，增强体质。患有黄疸、疟疾、血吸虫及其他消化道、泌尿生殖系统慢性炎症和增生性疾病时，应早期治疗，避免因失治、误治而变生本病。若已发生积聚，则需通过各种方法调养正气，扶正祛邪，争取积能自除。

经悉心调治逐渐康复的积聚患者，应继续依患者体质、证候类型来服用健脾、行气、柔肝、温肾、活血、通络、化痰、祛湿之剂 2~3 年，再辅助相应的饮食疗法以免积聚复发或再生。气功也是帮助积聚患者康复的有效手段。

【结语】

积聚是以腹内结块，临床上以或胀或痛为主要特征的病证。二者虽然病因有相同，病机有联系，但其病机和证候必须严格区别，辨证治疗。聚证多属实证、气分病，积证多属虚实夹杂证、血分病。聚证以疏肝理气、行气消聚为基本治则，积证以活血化瘀、软坚散结为基本治则。积证的治疗应详审初、中、末三期，明辨正邪之胜衰，权衡攻补法之应用，处理好攻法与补法的关系，牢记治实当顾虚，补虚勿忘实的原则。

【相关资料链接】

一、篇首案例分析

辨证分析：本证因外感邪毒留滞肝经，肝气郁结而生。肝郁日久，血行不畅，聚而成块发为积证。血瘀久而化热，故可见发热恶寒。肝区气聚日久，血瘀气阻，气血不畅，不通则痛，故可见痛处拒按，自诉疼痛以夜间为甚。此患者病属初期，正气未衰，积犹未久。面色萎黄，神情倦怠，为气血内阻，新血不生不荣之象。舌质紫黯，舌边尖有斑点，六脉细涩为气滞血瘀之象。

诊断：积聚　积证　气血瘀滞，脉络受阻

治法：活血化瘀，理气止痛

方药：荆蓬煎丸加减

处方：三棱 10g　莪术 10g　当归 15g　丹参 10g
川芎 15g　赤芍 15g　桃仁 15g　丹皮 15g
延胡索 15g　香附 15g　青皮 15g　枳壳 10g
生薏苡仁 30g

水煎服，每日 1 剂，分早晚 2 次服。

预后：服药 1 个月后，B 超检查，包块较前缩小，继续以上方加减，并加用活血化瘀中药行保留灌肠。3个月治疗后再行B超检查，腹部未见明显包块声象。临床症状缓解，痊愈出院。

按：本患属积证，开腹后不宜手术切除，中医治疗发挥了良好的作用。王清任在《医林改错》中说“无论何处，皆有气血，气无形不能结块，结块者必有形之血也。”张景岳说：“凡积聚未久而元气未损者，治不宜缓，盖缓之则养成其势，反以难制，此所急在积，速攻可也。”本例患者观其脉证符合中医学气滞血瘀的诊断，加之患者正气未衰，终以连续活血化瘀，理气止痛取效。

摘要:王黎寒,郑建芝.积聚验案三则.云南中医中药杂志,1995,16(3):63.

二、临证经验举隅

吴,三十一岁。脐右结癥,径广五寸,睾丸如鹅卵大,以受重凉,又加暴怒而得。痛不可忍,不能坐,并不能卧。服辛香流气饮,三日服五帖,重加附子、肉桂至五七钱之多,丝毫无效。因服天台乌药散,初服二钱,满腹热如火烧,明知药至脐右患处,如搏物者然,痛加十倍,少时腹中起蓓蕾无数,凡一蓓蕾下浊气一次,如是者二三十次,腹中痛楚松快,少时痛又大作,服药如前,腹中热痛起蓓蕾下浊气亦如前,但少轻耳。自巳初服药起,至亥正共服五次,每次轻一等。次早腹微痛,再服乌药散,则腹中不知热矣。以后每日服二三次,七日后肿痛全消,后以习射助阳而体壮。

按:本证属聚之重症,因受凉后暴怒而得。初始服用辛香流气饮加桂附,效果不佳,为辨证用药失当。后改天台乌药散治之,以乌药、木香行气导滞,小茴香、良姜温肝经散寒气,青皮疏肝理气,槟榔导滞下行,川楝子治疝止痛,可谓桴鼓之效。

摘自:吴瑭.吴鞠通医案[M].上海:上海科学技术出版社,2010年.

【思考题】

1. 如何鉴别积证与聚证?
2. 简述积聚的病因病机。
3. 积证的治疗原则为何?
4. 病案分析

金某,男,32岁。病已月余,腹胀而痛,右少腹时现突起一块,按之则上移,或左窜,并不固定。肠鸣漉漉,但不腹泻,且间见大便干结。饮食睡眠正常,经单位诊疗所诊断为消化不良肠胀气症。舌苔厚腻微黄,脉弦涩间见。

鼓 胀

【案例】

刘某，男，51岁。初诊日期：1958年5月5日。患者1年多来，自觉腹胀，阴囊及下肢肿胀。既往肝硬化病史。现证：胃脘胀满，精神不振，食纳不佳，睡眠不安，小便黄少色如浓茶。检查有明显腹水征，腹围83cm，肝脾未触及，下肢有明显指凹性水肿，舌苔白，舌质黯淡，脉沉弦细。化验检查：麝浊20单位，白蛋白19g/L，球蛋白29g/L。

本病应诊断为何病？如何进行辨证、立法、处方及调护？

【概述】

鼓胀多因湿热毒邪久羁，情志所伤，劳欲过度，饮食不节，血吸虫感染，或黄疸、积聚失治等引起肝、脾、肾三脏受损，气、血、水瘀积腹内，临床以腹部胀大如鼓，皮色苍黄，脉络暴露为特征，或胁下或腹部痞块，四肢枯瘦为主要表现的一类疾病。病程反复迁延，久治难愈，晚期可出现吐血、便血、昏迷等。

鼓胀病名最早见于《内经》，《灵枢·水胀》曰："鼓胀何如？岐伯曰：腹胀身皆大……色苍黄，腹筋起，此其候也。"隋代《诸病源候论》已经认识到了鼓胀的发生与黄疸有一定关系，《疸水候》曰："此疸水者，言脾胃有热，热气流于膀胱，使小便涩而身面尽黄，腹满如水状，因名疸水也。"《大腹水肿候》中已认识到鼓胀病为腹腔内的积液，同时也认识到了鼓胀病与癥瘕的关系，如《水癥候》曰："其病腹内有结块坚强，在两胁间，膨膨胀满，遍身肿，所以谓之水癥。"明清时期，中医基本上形成了以腹部胀大如鼓，叩之有声为气鼓，伴有水肿鼓，伴面部赤纹血缕者为血鼓的分类方法。清《验方新编》中的鼓胀辨法："手指按之下陷不起者，水鼓也。随手即起者，气鼓也。周身老黑色，皮内有紫黑斑点者，血鼓也"，并提出鼓胀患者愈后当进行合理的生活饮食调理。

中医学中的鼓胀所包含的范围十分广泛，并不单指肝硬化腹水。在西医学中除常见于由各种病毒性肝炎、血吸虫病、酒精性肝病等原因造成的肝硬化腹水外，由营养不良、腹腔内肿瘤、腔静脉阻塞、免疫性疾病等引起腹水症时，也可参考本篇辨证论治。

【病因病机】

一、病因

1. 情志所伤　情志不遂则伤肝。肝为藏血之脏，性喜条达而恶抑郁，若患者因情志不舒，常致肝失疏泄，气机不利，血行缓滞，以致肝之脉络为瘀血阻滞；同时，肝气郁结不舒，常常横逆克犯脾胃，脾胃受刑，运化失职，则水液运化发生障碍，以致水湿停留，水湿与血瘀蕴结，日久不化，痞塞中焦，便成鼓胀。

2. 酒食不节　酒食不节则伤脾。平素饮食不节，嗜酒过度，酒湿食积之浊气渐至壅滞不行，进而肝之疏泄失常，气血郁滞，湿邪与气血交阻日久，而成鼓胀。

3. 劳欲过度　思虑劳倦过度则伤脾，纵欲过度则伤肾。脾伤则不能运化水谷，饮食水谷不能化为气血精微，则气血不足，水湿内生。肾伤则气化不行，不能温化水液，因而湿聚水生。水湿内阻，气血运行不畅，气血水湿交阻而成鼓胀。

4. 感染因素　外受湿热之邪，内伤脾胃，生化乏源，气血渐弱，化痰生瘀，而生鼓胀。在血吸虫流行区接触疫水，遭受血吸虫感染，又未能及时进行治疗，内伤肝脾，气滞湿聚，脉络瘀阻，脾胃气机升降失常，清浊相混，积渐而成鼓胀。

二、病机

1. 发病　一般较缓慢，若湿热疫毒之邪来势迅猛者，发病较为急骤，其他如酒食不节、情志所伤、劳欲过度、湿热侵袭及黄疸、积聚所致者均有阶段性病情演变过程。

2. 病位　在肝、脾、肾三脏。

3. 病性　本虚标实，虚实错杂。本虚为肝脾肾俱虚；标实为气血水互结壅滞腹中，相因为患。

4. 病势　初病及气，继病及血与水，由肝及脾，进而及肾，终至肝脾肾俱损，气血水积于腹内。

5. 病机转化　初期常由气机郁滞，水湿停聚而成气滞湿阻之势，此时患者腹水量较少。随着病程的延长，久遏之气机郁而化热，与水相和，而成湿热，病势较急；或为素体阳气不足，加之湿邪痹阻，而寒湿蕴阻。此时患者腹水量逐渐增多，并可以伴见双下肢的水肿。随着病势久羁，迁延不愈，肝脾肾精气损耗加重，或成脾肾阳虚，或为肝肾阴虚，或见瘀血阻络，患者虚实错杂，寒热并见，病情趋于复杂而成难治之证。

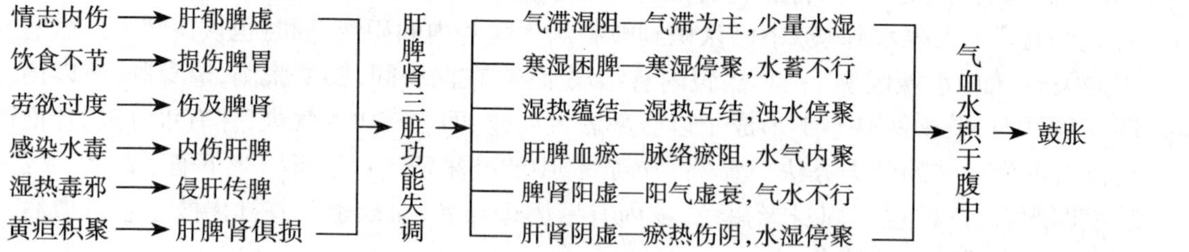

鼓胀病因病机示意图

【诊断】

一、诊断标准

按照2008年中华中医药学会发布的《中医内科常见病诊疗指南·中医病证部分》。

1. 主症　腹部膨隆如鼓，皮肤绷紧，叩之如鼓，有移动性浊音。

2. 兼次症　可伴有腹部积块，或齿鼻衄血，或在颈胸臂等处出现红痣血缕及手掌赤痕，或四肢瘦削、神疲乏力、纳少便溏,或高热烦躁、神昏谵语、皮肤出现瘀斑等症状。若嗳气、矢气则舒,腹部按之空空然,如按气囊,叩之如鼓,多为气鼓;若腹部坚满,状如蛙腹,振动有水声,按之如囊裹水,多为水鼓;若内有癥积,按之胀满疼痛,腹上青筋暴露,面、颈、胸部出现红缕赤痕,多为血鼓。

3. 病人有胁下癥积、黄疸、胁痛、情志内伤等病史,酗酒及到过血吸虫疫区等,对临床诊断有一定的帮助。

4. 理化检查　B型超声波检查可发现少量腹水与判断腹水量,对鼓胀诊断有重要作用。其他如X线钡餐、胃镜检查、CT、血常规与肝功能检查等对病情判断也有一定作用。

二、诊断说明

鼓胀患者以腹部胀大,叩之如鼓为突出特征,在传统中医学中又有气鼓、水鼓、血鼓、虫鼓、食鼓、痰鼓等说,其范围远较西医学中的肝硬化腹水宽泛。目前中医行业标准将鼓胀一词限定在肝硬化腹水这个范围内,固然符合大部分鼓胀病的临床特征,但并不能因此就认为传统中医的鼓胀病只为肝硬化腹水一症。

【鉴别诊断】

1. 水肿　二者均可有腹部胀大的症状。鼓胀以单腹胀大,皮色苍黄,脉络暴露为特征,以腹部胀大为首发症状,后期亦可见四肢浮肿;多由酒食不节、情志内伤、血吸虫感染以及其他疾病转化,多有肝病病史,与肝、脾、肾三脏相关,致气滞血瘀,水停腹中,面色苍黄,腹壁有青筋暴露。水肿以头面部、下肢浮肿为首发症状,后致全身浮肿,后期病势严重时可见腹胀满;既往有心肾病史,与肺、脾、肾三脏相关,水邪泛滥肌肤,面色㿠白或晦滞,腹部无青筋暴露。

2. 肠覃　肠覃为下腹部生长的肿块,早期肿块局限于下腹部,大如鸡卵,以后逐渐增大,可如怀胎之状。肠覃状类似鼓胀,但肠覃按之坚硬,无水液波动感。

【辨证论治】

一、辨证要点

1. 辨病位主次　鼓胀为肝、脾、肾三脏之病。腹大胀满,按之不坚,胁肋或胀或痛,攻窜不定者,病位在肝;腹大胀满,食少脘痞,四肢困阻,疲乏无力者,病位在脾;腹大坚满,腹部青筋暴露,胁腹刺痛或有积块者,病位在肝脾;腹大胀满,精神委顿,肢寒怯冷,下肢浮肿,尿少者,病位在脾肾。

2. 辨病性　为本虚标实。初起患者,未经攻伐,以标实为主要表现:若单腹胀大,腹皮绷急,叩之如鼓,嗳气或矢气后胀减者,病属气滞;腹膨大如囊裹水,有水液波动感,尿少肢肿,苔白腻者,病属寒湿;脘腹撑急,灼热口苦,小便短赤,大便秘结,苔黄腻者,病属湿热。日久失治或攻伐太过者,以本虚为主要表现:腹胀满不舒,朝宽暮急,面色苍黄或㿠白,神疲乏力,四肢不温,舌淡紫,脉沉细者,病性属阳虚;腹大胀满,心烦失眠,口燥,衄血,形体消瘦,小便短赤,舌红绛少津,脉弦细数者,病性属阴虚。若患者腹大坚满或脐心外突,脉络怒张,面色黧黑,面、胸、臂红痣血缕,手掌赤痕,舌质黯或有瘀斑者,为瘀血内结证。

3. 辨危候　鼓胀患者,如突然出现脉数不静或脉大弦紧,心烦不宁,病势可能会发生突变，骤然大量吐血、下血，随之伴发手足震颤、狂躁、神志昏迷及尿闭等危急重症，证属浊毒闭窍生风动血。鼓胀病人若腹大如瓮，脉络怒张，脐心突出，四肢瘦削，便溏神萎，不思饮食者，为正气大衰，浊邪内盛之候。急性黄疸病人若见腹满、肢肿、小便短少，状如鼓胀者，病势尤为暴急，常伴见高热烦躁，神昏谵语，呕血，便血，或肌肤出现瘀斑，舌质红绛，舌苔黄燥等热毒内陷心营，迫血妄行等证候。

二、治疗原则

鼓胀之发病机制为本虚标实，虚实夹杂，治疗法则当以攻补兼施为主。初、中期患者，一般以实证居多，故治疗以祛邪为主，以扶正为辅，根据气滞、血瘀、水聚之偏重，而分别采用理气、活血、利水诸法，若患者病势较急，腹胀剧烈，且形实耐攻者，亦可暂予攻逐水饮之剂，但攻逐剂不可久用，攻后须对患者认真地进行调理。鼓胀后期以正虚为主，表现为正虚邪实证，治疗当以扶正并兼祛邪，根据阴阳所虚之处，先益正气，然后适当辅以清热、利湿、化浊之品。

三、分证论治

1. 气滞湿阻

主症：腹胀按之不坚。

兼次症：胁下痞胀或疼痛，饮食减少，食后作胀，嗳气不适，小便短少。

舌脉：苔白腻，脉弦。

分析：肝郁气滞，脾失健运，湿阻中焦，浊气充塞，故见腹胀按之不坚；肝失条达，络气痹阻，故见胁下胀满疼痛；气滞中满，故见饮食减少，食后作胀，嗳气不适；气壅湿阻，水道不利，故见小便短少；苔白腻，脉弦为气滞湿阻之象。

治法：疏肝理气，除湿散满。

方药：柴胡疏肝散加减。方中柴胡疏肝解郁，为君药；香附疏肝理气止痛，川芎疏肝开郁，行气活血止痛，共为臣药；陈皮、枳壳理气行滞和胃；芍药养血柔肝，缓急止痛，共为佐药；加白术、大腹皮、车前子运脾祛湿，郁金加强疏肝解郁之效。

加减：胁下痛甚者，加川楝子、姜黄；腹胀明显者，可加炒莱菔子，甚可予沉香粉 0.6~1.0g 吞服；气虚乏力者，减大腹皮、枳壳，加太子参；食少纳呆者，加生山楂、藿香、佩兰；气胸闷者，加旋覆花、代赭石；口干口苦头晕者，加龙胆草、黄芩、栀子；大便不畅者，加槟榔、大黄；小便不利者，加泽泻、茯苓皮、冬瓜皮。

临证参考：本证属鼓胀初期，主要为气机阻滞，兼有少量水湿，治疗重点应在疏肝理气，兼以利水。如患者以脾虚湿滞为主者，当选用党参、白术、山药、生黄芪等以健脾益气，配以车前子、通草、茯苓皮、大腹皮利水消胀；若腹胀见倦怠便溏、四肢发凉、脉沉细无力等一派虚寒之象表现者，除健脾益气外，加用淡附片温肾助脾阳；若患者气虚伴有胁下癥积，隐隐作痛者，证属气虚血滞，健脾益气之外可以当归、白芍养血柔肝，香附、橘红、杏仁疏肝化痰，开胃行气，茵陈清湿热兼利水，紫河车益精髓补气血，培元气补先天，切勿单纯的活血化瘀。

2. 寒湿困脾

主症：腹大胀满，按之如囊裹水。

兼次症：脘腹痞胀，得热稍舒，精神困倦，怯寒懒动，小便少，大便溏。

舌脉：苔白腻，脉缓。

分析：脾阳不振，寒湿停聚，水蓄不行，故见腹大胀满，按之如囊裹水；寒水相搏，中阳不运，故见脘腹痞胀，得热稍舒；脾为湿困，阳气失于舒展，故见精神困倦，怯寒懒动；寒湿困脾，脾阳不振，伤及肾阳，水湿不化，故见小便短少，大便溏；苔白腻、脉缓为脾虚湿盛之象。

治法：温中健脾，行气利水。

方药：实脾散加减。方中附子温壮肾阳，祛寒逐湿，干姜温脾祛寒，共为君药；茯苓渗湿利水，白术补脾燥湿，共为臣药；木瓜醒脾化湿，涩津敛液护阴，厚朴、木香、大腹子、草果行气燥湿利水，消胀除满，共为佐药；甘草健脾和药，生姜、大枣和中，共为佐使药。

加减：气虚息短者，加党参、黄芪；阳虚湿盛者，加肉桂、苍术、茯苓；胁腹胀痛者，加郁金、青皮、砂仁。

临证参考：腹中乃三阴聚集之地，其中脾为三阴之长，惟脾气虚衰，水邪始得窃踞腹中，故前人多认为鼓胀虽原发在肝，但病根在脾，提出治疗鼓胀宜补脾的观点。对于寒湿困脾证，如寒湿得散，即减少或不用附桂之类温燥药物，而改用健脾益气、化湿利水之法，防止温燥过用耗伤脾阴，此时常重用白术30g，黄芪30g以补脾气之虚，并用茯苓、泽泻、白芍、木瓜健脾利水，和肝柔肝，或重用川、怀牛膝、泽兰、益母草等以化瘀利水。

3. 湿热蕴结

主症：腹大坚满，脘腹撑急。

兼次症：烦热口苦，渴不欲饮，小便赤涩，大便秘结或溏垢，或有面目皮肤发黄。

舌脉：舌边尖红，苔黄腻，脉弦数。

分析：湿热互结，水浊停聚，故见腹大坚满，脘腹绷急；湿热迫胆气上逆，故见烦热口苦，渴不欲饮；湿热下注，气化不利，故见小便短赤涩；湿热内结阳明或阻于肠胃，故见大便秘结或溏垢；湿热壅滞，熏蒸肝胆，胆液外溢于皮肤，故可见面目皮肤发黄；舌边尖红，苔黄腻，脉弦数为湿热壅盛之象。

治法：清热利湿，攻下逐水。

方药：中满分消丸加减。方中黄芩、黄连、知母清热，厚朴、枳实、陈皮、砂仁行气宽中，白术、人参、炙甘草益气健脾，姜黄、茯苓、猪苓、泽泻调中行气利湿，干姜、半夏化痰降气。

加减：大便秘结者，合己椒苈黄丸；小便短黄并伴下肢和阴囊水肿，小便赤涩不利者，加陈葫芦、滑石、蟋蟀粉（另吞服）；湿热发黄者，加茵陈、山栀子、大黄、黄柏；水湿困重者，用舟车丸攻下逐水，得泄即止；病势突变，骤然大量吐血、下血，系热迫血溢，症情危急者，用犀角地黄汤加参三七、仙鹤草、地榆炭；狂热入心包，烦躁不安，逐渐转入昏迷者，用安宫牛黄丸或至宝丹。

临证参考：湿热鼓胀往往病势较急，若患者腹胀较剧可以适当采用峻下逐水之法以缓解症状，但应注意一旦症状解除，应及时调对患者进行扶正固本，清热除湿，否则，湿邪虽一时得去，却易复发，反复迁延之后，往往成为顽固性腹水而更难治疗。

4. 肝脾血瘀

主症：腹大坚满，脉络怒张。

兼次症：胁腹刺痛，面色黯黑，面颈胸臂有血痣呈丝纹状，手掌赤痕，唇色紫褐，口渴不欲饮，大便色黑。

舌脉：舌紫黯或有瘀点瘀斑，脉细涩或虚大无力。

分析：瘀血阻于肝脾脉络，隧道不通，水气内聚，故见腹大坚满，脉络怒张，胁腹刺痛；瘀热互结脉络，故见面颈胸臂有血痣呈丝纹状，手掌赤痕；水浊聚而不行，津不上承，故见口渴不欲饮;络伤血溢,故见大便色黑;面色黯黑,唇色紫褐,舌紫黯或有瘀点瘀斑,脉细涩为血瘀之象,失血时可见脉虚大无力,甚则微细欲绝。

治法:活血化瘀,行气利水。

方药:调荣饮加减。方中莪术、川芎、延胡索、赤芍、大黄活血化瘀,陈皮、槟榔、桑白皮、大腹皮、葶苈子、瞿麦行气利湿泻浊,白芷、细辛、官桂、甘草调中和胃。

加减:胁下有癥块者,加生牡蛎、土鳖虫、鳖甲;胁肋痛剧者,加炙乳香、炙没药;兼有胀气者,加厚朴、大腹皮;瘀热互结者,加丹皮、栀子、连翘、白茅根;鼻衄、齿衄者,加白茅根、仙鹤草、羊蹄根、蒲黄、三七、茜草根;黑疸者,加茵陈、海金沙。

临证参考:本证多由瘀血郁肝,脾虚气弱进一步致痰水血胶凝所致。脾虚不运,痰湿恣生则胶结之势难解。因此,重视益气健脾以化痰湿,以较平和之品化瘀行血,或稍加通络破瘀之品,攻补兼施,为诸多医家治疗本证效捷稳健之关键。关幼波常以生黄芪、白术、茯苓、杏仁、橘红与化瘀通络软坚之品治疗鼓胀,每可收"见水不治水,见血不治血,气旺中州运,无形胜有形"之功效。

5. 脾肾阳虚

主症:腹大胀满,朝宽暮急。

兼次症:面色苍黄或㿠白,脘闷纳呆,神倦怯寒,肢冷或下肢浮肿,小便短少不利。

舌脉:舌淡紫,体胖,脉沉弦无力。

分析:脾肾阳气亏虚,寒水停聚,故见腹大胀满,朝宽暮急;阳虚运化不利,水湿泛溢,故见面色苍黄或㿠白;阳虚则阳气不能敷布于内外,故见神倦怯寒,肢冷;脾肾阳虚,水津温运气化失职,水湿下注故见下肢浮肿;膀胱气化不利,开阖失司,故见小便短少;脾阳虚不能运化水谷,故见脘闷纳呆;舌淡紫,体胖,脉沉弦无力为脾肾阳虚兼瘀血之象。

治法:温补脾肾,化气利水。

方药:金匮肾气丸加减。方中附子温阳补火,桂枝温通阳气,干地黄滋阴补肾生精,山茱萸、山药补肝养脾益精,泽泻、茯苓利水渗湿,丹皮活血散瘀。

加减:下肢浮肿,小便短少者,加济生肾气丸;胁下癥块者,加鳖甲、穿山甲;大便完谷不化者,加诃子、石榴皮;大便不畅者,加大黄;腹胀较甚者,加厚朴、大腹皮;食欲不振者,加砂仁、鸡内金、谷麦芽。

临证参考:本证有脾阳虚或肾阳虚之偏重。以脾阳虚为主者,多见周身色黄晦黯,形寒怯冷,腹胀如鼓,朝宽暮急,纳呆便溏,溲黄少,舌质淡,脉沉弦而小滑,临证亦可选茵陈术附汤加减;而以肾阳虚为主者,症见面色㿠白或灰黯,怯冷尤甚,腹中胀大,周身浮肿,尤以下肢为甚,腰膝酸软,大便溏硬不调,小溲淡黄而短少不利,舌体胖大,舌质淡,舌上有紫气,脉沉细,治疗以济生肾气丸为佳。

6. 肝肾阴虚

主症:腹大如瓮,胀满甚剧,常见青筋暴露。

兼次症:面色黧黑,唇紫,口燥,心烦不寐,牙宣出血,时有鼻衄,小便短少。

舌脉:舌红绛,少津,脉弦细数。

分析:水湿停聚中焦,血瘀不行,故见腹大如瓮,胀满甚剧,常见青筋暴露,面色黧黑,唇紫;阴虚津液无以上承,故口燥;阴虚内热,热伤阳络,故见心烦不寐,牙宣出血,鼻衄;舌红绛,少津,脉弦细数为肝肾阴血亏损之象。

治法:滋养肝肾,凉血化瘀利水。

方药：十全育真汤加减。方中人参、生黄芪、生山药、玄参、知母理脾滋阴补中以助生化之源，丹参、三棱、莪术行气活血通脉以化实邪，生龙骨、生牡蛎敛阴潜阳以防阴虚阳脱。

加减：气弱乏力甚者，去三棱、莪术，加生鸡内金；心烦不寐者，加莲子心、栀子；咽干、鼻燥有热者，加南沙参、百合、白茅根；腹胀重者，加大腹皮、莱菔子；鼻衄齿衄者，加茜草、鲜茅根、水牛角；伴有发热者，加生地、橘红。

临证参考：鼓胀病至晚期，或由湿热久羁，耗伤阴血，或由攻下逐水太过，伤津劫液，以致肝肾阴亏，脾胃受损，同时又有瘀血水湿内停，治疗颇为棘手，临证之时，仅仅滋阴清热往往无济于事。人之阴津源于脾胃化生之水谷精微，故十全育真汤治阴虚从脾胃入手，兼用滋阴药物，实为抓住了养阴扶正之根本，为临证治疗阴虚之可法之方。

【预后与转归】

鼓胀病性属本虚标实，但在临床辨治中，依患者临床表现的不同，可有虚实之分。如攻伐太过，实胀可转为虚胀；如感外邪，或过用滋补壅塞之剂，虚胀亦可出现实胀的证候，各证候之间可相互转化。

气鼓证多见于鼓胀初起，适当的予以行气、补气之法，除湿消满之剂，可使病情得到控制。若失治、误治，水湿可从寒化或热化，或气滞日久，瘀血内积，病情可进一步加重。

水鼓之证属病程中期，若处理得当，治之有法，患者仍可向愈。但在鼓证患者中，如果患者出现发热腹痛，当引起足够重视，处理不及时，常可危及患者生命。

劳鼓病情最为复杂，治疗最为困难，患者阴阳气血俱损，痰瘀气结互见，临证治之常有顾此失彼之感，需要医者临证之时细心之观察，认真之思考，给患者做出最佳的治疗方案，如治疗得法，亦可使患者带病延年。

【预防与康复】

1. 开展预防知识教育，避免与疫水接触及食用不洁食物，避免不良嗜好等，防止感染血吸虫。已患有慢性肝病的患者尽量避免饮酒及服用肝毒性药物，避免情志刺激及过度劳累，防止病情的恶化加剧。

2. 已患有鼓胀的患者应注意饮食营养，控制脂肪摄入，对于病情较重，营养消耗较大的患者可适当增加糖类摄取，以补充能量。平素切勿滥用药物，并保持心情愉快，保持大便通畅，适当参加体育活动，避免过度劳累。

3. 有条件的患者可适当参考膳食调理：脾胃虚弱者，可用黑鱼500g，煮汤食用。湿热不尽者，用泥鳅炖豆腐，即泥鳅500g，去鳃、肠、内脏，洗净，放锅中，加食盐少许，水适量，清炖至五成熟，加入豆腐250g，再炖至鱼熟烂即可，吃鱼和豆腐，喝汤。

【结语】

鼓胀因肝、脾、肾三脏受损，气、血、水瘀积腹内，临床以腹部胀大如鼓，皮色苍黄，脉络暴露为特征，或胁下或腹部痞块，四肢枯瘦为主要表现的一类疾病。多因湿热毒邪久羁，情志所伤，劳欲过度，饮食不节，血吸虫感染，或黄疸、积聚失治等引起，病程反复迁延，久治难愈，晚期可出现吐血、便血、昏迷等。本病病位在肝、脾、肾三脏。病性复杂，本虚标实，虚实错杂。本虚为肝脾肾俱虚；标实为气血水互结壅滞腹中，相因为患。辨证要分清病位主次，病性虚实及病情的缓急。治疗法则当以攻补兼施为主。初、中期患者，一般以实证居多，故治疗以祛邪为主,以扶正为辅,根据气滞、血瘀、水聚之偏重,而分别采用理气、活血、利水诸法,若患者病势较急,腹胀剧烈,且形实耐攻者,亦可暂予攻逐水饮之剂,但攻逐剂不可久用,攻后须对患者认真地进行调理。鼓胀后期以正虚为主,表现为正虚邪实证,治疗当以扶正并兼祛邪,根据阴阳所虚之处,先益正气,然后适当辅以清热、利湿、化浊之品。在治疗中除了掌握"虚则补之,实则泻之"的原则之外,还要注意"至虚有盛候,大实有羸状"的特点,合理使用祛邪与扶正的方法,祛邪不伤正,扶正不碍祛邪。预防护理,注意调节情志、饮食,积极治疗黄疸、胁痛、积聚等病。

【相关资料链接】

一、篇首案例分析

辨证分析:患者素有慢性肝病,伴有胃脘胀满,食纳不佳,初看其证似脾胃虚弱,水湿内停,然鼓胀之病,腹胀厌食为常有之症,不可据而断为脾虚而行温补之剂。细审其病证,患者夜寐不安,小便色深如浓茶,为热邪内扰心神,下注膀胱之腑之征,故知患者虽有脾胃气机不行,兼可见热邪蕴蓄于内,临证之时当一并斟酌治之。

诊断:鼓胀

治法:清热利湿,化痰活血

处方:茵陈 12g　赤苓 15g　通草 3g　泽泻 10g

杏仁 10g　橘红 10g　当归 12g　牛膝 6g

生姜皮 3g　杭白芍 15g　丹皮 12g　生芪 30g

预后:5 月 22 日,服上方 15 剂后,小便量逐渐增多,精神好转,睡眠、食纳好转,检查腹围 75cm,移动性浊音不明显,下肢浮肿消失,血查:麝浊 5 单位,凡登白氏试验阴性,血总胆红素 0.1mg/dl,白蛋白 35g/L,球蛋白 26g/L,继服上方门诊观察。

按:本案为一鼓胀患者,病程较长,证属水鼓,脾胃气机不利,兼有热邪内蕴。故全方以在补气养血的同时,辅以养阴利湿之法,同时活血化瘀去滞,全方寒热药并用,而总体药性偏寒,以清在下之热。因为用药得法,故患者服用之后,不仅症状得到缓解,肝功能也得到了明显的改善。

摘自:北京中医医院.现代著名老中医名著重刊丛书(第二辑):关幼波临床经验选.人民卫生出版社,2006:153.

二、临证经验举隅

沈某,男,50 余岁,因"发热,便下紫血月余"入院。检查时脘下触有包块,但不痛,经治发热下血均疲,而腹部日渐膨胀,渐至脐突,青筋暴露,病属鼓胀无疑,但经用补气、运脾、温肾、逐水诸法俱不效,住院半年有余,反复检查既非肝硬化腹水,也非肾病,难以明确辨病诊断。当时天气日冷,见其伴有明显的咳喘,咯吐多量白色泡沫痰液,苔白,脉弦。经周老会诊,重新辨证,认为起病虽属血瘀气滞,肝脾两伤,水湿内停,但当前的病机主要为寒饮伏肺,肺气不宣,通调失司,乃取小青龙汤原方,温肺化饮,开上启下,意图通过开肺以利尿,化饮以消水。药后腹水随咳喘咯痰的改善而日渐消退,经月临床治愈。

摘自:叶放.周仲瑛教授臌胀临证医案心法[C]// 第十七次全国中西医结合肝病学术会议论文汇编.北京:中国中西医结合肝病学会肝病专业委员会,2008,350-354.

【思考题】

1. 简述鼓胀病因病机。
2. 简述鼓胀如何辨证论治?
3. 鼓胀的辨证要点有哪些?
4. 病案分析

患者,女,64岁,初诊腹鼓、腹水、下肢水肿,口干渴,恶心少食,小便短少,舌黄腻、脉滑。化验:总胆红素24μmol/L;麝香草酚浊度11u/L,谷丙转氨酶160u/L,HBsAg(+),总蛋白5.9g/dl,白蛋白2.1g/dl,球蛋白2.8g/dl,A/G:0.7。

水　肿

【案例】

周某，干部，患者10年前于干校劳动时疲劳复渍水湿，渐有浮肿，后小便血尿，蛋白尿而诊断为急性肾炎。虽经治疗但失于调养，浮肿始终未退尽。1982年4月，疲劳后出现全身浮肿，腰酸乏力，尿蛋白(++++)，诊为慢性肾炎肾病型而住院治疗，曾用激素免疫抑制剂，利尿剂而疗效不显。实验室检查：蛋白尿(+++)，颗粒管型(++)，24小时尿蛋白总量8.65g，血浆白蛋白16.8g/L，总胆固醇8.65mmol/L。症见畏寒怕冷，纳呆，大便溏薄，舌苔白滑，舌质胖嫩，脉沉细。本病应诊断为何病？如何进行辨证、立法、处方及调护？

【概述】

水肿是指因感受外邪，劳倦内伤，或饮食失调，使肺脾肾功能失调，三焦壅滞，膀胱气化不利，津液输布失常，致水液潴留，泛滥于肌肤，引起头面、眼睑、四肢、腹背甚至全身浮肿等为临床特征的病证。

《黄帝内经》中称水肿为水，并根据停留部位及症状不同分为风水、石水等，对水肿的症状做了详细的描述。《灵枢·水胀》："水始起也，目窠上微肿，如新卧起之状，其颈脉动，时咳，阴股间寒，足胫肿，腹乃大，其水已成矣。以手按其腹，随手而起，如裹水之状，此其候也。"《金匮要略·水气病脉证并治》中把水肿称为"水气"，将其分为风水、皮水、正水、石水、黄汗，又按五脏发病机制及其证候提出五脏水，分为心水、肝水、肺水、脾水、肾水。隋代《诸病源候论·水肿候》中始将水肿作为各种水病之总称。宋代《济生方》中提出："肿满最甚于下，当辨其阴阳"，首次按阴阳属性把水肿分为阳水和阴水，"阴水为病，脉来沉迟，色多青白，不烦不渴，小便涩少而清，大腑多泄……阳水为病，脉来沉数，色多黄赤，或烦或渴，小便赤涩，大腑多闭。"元代《丹溪心法·水肿》中将本病分为阴水、阳水两大类，"若遍身肿，烦渴，小便赤涩，大便闭，此属阳水……若遍身肿，不烦渴，大便溏，小便少，不赤涩，此属阴水。"

西医学根据水肿发生的原发疾病，临床可分为心源性、肝源性、肾源性、营养不良性、内分泌性、特发性水肿等；根据水肿发生的部位，可分为全身水肿以及局部静脉、淋巴回流受阻或毛细血管通透性增加所引起的局部水肿。因肾小球疾病大多以水肿为突出表现，从60年代开始，中医、中西医结合对肾脏疾病的治疗和研究，多按水肿辨证施治，并建立了相关的诊断、辨证分型及疗效判定标准。本节重点讨论肾源性水肿，其他全身性水肿也可参照本篇辨证论治。

【病因病机】

一、病因

（一）原发病因

1. 风邪外袭　肺主一身之表，风邪伤肺，肺气失宣，不能通调水道，下输膀胱，风遏水阻，风水相搏，溢于肌肤，发为水肿。

2. 水湿内侵　脾喜燥恶湿，如因居处潮湿，或涉水冒雨，水湿之气内侵，或平素酒食不节，生冷太过，湿蕴于中，脾为湿困，健运失司，水湿内停，而成水肿。

3. 湿毒浸淫　疮毒内攻，津液气化失常，也是常见病因。

4. 房劳过度　房劳多产，肾气亏虚，不能化气行水，水液内停，形成水肿。

（二）继发病因

瘀血阻滞，三焦水道壅塞不通，水液停聚而成水肿。水肿缠绵不解，久病及血，瘀血内停，水瘀交阻，形成难治性水肿。

（三）诱发因素

肺为水之上源，若外邪侵袭，通调水道失职，水液外溢成水肿；思虑太过故见伤脾，房劳太过故见伤肾，脾虚不能制水，肾虚不能化气行水，水无所主而成水肿；肾脏病患者使用肾毒性药物以及饮食过咸、饮水过多，都可诱发或加重水肿。

二、病机

1. 发病　风水泛滥与湿毒浸淫呈急性起病；水湿浸渍起病稍缓；正气不足、饮食失调而病水肿者，起病缓慢。

2. 病位　主要在肺、脾、肾三脏，与心、肝、三焦、膀胱联系密切。

3. 病性　以肺、脾、肾虚为本，风、湿、热、毒、瘀为标。阳水以标实为主，阴水以本虚为主，病情反复，出现阴阳寒热虚实错杂，常见本虚标实之证。

4. 病势　以风邪湿毒等阳邪为主者，病起多在表、在上，迅即遍及全身；脾肾虚衰者，以腰以下肿为主。本病总的趋势是由表及里，由上而下，由实转虚。

5. 病机转化　阳水者，如风邪表证已解，可由肺转脾，证由风水相搏转化为水湿浸渍；若水湿之邪郁而化热，故见可转为湿热蕴结；水湿易伤阳气，日久易转化为脾阳虚弱。阴水者，或以脾虚为主，或以肾虚为主，日久可致脾肾俱虚或阴阳两虚、气阴两虚。阳水迁延不愈，正气渐伤，可转化为阴水，病情由轻转重。阴水复感外邪，急性发作，肿势增剧者，可转为阳水。病程长者，反复不愈，正气不足，虚而致瘀，或水湿阻遏气机，气滞血瘀，血瘀水停。

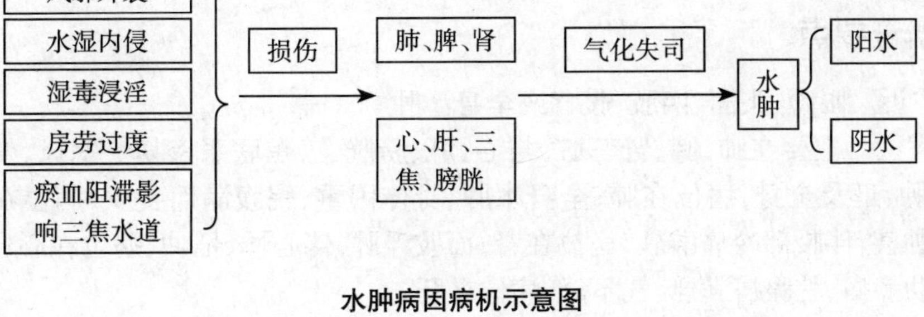

水肿病因病机示意图

【诊断】

一、诊断标准

按照1995年国家中医药管理局发布的《中华人民共和国中医药行业标准·中医病证诊断疗效标准》。

1. 水肿先从眼睑或下肢开始，继及四肢、全身。

2. 轻者仅眼睑或足胫浮肿，重者全身皆肿，甚故见腹大胀满，气喘不能平卧。

3. 严重者可见尿闭，恶心呕吐，口有秽味，齿衄鼻衄，甚故见头痛，抽搐，神昏谵语等危象。

4. 可有乳蛾、心悸、疮毒、紫癜以及久病体虚史。

5. 应作尿常规，24h尿蛋白定量，血常规，血沉，血浆白蛋白，血尿素氮，肌酐，体液免疫以及心电图，心功能测定，B超等实验室检查，以助明确诊断。

二、诊断说明

水肿病因较多，西医诊断包括心源性、肝源性、肾源性、营养不良性、内分泌性、血管性水肿、特发性水肿等，本节论述主要是肾源性水肿，故对于水肿患者，诊断时需行心功能、肝功能、甲状腺功能、下肢血管彩超等进一步相关检查鉴别诊断。

【鉴别诊断】

1. 鼓胀　水肿以头面部、下肢浮肿为首发症状，后致全身浮肿，后期病势严重时可见腹胀满；既往有心肾病史，与肺、脾、肾三脏相关，水邪泛滥肌肤，面色㿠白或晦滞，腹部无青筋暴露。鼓胀以单腹胀大，皮色苍黄，脉络暴露为特征，以腹部胀大为首发症状，后期亦可见四肢浮肿；多由酒食不节、情志内伤、血吸虫感染以及其他疾病转化，多有肝病病史，与肝、脾、肾三脏相关，致气滞血瘀，水停腹中，面色苍黄，腹壁青筋暴露。

2. 溢饮　水肿之风水当与溢饮相鉴别。溢饮症见喘咳，痰多白沫，胸闷身疼，恶风无汗，甚故见肢体浮肿，与水肿之风水泛滥之表实证相似，但有本质不同。溢饮为风寒闭塞玄府，肺失输布，饮溢肌肤所致，无发热、咽痛等风水症状，肿势不如风水迅速。

3. 支饮　支饮以久咳，气喘息促，咳唾引痛，胸胁支满，甚或面目、四肢浮肿为主症，由肺、脾、肾失调，水凌心肺，支撑胸胁所致，虽有浮肿症状，但并发于咳逆、气喘息促等症之后，积年久咳才发展成肿胀。水肿亦可有气喘息促的症状，发生于水肿出现之后。

【辨证论治】

一、辨证要点

1. 抓主诉　眼睑、头面、四肢、腹背或全身浮肿。

2. 辨病位　主要在肺、脾、肾三脏，与心、肝、膀胱、三焦联系密切。恶风、发热、肢节酸楚、头面水肿，迅及全身，病位在肺；全身水肿、身体困重、脘腹满而食少，病位在脾；面浮身肿，腰以下肿甚，伴腰部冷痛酸软，病位在肾；面肢浮肿，伴心悸、怔忡，病位在心；肢体或全身水肿，伴胁肋满痛、脘腹痞满、嗳气不舒，病位在肝。

3. 定病性　以肺、脾、肾三脏虚损为本，风、湿、热、毒邪实为标。前期多为风邪外袭、湿毒浸淫、水湿及湿热所致，以实证为主。后期常见脾虚、肾虚等，正气虚弱，病变常易由实转虚，如水湿日久伤及脾阳；或因虚致实，如脾肾亏虚，水湿内停，外感风邪，导致虚实错杂之证。

二、治疗原则

发汗、利尿、泻下逐水为治疗水肿的基本原则。阳水以祛邪为主，可用发汗、利水、攻逐、解毒诸法；阴水以扶正为主，可采用健脾温肾利水、通阳利水、补气养阴利水等法。

三、分证论治

1. 风水泛滥

主症：眼睑及颜面浮肿，继故见四肢以及全身皆肿，来势迅速。

兼次症：恶风发热，肢节酸楚，小便不利。偏于风热者，伴咽喉红肿疼痛。

舌脉：舌红，舌苔薄白，脉浮滑数。偏于风寒者，脉浮滑或紧，如水肿较甚，亦可见沉脉。

分析：风邪袭表，营卫不和，内舍于肺，肺失宣降，不能通调水道，下输膀胱，故见恶风发热，肢节酸楚，小便不利，全身浮肿；风水相搏，推波助澜，故水肿起于面目而迅即遍及全身；其他病邪都依附于风，侵犯人体，若风与热合，侵袭肌表，故见咽喉红肿疼痛，舌红，脉浮滑数；若风与寒合，风寒束表，卫阳被遏，肺气不宣，故见恶寒、发热、喘咳；若肿势较甚，阳气内遏，故见脉沉或沉滑数或沉紧。

治法：疏风利水。依据风热、风寒的不同，分别采用疏风清热、疏风散寒，使水气从表散。兼用利水，使水湿从小便而解。

方药：越婢加术汤加减。方中麻黄疏风宣肺，利水退肿，白术健脾化湿，生石膏清肺泄热，生姜、大枣、甘草调和营卫。

加减：风寒偏重者，重用麻黄或加桂枝，减生石膏；风热偏盛者，加金银花、连翘、白茅根、芦根，石膏用量可加大；咽喉肿痛明显者，加牛蒡子、射干、蒲公英；喘咳者，加葶苈子、苏子、杏仁；汗出恶风，卫阳已虚，复感外邪者，用防己黄芪汤加渗利之品。

临证参考：本证的特点为先有外感表证，后出现颜面浮肿，迅即遍及全身，若是新病，经卧床休息，低盐或无盐饮食，疏风利水等及时治疗。但若平素肺卫气虚，反复外感，或乳蛾反复发作，皆可使病情迁延，病变脏器由肺累及脾，由风水泛滥转变成水湿浸渍，可按水湿浸渍论治。若患者素有水肿病史，复感外邪形成的风水，此时当以风水论治，但应顾及正气虚衰的一面，不可过用解表药，以越婢汤为主，酌加党参、菟丝子等补气温肾之品，扶正与祛邪并用。

2. 湿毒浸淫

主症：眼睑浮肿，延及全身。

兼次症：小便不利，身发疮痍，甚至溃烂，恶风发热。

舌脉：舌红，苔薄黄，脉浮数或滑数。

分析：肌肤疔疖或疮痍湿毒未及时清解消散，内归脾肺，脾不能运化水湿，失其升清降浊之能，使肺不能通调水道，肺为水上之源，故见眼睑浮肿，迅及全身，小便不利；风为百病之长，病初起多兼风邪，故见恶风发热；舌红，苔薄黄，脉浮数或滑数为风邪夹湿毒之象。

治法：清热解毒、利水渗湿。

方药：麻黄连翘赤小豆汤合五味消毒饮加减。方中麻黄、杏仁、生姜辛温宣发，解表散邪；连翘、桑白皮、赤小豆旨在苦寒清热解毒；紫花地丁、金银花、蒲公英、野菊花、紫背天葵清热解毒，凉血消肿散结；甘草、大枣和中。

加减：脓毒甚者，重用紫花地丁、蒲公英，加蚤休；脓毒内陷者，加生黄芪；湿盛而糜烂者，加苦参、土茯苓；风盛而瘙痒者，加白鲜皮、赤芍；大便不通者，加生大黄。疮毒症状不明显，仅表现以血尿、浮肿为主症者，可用小蓟饮子加减。

临证参考：本证是由疔疖疮毒内归脾肺所致，当出现浮肿时，疮毒已愈，这时还需清解透达疮毒。

3. 水湿浸渍

主症：起病缓慢，病程较长，全身水肿，按之没指，以下肢为甚。

兼次症：小便短少，身体困重，胸闷，纳呆，泛恶。

舌脉：舌淡，苔白腻，脉濡缓。

分析：湿性黏腻重浊，不易骤化，故见起病缓慢，病程较长；水湿之邪，浸渍肌肤，故见全身水肿，肢体浮肿不退；水湿日增无出路，横溢肌肤，故见肿势日甚，按之没指；水湿之邪重浊下趋，故见肿以下肢为甚；水湿内聚，三焦决渎失司，膀胱气化失常，故见小便短少；脾为湿困，阳气不得舒展，故见身重神疲，胸闷，纳呆，泛恶；舌淡，苔白腻，脉濡缓均为湿盛脾弱之象。

治法：通阳化湿利水。

方药：五皮散合胃苓汤加减。方中泽泻利水渗湿，为君药；茯苓、猪苓、桑白皮、生姜皮淡渗利水，共为臣药；肉桂温阳化气行水，苍术、白术燥湿健脾化湿，陈皮、大腹皮、厚朴调畅气机，行气利水，共为佐药；甘草调和诸药，为使药。

加减：肿甚而喘者，加生麻黄、杏仁、葶苈子；寒湿盛中焦不运，脘腹痞胀者，加厚朴、干姜、白蔻仁；卫表阳虚，汗出恶风者，加生黄芪、防风。

临证参考：若水肿已退，尿化验有蛋白尿者用参苓白术散加益母草。若水湿久聚，伤及脾阳，导致脾阳虚水逆，出现胸胁支满目眩，心悸气促，吐清痰涎，用苓桂术甘汤加减。本证为水湿困脾，脾阳失展，土不制水。湿性下趋，多数肿从跗足起，宗“腰以下肿者，当利小便”的原则，治宜通阳化湿利水。用药宜温燥不宜寒凉，是治疗本证的关键。

4. 湿热壅盛

主症：遍体浮肿，皮肤绷急光亮。

兼次症：胸脘痞闷，烦热口渴，小便短赤，或大便干结。

舌脉：舌红，苔黄腻，脉沉数或濡数。

分析：水湿之邪，郁久化热，湿热搏结，壅滞肌肤经隧之间，故见遍身浮肿；热为阳邪，故见皮肤绷急光亮；湿热内蕴，三焦壅滞，气机升降失常，故见胸脘痞闷；湿热蕴结，三焦决渎失司，膀胱气化不利，故见小便短赤；热邪内灼，损伤津液，故见烦热口渴，大便干结；舌红，苔黄腻，脉沉数或濡数均为湿热壅盛之象。

治法：分利湿热。

方药：疏凿饮子加减。方中商陆泻下逐水，通利二便；泽泻、赤小豆、椒目、木通、茯苓皮利水泻湿，消退水肿；槟榔、大腹皮行气导滞，使气畅水行；羌活、秦艽、生姜疏风发表，开泄腠理，使表之水湿从肌肤而泄。

加减：腹满不减，大便不通，体质尚实者，加生大黄、黑丑、白丑，或合用己椒苈黄丸；湿热下注膀胱，伤及血络，尿痛尿血者，加大蓟、小蓟、白茅根。

临证参考：若兼见气粗喘满，倚息不得卧，脉搏弦有力者，为水在胸中，上迫于肺，肺气不降，宜泻肺行水为主，可用五苓散、五皮饮等方合葶苈大枣泻肺汤、三子养亲汤加减；若湿热久羁，化燥伤阴，水肿兼口咽干燥、大便干结者，可用猪苓汤。本证肿势严重，单一治法难能奏效，须上下表里分消综合治疗，方能见效。如掌握病机，短暂采用攻逐之法，多可转机取效。用攻逐荡涤之法要防损伤正气，做到中病即止，不可过用，亦可攻补兼施，或攻补交替，使水去而正安。

5. 气虚水溢

主症：浮肿尤以四肢明显，按之凹陷，有时晨起面部浮肿。

兼次症：纳少便溏，倦怠乏力，动则气短，腰背酸痛，胫膝酸软，或小便余沥不尽。

舌脉：舌淡，舌边齿痕，苔薄白，脉细弱。

分析：脾肺气虚，功能衰减，开合失司，水湿泛滥，浸溢肌肤，故见水肿，以四肢为甚，按之凹陷；水湿上犯，故见面部浮肿；脾气不足，故见纳少，倦怠乏力，动则气短；脾虚失运，水湿下注，故见便溏；腰为肾之府，肾虚而水气内盛，故见腰背酸痛，胫膝酸软；气虚下元固摄无权，故见小便余沥不尽；舌淡，边有齿痕，苔薄白，脉细弱均为气虚之象。

治法：益气利水。

方药：防己黄芪汤合参苓白术散加减。方中人参补益脾胃之气，防己祛风除湿，利水消肿，黄芪补气健脾补肺，固表行水，白术、茯苓补气健脾燥湿；山药益气补脾，莲子肉补脾涩肠，健脾开胃，白扁豆健脾化湿，薏苡仁健脾利湿；砂仁化湿醒脾，行气和胃，桔梗开宣肺气，通利水道，载药上行；生姜、大枣调和营卫，甘草益气和中，调和诸药。

加减：脾虚气滞者，加木香、大腹皮、陈皮；腹水明显，腹胀难忍，步履艰难，甚故见腹大不能起床者，加大腹皮、槟榔、厚朴、泽泻；若气分药无效，可寻求于血分药，加水蛭、益母草、川芎、泽兰。

临证参考：心脾两虚者，用归脾汤加赤小豆、丹参、益母草等。脾肾气虚水肿者，可用防己黄芪汤合济生肾气丸加减。气虚水肿，主要是脾气虚，不能制水而形成水肿。治疗重在补益脾气，以利水湿。补气利水药中效果的最好为黄芪，以生黄芪为佳，故应重用之，同时可配防风，以防大剂量生黄芪导致中焦壅滞，但还要兼顾益肾气佐以利水湿，才能收到较满意的效果。

6. 脾阳虚衰

主症：身肿，腰以下为甚，按之凹陷不易恢复。

兼次症：脘腹胀闷，纳减便溏，面色萎黄，神倦肢冷，小便短少。

舌脉：舌淡，苔白滑或白腻，脉沉缓或沉弱。

分析：脾阳虚衰，中阳不足，不能运化水湿，水湿下注，故见身肿，腰以下为甚，按之凹陷不易恢复；脾阳虚衰，水湿停聚中焦，水阻气滞，故见脘腹胀闷；脾失健运，不能运化水谷精微，故见纳减便溏；脾虚，故见面色萎黄；阳虚不能温煦，故见神倦肢冷；阳不化水，水湿停聚，故见小便短少；舌淡，苔白滑或白腻，脉沉缓或沉为脾阳虚衰、水湿内停之象。

治法：温阳健脾，以利水湿。

方药：实脾饮加减。方中附子温壮肾阳，祛寒逐湿，干姜温脾祛寒，共为君药；茯苓渗湿利水，白术补脾燥湿，共为臣药；木瓜醒脾化湿，涩津敛液护阴，厚朴、木香、大腹子、草豆蔻行气燥湿利水，共为佐药；甘草健脾和药，生姜和中，共为佐使药。

加减:湿邪内盛,脘闷腹胀,苔厚白腻者,加苍术,白蔻仁、木香;气短声弱,气虚甚者,可加人参、黄芪;小便短少者,加桂枝、猪苓、泽泻。

临证参考:若阳虚不明显而以脾气虚为主者,治拟健脾化湿,不宜过分利水,方用参苓白术散加减,或加桂枝、黄芪、当归、红枣、赤小豆;水肿消退,脾虚未复,方用五味异功散,不可久用疏利;脾阳虚衰,脾气亦虚,治疗本证的原则,一是补脾阳,二是补脾气,三是健脾渗利。补脾阳用附子、干姜、桂枝之类;补脾气用党参、黄芪、白术、山药等;健脾渗利用茯苓、薏苡仁、猪苓、车前子之类;水湿太盛,碍气以行,酌加槟榔、大腹皮等理气之品。不可用过凉逐水之剂,待脾阳恢复,病可转机,水肿可消。

7. 肾阳衰微

主症:面浮身肿,腰以下肿甚,按之凹陷不起。

兼次症:心悸,气促,腰部冷痛酸重,尿量减少或夜间尿多,四肢不温,怯寒神疲,面色晦滞㿠白。

舌脉:舌淡胖,脉沉细或沉迟无力。

分析:若肾阳虚衰,气化失常,开阖失司,关门不利,水液排泄障碍,潴留于体内,致面浮身肿,腰以下为甚,按之凹陷久久不复,尿量减少;阳虚水泛,水饮凌心,故心悸、气促;腰为肾之府,肾阳虚故见腰痛酸重;肾气不固,故见夜间尿多;肾阳虚衰,不能温煦,故四肢不温,怯寒神疲,面色晦滞或㿠白;舌淡胖,脉细或沉迟无力为肾阳虚之象。

治法:温肾利水。

方药:济生肾气丸合真武汤加减。方中附子温阳补火,桂枝温通阳气,熟地黄滋阴补肾生精,山茱萸、山药补肝养脾益精,泽泻、茯苓、车前子利水渗湿,丹皮活血散瘀,牛膝引药下行,强壮腰膝,白术健脾燥湿,芍药调和营阴,生姜温散水寒之气。

加减:心悸、唇绀、脉虚数或结代者,重用附子、桂枝,加丹参、红花;喘促、汗出、脉虚浮而数者,加人参、蛤蚧、五味子、煅牡蛎或吞服黑锡丹。

临证参考:若病程缠绵,复感外邪,症见恶寒发热、肿势增剧,小便减少者,以真武汤去白芍合越婢汤加减。疾病后期,水肿反复发作,精神疲惫,腰酸遗精,口咽干燥,五心烦热,舌红,脉细弱者,用左归丸合猪苓汤加减;若小便清长量多者,去泽泻、车前子,加菟丝子、补骨脂;若兼有头晕头痛、心悸失眠者,用天麻钩藤饮合镇肝熄风汤加减。本证为阴水重证,阳虚阴盛,本虚标实,故治疗重在温阳。温阳之主药为附子,剂量宜重,并宜久煎,以去其毒性而存其温阳之效,见效即可减量,中毒时宜用甘草、绿豆、蜂蜜解毒。与补肾药同用,以达到补肾阳的目的,同时适当配以补阴之品,取阴中求阳,并可防阳热过盛而伤阴。阳虚水肿,反复不愈,正气日衰,复感外邪,兼风水之证,治要急故见治其标,暂按风水论治,但因属本虚标实,故治疗要及时顾及正气虚衰的本质,需扶正祛邪,不可过用解表药。临床脾肾阳虚水肿多见,可温补脾肾,利水消肿。治疗时要注意区别脾、肾的轻重主次,有所侧重地进行治疗。

【预后与转归】

水肿病程较短,如及时治疗,合理调养,预后一般较好;若病程较长,反复发作,正虚邪恋,故见缠绵难愈;若肿势较甚,症见唇黑,缺盆平,脐突、足下平,背平,或肾阳衰竭,寒水上注,故见凌心射肺,久故见转变为心悸、胸痹,或见唇绀,气急喘促不能平卧。疾病后期,肾脾衰败,气化不行,浊毒内闭,可由水肿发展为关格,出现口有秽味,恶心呕吐;若阳损及阴,肾阴亏耗,肝阳上亢,内风自生,故见可有眩晕、中风,预后多不良;若浊邪内盛,内陷心包,故见成昏迷、谵妄。

水肿治疗不可一味渗利，治疗期间注意观察体重变化，如尿量增加，须注意多食含钾高的食物，避免低钾血症，导致乏力、腹胀、甚至诱发心悸。如见尿少、尿闭、喘脱，或发展为关格，症见恶心、呕吐，甚至昏迷、谵妄，病势危及，非仅药物治疗奏效，应及时行透析治疗缓解病情，改善症状。

【预防与康复】

1. 平素体虚者，应注意搞好个人卫生，预防感冒，注意皮肤清洁；避免饮食过咸，营养均衡；生活规律，不要过度劳累，节制房事。

2. 长期水肿病人表卫多虚，应常服玉屏风散等，注意保暖；平时应避免冒雨涉水，居住环境不宜潮湿；避免服用肾毒性药物，如非甾体类抗炎药、氨基糖苷类抗生素以及含马兜铃酸的中药。

3. 水肿初期应卧床休息，病情缓解后可适当运动；水肿病人应限盐，肿势重者应予无盐饮食，轻者低盐饮食；饮食应清淡易消化，忌食辛辣肥甘之品，忌烟酒。

4. 水肿康复食疗方：鲤鱼500g(去鳃、鳞和内脏)，冬瓜500g(切成小块状)，葱白约20g(洗净)，加水适量，煮至鱼烂汤稠，加少许盐，趁热食。亦可用鲫鱼代替。

【结语】

水肿为常见病，外感内伤均可引起，病理变化主要在肺脾肾三脏，肺失宣降通调，脾失健运，肾失开阖，以致体内水液潴留，泛滥肌肤，而成本病，其中以肾脏为本。水肿的治疗原是分虚实而治，实者主要治以发汗，利小便，宣肺健脾，水势壅盛可酌情暂行攻逐，总以祛邪为主；虚者主要治以温阳益气、健脾、益肾、补心，兼利小便，酌情化瘀，以扶正为法。虚实并见者，攻补兼施。在调摄上，应特别注意水肿时忌盐，预防外感，避免过劳等。水肿消退后，还要谨守病机以图本，健脾益气补肾以资巩固，以杜绝其复发。

【相关资料链接】

一、篇首案例分析

辨证分析：患者全身浮肿，符合水肿的证候特征，故诊断为水肿。患者久病不愈，伤及脾肾，出现脾肾阳虚，阳虚水湿泛滥，出现水肿。脾肾阳虚，失于温煦，故见畏寒怕冷，运化不利，故见纳呆，大便溏薄。大量蛋白尿，为脾虚阳虚，失于固摄所致。舌苔白滑，质胖嫩及脉沉细均是脾肾阳虚，水湿泛滥之象。故本病系脾肾阳虚，水湿泛滥，精微失于转输，渗漏于下。

诊断：水肿　阴水(脾肾阳虚，水湿泛滥)

治法：健脾温肾，通阳利水

处方：实脾饮合真武汤加减

红参(另煎代茶)6g	黄芪30g	炮附子12g	桂枝6g
白术9g	茯苓15g	仙茅9g	仙灵脾9g
巴戟天12g	白芍9g	胡芦巴6g	车前子(包)15g
生姜3g			

14剂，水煎服，日1剂，分早晚服。

复诊：服上方后浮肿明显消退，胃纳大振，小便增多，形寒便溏好转。尿蛋白下降到(+)，颗粒管型消失，24小时尿蛋白总量下降到0.63g，血浆白蛋白上升。

红参(另煎代茶)6g	黄芪30g	炮附子12g	桂枝6g
白术9g	茯苓15g	仙茅9g	仙灵脾9g
巴戟天12g	白芍9g	胡芦巴6g	生姜3g
山药9g	陈皮6g		

21剂，水煎服，日1剂，分早晚服。

服上方后浮肿全消，舌转淡红，脉细濡，症状基本消失，尿蛋白(-)，24小时尿蛋白总量0.15g，血浆总蛋白与白蛋白、总胆固醇均在正常范围内。

预后：患者康复出院，随带金匮肾气丸，复方胎盘片常服以善后，随防1年未复发。

按：慢性肾炎肾病型患者，因大量的蛋白失去，血浆蛋白，过低血浆胶体渗透压迅速下降可出现严重水肿，常表现脾肾阳虚型的证候，根椐姜老用药经验，主要以实脾饮与真武汤合用，较为合拍，回阳通阳的附子、桂枝，剂量最重要，需选用红参，再加以仙茅、仙灵脾、巴戟天、胡芦巴等以增强温补之力。此例患者服药后肾阳蒸腾，脾阳得运精微转输，胃纳大振，体内血浆蛋白及白蛋白增加，尿蛋白显著减少，加上小便通利，促使浮肿迅速消退。

摘自：贝润浦．姜春华教授治疗慢性肾炎的经验[J]. 上海中医药杂志，1987(2):5-8.

二、临证经验举隅

患者，女，47岁，2006年5月12日初诊。因劳累慢性肾小球肾炎复发，始见全身浮肿，晨起颜面肿甚，下午下肢肿势加重，纳差，腹胀，伴乏力、头晕、畏寒肢冷、小便短少、大便溏，舌淡，苔白腻，脉沉弦。血压正常。查尿蛋白(+++)，颗粒管型1~2个，血清白蛋白21g/L，球蛋白27g/L，血胆固醇8.1mmol/L。中医诊断：水肿(脾虚湿盛型)。治以温阳健脾、化湿利尿。方以实脾饮加减：党参、炒白术、茯苓各15g，黄芪、山药、益母草各30g，制附子(先煎)、干姜、草果仁各10g，厚朴、木香、木瓜、大腹皮、冬瓜皮、猪苓、车前子(包)各15g，泽泻、桂枝各10g。水煎服，每日1剂。上方服药15剂后，精神好转，尿量增多，水肿消退，纳食增加。查尿蛋白(+)，遂以原方加减，继服药30余剂，浮肿消退，饮食倍增。复查尿检：尿蛋白微量。为巩固疗效给予健脾益气之剂，调治近3个月。曾多次复查尿常规、血清白蛋白/球蛋白、胆固醇均正常。后随防2年未见复发。

摘自：王玉英，李有先．实脾饮临床运用体会[J]. 中国中医药信息杂志，2011,18(6):83-84.

【思考题】

1. 如何理解阳水与阴水之区别？
2. 如何理解“腰以上肿，当发其汗，腰以下肿，当利小便”？
3. 临床中“阳水”与“阴水”是如何转化的？
4. 病案分析

宋某，男，19岁，1996年7月26日初诊。

1996年7月20日出现咽痛、发烧、身冷、微咳，自服退热药无改善，继出现尿红、尿少，于区医院诊治，仍以外感治疗，热仍不解，并出现眼睑浮肿、下肢浮肿、头痛、尿少，甚至一日无尿，体温 38~38.5℃。经友谊医院尿常规：尿蛋白（++++），管型 2~4 个，嘱其住院治疗，因无钱只注射一日"消炎针"，热减而诸症未已，经人介绍来诊。刻下症见：面目及双下肢浮肿，头痛头晕，身热恶寒，腰微痛，小便黄少。查体：T：38.5℃，P：90 次 / 分，R：20 次 / 分，BP：100/80mmHg，面目及双下肢轻度浮肿，舌苔白厚，脉细滑数。尿常规：尿蛋白（++++），管型 2~4 个 /LP。

淋　证

【案例】

程某，男，63岁，退休工人。1998年11月7日诊。半月来，夜尿次数明显增多，常感会阴部不适，疼痛并向睾丸部放射，尿频急、等待，排尿困难，小便后尿道口有白色分泌物溢出。伴少腹坠胀，心烦梦多，口干。舌质红，苔薄黄，脉沉弦。本病应诊断为何病？如何进行辨证、立法、处方及调护？

【概述】

淋证是由湿热邪气蕴结膀胱，气化失司，水道不利等引起的以小便频数短涩、滴沥刺痛、欲出未尽、小腹拘急、痛引少腹为主要表现的一类病证。初起主要是湿热蕴结下焦，膀胱气化不利，久病故见由腑及脏，由实转虚；肾气已虚而湿热未尽，故见形成虚实夹杂之证。

淋之名称，始见于《黄帝内经》，称之为"淋"、"淋閟"、"淋溲"、"淋满"等。《金匮要略·五脏风寒积聚病脉证并治》称之为"淋秘"，即"热在下焦者，则尿血，亦令淋秘不通"。《华氏中藏经》认识到淋证是一种全身性病证，诸如"五脏不通，六腑不和，三焦痞涩，营卫耗失"等皆可导致，根据其临床表现不同提出淋有冷、热、气、劳、膏、砂、虚、实八种，乃为淋证临床分类的先河。隋代《诸病源候论》对本病病机进行高度概括，"诸淋者，由肾虚而膀胱热故也"，成为多数医家临床诊治淋证的主要依据。金元至明清时期，对本病的认识更趋完备，论述重于病因病机、病证发展规律及治法方药。明代《景岳全书·淋浊》："淋之为病，小便痛涩滴沥，欲止不止者是也"，认为初起虽多因于热，但由于治疗及病情变化各异，可转为寒、热、虚等不同证型，倡导"凡热者宜清，涩者宜利，下陷者宜升提，虚者宜补，阳气不固者宜温补命门"的治疗原则。

西医学中的急、慢性尿路感染，泌尿道结核，尿路结石，急、慢性前列腺炎，化学性膀胱炎，乳糜尿，膀胱癌，前列腺癌以及尿道综合征等病均可参照本节辨证论治。

【病因病机】

一、病因

1. 膀胱湿热　湿热之邪，感于外者，多因外阴不洁，秽浊之邪从下窍上犯膀胱酿成湿热；或外感湿热，下注小肠，分清泌浊功能紊乱，传入膀胱；或心火炽盛，移热于小肠，夹湿下注膀胱。生于内者，多因过食辛辣肥甘，或嗜酒太过，脾胃运化失司，酿成湿热。湿热蕴结膀胱，气化失司，水道不利，发为淋。若湿热蕴积，熬尿成石，故见为石淋；若湿热蕴结于下，气化不利，无以分清泌浊，脂液随小便而去，故见为膏淋；若热盛伤络，迫血妄行，故见为血淋。

2. 脾肾亏虚　久淋不愈，湿热耗伤正气；过服寒凉，伤中败胃；或年老、久病体弱；或禀赋不足，劳累过度，房室不节；或妊娠产后，损伤肾气，均可导致脾肾亏虚。脾虚故见中气下陷，肾虚故见下元不固，因而小便淋沥不已。遇劳即发者，故见为劳淋；中气不足，气虚下陷者，故见为气淋；肾气亏虚，下元不固，不能制约脂液，故见为膏淋；肾阴亏虚，虚火扰络，故见为血淋。

3. 情志失调　恼怒伤肝，气滞不宣，或气郁化火，气火郁于下焦，影响膀胱的气化，而发为气淋，此属气淋之实证。

不同淋证可同时并见，如石淋基础上，再发生热淋、血淋，或膏淋并发热淋、血淋等。

二、病机

1. 发病　膀胱湿热，肝郁化火所致热淋、气淋、血淋、石淋一般发病较急，膏淋、劳淋一般发病缓慢。

2. 病位　主要在膀胱和肾，与脾、心、肝有密切关系。

3. 病性　初起多实证，主要是湿热蕴结下焦，或肝气郁滞；久病由实转虚；若肾气已虚而湿热未尽，形成虚实夹杂之证。

4. 病势　实证病势较急。然本病多反复发作，可形成慢性病程，故见又分急性发作期、临床缓解期。

5. 病机转化　早期以湿热邪实为主，若治疗及时，湿热得以清除，故见病可向愈。若病久失治或误治，由实转虚，热郁伤阴，湿遏损阳，故见可致脾肾两虚或阴阳俱虚，膀胱气化无权，形成虚证或虚实夹杂证。同时，不同淋证之间存在相互转化，且虚实淋证间亦可相互转化；六淋也可互相兼夹、共同存在。

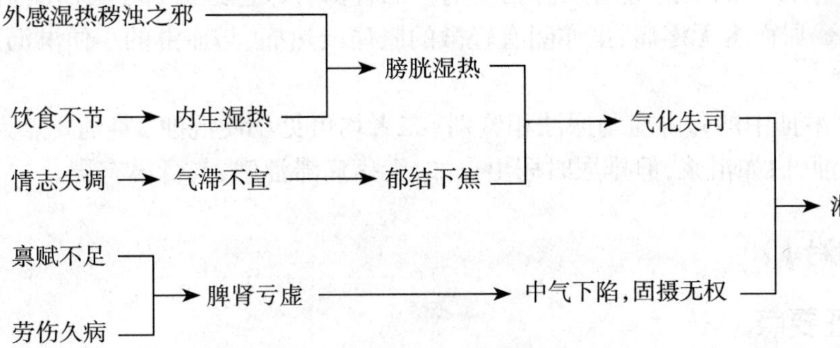

淋证病因病机示意图

【诊断】

一、诊断标准

参照1995年国家中医药管理局发布的《中华人民共和国中医药行业标准·中医病证诊断疗效标准》中热淋、石淋章节，2000年吕光荣主编《中医内科证治学》，及1985年第二届肾脏病学术会议通过的《尿路感染的诊断、治疗标准》拟订了下述标准。

1. 主症

(1) 小便频急、淋沥涩痛、小腹拘急、腰部酸痛为各种淋证的主症。

(2) 再根据不同的临床特征,确定淋证的证型。

2. 或有症

(1) 可伴恶寒发热、心烦口苦、恶心呕吐等症。

(2) 叩击肾区,按压膀胱区、肋脊角、输尿管区等疼痛。

(3) 病久或反复发作后,常伴有低热,腰痛,小腹坠胀,疲劳等症。

3. 多见于已婚女性,每因疲劳、情志变化、感受外邪而诱发。

4. 西医学诊断参考

(1) 清洁中段尿细菌定量培养≥10^5/ml。

(2) 尿常规:镜检白细胞>10 个/HP,和(或)有红细胞。

(3) 膀胱穿刺尿培养阳性。

(4) 结合肾脏 B 超、X 线腹部平片、肾盂造影、膀胱镜等检查,可明确诊断。

二、诊断说明

关于尿路感染的诊断,有人建议:有明显尿路刺激症状的妇女,伴大量脓尿,尿培养 10^2/ml 也可诊断;老年男性,有尿路感染症状,10^3/ml 可诊断,存在尿路复杂情况者,10^4/ml 可诊断;老年女性假阳性率高,仍按统一诊断标准。

【鉴别诊断】

1. 癃闭　二者均可见小便短涩量少、排尿困难,鉴别要点是有无尿痛、尿量是否正常。癃闭虽排尿困难,排尿时不痛,每日尿量远远低于正常,甚至无尿;淋证以小便频急,滴沥不尽,尿道涩痛,小腹拘急,痛引腰腹为特征,每日尿量基本正常。

2. 尿血　淋证中的血淋应与尿血相鉴别。二者都有尿色红赤,甚至尿出纯血。鉴别要点是有无尿痛。尿血多无疼痛,虽亦间有轻微的胀痛或热痛,与血淋的小便淋沥而疼痛难忍不同。

3. 尿浊　淋证中的膏淋应与尿浊相鉴别。二者均可见小便混浊。鉴别要点为有无尿痛。尿浊虽小便混浊,白如泔浆,但排尿时尿出自如,无疼痛滞涩感,与膏淋有异。

【辨证论治】

一、辨证要点

1. 辨病因　需详细询问诱因以帮助诊断和辨证论治,常见如外感风寒,情志不遂,过食肥甘辛辣,劳倦太过,房事不节,妊娠及久病未愈等。

2. 辨六淋

	热淋	血淋	气淋	石淋	膏淋	劳淋
主症	小便赤热,溲时灼痛,或伴有发热,腰痛拒按	溺血而痛	小腹胀满较明显,小便艰涩疼痛,尿后余沥不尽	小便排出砂石,或排尿时突然中断,尿道窘迫疼痛,或腰腹绞痛难忍	小便混浊如米泔水,或滑腻如膏脂	小便不甚赤涩,溺痛不甚,但淋沥不已,时作时止,遇劳即发
病机	湿热蕴结	湿热蕴结或阴虚火旺	肝郁气滞或中气下陷	湿热蕴结	湿热蕴结或脾肾亏虚	脾肾亏虚

3. 辨虚实　初起或急性发作期多属实，以膀胱湿热、砂石结聚、气滞不利为主；久病多虚，以脾虚、肾虚为主。同一淋证，亦非单纯虚证或实证。如气淋实证因气滞不利，虚证因气虚下陷；血淋实证因湿热下注、热盛伤络，虚证因阴虚火旺、扰动阴血；膏淋实证因湿热蕴结、脂液随小便出，虚证因肾气亏虚、不能制约脂液。

二、治疗原则

治疗实故见清利，虚故见补益，但更多的是以攻补兼施为治疗大法。

三、分证论治

1. 热淋

主症：小便频数短涩，灼热刺痛，溺色黄赤，少腹拘急胀痛。

兼次症：或有寒热，口苦，呕恶；或腰痛拒按；或大便秘结，口臭齿痛；或心烦失眠，口舌生疮。

舌脉：舌红，苔黄腻，或黏，舌尖红，脉弦或濡数。

分析：湿热下注膀胱，故见小便频数短涩，灼热刺痛，少腹拘急胀痛；湿热蕴蒸，故见溺色黄赤；湿热内蕴，邪正相争，故见寒热，口苦，呕恶；湿热犯肾，故见腰痛拒按；热及大肠，故见大便秘结，口臭齿痛；热甚伤阴，故见心烦失眠，口舌生疮；舌红，苔黄腻，或黏，舌尖红，脉弦或濡数均为湿热内蕴之象。

治法：清热解毒，利湿通淋。

方药：八正散加减。方中瞿麦、萹蓄善清利膀胱湿热，可利小便、去淋浊、通癃闭，为君药；木通清心利小肠，车前子清肺利膀胱，滑石清利三焦，通淋利窍，共为臣药；栀子清利三焦湿热，大黄泄热降火利湿，共为佐药；灯心草清心除烦，甘草和中，兼调和诸药，缓急止痛，共为佐使药。

加减：大便秘结，腹胀者，重用生大黄，加枳实；口舌生疮者，去大黄，加生地、知母、白茅根；高热不退，烦渴喜饮者，加石膏、知母。

临证参考：治疗热淋的方药，大都苦寒燥烈，误用或过用易耗气伤阴，需注意：辨湿热偏盛，热重者，重用苦寒，佐以清利；湿重者，淡渗利湿为主，佐以苦寒。热甚伤阴、湿热未尽之虚实夹杂者，可用猪苓汤滋阴清热、利湿通淋，标本兼顾。

2. 石淋

主症：排尿时突然中断，尿道窘迫疼痛，少腹拘急，或腰腹绞痛难忍，痛引少腹，连及外阴，尿中带血。

兼次症：面色少华，精神委顿，少气乏力；或腰腹隐痛，心烦失眠，手足心热；或小腹坠胀，尿出无力，余沥不尽，腰酸乏力。

舌脉：舌红，苔薄黄，脉弦或数。病久，舌淡胖有齿印，脉细数或细弱。

分析：湿热煎熬尿液为石，砂石不能随尿排出，故见排尿时突然中断，尿道窘迫疼痛，少腹拘急，或腰腹绞痛难忍，痛引少腹，连及外阴；砂石伤络，故见尿中带血；久病血虚者，失于濡养，故见面色少华，精神委顿，少气乏力，舌淡边有齿印，脉细弱；久病伤阴，阴虚者，腰酸隐痛，心烦失眠，手足心热，小便微涩；阳虚者，小腹坠胀，尿出无力，余沥不尽，腰酸乏力，脉细弱无力。

治法：清热利湿，通淋排石。

方药:石韦散加减。方中石韦、车前子、瞿麦、滑石、冬葵子均为利水通淋药物,清热利尿通淋,使湿热从小便排出。

加减:腰腹痛甚者,加芍药、炙甘草;尿中带血者,加白茅根、小蓟、生地黄、藕节;兼发热者,加蒲公英、黄柏、大黄;石淋病久,虚实夹杂,脾肾气虚者,加炙黄芪、白术、杜仲、肉桂。

临证参考:石韦散利尿通淋作用较强,但排石作用差,可以金钱草、鸡内金、海金沙加强排石消坚作用。石淋要根据患者具体情况进行辨证论治,若形体壮实,以祛除结石为主;若形体虚衰,故见须攻补兼施。

3. 血淋

主症:实证小便频数短急,灼热痛剧,或夹紫黯血块,滞涩不利,甚故见满急疼痛,牵引脐腹;虚证尿色淡红,尿痛涩滞不显著。

兼次症:汗出渴而喜冷饮;或腰膝酸软,五心烦热,虚烦不眠。

舌脉:舌尖红,苔薄黄;或舌红,少苔,脉数有力或细数。

分析:热盛迫血妄行,故见小便频数短急,灼热痛剧;血结成瘀,故见紫黯血块,滞涩不利;血块阻塞尿路,故见小腹满急疼痛,牵引脐腹;热邪耗伤津液,故见汗出渴而喜冷饮;舌尖红,苔薄黄脉数有力为实热之象。若病延日久,肾阴不足,虚火灼络,血溢膀胱,故见尿色淡红、尿痛滞涩不著;腰为肾府,肾阴不足,腰脊失养,故见腰膝酸软;虚火扰心,故见五心烦热,虚烦不眠;舌红,少苔,脉细数为虚证之象。

治法:实证清热通淋,凉血止血;虚证滋阴清热,补虚止血。

方药:实证者小蓟饮子加减。方中小蓟凉血止血,为君药;藕节、蒲黄凉血止血,活血化瘀,生地黄清热凉血止血,滋阴养血,共为臣药;滑石、木通、竹叶清热利尿通淋、栀子通泄三焦,导热下行,当归养血和血,共为佐药;甘草调和诸药,为使药。

虚证者知柏地黄丸加减。方中知母、黄柏滋阴清热;熟地黄滋阴补肾,填精益髓,山茱萸滋补肝肾,秘涩精气,山药健脾补虚,涩精固肾;泽泻利湿泄浊,防止熟地黄滋腻恋邪,丹皮清泻相火,制山茱萸之温,茯苓淡渗脾湿。

加减:实证如血多、有瘀血征象者,加三七、琥珀粉、川牛膝;热势较重出血多者,加黄芩、白茅根,重用生地黄;便秘者,加生大黄;虚证阴虚湿热未尽者,加滑石、猪苓;虚火灼络者,加龟甲、阿胶;兼血虚者,加白芍、阿胶、当归。

临证参考:血淋有虚实之分,实故见湿热下注膀胱,或心火下移小肠,热盛伤络,迫血妄行,故小便涩痛有血,溲频短急灼热而成淋;虚证见于淋证日久,虚火灼络,血溢膀胱所致,且虚火煎熬阴液,可致阴虚火旺而产生一系列变证。

4. 气淋

主症:实证小便滞涩疼痛,淋沥不畅;虚证尿频溲清,滞涩不甚,余沥难尽。

兼次症:实证常伴少腹满闷,甚故见胀痛难忍;虚证故见小腹坠胀,空痛喜按,不耐劳累,面色皖白,少气懒言。

舌脉:苔薄白,或舌淡,苔白,脉沉弦或脉虚细无力。

分析:肝郁化火,郁于下焦,或兼湿热侵袭膀胱,故见小便滞涩淋沥,淋沥不畅,少腹满闷,胀痛难忍;苔薄白,脉沉弦为气淋实证之象。病久不愈,或过用苦寒、疏利之剂,耗气伤中,气虚不能摄纳,故见溲频尿清余沥难尽;不能运行水液,故见小便滞涩不利;脾虚下陷,故见小腹坠胀,空痛喜按;气虚故见血行无力,不能濡养,故见面色皖白,少气懒言;舌淡,苔白,脉虚细无力为气淋虚证之象。

治法:实证疏肝理气,利尿通淋;虚证补中益气。

方药:实证者沉香散加减。方中沉香、陈皮理气;石韦、滑石、冬葵子、王不留行利尿通淋;当归、白芍柔肝;甘草清热。

虚证者补中益气汤加减。方中黄芪既可补中益气,升阳举陷,又可补肺实卫,固表止汗,为君药;人参、白术、甘草温中补虚,助黄芪补气健脾,共为臣药;当归养血和营,陈皮调理气机,共为使药;柴胡、升麻引药上行,为佐使药;甘草调和诸药,兼为使药。

加减:小腹胀满难忍,气滞较剧者,加木香、乌药、小茴香;血瘀者,加牛膝、红花、赤芍;小便涩痛,服补益药反增小腹胀满者,加车前草、白茅根、滑石;兼血虚者,加熟地黄、白芍、阿胶;兼肾虚者,加杜仲、枸杞子、怀牛膝。

临证参考:一些青壮年尿路感染久治不愈者,治疗中需重视生活习惯及情志变化,尤女性患者,治以疏肝理气、利尿通淋,往往可收到良好的效果。气淋虚证,多系淋证日久不愈,或过用苦寒、疏利之剂,耗气伤中,治疗以补中益气功显。

5. 膏淋

主症:实证小便混浊如米泔,置之沉淀如絮状,上有浮油如脂,或夹凝块,或混有血液;虚证病久不愈,反复发作,淋出如脂。

兼次症:实证尿时不畅,灼热疼痛;虚证形体消瘦,头昏乏力,腰酸膝软,淋出涩痛反减轻。

舌脉:舌红苔黄腻,脉濡数;或舌淡苔腻,脉细弱无力。

分析:膀胱湿热不能分清泌浊,故见尿液混浊如米泔;湿热蕴结,灼伤血络,故见尿道热涩疼痛,或混有血液;舌红,苔黄腻,脉濡数为湿热之象;如病久不愈,或年老体虚,脾肾亏虚,不能制约脂液,故见淋出如脂;脾虚化源不足,形体失养,故见形体消瘦;清阳不升,故见头昏乏力;肾虚腰脊失养,故见腰膝酸软;舌淡苔腻,脉细弱无力为脾肾亏虚,湿浊内阻之象。

治法:实证清利湿热,分清泌浊;虚证补虚固涩。

方药:实证者萆薢分清饮加减。方中萆薢、石菖蒲清利湿浊;黄柏、车前子清热利湿;白术、茯苓健脾除湿;莲子心、丹参清心活血通络。

虚证者膏淋汤加减。方中党参、山药补脾;生地黄、芡实滋肾;龙骨、牡蛎、白芍固涩脂液。

加减:实证小便黄、热痛甚者,加龙胆草、栀子;少腹胀、尿涩不畅者,加乌药、青皮、益智仁;小便夹血者,加大蓟、小蓟、白茅根、藕节。虚证小便混浊不黏稠者,龙骨、牡蛎的用量宜减半。

临证参考:本病实证为湿热,应以清利;虚证为肾虚,下元不固,当用补肾固摄,临床亦可用六味地黄丸合金锁固精丸治之。

6. 劳淋

主症:小便赤涩不甚,尿痛不著,淋沥不已,时作时止,遇劳即发。

兼次症:小腹坠胀,神疲乏力,少气懒言,脉细弱;或腰痛绵绵,小便清长,面白无华,畏寒肢冷。

舌脉:舌淡,苔薄白,脉沉细。

分析:诸淋日久,或过服寒凉,伤中败胃,或久病体虚,或劳伤过度以致脾肾亏虚,而湿浊留恋不去,故见小便赤涩不甚,尿痛不著,淋沥不已;劳故见更伤正气,故见遇劳加重或复发,中气下陷,故见小腹坠胀,神疲乏力,少气懒言;病久及肾,脾肾俱虚,元阳不足,失于温养,故见腰痛,小便清长或夜尿多,面色无华,畏寒肢冷;舌淡,苔薄白,脉细弱为脾虚气弱、湿阻下焦之象。

治法：健脾利湿，补肾固摄。

方药：无比山药丸加减。方中山药、茯苓、泽泻健脾利湿；熟地黄、山茱萸、巴戟天、菟丝子、杜仲、牛膝、五味子、肉苁蓉、赤石脂益肾固涩。

加减：正虚湿热未尽，溲黄热痛者，加石韦、车前子、黄柏；日久营血亏虚者，加当归；肾阴亏虚，五心烦热，舌红，脉细数者，去巴戟天，加黄柏、知母、丹皮，改熟地黄为生地黄；肾阳虚损者，加制附子、肉桂、鹿角粉；腰痛甚者，加续断、狗脊、桑寄生。

临证参考：劳淋有心劳、脾劳、肾劳之分，治法有"补肾通淋"、"益气养阴，交通心神"、"补中升陷"之不同。属阴阳两虚者，需注意清热与温阳药物的剂量，根据临床症状、舌脉具体调整，以清利为主，温阳为辅，不可过于温补。

【预后与转归】

淋证初起经积极、合理的治疗，大多能获得痊愈。若感邪较重或体质较弱或治疗不及时彻底，少数易转为慢性，甚至出现多种危重情况。中医在治疗本病、缓解症状、减少复发频率方面均具独特优势，可避免长期、反复服用抗生素引起的细菌耐药及药物不良反应。日久不愈或反复发作，可出现头晕神疲，恶心呕吐，不思饮食，烦躁不安，昏迷抽搐，面浮身肿，小便点滴不通等症状，主要是因感邪日久，耗伤正气，脾肾衰败，浊邪上逆发展为关格；或脾肾虚衰，不能运化水湿，导致水液泛滥，而成水肿和癃闭等。因此淋证治疗关键在于及时、准确、足疗程，避免病机转化、迁延不愈，防止急证、变证发生；对于反复发作者，需积极祛除诱因，减少复发频率。本病多因劳累、受凉、情志不畅、排尿习惯等诱发，需加强生活调摄。

【预防与康复】

1. 适当体育锻炼，提高机体抵抗力，防止情志失和，消除各种外邪入侵和湿邪内生的有关因素，如忍尿，过食肥甘厚味，纵情所欲，过度劳累，外阴不洁等。

2. 老年患者可进行功能锻炼，如抬腿运动（仰卧、双腿同时上抬90°）和肛门会阴收缩运动（腹部、会阴、肛门同时在吸气时收缩），以促进松弛的尿道括约肌张力增加，防止尿失禁。

3. 积极治疗糖尿病、结核病等疾患，以减少淋证的发生；避免不必要的导尿及使用泌尿道器械。

4. 石淋病情较轻、体质较好者，应行跳绳等运动，增加饮水量，以利于结石排出。

【结语】

淋证是以小便频数短涩、滴沥刺痛、欲出未尽、小腹拘急、痛引少腹为主要临床表现的一类病证。病因以膀胱湿热、脾肾亏虚、情志失调为主，病位在膀胱与肾，主要病机是肾虚、膀胱湿热，气化失司。本病证初起多实，久故见由实转虚，亦可呈现虚实并见的证候，肾虚、膀胱湿热在其发病及病机转化中具有重要的意义。淋证临床症状有两类：一类是膀胱气化失司所引起的证候，一类是各种淋证的特殊症状。前者是诊断淋证的主要凭证，后者是辨识淋证中不同类别的主要依据。根据后者，目前将淋证分为热淋、石淋、气淋、血淋、膏淋和劳淋六种。由于不同淋证之间和某些淋证本身的虚实之间可以相互转化，或同时兼见，因此在治疗淋证时，要谨守病机，辨证论治。

【相关资料链接】

一、篇首案例分析

辨证分析：患者夜尿次数增多，会阴不适，疼痛并向睾丸部放射，尿频急、等待，排尿困难，小便后尿道口有白色分泌物溢出。符合淋证的证候特征。少腹乃足厥阴肝经循行之处，情志抑郁，肝失条达，气机郁结，膀胱气化不利，故见少腹坠胀，排尿困难，小便后尿道口有白色分泌物溢出，舌红苔薄黄，脉沉弦，属实证气淋。

诊断：淋证　气淋　肝郁气滞 膀胱不利

治法：疏肝理气，利水通淋

处方：沉香散加减

沉香 3g	石韦 10g	当归 10g	滑石 10g
柴胡 8g	王不留行 10g	冬葵子 10g	赤芍 10g
白术 10g	甘草 6g	乌药 10g	泽泻 10g

水煎服，日 1 剂。每日并煎药渣用毛巾浸泡后热敷于下腹部。

复诊：3 剂后疼痛及下腹坠胀等症皆减，仍尿频、尿有余沥，神疲乏力，口淡纳少，虚烦眠差，舌淡红，苔薄黄，脉沉细，此虚实夹杂之证，改用补中益气，行气利水为法，方用补中益气汤加减。处方：党参 15g，白术 10g，黄芪 15g，云苓 12g，当归 10g，佛手 10g，柴胡 8g，怀山药 20g，泽兰 12g，桂枝 6g，升麻 8g，败酱草 20g。

预后：四剂后，症状消失。嘱戒酒及辛辣食物。随访多年无复发。

按：肝郁气滞，气火郁于下焦，影响膀胱气化，故见少腹坠胀，小便艰涩而痛，余沥不尽，成为气淋。故用沉香散利气疏导而见功。后见神疲乏力，虚烦多梦，舌淡，脉细等症，又为中气不足，气虚下陷之证。正如《医宗必读·淋证》篇指出："气淋有虚实之分"因而用补中益气汤益气升提，加佛手理气，桂枝温通，泽兰利水化瘀，败酱草清热利湿，实乃虚实同治之法。

摘自：尹剑平．中医辨证治疗淋证体会［J］. 现代中医药，2005，(1)：44.

二、临证经验举隅

袁某，女，54 岁，护士。2001 年 6 月 3 日诊。因久坐、憋尿，是夜即感尿频、尿急、小便热涩刺痛。次日觉少腹疼痛满急，尿色紫红夹有血块，低热，心烦口苦，舌边尖红，舌苔黄，脉弦滑细数。证属湿热内蕴，热盛伤络，迫血妄行，离经之血，停滞于内，血块阻塞尿路。拟用清热利湿，凉血止血之法。方用小蓟饮子加减：小蓟 30g，生地 10g，生蒲黄 10g，藕节炭 10g，淡竹叶 10g，泽兰 10g，栀子 10g，滑石 10g，当归 10g，赤芍 10g，柴胡 7g，甘草 3g。3 剂热退而血止，仍时觉少腹隐痛不适，小便不爽，神疲，腰酸，舌淡红，脉细略数。此乃尿血后出现气阴两虚之证。变方：知母 10g，黄柏 6g，熟地 10g，枣皮 10g，怀山药 20g，丹皮 10g，云苓 12g，黄芪 15g，旱莲草 12g，乌药 10g，阿胶 12g，泽泻 10g。共服 7 剂而愈。

按：湿热下注膀胱，血热妄行，小便热涩刺痛，尿色紫红，络伤血溢，瘀热蕴结，阻于尿路，故见小便夹有血块，疼痛满急。以通为用，小蓟饮子清热利湿，凉血止血，方中生蒲黄化瘀止血作用尤佳。之后所见神疲、腰酸，乃肾阴亏损之象，故用知柏地黄汤滋阴清热，加黄芪补气、旱莲草、阿胶以加强滋阴作用，乌药以理气。

摘自：尹剑平．中医辨证治疗淋证体会［J］. 现代中医药，2005，(1)：44.

【思考题】

1. 淋证的病名是如何沿革的?

2. 试分析淋证的病因病机。

3. 如何进行淋证的辨证施治?

4. 病案分析

卞某,女,46岁,2008年3月12日初诊。

2004年底无诱因出现腰痛、乏力,无发热,无尿频尿急尿痛,同仁医院诊断为"肾盂肾炎",治疗后症状缓解。后反复发作腰痛乏力伴尿痛,劳累、着急、饮水少后明显,未予系统诊治。3天前,再次出现腰痛,右侧明显,伴尿痛,乏力,无发热寒战,自服呋喃坦叮1片,症状略有缓解来诊。刻下:腰痛,乏力,小腹下坠,尿痛,排尿不尽感,排尿末肉眼血尿,伴潮热汗出,无尿频、尿急,无发热腹痛,纳眠可,大便日1~2次,不成形。查体:T:36.5℃,P:70次/分,R:18次/分,BP:100/80mmHg。下腹部轻压痛,无反跳痛,右侧中输尿管点、双侧下输尿管点压痛。舌红少苔,脉沉细滑。3月12日尿常规:LEU:500/μl,ERY:100/μl,WBC>50个/HP,RBC>50个/HP。

【附】尿浊

尿浊是以小便浑浊，白如泔浆，尿时无涩痛不利感为主症的疾患。西医学乳糜尿多属本病范围。

基本病机为湿热下注、脾肾亏虚。多由过食肥甘油腻食物，脾失健运，酿湿生热，或某些疾病（如血丝虫病）病后，湿热余邪未清，蕴结下焦，清浊相混而成。若热盛灼络，络损血溢，故见尿浊伴血。如久延不愈，或屡经反复，湿热邪势虽衰，但精微下泄过多，导致脾肾两伤，脾虚中气下陷，肾虚固摄无权，封藏失职，病情更为缠绵。此外，脾肾气虚阳衰，气不摄血，或阴虚火旺，伤络血溢，也可引起尿浊夹血。多食肥腻（动植物脂肪、蛋白类）食物，或劳累过度，可使本病加重或复发。

本病初起湿热为多，属实证，治宜清热利湿。病久故见脾肾亏虚，治宜培补脾肾，固摄下元。虚实夹杂者，应标本兼顾。

辨证论治：

1. 湿热下注

小便浑浊，色白或黄或红，或夹凝块、上有浮油，或伴血块，或尿道有灼热感，口干，口苦，舌红，苔黄腻，脉濡数。治疗以清热利湿，分清泄浊为原则。方选程氏萆薢分清饮加减。

2. 脾虚气陷

反复发作，日久不愈，状如白浆，小腹坠胀，神倦无力，面色无华，劳累或进食油腻可见发作加重，舌淡，苔白，脉虚软。治疗以健脾益气，升清固摄为原则。方选补中益气汤加减。

3. 肾虚不固

尿浊日久不愈，小便乳白如脂膏，精神萎靡，消瘦无力，腰膝酸软，头晕耳鸣。偏阴虚者，烦热，口干，舌红，脉细数；偏阳虚者，面色㿠白，形寒肢冷，舌淡红，脉沉细。偏肾阴虚，治以滋阴益肾，方选知柏地黄丸加减；偏肾阳虚，宜温肾固摄，方选鹿茸固涩丸加减。

上述诸证型的治疗，不论虚实，均可加用玉米须、马鞭草、葵花心等以增强疗效。

癃　闭

【案例】

患者何某，男，56 岁，因“排尿困难 6 个月，加重 1 周”入院。自述排尿困难 6 个月余，点滴而出，排尿时无疼痛，无肉眼血尿，近 1 周少腹迫急疼痛，偶有近 10 小时不能排尿，手足心热，心烦，午后尤甚，纳眠可，大便三四日一行，舌苔薄黄而质红，脉弦有力。既往曾于某西医院确诊为前列腺增生症，因患者拒绝手术，遂要求中医保守治疗。检查：前列腺Ⅲ度增生，质韧，无结节。本病应诊断为何病？如何进行辨证、立法、处方及调护？

【概述】

癃闭是由于肾与膀胱气化失司，三焦气化不利导致的，临床以排尿困难，小便量少，点滴而出，甚则闭塞不通为主症的一种疾病。其中，小便不利，点滴而短少，病势较缓者，称为癃；小便闭塞，点滴不通，病势较急者，称为闭。癃和闭虽有区别，但都是指排尿困难，只是病情有轻重的不同，因此多合称为癃闭。

癃闭之名，首见于《内经》，该书称其为“癃闭”或“闭癃”，明确指出病因在于外邪伤肾和饮食不节，病机为膀胱及三焦气化不利，病位在膀胱。《伤寒论》与《金匮要略》在小便不利的论述中，提出其病因病机主要有膀胱气化不利、水湿互结、瘀血夹热及脾肾两虚等。隋代《诸病源候论》中认为小便不通和小便难因于肾与膀胱有热。唐代《千金要方》载有小便不通方剂十三首，该书中载有葱叶导尿术治小便不通的方法，这是世界上最早关于导尿术的记载。唐代《外台秘要》中载有用盐及艾灸等外治法治疗癃闭的概述。元代朱震亨在辨证施治的基础上，运用探吐法来治疗小便不通。明代张景岳开始将癃闭与淋证分开论治。到清代对本病的治疗更为详尽。清代《证治汇补·癃闭》中针对不同的病机分别予以“清金降气、分利、顺气、温补、吐提、疏导、升提中气、温补命门”等法进行治疗，理法精当，殊堪效法。

西医学中各种原因所引起的尿潴留和无尿症，如神经性尿闭、膀胱括约肌痉挛、尿路结石、尿路肿瘤、尿道狭窄、尿路损伤、前列腺肥大、脊髓炎所致的尿潴留；肾前性、肾后性的及肾实质性病变所导致的急慢性肾功能衰竭的少尿或无尿症，均可参考本篇进行辨证论治。

【病因病机】

一、病因

1. 外邪侵袭　湿热邪气入侵，肺热气壅，宣降不利，水道通调失职；或肺热下移膀胱，气化不利；或湿热侵入，阻滞下焦，均可形成本病。

2. 饮食失调　过食肥甘醇酒，损伤脾胃，酿湿生痰，湿痰郁而化热，下注膀胱，膀胱气化不利；或过食生冷，脾气受损，清阳不升，浊阴不降，均可发为本病。

3. 七情失和　七情内伤，肝气郁结，疏泄不及，影响三焦水液的运行及气化功能，使水道受阻，发生本病。

4. 劳欲过度　劳倦伤脾，纵欲伤肾，脾虚清气不升，浊阴难以下降，肾虚火衰，气化失司，开阖不利，发为本病。

5. 年老久病　年老体弱，肾元亏虚，或久病体虚，损伤脾肾，均可形成本病。

6. 尿路阻塞　淫欲过度，忍精不泄，留滞茎中，日久为败精瘀浊；或跌仆损伤，瘀血停蓄，或尿路结石及肿瘤，皆可阻塞尿路，引起排尿不畅，甚则尿闭。

二、病机

1. 发病　可突然发作，亦可逐渐形成。严重者可出现头晕头痛、恶心呕吐、抽搐、昏迷等，由癃闭转为关格，危及生命。

2. 病位　在膀胱，与肺、脾、肝、肾、三焦都有关系。

3. 病性　多属虚实夹杂之证。标实不外乎热、毒、湿、浊、瘀、滞、结石、败精等，本虚多为脾肾亏虚。

4. 病势　病之初多属实证，日久损伤正气，转为虚实夹杂证，后期多为虚证或虚中夹实证。癃者为轻，闭者为重，证由癃转闭，由实转虚，则病情加重。癃闭日重，浊邪壅滞三焦，可演变为关格。

5. 病机转化　病之初期多见实证，如肺热气壅、膀胱湿热、肝郁气滞、尿路阻塞。若肺热下移膀胱，则肺热气壅证可转为膀胱湿热证；若肝郁气滞，气血运行不畅，瘀血阻塞尿路，亦能转为尿路阻塞证；同时实证日久，损伤气血阴阳，脾肾不足，亦可转为脾虚气陷、肾阳衰惫、肾阴亏耗等证。而脾肾亏损，脏腑功能失调，气血运行失和，又可产生气滞、血瘀、水湿、浊毒等虚中夹实之候。若邪气壅实而正气衰败，则病由癃转闭，由闭转关格。

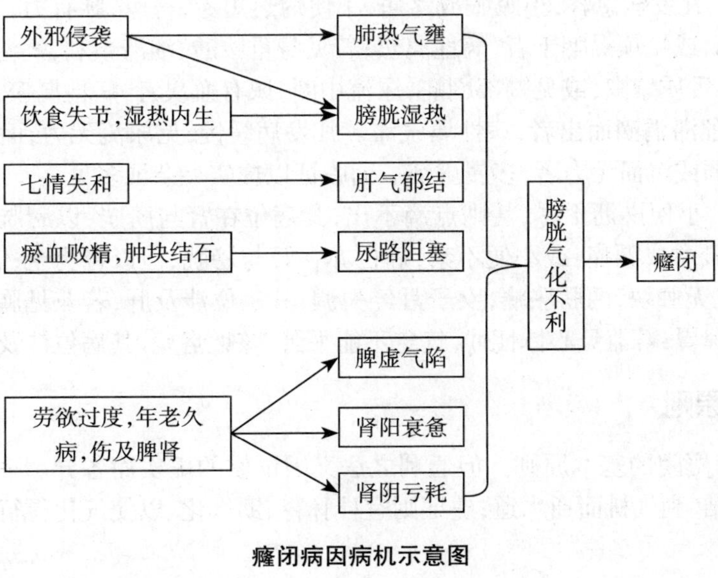

癃闭病因病机示意图

【诊断】

一、诊断标准

按照1995年国家中医药管理局发布的《中华人民共和国中医药行业标准·中医病证诊断疗效标准》。

1. 小便不利，点滴不畅，或小便闭塞不通，尿道无涩痛，小腹胀满。

2. 多见于老年男性，或产后妇女及手术后患者。

3. 男性直肠指诊检查可有前列腺肥大，或膀胱区叩诊明显浊音。

4. 做膀胱镜、B超、腹部X线等检查，有助诊断。

二、诊断说明

癃闭临床上多表现为无尿、排尿困难，应排除心衰、肾衰等疾病之后再行确诊，防止贻误病情。

【鉴别诊断】

1. 关格　癃闭主要指以排尿困难，小腹胀痛，甚则小便闭塞不通，点滴全无为主症的一类病证，一般无呕吐的上格症状。关格是小便不通和呕吐并见的病证。癃闭可发展为关格，而关格可由癃闭、水肿等发展而来。

2. 淋证　二者均可见小便短涩量少、排尿困难，鉴别要点是有无尿痛、尿量是否正常。癃闭虽排尿困难，排尿时不痛，每日尿量远远低于正常，甚至无尿；淋证以小便频急，滴沥不尽，尿道涩痛，小腹拘急，痛引腰腹为特征，每日尿量基本正常。

【辨证论治】

一、辨证要点

1. 辨病性　凡发病急骤，小腹胀或疼痛，小便灼热短赤，苔厚，脉有力，多属实证。若见小便热赤而滴沥，或见烦渴咽干者，病性属热；若见身重腰酸，涩滞不利，病性属湿；若见尿细如丝，腰痛不移，舌质紫黯，或见腰部剧痛，尿流中断，尿有血块者，病性属瘀；若见情志抑郁，腹胀胁痛，小便涩滞涓滴而出者，病性属气滞。凡发病缓慢，见尿流无力，面色少华或㿠白，神疲乏力，脉细弱或沉而无力者，多属虚证。而临证以虚实夹杂证多见。

2. 辨病位　小便淋沥不尽，甚则点滴不出，其病位在肾与膀胱，以膀胱为主；若兼见水肿、气急、泛恶、腰酸或腰痛，或小便不禁，病位亦在肾与膀胱，但以肾为主；若兼有小腹或会阴部胀痛而触之无肿块，两胁胀痛，女子月经失调，其病位涉及肝；若兼见胸闷脘痞，呕恶纳差，则病位涉及脾胃；若兼见心悸怔忡，气急不能平卧，咳嗽咯痰，其病位涉及心肺。

二、治疗原则

通利是治疗癃闭的基本原则。但通利之法又因证候的虚实而各异。一般而言，实证常宜清湿热、散瘀结、利气机而通水道；虚证则宜补脾肾、助气化、以使气化得行，小便自通。

三、分证论治

1. 肺热气壅

主症:小便不畅或点滴不通。

兼次症:咽干烦渴,呼吸急促,或有咳嗽。

舌脉:舌红,苔薄黄,脉数。

分析:肺热壅盛,宣降失常,不能通调水道,下输膀胱,膀胱气化不利,故见小便不畅或点滴不通;肺热上壅,肺气失宣,气逆不降,故见咽干烦渴,呼吸急促,或有咳嗽;舌红,苔薄黄,脉数为里热内郁之象。

治法:清泄肺热,通利水道。

方药:清肺饮加减。方中黄芩清泄肺热为君药;桑白皮助君药清泄肺热之功,为臣药;车前子、木通、茯苓、栀子清热通利小便,使热从小便而去,以泄肺、膀胱之热邪,麦冬滋养肺阴,防止热盛伤津,共为佐使药。

加减:兼表证而见鼻塞、头痛、脉浮者,加薄荷、桔梗;大便不通者,加杏仁、大黄;心烦而舌尖赤者,加黄连、竹叶;兼尿赤灼热,小腹胀满者,合八正散。

临证参考:本证多出现于热病过程中,小便不通的程度不重,但肺热伤阴往往较明显,治疗时要顾护气阴。肺为娇脏,见舌红少津,宜加南沙参、鲜芦根、鲜白茅根等甘寒之品,慎用咸寒之品。肺失宣降而致急性发作的小便不利,可用宣开升降法,意在提壶揭盖,以桔梗、杏仁、荆芥开肺气,升麻、柴胡升中气,清气上升则浊阴下降,此为欲降先升之意。

2. 肝郁气滞

主症:小便突然不通或通而不畅。

兼次症:胁腹胀满,情志抑郁或心烦易怒。

舌脉:舌红,苔薄白或薄黄,脉弦。

分析:七情内伤,气机郁滞,肝气失于疏泄,三焦水道气化不利,故见小便不通或通而不畅;肝气不舒,气机不畅,故见情志抑郁,胁腹胀满;肝气郁结,肝郁化火,火热扰心,故见心烦易怒;舌红,苔黄,脉弦为肝郁气滞之象。

治法:疏调气机,通利小便。

方药:沉香散加减。方中沉香、橘皮疏肝理气降逆,调畅气机,行气利尿;石韦、滑石、冬葵子通利水道,当归、王不留行补血活血和营,调畅气血,生白芍养血柔肝,顾护肝体,甘草调和诸药。

加减:气郁化火者,加柴胡、栀子、龙胆草;气滞较甚,胁腹胀满者,合六磨汤。

临证参考:在组方选药中应配合使用通利下焦的引经药,如冬葵子、王不留行等,前者偏于气分,后者偏于血分,两药配合,可引药力直达尿道。小便点滴不通,腹胀难忍,必用香窜药,如沉香粉、琥珀粉、人工麝香。宜先服此类药,再服汤剂。

3. 膀胱湿热

主症:小便点滴不通,或短赤灼热。

兼次症:小腹胀满,或大便不爽,口苦口黏,或口干不欲饮。

舌脉:舌红,苔黄腻,脉滑数。

分析:饮食偏嗜辛辣酒热肥甘之品,脾胃气化失常,酿湿生热,中焦湿热不解,湿热下注,膀胱气化不利,水道不畅,故见小便点滴不通,或短赤灼热,小腹胀满;湿热中阻,故见口苦口黏，小便不爽；津液不布，故见口干而不欲饮；舌红，苔黄腻，脉滑数为湿热内蕴之象。

治法：清热利湿，通利小便。

方药：八正散加减。方中木通清热利小便为君药；萹蓄、瞿麦、滑石、车前子助君药清热通利小便，使湿热从小便而去，共为臣药；栀子清泻三焦之火，使热从小便而出，大黄泻火通便，使火热从大便而出，共为佐药；甘草调和诸药，是为使药。

加减：湿热重，舌苔黄厚腻者，加苍术、黄柏；心经热盛，心烦口糜者，合导赤散；小腹胀满，欲尿不得者，加滋肾通关丸；湿热蕴结三焦，气化不利，小便量极少或无尿，胸闷烦躁，恶心呕吐者，合黄连温胆汤；口中尿臭，甚则神昏者，加菖蒲、郁金。

临证参考：将八正散用于老年患者要注意其有无气阴损伤的症状，若无则可酌情加入少量甘温香窜药以反佐，较单用清利湿热药为佳。

4. 尿路阻塞

主症：小便点滴而下或尿细如线，甚则阻塞不通。

兼次症：小腹胀满疼痛。

舌脉：舌紫黯或有瘀斑，脉弦涩。

分析：破血、败精、肿瘤、结石等阻滞尿路，尿路不畅，故见小便点滴而下或尿细如线，甚则阻塞不通；尿路阻塞，下焦气血不畅，故见小腹胀满疼痛；舌紫黯或有瘀斑，脉涩为瘀阻气滞之象。

治法：行瘀散结，通利水道。

方药：代抵当丸加减。方中大黄、当归尾、穿山甲、芒硝、桃仁活血行瘀，软坚散结为主药；辅以生地黄养血补阴，使活血而不伤血；肉桂温通经脉，鼓舞气血，以助气化，亦能温暖下元，化气行水以通利水道。

加减：血瘀甚者，加红花、牛膝；小便不利者，加滑石、通草；久病正虚者，加黄芪、党参；继发于石淋者，加金钱草、海金沙、冬葵子、萹蓄、瞿麦；伴血尿者，加三七、琥珀；尿中夹精浊、瘀块者，加萆薢、土茯苓。

临证参考：本证属于痰凝瘀血阻结为患，宜在辨证基础上配合应用活血化瘀和软坚散结药。属邪实正不虚者，加虫类药如蜂房、地龙、地鳖虫等以搜剔顽痰死血，可提高疗效。

5. 脾虚气陷

主症：小腹坠胀，时欲小便而不得出，或尿量少而不畅。

兼次症：精神疲乏，气短声低，食欲不振。

舌脉：舌淡苔薄，脉细弱。

分析：脾胃虚弱，中气下陷，清阳不升，浊阴不降，膀胱气化无权，开阖无力，故见小腹坠胀，时欲小便而不得出，或量少而不畅；精神疲乏，气短声低，食欲不振，舌淡苔薄，脉细弱均为气虚之象。

治法：升清降浊，化气利尿。

方药：补中益气汤合春泽汤加减。方中炙黄芪、人参、白术健脾益气；升麻、柴胡升阳举陷；陈皮调理中焦升降气机，泽泻、茯苓化气行水；炙甘草调和药性。

加减：小便不利甚者，加肉桂、通草、车前子；排尿无力或失控者，加覆盆子、益智仁。

临证参考：阳虚患者经常出现排尿无力，兼怕冷的症状，加用温补下焦的药物，对于缓解症状有较好的效果。另外，妊娠胎气不举或产后气虚小便不利者，用升阳益气法，以补中益气汤为基础方加减治疗，往往收到较好效果。

6. 肾阳衰惫

主症：小便不通或点滴不爽，排出无力。

兼次症：面色㿠白，神气怯弱，畏寒肢冷，腰膝冷而酸软。

舌脉：舌淡，苔白，脉沉细而尺弱。

分析：命门火衰，气化不及州都，故见小便不通或点滴不爽；元气衰惫，故见排尿无力，面色㿠白，神气怯弱；肾阳虚衰，失于温煦，故见畏寒肢冷，腰膝冷而酸软；舌淡，苔白，脉沉细而尺弱为肾阳不足之象。

治法：温阳益气，补肾利水。

方药：济生肾气丸加减。方中肉桂、炮附子温补肾中之阳，鼓舞肾气为君药；辅以山萸肉、牛膝、山药、熟地黄滋补肝肾以阴中求阳，为臣药；佐以茯苓、泽泻、车前子通调水道，渗利水湿，丹皮清泻肝火，与温补肾阳药相配，补中寓泻，使补而不腻。

加减：精神萎靡，腰膝酸痛者，加红参、鹿角、仙茅、仙灵脾、狗脊、补骨脂。

临证参考：老年体衰者，督脉精血俱亏，宜加补养精血，助阳通窍之品，常用香茸丸。肾气衰，浊邪潴留，症见尿少或闭，恶心呕吐，烦躁甚至神昏者，用千金温脾汤合吴茱萸汤。

7. 肾阴亏耗

主症：小便频数，淋沥不畅，甚或不通。

兼次症：头晕耳鸣，咽干心烦，手足心热，腰膝酸软。

舌脉：舌光红，脉细数。

分析：肾阴亏耗，阳无以化生，膀胱气化无权，水道不利，故见小便频数淋漓不畅，甚或不通；肾精不足，脑髓不充，故见头晕耳鸣；肾主骨生髓，肾精亏虚，故见腰膝酸软；阴虚生内热，故见手足心热，咽干心烦，舌质光红，脉细数。

治法：滋阴补肾，通利小便。

方药：六味地黄丸合滋肾通关丸加减。方中熟地黄、山药、山萸肉滋阴补肾为主药；辅以丹皮、知母、黄柏清热坚阴，茯苓、泽泻通利小便；少佐肉桂，以助气化，通利小便，亦有阳中求阴之意。

加减：口干而渴者，加沙参、麦冬、白茅根、百合。

临证参考：本证患者多为高年体衰之人，或过用苦寒、分利之品，在肾阴不足的基础上常兼气虚，以致气阴亏耗并见，治疗宜气阴兼顾，可予西洋参 10g 另煎频服，或兑入汤药中。

【预后与转归】

癃闭若能得到及时有效的治疗，小便量逐渐增加，病情好转，病情轻者可痊愈。若治疗不及时，或误治失治，由癃转闭，病情由轻转重，临床上出现头晕头痛、恶心呕吐、胸闷喘憋、烦躁神昏等重症，甚至转为关格。中药在初期可起到较大的作用，病情轻、膀胱有尿者，预后好；病程长，全身状况差者，预后差。实证者治疗相对较易；虚证者治疗较难，且反复发作，缠绵难愈。若失治或治疗不当，病情可迅速加重。若出现眩晕、目昏、胸闷、喘促、恶心、呕吐、水肿，甚则昏迷、抽搐等症状，是由癃闭转为关格之重症，若不及时抢救，则死亡率高，预后极差。

【预防与康复】

1. 体型偏瘦，平素畏寒或者不注意保暖的患者以及老年人，平素要多注意保暖，顾护正气，防止正气不足，外邪侵犯。

2. 在康复阶段，可继续辨证选用清湿热、利气机或补脾肾等方药以巩固疗效，防止复发。常用八正散、补中益气汤、济生肾气丸、知柏地黄丸等。

3. 本病患者情绪多紧张而焦虑，必须加强心理调节，使其解除紧张焦虑情绪，保持心情平静；排尿无力者让病人勤锻炼腹肌，自行徐徐用力，收缩腹肌，增大腹内压试行排尿；脾胃虚弱者可常服芡实茯苓粥；肾气虚弱者可常服自制黑豆粥。

【结语】

癃闭多由于肾与膀胱气化失司，三焦气化不利而致，以排尿困难，小便量少，点滴而出，甚则闭塞不通为主要表现。其病位主要在膀胱，但与肺、脾、肾、肝、三焦关系密切。病因病机有肺热气壅、肝郁气滞、膀胱湿热、尿路阻塞、脾虚气陷、肾阳衰惫、肾阴亏耗等。癃闭治疗应分清虚实。实证治宜清虚热、散瘀结、利气机而通水道；虚证治宜补脾肾、助气化而通利小便。

【相关资料链接】

一、篇首案例分析

辨证分析：患者排尿困难，小便量少，点滴不畅，符合癃闭的证候特征，故诊断为癃闭。患者年过五旬，体质渐亏，脾胃运化失常，酿湿生热，湿热下注，膀胱气化不利，则小便点滴不通，少腹胀满疼痛；湿热化燥伤阴，阴虚内热则手足心热，心烦，午后热甚。舌苔薄黄而质红，脉弦有力均为湿热内蕴之象。纵观舌脉症，病位在肾与膀胱，病性以标实为主。

诊断：癃闭　湿热下注，兼伤阴液

治法：清热利湿，利尿通淋，养阴除烦

处方：八正散加减

木通 12g	车前草 12g	生大黄 3g	滑石 30g
萹蓄 9g	栀子 12g	灯心草 2g	白茅根 15g
佩兰 12g	竹叶 3g	生地 20g	银柴胡 12g
生甘草 6g			

水煎服，每日 1 剂，分早晚服。

预后：三诊后诸症皆除。

按：患者入院时，湿热蕴结下焦，膀胱气化不利，致使排尿困难，发为癃闭。故用八正散加减利水通淋，清利下焦湿热。湿热蕴久伤阴，病者可见阴虚烦热之证，故在方中加生地、竹叶等以滋阴清热除烦。

摘自：廖韩鹏．八正散加减治疗癃闭 1 例［J］．时珍国医国药，2001，12(4)：357.

二、临证经验举隅

温某，男，63 岁，农民，1999 年 1 月就诊。自诉尿频、排尿困难 1 年，开始为排尿费力，尿流缓慢，渐至尿线变细，某院诊为前列腺肥大症。屡服己烯雌酚、前列康片以及中药八正散、石韦散等收效不显，半月来上述症状加重，尤以夜间为甚，因惧怕手术治疗，特前来求诊。四诊所见：小腹坠胀、时欲便而不得出，夜间尤甚，精神疲软，食欲不佳，气短而语声低微，舌淡边有瘀紫，脉沉细涩。肛诊：中央沟消失。诊为气虚夹瘀。治宜益气化瘀，佐以通淋。方选补阳还五汤加减：生黄芪 90g，白术 15g，赤芍 15g，川芎 7g，当归 15g，地龙 10g，桃仁 10g，红花 6g，怀牛膝 10g，冬葵子 12g，通草 5g，茯苓 15g。每日 1 剂，连服 7 剂。二诊：患者精神好转，自诉饮食渐增，小腹坠胀减轻，排尿仍困难，但自觉较前有所改善，舌淡边有瘀紫、苔薄，脉细涩，原方去地龙加炒山甲 10g，生黄芪加量至 120g，再进 10 剂。三诊：患者诉诸症好转，排尿较前舒畅，但夜间排尿次数仍较多，舌淡苔薄，脉细。守前方加补骨脂 15g、肉桂 3g，再进 10 剂。四诊：患者精神饱满，声音响亮，自诉饮食睡眠俱佳，小腹坠胀感消失，排尿畅通，夜间 1~2 次，准备赴外地随儿孙居住，要求带中药前往，舌淡红、苔薄，脉沉。守原方 10 剂。后电话随访 1 年半，排尿困难未复发。

摘自：高远明 . 补阳还五汤新用[J]. 江西中医药 .2005，36(275)：54-55.

【思考题】

1. 简述癃闭的病因病机。
2. 简述癃闭应如何辨证论治。
3. 病案分析

章 ××，男，72 岁。1981 年 4 月 15 日诊。

5 月前出现尿频，以后渐觉排尿淋沥不畅，半月前受凉后小便竟点滴不通，经县医院 X 光透视无结石存在，泸州医学院附属医院诊断为前列腺Ⅱ°肿大，高血压(170/95mmHg)；同位素诊断：左肾功能中度障碍。刻诊：面色无华，畏寒，夜尿多，足冷。舌质淡红微胖，苔白微浊，舌根现薄黑苔，脉象浮大略弦，重按少力。

关 格

【案例】

王×，女，14岁。患儿罹病14个月，尿少，高度浮肿，就诊于某医院8个月，经用利尿剂后，浮肿见消。近二周，胃脘不适，恶心不能食，食即吐，烦躁不安，面色㿠白，精神衰惫，发枯黄、脱落甚多，掌心热，舌质紫干无苔，脉虚数。本病应诊断为何病？如何进行辨证、立法、处方及调护？

【概述】

关格是指脾肾阳虚，浊毒壅阻，三焦气化失司所致的以小便不通且呕吐不止为主要表现，并伴复杂兼症的一种危重疾病。小便不通名曰关，呕吐不止名曰格，两者并见曰关格。

关格一词，最早见于《内经》，其所论述者并非关格病，一是指脉象，二是指病理。汉代张仲景《伤寒论》提出关格病名，认为“关则不得小便，格则吐逆”。南宋张锐在《鸡峰普济方》中提出关格病上有吐逆，下有大小便不通。清代对本病的认识逐步成熟，李用粹《证治汇补·癃闭》认为关格病机为浊邪壅塞，三焦气机升降失常，指出“既关且格，必小便不通，旦夕之间，陡增呕恶，此因浊邪壅塞三焦，正气不得升降……阴阳闭绝，一日即死，最为危候”。何廉臣在《重订广温热论》中首次提出其病机为“溺毒入血，血毒上脑”，这种认识与西医学对本病的认识已很接近。喻嘉言在《医门法律·关格》中，力倡调治关格当“批郄导窍”，认为治之宜开通疏利，因势利导，使邪有出路。

西医学泌尿系统疾病引起的慢性肾功能衰竭，具有本病临床特征者，可参照本节辨证论治。

【病因病机】

一、病因

1. 脾阳亏损，肾阳衰微　风邪外袭，肺气不宣，水湿溢于肌肤，日久不愈，损伤脾阳；或因居住湿地，涉水冒雨，水湿内侵，湿邪困脾，脾阳亏损；或因劳倦过度，饮食不节，脾气受损，健运失司，湿浊内生，困于中焦，损伤脾阳；或因久病体弱，年老体虚，损伤脾肾，水湿内盛，更伤阳气，脾阳不足，命门火衰等均造成关格。

2. 浊邪壅盛，三焦不行　浊邪是由于三焦通道不利，与肺、脾、肾三脏气化功能有密切关系。当肺脾肾虚损时，饮食不能化为精微，而为浊邪。浊邪壅塞三焦，气机不得升降，发为关格。

二、病机

1. 发病　继发于急性病证，如创伤、失血、尿路阻塞、毒物伤肾等，发病多急骤；继发于慢性病证，如水肿、癃闭等，则发病多缓慢。

2. 病位　主要在下焦肾脏，又与肺、脾关系密切。后期可涉及心、肝、胃、膀胱、脑等各个脏腑，亦可肾、脾、胃、心、肝、肺等多脏腑同病。

3. 病性　属正虚邪实，虚实夹杂之候，是本虚标实的重症。正虚为本，多以脾肾虚损为主，后期可致五脏虚衰，气血亏虚。邪实为标，多以浊毒壅阻为主，病邪不外乎水、湿、痰、浊、火、热、毒、气滞、瘀血等。

4. 病势　发展变化错综复杂，总是由少数几个脏器受损逐渐累及多个脏器，由实致虚，因虚致实，病由轻渐重，终致五脏俱伤，气血阴阳俱虚，命门火衰，阴阳离决而殃及生命。

5. 病机转化　病机转化取决于正虚与邪实之间的抗争，脾肾阳虚可内生湿浊，进而湿浊蕴结酿毒，浊毒寒化伤正，可出现湿浊困脾、脾气衰败、心阳欲脱、命门火衰等证候；浊毒化热，热毒炽盛，入营动血，可致肝风内动；浊毒壅滞，气血运行不畅，可致气滞血瘀。因虚可致实，实邪更伤正，正更虚，邪更实，本虚标实，病机十分复杂。

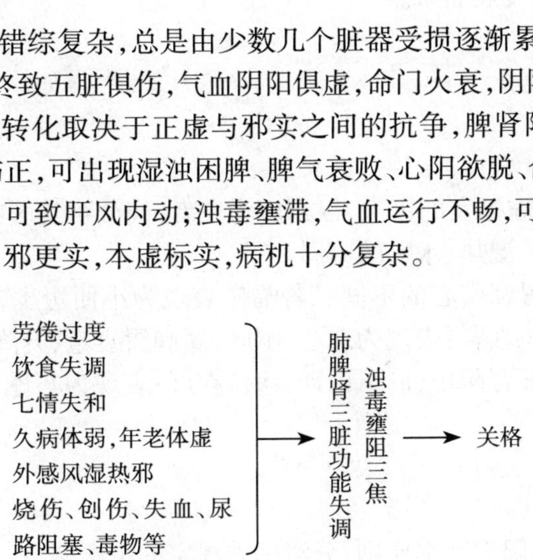

关格病因病机示意图

【诊断】

一、诊断标准

按照2008年中华中医药学会发布的《中医内科常见病诊疗指南·中医病证部分》。

1. 以呕吐和小便不通或二便不通为主症，但必须先有小便少或不通，而后出现呕吐。

2. 发病一般较缓慢，多有水肿、淋证、癃闭等肾系疾病的病史和外感风寒、风热等诱发因素；也可由某些疾病如温毒、霍乱、疮疡等突然转变而来；另有部分病人早期阶段不明显或很短暂，疾病迅速进入后期阶段。

3. 理化检查　可见肾功能不全的多种改变。

二、诊断说明

关格的发生多由多种疾病反复不愈，迁延日久而引起。理化检查可见肾功能不全的多种病变：①肾功能：BUN≥28mmol/L，Scr≥707μmol/L；②血液生化离子：低钙、高磷或其他离子紊乱；③血常规：贫血；④B超：肾脏萎缩；⑤尿检异常：蛋白尿、血尿、蜡样管型等。

【鉴别诊断】

1. 走哺 走哺指以呕吐伴有大小便不通利为主症的一类疾病，常先有大便不通，而后出现呕吐，呕吐物可以是胃内的饮食痰涎，也可带有胆汁和粪便，常伴有腹痛，然后出现小便不通，类似于关格，病机主要为内热，属实热证，其病位在肠。关格是先有小便不通，而后出现呕吐，病机是脾肾阴阳衰惫为本，湿浊毒邪内蕴为标，属虚中夹实，本虚标实之证，其病位主要在肾。

2. 癃闭 癃闭主要指以排尿困难，小腹胀痛，甚则小便闭塞不通，点滴全无为主症的一类病证，一般无呕吐的上格症状。关格是小便不通和呕吐并见的病证。癃闭可发展为关格，而关格可由癃闭、水肿等发展而来。

【辨证论治】

一、辨证要点

1. 辨病性 分清本虚标实的主次，以本虚为主者，当分辨是脾肾阳虚还是肝肾阴虚；以标实为主者，需区分寒湿、湿热、水瘀的不同。

2. 辨病位 在肾、胃、肝、心的不同。若临床表现为小便短少，甚或无尿，属肾气衰惫，气化无能，关门不利，病位在肾；表现为恶心、呕吐，属脾胃衰惫，升降失常，病位在胃；表现为头晕目眩，手足搐搦，属肝肾阴虚，肝风内动，病位在肝；表现为心悸，神识昏蒙，属肾病及心，邪陷心包，病位在心。

二、治疗原则

以保护肾气，调摄阴阳为基本原则，分清标本虚实的主次缓急，急则治标，缓治其本。病变初期和少尿期以热证、实证居多，治疗以祛邪为主，佐以扶正。在中期、恢复期可伤及正气，治疗以扶正祛邪为主，补益脾肾、益气养阴，兼以祛邪。不可过用和滥用攻下克伐之品，以免伤及正气。

三、分证论治

1. 脾肾阳虚

主症：泛恶呕吐或呕吐频作，尿少或夜尿清长，面部或下肢水肿。

兼次症：面色无华或晦滞，腰酸膝软，神疲肢倦，四肢困重，纳食不香或纳呆腹胀，足跟痛，形寒肢冷，大便溏。

舌脉：舌淡胖，苔薄白或白腻，脉沉细或濡细。

分析：脾肾阳虚，阳不化湿，湿浊内蕴，气化失司，故见尿少水肿；阳虚气化无权，故见尿闭或夜尿清长；湿浊中阻，胃气失和，故见泛恶呕吐频作；脾失健运，气血生化乏源，故见面色无华，神疲肢倦，纳食不香；脾阳虚失于温煦，肾气虚而气化不及，故见便溏而夜尿清长；肾阳虚损，失于温养，故见腰酸膝软，足跟痛；阳虚不能温煦形体，故见形寒肢冷；舌淡胖，苔薄白或白腻、脉沉细或濡细均为脾肾阳虚，水湿内蕴之象。

治法：温补脾肾，益气化湿。

方药：偏脾阳虚者，防己黄芪汤合附子理中丸加减。方中附子、炮姜温补脾肾；党参补气健脾；防己祛风除湿，利水消肿，黄芪补气健脾补肺，固表行水；白术补脾燥湿；甘草益气健脾，调和诸药，生姜、大枣调和营卫。

偏肾阳虚者，济生肾气丸合真武汤加减。方中附子、肉桂温补肾阳，温阳化气为君药，辅以熟地、山茱萸、山药滋阴助阳，取“阴中求阳”之功，白术健脾益气利湿，茯苓、泽泻、车前子渗湿利水，佐以牛膝强壮腰膝，引药下行，生姜温散水气，白芍、丹皮活血和营、益阴缓急。

加减：阳虚重，水肿明显者，加肉桂、椒目，重用附子；兼脾虚湿困，恶心呕吐重者，加姜半夏、姜竹茹、藿香；脾虚腹泻者，加补骨脂、干姜；腹胀嗳气者，加大腹皮、木香。

临证参考：本证可见于关格的各个阶段，但早期多见，常与其他证型兼见，故须同相应治法合用。由于阳虚在脾肾的虚损程度不同，以及原发病的情况不一而表现不一。

2. 肝肾阴虚

主症：泛恶呕吐，腰以下水肿，尿少黄赤。

兼次症：伴头晕耳鸣，五心烦热，腰膝酸软，咽干，大便干燥。

舌脉：舌红少苔，脉弦细数。

分析：久病伤及肝肾精血，正伤邪盛，三焦气化失司则尿少，腰以下水肿；浊毒内蕴，气机失和，胃气上逆则泛恶呕吐；肝肾阴虚则头晕耳鸣，腰膝酸软，咽干；阴虚生内热则五心烦热，尿赤，大便干燥；舌红少苔、脉细数为阴虚之象。

治法：滋养肝肾。

方药：杞菊地黄汤加减。方中熟地黄滋阴补肾，填精益髓；山茱萸滋补肝肾，秘涩精气，山药健脾补虚，涩精固肾；泽泻利湿泄浊，丹皮清泻相火，茯苓淡渗脾湿；枸杞子补肾养精，菊花宣散肝经之热。

加减：头晕头痛明显，耳鸣眩晕者，加钩藤、夏枯草、石决明；湿热下注者，加石韦、萹蓄；瘀血重者，加用桃仁、红花、赤芍；腰膝酸困者，加杜仲、桑寄生、巴戟天、菟丝子、肉苁蓉。

临证参考：肝肾阴虚，易生风动血，应及时滋补肝肾，以防虚风内动，还可用六味地黄丸合二至丸加减。但本病常夹有浊毒湿热之邪，用药不宜滋腻太过，以免滞邪。

3. 湿热内蕴

主症：呕吐频频，尿少便秘，口苦，口干不欲饮。

兼次症：脘腹痞满，纳呆，心烦失眠，或痰多，便秘。

舌脉：舌红，苔黄腻，脉弦数或滑数。

分析：脾肾阳虚日久，湿浊不化，蕴结中焦，三焦水道不利，故见尿少；湿热中阻，脾胃失和，故见呕吐频频；胃纳脾运功能减退，故见纳呆，脘腹痞满；湿热蕴蒸，灼伤津液，故见心烦失眠，口苦口干，大便秘结；内有湿热，故见口干不欲饮；舌红，苔黄腻，脉弦数或滑数为湿热中阻之象。

治法：清热化湿，和胃止呕。

方药：黄连温胆汤加减。方中黄连清热泻火，半夏燥湿化痰，和胃降逆；竹茹清热化痰，除烦止呕；枳实降气化痰，开结除痞，橘皮理气和胃，燥湿化痰，茯苓健脾利湿，宁心安神；生姜和胃化痰，制半夏之毒，大枣调和脾胃，甘草益气和中，调和诸药。

加减：脾虚湿困者，加藿香、佩兰、厚朴；脾虚便溏者，加炒扁豆、炒芡实；胸闷腹满甚者，加葶苈子、防己；湿热下注，尿频而痛者，加蒲公英、石韦。

临证参考：湿热久羁可化燥伤阴，可用猪苓汤滋阴清热利湿。若大便干者，应重用大黄，通腑降逆，勿须过量，恐伐伤脾胃正气。

4. 水瘀互结

主症：尿少肢肿，水肿腰以下为甚，呕吐时作。

兼次症：气短乏力，头晕心悸，面色萎黄，畏寒肢冷，胸腹胀满，腰膝酸软，便溏溲少。病情重者，面色晦黯，唇色青紫，头晕心悸，腰部刺痛，鼻齿衄血，女子月经延期或经闭。

舌脉：舌紫黯，有瘀斑，脉细无力或细涩。

分析：久病脾肾阳气虚衰，不能化气行水，水湿内停，故见尿少肢肿，其性趋下，故水肿腰以下为甚；胃气上逆，故见呕吐时作；水走肠间，故见便溏；阳虚不能温养形体，故见畏寒肢冷；肾虚腰失荣养，故见腰膝酸软；气虚血亏，故见头晕心悸、气短乏力，面色萎黄；脾虚不运，水湿滞留过久，气血亏损，气滞血瘀，脉络不畅，故见面色晦黯，唇色发紫，腰部刺痛；气滞血瘀过久，故见胸水、腹水，女子月经延期或经闭；舌紫黯，有瘀斑，脉细无力或细涩为水瘀互结之象。

治法：温阳利水，通络散瘀。

方药：实脾饮合血府逐瘀汤加减。方中附子温壮肾阳，祛寒逐湿，干姜温脾祛寒；茯苓渗湿利水，白术补脾燥湿；木瓜醒脾化湿，涩津敛液护阴，厚朴、木香、大腹子、草豆蔻行气燥湿利水；桃仁、当归、红花、赤芍、牛膝、川芎活血祛瘀；柴胡疏肝理气，升达清阳；桔梗开宣肺气，载药上行，生地黄凉血清热以除瘀热；甘草健脾和药，生姜和中。

加减：畏寒乏力，小便清长者，加桂枝、菟丝子；腹痛即泻，手足欠温者，加肉桂、炮姜；久病瘀滞，难以取效者，加三棱、莪术、三七粉或全蝎、蜈蚣、䗪虫、水蛭。

临证参考：若见心阳不振证，当急治以回阳救逆，急服独参汤以补气固脱；病情缓解后可用四逆汤合参附龙牡汤加减。若见血热妄行证，治以凉血清热，可用犀角地黄汤加减，可同服安宫牛黄丸。

5. 邪陷心包

主症：小便短少甚则无尿，恶心呕吐，神识昏蒙。

兼次症：面色晦滞昏黯，痰涎壅盛，胸闷，心悸，神昏谵语，循衣摸床。

舌脉：舌淡紫，苔白腻，脉沉缓。

分析：脾肾阴阳衰惫，湿邪内聚，肾衰气化无能，故见小便短少，甚则无尿；脾气衰惫，不能运化水湿，故见痰涎壅盛；损及于胃，故见恶心呕吐；邪毒内陷心包，故见心悸胸闷，神识昏蒙；湿浊邪毒上蒙脑窍，故见神昏谵语。舌淡紫，苔白腻，脉沉缓为肾脾阴阳衰惫，湿邪内聚之象。

治法：豁痰降浊开窍。

方药：涤痰汤加减。方中半夏、茯苓、竹茹、胆南星、甘草清热涤痰；橘红、枳实理气行痰除壅；菖蒲芳香开窍；人参扶正防脱。

加减：邪热较重，身热为甚者，合安宫牛黄丸；若昏迷较重者，合至宝丹；狂躁痉厥者，改服紫雪丹；寒痰闭阻，蒙蔽清窍者，合苏合香丸；阳虚欲脱者，急用参附汤加龙骨、牡蛎；阴液耗竭者，重用生脉散或用生脉注射液。

临证参考：若热盛津亏，则重用石膏、生地黄并加麦冬以清热生津。湿热毒邪入侵血分，血络瘀阻，表现热毒血瘀互见，宜清热解毒、活血化瘀，用加味活血解毒汤。

【预后与转归】

关格病的预后，一是决定于脾肾虚损和浊邪的轻重：一般脾肾虚损较轻，浊邪不重者，预后较好；反之预后较差。另一是根据浊邪侵犯部位不同，决定其转归和预后：若浊邪只犯中焦，病限脾胃，只要辨证确切，用药得当，预后尚可；若浊邪上犯心肺，出现昏迷、喘促息微；或浊邪下犯肝肾，出现惊厥，预后则差。同时与治疗密切相关，关格前期多为脾肾阳虚，此时应以扶正为主，若没有很好的调理和治疗，势必阳损及阴，使脾肾功能丧失，进而影响心肝肺等多个脏腑，表现为正衰邪实，由关格前期向后期转化，乃至病情极危重。

【预防与康复】

预防本病，首先应积极防治水肿、癃闭等病证。强调重视三级预防，一级预防主要防止慢性肾衰竭的发生；二级预防以缓解慢性肾衰竭的进展，防止尿毒症的发生；三级预防主要针对尿毒症晚期患者，需防治高钾血症、心衰、尿毒症脑病等严重尿毒症并发症。

关格病恢复期或病情相对稳定后，仍应以脾肾为本进行一段时期的调补。也可配合针灸治疗，还可自我按摩足三里、三阴交、内关等。

【结语】

关格是指脾肾阳虚，浊毒壅阻，三焦气化失司所致的以小便不通且呕吐不止为主要表现，并伴复杂兼症的一种危重疾病。本病既可继发于急性病证，如创伤、失血、尿路阻塞、毒物伤肾等，发病多急骤；也可继发于慢性病证，如水肿、癃闭等，则发病多缓慢。其病位主要在下焦肾脏，又与肺、脾关系密切。后期可涉及心、肝、胃、膀胱、脑等各个脏腑，亦可肾、脾、胃、心、肝、肺等多脏腑同病。病性属正虚邪实，虚实夹杂之候，是本虚标实的重症。正虚为本，多以脾肾虚损为主，后期可致五脏虚衰，气血亏虚。邪实为标，多以浊毒壅阻为主，病邪不外乎水、湿、痰、浊、火、热、毒、气滞、瘀血等。辨证当首辨脾肾虚损程度，次辨浊邪之性质，再辨是否累及他脏。分清本虚标实的主次，以本虚为主者，当分辨是脾肾阳虚还是肝肾阴虚；以标实为主者，需区分寒湿、湿热、水瘀的不同。还需根据症状不同确定病位。治疗时当分清主次以选方用药，以保护肾气，调摄阴阳为基本原则，急则治标，缓治其本。由于邪毒始终贯穿在整个病程中，故时刻注意祛邪。但也不可过用和滥用攻下克伐之品，以免伤及正气。

【相关资料链接】

一、篇首案例分析

辨证分析：湿热蕴结，酿成热毒，毒热内蕴则手心热，烦躁不安；热毒壅盛三焦，三焦气化不利则尿少、浮肿；热毒内蕴，气机失和，胃气上逆则恶心不能食，食即吐；邪热耗伤气阴，则面色㿠白，精神衰惫，发枯黄、脱落甚多；气阴两伤，邪热蕴于血分，故见舌质紫干无苔，脉虚数。

诊断：关格　气阴两伤，邪热蕴于血分，上冲犯胃

治法：清热解毒，活血凉血

处方：肾十方加减

连翘 30g　　桃仁 15g　　红花 15g　　归尾 10g

葛根 15g　　赤芍 20g　　甘草 7.5g　　生地 20g

丹皮 15g

水煎服，共 12 剂，每日 1 剂，分早晚服。

调护:畅情志,节饮食,注意休息,避免外邪侵袭。

预后:病情趋于稳定。

按:本案为慢性肾炎尿毒症,辨证以气阴两伤为本,湿热毒邪蕴于血分为标,初诊因标急,故投以肾十方化裁,解毒活血、清热利湿,连用12剂,呕逆平,小便增,浮肿消。后以肾四方益气滋阴,服药20余剂,体重增加,新发重生,各项化验检查接近正常,病情缓解。

摘自:陈军.中医肾病临证荟萃近代名老中医治肾病验案精选[M].北京:学苑出版社,1994:86.

二、临证经验举隅

吴××,男,39岁,2003年1月26日初诊。

患者10天前因患上呼吸道感染,于3天前出现排尿困难、腹胀,经县医院诊断为"前列腺炎、黄疸性肝炎",予营养肝细胞治疗,症状无好转,尿量减少,24小时尿量250ml左右,查尿常规:尿蛋白(+++)、红细胞满视野、白细胞6~8个/HP;肾功能:尿素氮11.6mmol/L,二氧化碳结合力20mmol/L,经静脉滴注先锋霉素及头孢曲松仍无好转。症见:乏力、尿少、恶心,舌质红、苔薄,脉弦滑。化验:尿蛋白(++)、尿红细胞满视野;肾功能:尿素氮21.49mmol/L,血肌酐643.2μmol/L。B超双肾大小正常。诊为关格,辨证:气血瘀滞,肾络损伤,气化失司,水液不行。治法:活血化瘀,清热利湿,理气和中。方药:中满分消丸加减。黄连15g、黄芩15g、太子参15g、砂仁15g、白蔻仁15g、大黄15g、枳实15g、厚朴15g、草果仁15g、桃仁20g、赤芍20g、竹茹20g、槟榔20g。服药13付后,24小时尿量约2500ml,口干,腰酸痛,腹胀,乏力,大便干,血尿素氮:7.26mmol/L,血肌酐:142.2μmol/L,尿常规正常。随访三个月,肾功能正常。按:本案患者是药物意外伤肾,经西医诊断为急性肾衰,势甚危笃。其以少尿、乏力、恶心为主症,符合中医学急肾衰。药物损伤肾体,至气血瘀滞,肾络损伤,气化失司,湿浊中阻不能排出体外而见少尿、乏力、恶心,舌质红、苔薄,脉弦滑等表现。治以活血化瘀,清热利湿之法。选用中满分消丸加减。

摘自:张佩青.张琪肾病医案精选[M].北京:科学出版社,2008:40.

【思考题】

1. 简述关格的病因病机。
2. 简述关格如何辨证论治。
3. 病案分析

唐某,女,29岁,农民。患者既往无肾脏病史,3个月前受凉后出现颜面下肢浮肿,恶心呕吐,现症见:面色萎黄,下肢浮肿,疲乏无力,腹胀,纳差,时有恶心,大便干结,少尿,舌体胖大,苔白腻,脉沉滑,测血压190/110mmHg,查尿蛋白(+++)、血肌酐835μmol/L、尿素氮33mmol/L、血红蛋白68g/L、红细胞2.07×10^{12}/L。

遗　精

【案例】

费某,男,22岁,1953年9月初诊。6年前曾染手淫恶习,年幼无知,损伤过甚,时感头晕目眩,记忆逐渐减退,体力日衰,去年毅然戒除恶习,又现遗精,经常一周一次,甚则二、三日一次,时有梦,时无梦,饮食二便尚属正常。舌质淡,苔薄白。脉沉无力。本病应诊断为何病?如何进行辨证、立法、处方及调护?

【概述】

遗精是由于肾虚不固或邪扰精室所致,临床表现为不因性生活而精液排泄的病证。有梦遗与滑精之分,有梦而遗精者名为梦遗;无梦而遗精,甚至清醒时精液流出者名为滑精。

遗精首见于《内经》,称其为"精自下",并对其病因、兼夹证有阐述。《灵枢·本神》谓"心怵惕思虑则伤神,神伤则恐惧,流淫而不止。恐惧而不解则伤精,精伤骨酸痿厥,精时自下",说明了人的情志变化与遗精密切相关。唐代《备急千金要方·肾藏》将其分为"失精羸瘦"、"梦泄精"、"虚劳失精"等论述方治和灸法。元代《格致余论·阳有余阴不足论》中首次指出"主闭藏者肾也,主疏泄者肝也。二者皆有相火……心动则相火亦动,动则精自走……也暗流而疏泄也"。明代《景岳全书·杂证谟·遗精》指出"盖遗精之始,无不由乎心。正以心为君火,肾为相火,心有所动,肾必应之。……",这段论述是较全面和精辟的,而且方证俱全。明代《寿世保元》指出"男子梦交而精泄,女子梦交而精出,是皆不知清心寡欲之道也。"可见,情志疏导在治疗中不容忽视,怡情养性对于该病的康复也十分重要。清代《临证指南医案》指出"遗精一症,亦不外乎宁心、益肾、填精固摄、清热利湿诸法。……"。

西医学中神经衰弱、前列腺炎、精囊炎等引起的遗精,可参照本篇辨证论治。

【病因病机】

一、病因

本病总由肾气不能固摄而引起,多与情志失调、饮食不节、劳心太过、房劳过度、手淫斫丧等因素有关。

1. 劳神过度　精神紧张,心阴暗耗,心阳独亢,心阳不能下交于肾,肾水不能上承于心,水亏火旺扰动精室,则精液自遗。多见于青年学生,常因用功过度所致。

2. 所欲不遂　心有妄想,则君火偏亢,相火妄动,火扰精室,精液自出而遗精。多见于青年人心有所慕，朝思暮想，所欲不遂，或鳏夫久旷，思慕色欲所致。

3. 恣情纵欲　劳欲伤肾，肾虚不固，精关失约而见遗精。多见于青年早婚，房事过度，或青少年无知，频犯手淫，或先天不足，禀赋素亏所致。

4. 饮食不节　醇酒厚味，损伤脾胃，酿湿生热，湿热下注，扰动精室，亦可发生遗精。

二、病机

1. 发病　一般发病缓慢，湿热下注者发病可较急。

2. 病位　在肾与精室，与心、肝、脾都有密切关系。

3. 病性　患病初期，因心火偏亢，肝郁化火，湿热下注所引起者，多属实证、热证；若久遗不止或禀赋素虚，伤及心、脾、肝、肾，最终导致中气下陷或肾虚不固者，多属虚证、虚实夹杂证。

4. 病势　随着病程发展，遗精总的趋势是由上及下，病位由心、脾、肝及肾，病性由实转虚。

5. 病机转化　病机转化取决于脏腑阴阳的盛衰，一般来说，多由实证发展为虚实夹杂证，最后发展为虚证。疾病的后期，以肾虚证为多。

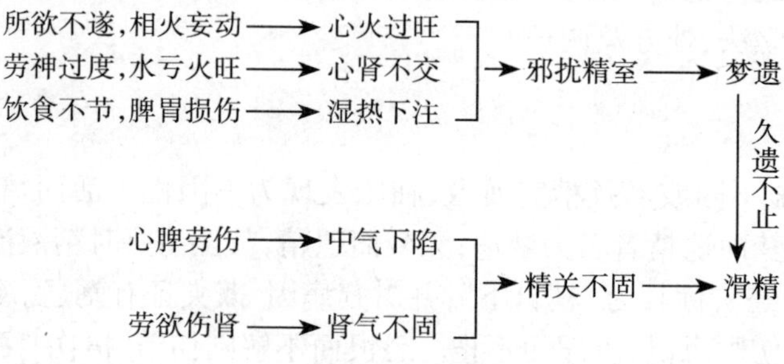

遗精病因病机示意图

【诊断】

一、诊断标准

按照1995年国家中医药管理局发布的《中华人民共和国中医药行业标准·中医病证诊断疗效标准》。

1. 男子不因性生活而排泄精液，多在睡眠中发生，每周超过1次以上。甚则劳累后或欲念动即精液流出。

2. 遗精频繁者，可伴有头晕、耳鸣、健忘、失眠、心慌、神疲乏力、腰酸腿软等症。

3. 直肠指诊、前列腺B超及精液常规等检查可助病因诊断。

二、诊断说明

遗精是指不因性生活而精液遗泄的病证。必须指出，凡成年未婚男子，或婚后夫妻分居，长期无性生活者，一月遗精1~2次属生理现象。遗精一证在西医学中常可伴见于多种器质性疾病中，须查明原因：体格检查有无包茎，包皮过长，包皮垢刺激；直肠指诊、前列腺B超、前列腺液常规检查有助于前列腺炎诊断；精液抗原检查可帮助发现精囊炎。本病常有恣情纵欲，情志内伤，久嗜醇酒厚味等病史。

【鉴别诊断】

1. 精浊 遗精多见于睡眠之中,排精量亦较多,且无疼痛感。精浊患者尿道口时时溢出滑样或糊状分泌物,滴沥不断,见于尿前或者尿后,茎中作痒作痛,但尿质并不浑浊。

2. 走阳 遗精是非性交时精液溢出。走阳是指性交时精泄不止。

【辨证论治】

一、辨证要点

遗精辨证,首应辨明虚实,可从病之新久浅深判别:新病梦遗有虚有实,多虚实参见;久病精滑虚多实少;湿热下注常多为实证。其次,需审查脏腑病位。用心过度,邪念妄想梦遗者,多责于心;精关不固,无梦滑泄者,多由于肾。此外,对肾虚不藏者,还应辨别阴阳。

二、治疗原则

遗精总的原则为上则清心安神,中则调其脾胃,升举阳气,下则益肾固精。实证以清泄为主,分别采用清心安神、交通心肾、清热利湿等法;虚证以补肾固精为主,分别采用补益脾肾、滋阴补肾、温补肾阳、补肾固涩等法。治疗遗精切忌一味用温补固涩法,如阴虚有热者,宜滋阴清火。

三、分证论治

1. 心火过旺

主症:少寐多梦,梦则遗精。

兼次症:心中烦热,心悸怔忡,健忘头晕,精神不振,小便短赤。

舌脉:舌尖红,脉数。

分析:心火内盛,神不守舍,故见少寐多梦,心中烦热;引动相火,扰动精室,肾失封藏,故见梦则遗精;火热耗伤心血,不能养心,故见心悸怔忡健忘;精亏不能上奉于脑,故见头晕,精神不振;心火下移小肠,故见小便短赤;舌尖红,脉数为心火旺盛之象。

治法:清心安神。

方药:黄连清心饮加减。方中黄连、莲子、灯心草专清心泻火为君药;当归、生地黄滋阴养血,酸枣仁、茯神、炙远志、石菖蒲养心安神,共为臣药;炙甘草调和诸药为使药。

加减:心中烦热,心悸怔忡甚者,加合欢皮、夜交藤、龙骨、牡蛎、柏子仁。

临证参考:《景岳全书·杂证谟·遗精》说“遗精之始,无不病由乎心……及其既病而求治,则尤当以持心为先,然后随证调理,自无不愈,使不知求本之道,全持药饵,而欲望成功者,盖亦几希矣”。说明对此类患者,除药物治疗外,更须注意调摄心神,使其排除杂念,清心寡欲。

2. 心肾不交

主症:梦遗时作,虚烦不眠。

兼次症:心悸健忘,头晕耳鸣,神疲乏力,腰膝酸软,潮热盗汗。

舌脉:舌红,脉细数。

分析:心火内动,扰动精室,故见梦遗时作;神不守舍,故见虚烦不眠;火旺耗伤心血,血不养心,故见心悸健忘,神疲乏力;火盛败阴,肾精不足,不能上充于脑,故见头晕耳鸣;肾主骨生髓,肾精不足,故见腰膝酸软;阴虚生内热,故见潮热盗汗;舌红,脉细数为阴虚有热之象。

治法:清热滋阴,交通心肾。

方药:三才封髓丹加减。方中天门冬、生地黄、玄参滋阴生津以壮水,黄连、灯心草入心经,清心以制火,共为君药;黄柏清泄下焦虚热,丹皮凉血活血,酸枣仁、石菖蒲养心安神通窍,交通心肾共为臣药;炙甘草调和药性,为佐使药。

加减:心肾不交,火灼心阴者,用天王补心丹加菖蒲、莲子;久遗伤肾,阴虚火旺者,用知柏地黄丸或大补阴丸。

临证参考:心肾不交多因心火亢盛,心肾阴亏引起,临证时必须辨明心火亢盛和肾阴亏损的孰轻孰重,才可决定以清心火为主还是以滋肾阴为主。

3. 湿热下注

主症:遗精频作,甚则尿时流精。

兼次症:口干口苦,小便热赤不爽。

舌脉:舌红,苔黄腻,脉濡数。

分析:湿热下注,扰动精室,故见遗精频作,甚则尿时流精;湿热下注于膀胱,故见小便热赤不爽;热盛于内,故见口干口苦;舌红,苔黄腻,脉濡数为湿热内蕴之象。

治法:清热利湿。

方药:萆薢分清饮加减。方中萆薢、黄柏、茯苓、车前子清利湿热,莲子心、丹参、石菖蒲清心安神,白术健脾利湿。

加减:大便溏臭不爽者,加黄连、黄芩;小便热赤浑浊,尿时不爽,少腹及阴部作胀者,加蒲公英、败酱草、赤芍、王不留行;湿热流注肝经者,合龙胆泻肝汤。

临证参考:本型遗精系湿热下注,疏泄失常引起,故治疗时不可早投固涩之品;另湿热多因于脾胃失运,治宜健脾升清,化湿泄浊。

4. 劳伤心脾

主症:劳则遗精,心悸失眠,多梦健忘。

兼次症:面色萎黄,四肢困倦,食少便溏。

舌脉:舌淡苔薄,脉弱。

分析:过劳则更伤中气,中气下陷,气不摄精,故见劳则遗精;心血不足,心神失养,故见心悸失眠,多梦健忘;脾胃虚弱,气血生化乏源,故见面色萎黄,四肢困倦,食少便溏;舌淡,苔薄,脉弱为气血两虚之象。

治法:调补心脾,益气摄精。

方药:妙香散加减。方中人参、黄芪、大补元气,益气生精,升阳举陷,为君药;山药、茯苓健脾和中,助气血生化之源,辅助君药益气生精,共为臣药;远志、辰砂养心调神,木香调理脾胃气机,使补而不滞,桔梗顺脾气主升之性,升清举陷,共为佐药;甘草健脾益气兼调和药性,为佐使药。

加减:食少便溏甚者,加山楂、神曲、山药、薏米;遗精频作不愈,伤及肾元,脾肾两亏者,加菟丝子、山萸肉,亦可用归脾汤。

临证参考:本型多因思虑伤脾,积劳损气,致令心脾气虚,更遇劳伤则气虚更甚,清阳下陷,气不摄精,非清降收涩所能收效,必须益气升清。

5. 肾气不固

主症:遗精频作,头晕耳鸣。

兼次症：神疲健忘，腰膝酸软，面白少华。

舌脉：舌淡，苔薄白，脉沉细无力。

分析：肾气不足，封藏失司，故见遗精频作；肾精不足，不能上充于脑，故见头晕耳鸣，神疲健忘；肾主骨生髓，肾精不足，腰膝失养，故见腰膝酸软；精血同源，肾精不足，气血亏虚，不能上充于面，故见面色少华；舌淡，苔白，脉沉细无力为肾气不足、气血亏虚之象。

治法：补肾固精。

方药：秘精丸加减。方中菟丝子、山萸肉补肾填精固涩，共为君药；韭菜子补肾助阳，熟地黄补肾滋阴，助君药补肾填精，共为臣药；龙骨、牡蛎、五味子、桑螵蛸、白石脂固肾涩精止遗，共为佐药；炙甘草调和药性，为使药。

加减：滑精频繁者，加芡实、金樱子，或合金锁固精丸、水陆二仙丹；肾气虚已发展为肾阳虚者，用右归丸加减；肾阴不足，用六味地黄丸或左归饮、左归丸加减；心肾不交者，加茯神、酸枣仁、合欢皮、夜交藤。

临证参考：一是本型多属久遗成虚或先天禀赋不足，特点在于肾虚滑脱，治应补肾益精为本，更须秘固下元，以节其流。二是久病肾亏，阴阳两虚，宜阴中求阳，阳中求阴，不能一味滋阴，或一味温阳，应避免刚燥而采取温润。三是脾肾两亏者，要注意健运脾土以滋养肾精，一概滋补，便成碍滞。

【预后与转归】

遗精患者病情的轻重在很大程度上与精神过分紧张有关。一般来说，初起以实证为多，若以清利湿热，或清心安神，或清热滋阴治疗，预后一般良好。若日久不愈，或失治、误治则可逐渐转向本虚标实之证，最后发展为虚证。本病以肾阴虚为多见，病久往往表现为肾气虚，进一步导致肾阳虚甚则阴阳两虚。遗精日久，可兼见早泄、阳痿、不育等。肾受五脏之精而藏之，因此本病虚损日久也可能发展成为虚劳。

【预防与康复】

本病预防首先应在青少年中开展性知识教育，使他们对人体正常生理功能和性的发育及成熟有一个科学的认识。彻底清除淫秽书刊和不健康读物，以免毒害青少年。少食辛辣刺激性食品，劳逸结合，避免精神过度紧张。遗精好转者，仍应继续辨证用药，以巩固疗效。亦可采取适当食疗康复，此外应积极参加多种有益身心健康的文体活动，可长期坚持练习太极拳、太极剑等以增强身心健康。

【结语】

遗精是不因性生活而精液自行遗泄的病证，多因劳神过度、所欲不遂、恣情纵欲、饮食不节等引起，其病机重点在于心神不宁，精关不固。病位在肾与精室，与心、肝、脾关系密切。遗精总的原则为上则清心安神，中则调其脾胃，升举阳气，下则益肾固精。初始以心肾不交、君相火旺、虚实参见者为多，治以清泄为主，分别采用清心安神、交通心肾、清热利湿等法；久则肾精耗伤，转为虚证，治以补肾固精为主，分别采用补益脾肾、滋阴补肾、温补肾阳、补肾固涩等法；若湿热下注，影响疏泄，或气虚下陷，不能摄精者，多因脾胃功能失调，此病有虚有实，务必注意升清、益气、健脾、利湿、散邪、疏肝等法的运用，不可一概清心补肾。

【相关资料链接】

一、篇首案例分析

辨证分析：患者手淫恶习日久，耗伤肾精，亏损之至，固摄无力，肾气不足，封藏失司，故遗泄频频；肾精不足，不能上充于脑，则见头晕耳鸣，健忘神疲；汤药难补，丸药图治。

诊断：遗精 肾阴亏损

治法：补肾填精

处方：紫贝齿 30g 生龙骨 30g 刺猬皮 60g 金樱子 30g
生地黄 30g 熟地黄 30g 莲须 30g 五味子 15g
白蒺藜 20g 益智仁 15g 砂仁 15g 巴戟天 20g
石决明 30g 怀山药 60g 生牡蛎 30g 炒远志 30g
朱茯神 30g 炙甘草 30g 杭白芍 30g 五倍子 15g

共研细末，蜜小丸，每日早晚各服 10g

调护：畅情志，戒除恶习，节饮食，注意休息。

预后：丸药共服 60 日，头晕、目眩较好，遗精较之前次数明显降低，继续服用丸剂治疗半年余，精力体力健旺，服药期间仅遗精 2 次，可正常生活起居工作。

按：斫伤肾精，遗泄频频，填精益肾自属正法，分清阴阳亦是关键，肾气固摄无力，多偏补阳。刺猬皮治疗遗精，《本草纲目》无记载，只云疗腰痛疝积，肠风泻血，而后世医家有治梦遗滑精之说，临床用之，确有实效，同时沉香配合肉桂有益精壮阳之功，施师屡屡用之。

摘自：祝谌予．施今墨临床经验集［M］．北京：人民卫生出版社，2005：159-161.

二、临证经验举隅

陈某，男，21 岁，大学生，初诊日期 1981 年 8 月 12 日。1978 年上大学后与女同学接触，心情不能平静。想起“意中”的同学就有性冲动，听课精神不能集中。初起有梦而遗，每周 2~3 次，继则无梦而遗，遗出则醒。昼日头昏神倦，不能上学而休学。舌质红，无苔，唇红。切诊脉象数大。辨证属君相火亢，心肾失交。处方：生地 20g、山萸肉 10g、怀山药 10g、茯苓 10g、丹参 10g、元参 10g、盐知母 10g、丹皮 10g、黄柏 10g、莲子心 6g、远志 10g、菖蒲 6g 经过该方加减 20 剂后，性冲动减少，遗精次数亦少。停服汤剂改用丸剂。后能返校继续学习。

摘自：陈家扬．实用中医神经病学［M］．兰州：甘肃科学技术出版社，1989：540-541.

【思考题】

1. 简述遗精的病因病机。
2. 遗精如何辨虚实、病位、阴阳？
3. 简述遗精如何辨证论治？
4. 病案分析

王某，男，20 岁，学生，梦遗三年，近日增多，白天亦有外泄，面色萎黄，神疲乏力，虚烦不眠，心悸健忘，头晕耳鸣，腰膝酸软，潮热盗汗，舌质红，根有裂纹，脉细数。查体：T：36.5℃，P：78 次 / 分，R：16 次 / 分，BP：120/75mmHg，肺部听诊未闻及明显干湿啰音，心脏及各瓣膜听诊未闻及明显病理性杂音，前列腺 B 超：未见明显异常。

【附一】 早泄

早泄是由男子性功能障碍所致，临床以房事时过早射精而影响正常性交为主症，多与遗精、阳痿相伴出现。

早泄多由情志内伤，湿热侵袭，纵欲过度，久病体虚所致。其基本病机为肾失封藏，精关不固。病位在肾，并与心脾相关。病理性质虚多实少，虚实夹杂证候亦在临床常见。辨证应分清虚实，辨别病位。治疗原则，虚证者宜补脾肾为主，或滋阴降火，或温肾填精，或补益心脾，佐以固涩。实证者宜清热利湿，清心降火。慎用补涩，忌苦寒太过，以防恋邪或伤及脾胃。

辨证论治：

1. 肝经湿热

泄精过早，阴茎易举，阴囊潮湿，瘙痒坠胀，口苦咽干，胸胁胀痛，小便赤涩，舌红，苔黄腻，脉弦滑。治以清泻肝经湿热，方选龙胆泻肝汤加减。

2. 阴虚火旺

过早泄精，性欲亢进，头晕目眩，五心烦热，腰膝酸软，时有遗精，舌红，少苔，脉细数。治以滋阴降火，方选知柏地黄丸加减。

3. 心脾亏损

早泄，神疲乏力，形体消瘦，面色少华，心悸怔忡，食少便溏，舌淡，脉细。治以补益心脾，方选归脾汤加减。

4. 肾气不固

早泄遗精，性欲减退，面色㿠白，腰膝酸软，夜尿清长，舌淡，苔薄，脉沉弱。治以益肾固精，方选金匮肾气丸加减。

【附二】 阳痿

阳痿是指成年男子性交时，由于虚损、惊恐或湿热等原因，致使宗筋弛纵，临床表现为阴茎痿软不举，或举而不坚，或坚而不久，无法进行正常性生活的病证。但对发热、过度劳累、情绪反常等因素造成的一时性阴茎勃起障碍，不能视为病态。

阳痿病因多由禀赋不足、劳伤久病，或七情失调、过食肥甘、湿热内侵所致。其基本病机为肝、肾、心、脾受损，气血阴阳亏虚，阴络失荣；或肝郁湿阻，经络失畅导致宗筋不用而成。病位在宗筋，病变脏腑主要在肝、肾、心、脾。病理性质有虚实之分，且多虚实夹杂。临床辨证，应辨清病情之虚实，病损之脏腑，虚实之夹杂。治疗原则，实证当疏利，或疏肝解郁，或清利湿热；虚证应补益，或温补下元，或补益心脾，或益肾宁心；虚实夹杂可先治标后治本，亦可标本同治。

辨证论治：

1. 命门火衰

阳事不举，或举而不坚，精薄清冷，神疲倦怠，畏寒肢冷，面色㿠白，头晕耳鸣，腰膝酸软，夜尿清长，舌淡胖，苔薄白，脉沉细。治以温肾壮阳，方选赞育丸加减。

2. 心脾亏虚

阳痿不举，心悸，失眠多梦，神疲乏力，面色萎黄，食少纳呆，腹胀便溏，舌淡，苔薄白，脉细弱。治以补益心脾，方选归脾汤加减。

3. 肝郁不舒

阳事不起，或起而不坚，心情抑郁，胸胁胀痛，脘闷不适，食少便溏，苔薄白，脉弦。治以疏肝解郁，方选逍遥散加减。

4. 惊恐伤肾

阳痿不振，心悸易惊，胆怯多疑，夜多噩梦，常有被惊吓史，苔薄白，脉细弦。治以益肾宁神，方选启阳娱心丹加减。

5. 湿热下注

阴茎痿软，阴囊潮湿，瘙痒腥臭，睾丸坠胀作痛，小便赤涩灼痛，胁胀腹闷，肢体困倦，泛恶口苦，舌红苔黄腻，脉滑数。治以清利湿热，方选龙胆泻肝汤加减。

痹 病

【案例】

吴某，女，38 岁。以多关节肿僵痛 2 年，加重 1 个月来诊。诉 2 年来出现多关节肿僵痛，累及双手多个指间关节、双腕、双踝、双足多个关节，疼痛游走不定，在多家医院就诊，效果不显。近 1 个月上述关节肿胀疼痛加重，活动明显受限，实验室检查：类风湿因子(+)，血沉 56mm/h，C 反应蛋白 28.4mg/L，伴有乏力纳差，舌苔薄白，脉濡缓。本病应诊断为何病？如何进行辨证、立法、处方及调护？

【概述】

痹病是由于机体正气不足，卫外不固，感受风、寒、湿、热等邪气，导致经络痹阻，气血运行不畅，引起以肌肉、筋骨、关节疼痛、肿胀、酸楚、麻木、重着、灼热、屈伸不利，甚至肿大畸形为主要临床表现的疾病。

痹病的论述首见《内经》，《素问·痹论篇》对本病的病因、发病、证候分类及演变均有记载，如"风寒湿三气杂至，合而为痹，其风气胜者为行痹，寒气胜者为痛痹，湿气胜者为着痹也。"《金匮要略·中风历节病脉证并治》的历节，即属本病范围，并提出了桂枝芍药知母汤和乌头汤两张治疗方剂。后世诸多医学论著对痹病都做了详细的论述，唐代《备急千金要方·诸风》首载独活寄生汤一直沿用至今。明代《症因脉治·痹症论》对风、寒、湿、热痹之病因、症状、治疗均予以论述，完善了痹病的诊治内容。明代《医宗必读》对痹证的治疗主张分清主次，采用祛风、除湿、散寒治疗，行痹应参以补血，痛痹参以补火，着痹参以补脾补气。清代《医林改错》提出以活血化瘀法治疗痹证。近现代，有关痹病的著述颇多，丰富了辨证论治内容，提高了临床疗效。

西医学中的自身免疫性疾病、骨关节病、结缔组织疾病等，如风湿热、类风湿关节炎、系统性红斑狼疮、强直性脊柱炎、皮肌炎、多发性肌炎、硬皮病、混和性结缔组织病、痛风性关节炎、骨关节炎、骨软骨炎、腰肌劳损、肌腱炎、腱鞘炎等，均可参考本节辨证论治。某些血管性疾病、代谢性疾病、内分泌疾病及肿瘤等，出现类似痹病表现时，也可参考本节辨证论治。

【病因病机】

一、病因

1. 感受外邪　由于久居高寒潮湿之地，或常处水中、野外潮湿寒冷等环境，或气候突变，冷热交错，或起居不慎等原因，当人体正气不足时，以致风寒湿邪侵袭，留滞关节，使气血痹阻而发病。风寒湿邪郁久化热，亦可致风湿热邪痹阻经络关节而发病。

2. 正气不足　由于先天禀赋不足；或后天失养；或年老体虚；或久病失养；或饮食劳倦，以致正气不足，气血亏虚，腠理疏松，营卫之气不固，外邪乘虚入侵而发病。

3. 痰浊瘀血　由于暴饮暴食，恣食生冷，过食肥甘，湿浊内蕴；或饮酒过度，脾失运化，痰浊内生；或七情郁结，气机运行不畅，壅滞不通，瘀血内生；或跌打外伤，离经之血不散，发为瘀血，痰浊瘀血交结，经络痹阻，气血运行不畅，从而发为痹病。

二、病机

1. 发病　以中老年女性、体力劳动者、运动员发病居多，其诱发因素及病情轻重多与寒冷、潮湿、劳累以及天气变化等因素有关。

2. 病位　主要在肌肉、经络、关节。因肝主筋，脾主肌肉，肾主骨，故与肝、脾、肾关系较为密切，病久则可累及心肺，甚则病舍五脏。

3. 病性　为本虚标实，虚实夹杂。本虚即正气亏虚，包括肝肾阴虚、脾肾阳虚、气血亏虚等。标实主要以外邪、痰浊、瘀血为主，三者可同时并见而成交结之态，其中痰浊瘀血既是疾病过程中形成的病理产物，也是直接或间接作用于人体引起新病症的病理因素。

4. 病势　病程较长，缠绵难愈，发病轻重缓急多与寒冷、潮湿、劳累以及天气变化等因素有关。一般来说新病，或遇气温骤变，或突遇寒湿等刺激，起病较急，为本病急性期。经治疗后可转为缓解期，若积极治疗，其病程进展缓慢，可长期处于稳定期。但若再遇天气突变，或饮食劳倦，或失治误治，可再次转为急性期，迅速出现一系列症状，甚至内舍五脏，预后较差。

5. 病机转化　发病初期以邪实为主，病在经络、肌肉、关节，多因感受风、寒、湿、热邪之偏盛有异以及人体禀赋差异不同，可形成行痹、痛痹、着痹、热痹等之不同。随着病情进展，痰浊瘀血进一步形成，一方面痰瘀互阻，痹阻经络气血运行，可加重症状。另一方面痰瘀互阻，可进一步耗伤气血，损及肝肾，病位由表入里，出现关节畸形等症状，发为尪痹。若涉及五脏，还可出现脏腑痹的证候。

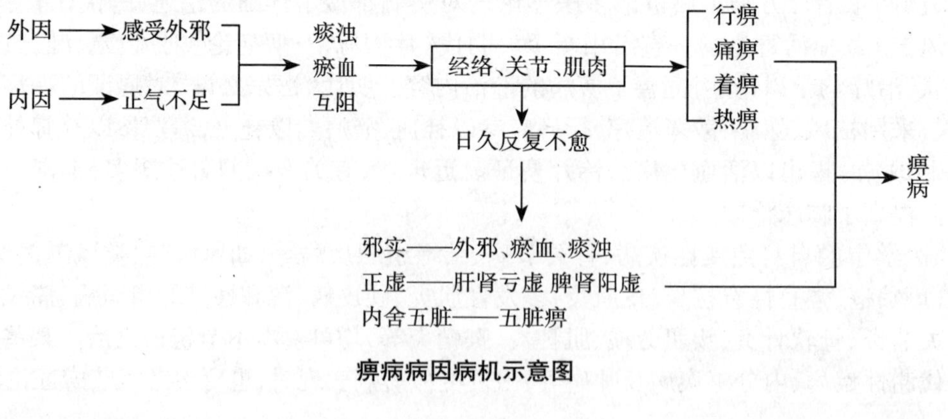

痹病病因病机示意图

【诊断】

一、诊断标准

按照1995年国家中医药管理局发布的《中华人民共和国中医药行业标准·中医病证诊

断疗效标准》。

1. 发病以中老年女性、体力劳动者、运动员发病居多,多具有寒冷、潮湿、劳累以及天气变化等诱发因素。

2. 以肢体关节肌肉疼痛为主要症状特征,或以四肢大关节走窜疼痛为主,伴重着、酸楚、麻木、关节屈伸不利;或以小关节呈对称性疼痛肿胀,好发于双手指间关节、腕关节、肘关节、肩关节等,伴关节晨僵,活动不利;或好发于腰、膝、髋关节等负重大关节,表现为关节隐隐作痛,屈伸、俯仰、转侧不利等。

3. 若见抗链球菌溶血素"O"试验、动态红细胞沉降率、C反应蛋白、尿酸、血清免疫球蛋白、类风湿因子等数值升高;或抗核抗体谱、自身抗体谱、抗环瓜氨酸抗体、抗角蛋白抗体、抗核周因子等阳性;或关节X线片、CT、核磁等检查有相应改变均有助于本病诊断。

二、诊断说明

痹病除以肢体关节肌肉疼痛为主要症状特征外,往往具有多系统病变的临床表现,因此对于具有多系统病变表现的患者应注意甄别,再除外其他系统疾病后需考虑痹病的可能性,相关免疫学检查可有助于明确诊断。

【鉴别诊断】

痿病　二者均为肢体疾患。痿病多由于五脏精血亏损,无以灌溉周流,经脉失养,以手足痿弱无力、患肢枯萎瘦削为特征,严重者甚至手不能握物,足不能任地,但肢体关节一般不痛。痹病多由于机体正气不足,卫外不固,感受风、寒、湿、热等邪气,导致经络痹阻,气血运行不畅,临床表现主要以肌肉、筋骨、关节疼痛、肿胀、酸楚、麻木、重着、灼热、屈伸不利,甚至肿大畸形。痹病日久可伴见肌肉痿弱无力,但痿病一般不伴有关节疼痛。

【辨证论治】

一、辨证要点

1. 辨虚实　一般而言,新病多实,久病多虚。痹病初起多为风寒湿热之邪乘虚入侵人体,以邪实为主,此时机体正气尚胜抗邪,故痛势剧,脉实有力。如此反复发作,或渐进发展,由于经络长期为邪气壅阻,营卫不行,湿聚为痰,络脉瘀阻,痰瘀互结,多为虚实夹杂,正虚邪实,本病后期病久入深,气血亏耗,肝肾亏损,筋骨失养,遂为正虚邪恋之证,此时疼痛绵绵,痛势较缓,以正虚为主。

2. 辨病邪　痹病病邪有风寒湿热之异,临床上各有特点。风性轻扬,善行而数变,故其致病疼痛呈游走性,时而在肩时而在肘,时而在上肢,时而在下肢,无固定部位;寒性凝滞,致病则痛处固定,疼痛剧烈,往往如刀割针扎,因寒而剧,得温则减;湿性黏滞,致病则重着而痛,手足沉重,肌肤麻木,病程缠绵;热邪急迫,最易熏灼津液,致病则关节红肿热痛,筋脉拘急。

3. 辨痰瘀　凡各种痹病迁延不愈,证见关节漫肿,甚则强直畸形,痛如针刺,痛有定处,时轻时重,昼轻夜重,屈伸不利,舌体胖边有齿痕,舌质紫黯甚或可见瘀斑,脉沉弦涩,而治疗上用一般常法效果不明显时,都应充分考虑其证是否与痰瘀有关。痹病日久,由于经脉气血长期不得通畅,在病因作用下,往往产生痰浊与瘀血。痰留关节,瘀阻脉络,更加重了经脉痹阻。

二、治疗原则

祛邪活络，缓急止痛是治疗痹病的基本原则，后期还应适当配伍补益正气之剂。

凡新病，病性属实者，可根据风寒湿热其各自病邪特点采用祛风、散寒、除湿、清热等治法。随着病情反复发作，或渐进发展，虚实夹杂者，在祛邪基础上应注意扶持正气，采用和营卫、健脾胃、养气血、补肝肾等治法。罹病日久，病久入络，痰瘀交阻者，应采用涤痰、祛瘀、化痰、通络等治法，但应注意此时多属正虚邪恋，应配入补益肝肾、益气养血之品。

三、分证论治

1. 行痹

主症：肢体关节酸痛，游走不定。

兼次症：发病初期肢节亦红亦肿，屈伸不利，或恶风，或恶寒。

舌脉：舌红，苔白微厚，脉浮缓或浮紧。

分析：风寒湿邪侵袭肌表，留滞经络，气血运行不畅，不通则痛，故见肢体关节酸痛；风邪偏盛，风性善行而数变，故见疼痛游走不定；疼痛影响关节活动，故见肢节亦红亦肿，屈伸不利；外邪束表，营卫失和，故见恶风发热，或恶寒发热；舌红，苔白微厚，脉浮缓或浮紧为邪气外侵之象。

治法：祛风通络，散寒除湿。

方药：防风汤加减。方中用防风、秦艽祛风除湿，通络止痛；麻黄、杏仁苦寒宣肺，达邪外出；葛根解肌祛邪；赤茯苓淡渗湿邪；当归养血活血，舒络柔筋；肉桂补火温阳；生姜、大枣和中调营；甘草调和诸药；唯黄芩一味是为反佐，防其辛温过甚，化火伤血耗气之弊。

加减：酸痛以肩肘等上肢关节为主者，加羌活、威灵仙、姜黄、川芎；酸痛以膝踝等下肢关节为主者，加独活、牛膝、防己、萆薢；关节肿大，苔薄黄，邪有化热之象者，用桂枝芍药知母汤。

临证参考：此证多见痹病初起，以风邪偏盛，夹杂寒湿之邪，而无化热者。在辨证用药基础上，可根据侵犯具体关节的部位而加减用药。但也应注意中病即止，不可久用，以防风燥之剂伤阴、燥血、耗气。

2. 痛痹

主症：肢体关节紧痛不移，遇寒痛增，得热痛减。

兼次症：关节屈伸不利，局部皮色不红，触之不热。

舌脉：舌淡红，苔白而薄腻，脉弦紧，或沉迟而弦。

分析：感受风寒湿邪，因寒邪偏胜，寒性凝滞，主收引，邪流经络，痹阻气血，故见肢体关节紧痛不移；遇寒则血愈凝涩，故见痛增；得热则寒邪祛散，气血运行较为流畅，故其痛减；寒主收引，筋脉拘急，故见关节屈伸不利；寒为阴邪，故见局部皮肤不红，触之不热；舌淡红，苔白而薄腻，脉弦紧，或沉迟而弦为寒盛之象。

治法：温经散寒，祛风除湿。

方药：乌头汤加减。方中制乌头、麻黄温经散寒，除湿止痛；赤芍、甘草缓急止痛；黄芪益气固表，并能利血通痹。

加减：酸痛以肩肘等上肢关节为主者，加羌活、威灵仙、姜黄、川芎；酸痛以膝踝等下肢关节为主者，加独活、牛膝、防己、萆薢。

临证参考:此证多见痹病初起,以寒邪偏盛,夹杂风湿之邪。在辨证用药基础上,可根据侵犯具体关节的部位而加减用药。但也应在散寒的同时须结合助阳之品,使阳气充足则寒凝自散。

3. 着痹

主症:肢体关节重着,酸痛,痛有定处。

兼次症:肢体关节肿胀,手足沉重,活动不便,肌肤麻木不仁。

舌脉:舌黯红,苔白厚而腻,脉濡缓。

分析:感受风寒湿邪而以湿邪偏盛,因湿性重浊黏滞,湿注经络,留滞关节,气血运行受阻,不通则痛,故见酸痛,痛有定处,肢体关节肿胀,活动不便;肌肤络脉为湿浊阻滞,营血运行不畅,故见手足沉重,肌肤麻木不仁;舌黯红,苔白厚而腻,脉濡缓为湿邪偏盛之象。

治法:除湿通络,祛风散寒。

方药:薏苡仁汤加减。方中薏苡仁、苍术健脾除湿;羌活、独活、防风祛风胜湿,制川乌、麻黄、桂枝温经散寒除湿;当归、川芎养血活血;生姜、甘草健脾和中。

加减:关节肿胀者,加萆薢、木通、姜黄;肌肤不仁者,加海桐皮、豨莶草。

临证参考:此证多见痹病初起,以湿邪偏盛,夹杂风寒之邪,而无化热者。在辨证用药基础上,可根据侵犯具体关节的部位而加减用药。但也应在祛湿的同时须结合健脾益气之品,使脾旺则胜湿。

4. 热痹

主症:肢体关节红肿灼热剧痛。

兼次症:关节痛不可触,得冷稍舒,多伴有发热、恶风、口渴、尿黄、烦闷不安等。

舌脉:舌红,苔黄腻,脉滑数。

分析:感受风湿热邪,或风寒湿邪郁而化热,湿热壅滞经络,流注肢节,气血郁滞不通,故见肢体关节红肿灼热剧痛,关节疼痛不能屈伸,得冷稍舒;湿热壅滞,营卫郁滞失和,故见恶风,发热;湿热久郁,化燥伤津,故口渴,尿黄;邪热上扰于心,故见心烦郁闷;舌红,苔黄腻,脉滑数为湿热壅盛之象。

治法:清热通络,祛风除湿。

方药:白虎加桂枝汤加味。方中石膏解肌退热,生津止渴,清泄阳明实热,清热除烦;知母清泻肺胃实热,并滋阴生津;桂枝疏风通络;粳米、甘草益胃护津,调和诸药。

加减:热甚者,加忍冬藤、连翘、黄柏;湿甚者,加海桐皮、姜黄、威灵仙、防己、桑枝;皮肤有红斑者,加丹皮、生地、赤芍、地肤子。

临证参考:此证多见痹病初起,以热邪偏盛,夹杂风湿之邪,而无寒象者。在辨证用药基础上,可根据侵犯具体关节的部位而加减用药。但也应在清热的同时防止苦寒之品伤阳滞湿之弊。若热痹化火伤津症见关节红肿,疼痛剧烈,入夜尤甚,壮热烦渴,舌质红少津,脉弦数者,可用犀角散,酌加生地、玄参、麦冬养阴凉血。

5. 尪痹

主症:关节肿大、僵硬、变形、刺痛。

兼次症:肢节屈伸不利,筋脉拘紧,肌肉萎缩,肘膝不得伸,甚或尻以代踵,脊以代头而成废人。

舌脉象:舌黯红,苔白,脉沉细涩。

分析:痹病治疗不当,迁延日久不愈,肝肾亏损,气血俱虚,痰瘀交结,寒湿凝滞,痹阻经络,停滞关节,致寒凝痰瘀,肢节失于气血温煦濡养,故见关节肿大、僵硬、变形、刺痛、屈伸不利;筋脉肌肉失于气血煦濡,故见筋脉拘紧,肌肉萎缩;因关节僵硬、变形,故见肘膝不得伸,甚或尻以代踵,脊以代头;舌黯红,苔白,脉沉细涩为久病气血俱虚,痰瘀交结,寒湿凝滞之象。

治法:补肾散寒,涤痰化瘀,搜风通络。

方药:独活寄生汤加减。方中独活祛风寒湿邪,止腰膝痹痛,桑寄生补肝肾,壮筋骨,祛风湿,止疼痛,为君药;细辛、肉桂心散寒湿,温通经脉而止痛,防风疏风胜湿,透邪外出,秦艽搜筋肉之风湿而通经止痛,杜仲、牛膝补肝肾,强筋骨,止痹痛,共为臣药;干地黄、当归、川芎、芍药补血调血,人参、茯苓益气健脾,共为佐药;甘草益气和药,为佐使药。

加减:肢节强直畸形较著,痰瘀交结甚者,加桃仁、红花、白芥子、胆南星、全蝎、乌梢蛇、白花蛇、地龙;寒甚痛剧者,加附子、川乌。

临证参考:此证多见痹病日久,缠绵难愈,肝肾亏损,气血俱虚,痰瘀交结,寒湿凝滞,停滞关节者,属痹病后期,正虚邪恋者。若痹病日久,内舍于心,证见心悸,气短,动则尤甚,面色少华,舌质淡,脉虚数或结代者,治宜益气养心,温阳复脉,用炙甘草汤加减。

【预后与转归】

痹病初起多为实证,久治不愈,可转化为虚实夹杂证。另外,初起病变多较表浅,以侵犯肌肉、关节为主,日久则可深入脉络及内脏,尤以内舍于心为多见。

本病的预后,与受邪的轻重、患者体质的强弱以及治疗、病后贻养等密切相关。一般来说,痹病初起,正气尚未大虚,病邪轻浅,如能采用及时有效的治疗措施,多可痊愈。但若初起感邪深重,反复发作,患者素体阴阳偏胜偏衰,或失治、误治等,往往可使病邪深入,由肌肤而渐至筋骨、脉络,甚至损及内脏,则病情缠绵难愈,预后较差。

【预防与康复】

1. 加强锻炼,增强体质,防止风寒湿热邪之入侵。一时性受寒、淋雨等,在身体疲劳时尤易发病,应及时采取防范措施,如服姜汁、川芎茶调散等祛风散寒除湿之品。一旦发现关节疼痛等症状时,应及时治疗,以避免病情进一步发展。

2. 功能锻炼　通过活动关节,可促进气血运行,改善局部营养状态,以避免关节僵直挛缩,防止肌肉萎缩,从而恢复关节功能。要根据病变关节的生理功能进行锻炼,采取主动活动与被动活动相结合,以主动活动为主。锻炼须因人、因病而宜,适可而止,量力而行。

【结语】

痹病以肢体关节肿胀疼痛,酸楚麻木,屈伸不利为临床表现,严重时可出现肿大畸形,多由正气不足,感受风、寒、湿、热等邪气,痹阻经脉,或痰浊瘀血阻滞经络,气血运行不畅所致。病位在筋肉关节,与肝脾肾关系密切,病久可累及心肺,甚则内舍五脏。病性属本虚标实,本虚以正气亏虚,肝肾阴虚,脾肾阳虚,气血亏虚为主;标实以外邪、痰浊、血瘀为主,且三者常胶结为病,病势缠绵难愈。祛邪活络,缓急止痛是治疗痹病的基本原则。

【相关资料链接】

一、篇首案例分析

辨证分析：患者关节肿僵痛2年，关节疼痛由风寒湿邪侵袭肌表，留滞经络，气血运行不畅，不通则痛；因疼痛影响关节活动，故见屈伸不利；行痹以风邪偏盛，风性善行而数变，故疼痛游走不定，时而走窜上肢，时而流注下肢为其特征；外邪束表，营卫失和，故见恶风恶寒等；舌苔薄白，为邪气外侵之象；病久耗气，脾气虚，运化无力可见纳差，精微无以输布肌肉四肢可见乏力；舌苔薄白，脉濡缓均为风寒湿邪侵袭之象。综观舌脉症，病位在肝脾，病性以标实为主。

诊断：痹病　行痹

治法：祛风通络，散寒除湿

处方：桂枝芍药知母汤加减

桂枝 10g　　白芍 14g　　知母 10g　　防风 10g

制附子 8g　　麻黄 3g　　白术 10g　　黄芪 15g

炙甘草 6g

7剂，水煎服，每日1剂，分早晚服。

预后：服用14天后，主要症状明显好转，再上方续用1个疗程，主要症状基本消退，关节活动功能恢复正常，血沉、C反应蛋白均降至正常，1年后随访未复发。

按：本病缠绵难愈，病程长治疗较困难，多因正气不足，湿热之邪外袭或风寒湿郁久化热，耗气伤阴致关节肿胀疼痛，屈伸不利，日久损伤肝肾，正虚邪恋，虚实相兼，寒热错杂，治宜温清并用，祛风除湿。桂枝芍药知母汤出自《金匮要略·中风历节病》篇，该方温清并用，祛风除湿，和营通络，主治风湿流注筋脉关节，气血运行不畅所致的历节病。方中桂枝、麻黄祛风通阳；附子温经止痛；白术、防风祛风除湿；知母、芍药清热养阴；生姜、甘草和胃调中，方中寒温药并用，攻补兼施，温燥而不伤阴，凉柔而不恋邪。

摘自：刘文军.桂枝芍药知母汤加味治疗类风湿性关节炎22例[J].实用中医内科杂志，2008，7(22)：44.

二、临证经验举隅

艾某，男，28岁。1年多来遍身痛楚，天气变化，症更加重，历经大连、哈尔滨、沈阳等医院诊疗，诊为痹病。经常有疲劳感，体力日渐不支，饮食二便尚属正常，舌苔薄白，六脉沉软无力。辨证立法：工作生活地处阴寒，汗出当风，病邪乘虚而入，积蓄日久，治未及时，风寒之邪由表及里，邪入日深，耗伤气血，六脉沉软无力，为正气不足之象，正虚邪实，当以搜风、逐寒、益气、活血治之。方用川附片15g、乌蛇肉30g、杭白芍10g、制全蝎4.5g、川桂枝10g、酒地龙10g、酒川芎4.5g、西红花3g、酒当归12g、酒玄胡6g、生熟地各6g、石楠藤12g、北细辛3g、炙草节10g。初服2剂无效，继服2剂，周身如虫蚁蠕动，疼痛有所减轻，遂又连服4剂，自觉全身较前清爽舒畅，但仍易感疲劳。患者疼痛减轻，周身清爽，是风寒之邪已被祛动；仍感疲劳，乃正气不足。拟加用益气之药，扶正祛邪，一鼓作气以收全功。前方去红花、元胡，加党参15g，黄芪30g，姜黄10g，附片加至30g。服药六剂，疼痛减轻甚多，精神转旺，嘱再服十剂后，原方加两倍改为丸药再服。

摘自:祝谌予.施今墨临床经验集[M].北京:人民卫生出版社,2005:303.

【思考题】

1. 简述痹病的病因病机。
2. 痹病如何辨病邪及虚实?
3. 简述痹病如何辨证论治?
4. 病案分析

王某,女,45岁,2008年11月10日初诊。

患者2000年受寒后出现双手指间关节疼痛,伴晨僵,后波及至双腕关节、双肘关节、双膝关节,遂至某医院就诊,查抗环瓜氨酸肽抗体阳性,血沉增快及C反应蛋白增加,经相应治疗后多关节疼痛缓解。此后多关节疼痛仍时有发作,伴晨僵,遇寒后加重,得温后缓解,关节屈伸不利,无关节红肿等不适,纳眠可,小便清长,大便可。查体:T:36.5℃,P:78次/分,R:18次/分,BP:120/80mmHg,双手指间关节畸形变,双手指间关节、双腕关节、双肘关节、双膝关节压痛(+),舌淡红,苔白而薄腻,脉弦紧。

痉　病

【案例】

张某，男，68岁。1990年6月4日初诊。6天前受过外伤，本次突然发热，面红目赤，呼吸急促，继而项背强急，角弓反张，龂齿，脚挛急，抽搐不止，胸满便秘。舌燥苔黄，脉弦数有力。本病应诊断为何病？如何进行辨证、立法、处方及调护？

【概述】

痉病是因风、寒、湿、痰、瘀等阻滞脉络，心、肝、胃、肠热邪炽盛，或阴虚血少，元气亏损，筋脉失濡，拘急挛缩，甚或邪扰神明引起的以颈项强急，四肢抽搐，口噤戴眼，角弓反张为主要临床表现的病证。

《内经》认为风、寒、湿、火、热是导致本病的常见病因，如："诸暴强直，皆属于风""诸痉项强，皆属于湿""诸热瞀瘛，皆属于火""热而痉者死""经筋之病，寒则反折筋急"，且认为肝、经络经筋是痉病的病位，如"诸风掉眩，皆属于肝""督脉为病，脊强反折"。《素问·缪刺论》："邪客于足太阳之络，令人拘挛、背急，引胁而痛"。《金匮要略·痉湿暍病脉证并治》篇中提出误汗、误下、产后血虚导致津液损伤，筋脉失养以及太阳中风，邪壅经络导致的痉病。《丹溪心法·痉》中云："切不可作风治，兼用风药。大率与痫病相似，比痫为甚为虚，宜带补。"明代张景岳则明确提出内伤致痉的理论，《景岳全书·杂证谟·痉证》曰："其病在筋脉，筋脉拘急，所以反张。其病在血液，血液枯燥，所以筋挛"。清代温病学说的发展使得对痉病有了进一步的认识。清代《临证指南医案·痉厥》中指出了其病机是"津液受劫，肝风内鼓"。清代《湿热病篇》阐述了"湿热侵入经络脉隧中"的致痉病机。清代吴鞠通则将其病机概括为寒、热、虚、实四类。至此，对痉病的病因病机认识已比较深刻和全面。

西医学的中枢神经系统病变，如流行性脑脊髓膜炎、流行性乙型脑炎、破伤风及各种病因引起的脑膜炎、中毒性脑病、脑血管病、脑脓肿、脑肿瘤、脑寄生虫病等疾病患者出现痉病表现，以及各种原因所致的高热惊厥者，均可参考本篇辨证论治。

【病因病机】

一、病因

1. 感受外邪　外感风、寒、湿等邪壅阻脉络，气血运行不利，筋脉失养，拘挛抽搐而成痉；外感温热之邪，灼伤津液，筋脉失于濡养。

2. 久病过劳 久病不愈,气血耗伤,气血亏虚不能濡养筋脉。

3. 误治或失治 误用或过用汗、吐、下法致阴精耗散,津伤液脱,筋脉失养。

二、病机

1. 发病 外邪侵袭者起病较急,内伤引起者发病相对较缓。

2. 病位 在筋脉,与肝、心、脑、肾有关。

3. 病性 虚实两方面。实者以风寒湿邪、湿热、温热疫毒之邪及肝风、痰瘀为主;虚者以气血不足,阴液亏损为多。

4. 病势 外感致痉以邪热为主者,其病变趋势多以卫气营血顺序传变,热邪或湿热之邪亦可循三焦传变。内伤致痉以虚或虚中夹实为主。

5. 病机转化 痉病初期,及时治疗,病可向愈。反之,若失治、误治,致气血亏虚,阴液耗伤而风热痰瘀犹存;或可致真阴耗伤,髓海失充,神明失养;或可致阴阳气血衰败,肝脾心肾俱损而成危症、重症。外感痉病治不及时,可转为内伤痉病,而内伤之体复感外邪,又可表现为外感痉病特征,但发病之初期即可虚实并见,与外感致痉有所不同。

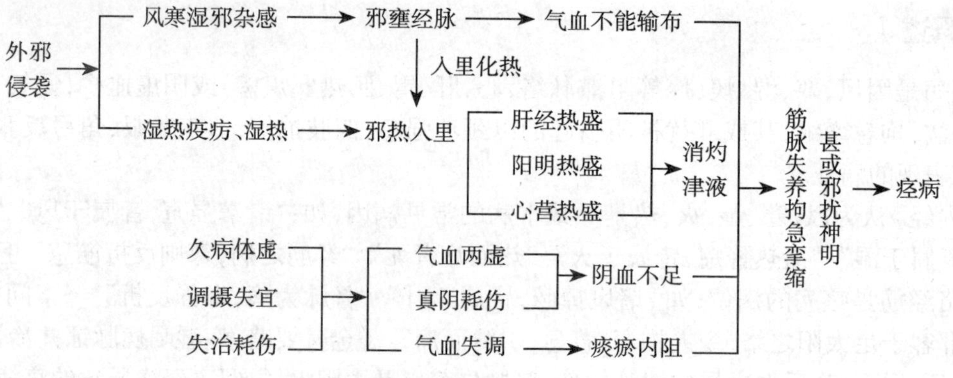

痉病病因病机示意图

【诊断】

一、诊断标准

按照2008年中华中医药学会发布的《中医内科常见病诊疗指南·中医病证部分》。

1. 多突然起病,以项背强急、四肢抽搐,甚至角弓反张为特征。

2. 部分危重病人可有神昏、谵语等意识障碍的表现。

3. 发病前多有外感或内伤等病史。

二、诊断说明

痉病起病有急有缓,一般具备颈项强直,四肢抽搐,角弓反张等症状,或伴发热、神昏等,需行血常规、细菌学检查,明确感染的性质;行肝肾功能等检查明确肝昏迷、尿毒症等疾病;行脑CT、MRI等影像学检查及脑脊液检查,明确神经系统疾病。

【鉴别诊断】

1. 痫病　痉病一般具备颈项强直，四肢抽搐，角弓反张等症状，或伴发热、神昏等，不经治疗一般不会自行恢复，即使部分症状可暂时缓解，亦有原发病的存在。痫病是一种发作性的神志异常的疾病，平素一如常人，病发时多突然仆倒，昏不知人，双目上视，四肢抽搐，口中吐涎沫，喉间发出如猪羊叫声；大多发作片刻，不经治疗可自行缓解，醒后如常人；既往多有类似发作史。

2. 破伤风　二者均见四肢抽搐、颈背强急，甚或角弓反张等症状。痉病多有原发疾病如外感或内伤史，而无创伤史，痉病发作时，主要为项背强急，四肢抽搐，甚或角弓反张。破伤风古称"金疮痉"，有创伤史及未愈创（疮）口，破伤风发痉时自头面部筋肉拘挛开始，延及四肢或全身，有典型的苦笑面容。

【辨证论治】

一、辨证要点

1. 辨外感与内伤　外感多有恶寒、发热、脉浮等表证，而内伤多无恶寒发热。

2. 辨虚实　实证多颈项强直，牙关紧闭，角弓反张，四肢抽搐频繁有力而幅度较大，多因外感或瘀血、痰浊所致；虚证多为手足蠕动，或抽搐时休时止，神疲倦怠，多因气血阴液不足所致。

3. 辨病位　在肝者，多有四肢抽搐，角弓反张，口噤齘齿，手足躁动，头痛壮热；在阳明胃腑者，多伴壮热口渴，腹满便结；在心者，多伴神昏谵语，四末厥冷。

二、治疗原则

痉病治疗原则为急则治其标，缓则治其本。痉势急重时，应立即采取针灸、药物等措施以止痉治其标。待痉势缓解，当从本论治。外感以祛邪为主，治宜祛风散寒，除湿清热；内伤者以扶正为主，治宜益气养血，滋阴填髓；虚实夹杂者，当扶正祛邪兼顾。因痰浊、瘀血内阻，筋脉失养致痉者，当化痰通络，息风止痉。

三、分证论治

1. 邪壅经脉

主症：头痛，项背强急，四肢抽搐，甚至口噤。

兼次症：恶寒发热，肢体酸重，或发热、汗出。

舌脉：苔白腻，脉浮紧。

分析：风寒湿邪阻滞经络，故见头痛，项背强直，肢体酸重；外邪侵于肌表，营卫不和，故见恶寒发热；寒邪较重，故见口噤不得语，四肢抽搐；风邪偏盛，故见发热恶寒，汗出；苔白腻，脉浮紧均为风寒湿邪在表之象。

治法：祛风散寒，燥湿和营。

方药：小续命汤加减。方中防风、麻黄、桂枝、防己祛风散寒胜湿，附子温阳散寒，川芎活血，芍药、杏仁敛阴和营，黄芩清热，制白芍、防己诸药之温燥过甚，人参、甘草补气散寒，生姜解表散寒。

加减：身痛者，加秦艽、羌活；自汗者，去麻黄、杏仁，加白术、黄芪；血虚者，去附子、麻黄，加当归、鸡血藤、熟地黄；有热者，去附子；项背强急者，加葛根、羌活。

临证参考：此为治疗风寒湿三气杂感致痉通用方，临证时根据风寒湿之偏重不同灵活加减。

2. 肝经热盛

主症：项背强直，四肢抽搐，角弓反张，口噤龂齿。

兼次症：高热头痛，手足躁动。

舌脉：舌红绛，苔黄燥，脉弦数。

分析：燔灼肝经，风阳相煽，筋脉失养，故见项背强直，四肢抽搐，角弓反张，口噤龂齿，手足躁动；邪热炽盛，上扰清窍，故见高热头痛；舌红绛，苔黄燥，脉弦数为肝经热盛，波及营血之征。

治法：凉肝潜阳，息风止痉。

方药：羚羊钩藤汤加减。方中羚羊角、钩藤清热凉肝，息风止痉，桑叶、菊花清泄肝热，平肝息风，生地、白芍养阴柔肝，贝母、竹茹清热化痰。

加减：口渴饮冷者，加生石膏、知母；便秘者，加大黄、芒硝；神昏肢厥者，加服安宫牛黄丸或至宝丸、紫雪丹；痉甚者，加全蝎、蜈蚣、僵蚕、蝉蜕。

临证参考：本证治疗重点在于凉肝。羚羊角为凉肝息风圣药，治疗每以3~6g磨汁锉末冲服，此型治疗宜积极，力求速效，以防热盛阴伤，阴虚风动。

3. 阳明热盛

主症：项背强急，手足抽搐，甚则角弓反张。

兼次症：壮热口渴引饮，汗出，腹满便结。

舌脉：舌红，苔黄燥，脉弦滑或弦数。

分析：阳明气分热盛，灼伤阴液，迫津外出，筋脉失养，故见项背强直，手足抽搐，角弓反张；热邪灼津耗液，故见壮热口渴引饮，多汗；热结肠腑，故见腹满便结；舌红，苔黄燥，脉弦数均为阳明热盛之象。

治法：清泄胃热，存阴止痉。

方药：白虎汤合增液承气汤加减。方中生石膏、知母、玄参、麦冬清热养阴生津；大黄、芒硝软坚润燥，荡涤胃肠积热，粳米、甘草合胃养阴。

加减：痉甚者，加地龙、全蝎、蝉蜕、天麻；腹满者，加枳实、厚朴；神昏者，加安宫牛黄丸、至宝丹或紫雪丹。

临证参考：本证邪热与阴伤并存，故清泄热邪与养阴并用。生石膏用量宜大，可用至100~250g。无论有无腑实均可使用大黄、芒硝，根据病情用至15~30g，且大黄须后下。病势仍较急，当急下存阴，多次频服。若泄热伤阴暂无腑气不通，可用白虎加人参汤；若抽搐甚，加全蝎、蜈蚣、地龙、天麻等；若身热烦躁者，加淡竹叶、栀子、黄芩等。

4. 心营热盛

主症：项背强急，四肢抽搐，角弓反张。

兼次症：高热烦躁，神昏谵语，肢厥。

舌脉：舌绛，苔少，脉细数。

分析：热灼营血，血热横窜经脉，筋脉失养，故见项背强急，四肢抽搐，角弓反张；热入心营，神明被扰，故见高热烦躁，神昏谵语；热毒瘀结经脉，阳气不达于四肢，故见肢厥；舌绛，苔少，脉细数为热入心营之象。

治法：清心透营，开窍止痉。

方药：清营汤加减。方中犀角（现用水牛角代）清营凉血，热毒散瘀，为君药；生地黄清营凉血滋阴、麦冬清热养阴生津、玄参滋阴清热解毒，共为臣药；金银花、连翘清热解毒，轻宣透邪，黄连清心泻火解毒，竹叶心清心除烦，丹参清热凉血，活血散瘀，共为佐药。

加减：高热者，加生石膏、知母；抽搐甚者，加全蝎、蜈蚣、地龙、僵蚕、蝉蜕；肢厥甚者，合化斑汤加减，并服安宫牛黄丸。

临证参考：本证为痉病中最重者，应尽早插胃管建立给药通道。根据病情合理选用安宫牛黄丸、紫雪丹、至宝丹。因“三宝”为大寒之品，不可过用，以神清为度。本证多伴有高热，应尽快降温。

本证为心营热盛致痉，治疗时宜辨其营血热毒深浅轻重，亦可分别采用化斑汤、清瘟败毒饮、神犀丹化裁。

5. 气血两虚

主症：项背强直，四肢抽搐。

兼次症：头目昏眩，自汗，神疲气短。

舌脉：舌淡红，脉弦细。

分析：素体气血亏虚，或失血，或汗下太过，气血两虚，筋脉失养，故见项背强急，四肢抽搐；血虚不能上奉于脑，故见头目昏眩；气血亏虚，统摄无权，津液外泄，故见自汗；气血不足，四肢失养，故见神疲短气；舌淡红，脉弦细均为气血亏虚之象。

治法：益气补血，柔肝缓痉。

方药：十全大补汤加减。方中人参、炙黄芪、熟地黄、当归、白术、白芍气血双补；天麻、钩藤平肝息风。

加减：心烦失眠者，加栀子、夜交藤；心悸梦多者，加龙骨、牡蛎；便溏者，加干姜、草果；肢冷腹泻者，加肉豆蔻、制附子。

临证参考：若气虚较重，可给予独参汤。若大出血所致者，应给予输血。阳虚致痉者，可重用黄芪，加熟附子。本证重点在虚，痉抽不重，不需多用息风止痉药物。此外，药属补益，煎煮时间宜稍长。

6. 真阴耗伤

主症：手足蠕动，时时发痉。

兼次症：形消神疲，心中憺憺大动。

舌脉：舌干绛或光绛，无苔，脉虚数。

分析：温病邪热久羁，灼伤真阴，或久病真阴匮乏，筋燥而急，故见手足蠕动，时时发痉，形消神倦；真阴耗伤，心脉失养，故见心中憺憺大动；舌干绛或光绛，无苔，脉虚数为阴液大虚之征。

治法：滋阴息风。

方药：三甲复脉汤加减。方中鳖甲、龟甲、牡蛎滋阴息风；生地、白芍、麦冬柔肝增液；阿胶、麻仁润燥。

加减：时时欲脱者，加五味子、鸡子黄；喘而气短者，加人参、沙参、五味子；心悸者，加茯神、人参、小麦；自汗者，加龙骨、小麦、人参。

临证参考：本证属真阴匮乏之证，治以滋阴潜镇。所谓精不足者，补之以味。但临证时须注意邪气强弱。对于邪盛者，虽阴已亏，仍不可用此滋补纯厚之方，否则留邪于内，而应以养阴清热息风为法。

7. 痰瘀内阻

主症：手足颤动或四肢抽搐，项背强直。

兼次症：头痛昏蒙，神情呆钝，或胸脘满闷，呕吐痰涎，或痴呆、失语，精神异常。

舌脉：舌紫黯，苔白腻，脉弦或弦滑。

分析：痰瘀滞络，筋脉失养，故见手足颤动或四肢抽搐，项背强直；清窍瘀阻，神明失养，故见头痛昏蒙，神情呆钝，痴呆，失语，精神异常；痰瘀阻滞胸膈，故见胸脘满闷；痰浊中阻，胃气上逆，故见呕吐痰涎；舌紫黯，苔白腻，脉弦或脉弦滑为痰瘀内阻之象。

治法：化痰通络，息风止痉。

方药：三甲散加减。方中穿山甲、鳖甲、土鳖虫搜剔顽痰瘀滞；僵蚕、全蝎、白附子祛风化痰；桃仁、赤芍活血通络；胆南星、菖蒲化痰开窍醒神。

加减：痰浊壅盛者，加皂角刺、半夏、胆南星、枳实；痰热甚者，加全瓜蒌、天竺黄、黄芩、竹沥；抽搐频繁者，加羚羊角粉、天麻、钩藤；瘀象明显者，加地龙、乌梢蛇；气血亏虚者，加生黄芪、当归。

临证参考：本证多见于内伤诸痉，血气不调，病久入络及外感致痉之晚期。除痰瘀滞络外，多有气血阴阳之不足，临证宜审虚实缓急，遣方用药。标实急者，可选恽铁樵之安脑丸；痉势缓解，予补阳还五汤或三甲复脉汤等随症加减。

【预后与转归】

预后取决于发作轻重、频率、持续时间及原发病等因素。程度轻，次数少，持续时间短，痉后神清者，病轻，预后良好。反之病多重，预后较差。

痉病实证、虚证及各证候间均可互相转化。外邪壅滞经脉者经及时治疗，可愈。里热炽盛证若治疗得当也可使热势得减，病情减轻。若失治误治，热毒内陷，致痉厥并见，病情凶险。攻伐太过，耗气伤津，真阴耗伤或进一步阴阳耗竭，阴不敛阳，阴阳离决，症情危重。气血两虚证，经及时调理，病情多可好转或痊愈。在病程中若出现痰壅气道，气机阻塞，阴阳之气不相顺接之危候，当即刻疏通气道。

【预防与康复】

一、预防

对原发病进行积极有效治疗是预防的关键。对外感所致者，宜积极疏散外邪，避免壅塞经络；热盛于里者，应及时清解并注意护津；痉病发作前往往有先兆表现，应密切观察，及时处理。

二、康复

气血虚弱，真阴耗伤发痉者，经治疗缓解后可行康复疗法。饮食方面，可辨证选用龙眼枣仁饮、桂圆莲子粥、阿胶粥，还可行推拿及自我锻炼，对肢体活动不灵者可行推拿点按合谷、曲池、肩髃、环跳、膝眼、承山等穴位，同时患者宜多自活动肢体，进行功能锻炼。

【结语】

痉病是以颈项强急，四肢抽搐，口噤戴眼，角弓反张为主要临床表现的病证，其主要病位在于筋脉，与肝、心、脑、肾有关。痉病多因感受外邪，久病过劳，误治或失治而成，病性有虚有实，治疗原则为急则治其标，缓则治其本。痉势急重时，应立即采取针灸、药物等措施以止痉治其标。待痉势缓解，当从本论治。外感以祛邪为主，治宜祛风散寒，除湿清热；内伤者以扶正为主，治宜益气养血，滋阴填髓；虚实夹杂者，当扶正祛邪兼顾。因痰浊、瘀血内阻，筋脉失养致痉者，当化痰通络，息风止痉。痉病除及时正确治疗外，应对原发病进行积极有效治疗，此为预防的关键。

【相关资料链接】

一、篇首案例分析

辨证分析：患者受外伤后，突然发热，面红目赤，呼吸急促，继而项背强急，角弓反张，龂齿，脚挛急，抽搐不止，符合痉病的证候特征，故诊断为痉病。患者因外伤感邪，邪入里化热，耗伤阴津，里热壅遏，腑气不通，燥实内结；邪热上犯元神，下消阴液，筋脉失养则项背强急，角弓反张，龂齿，脚挛急，抽搐不止，发为痉病；舌燥苔黄，脉弦数有力均为阳明热盛，热极生风之象。综观舌脉症，病位在筋脉，与肝、胃、脑有关。病性以标实为主。

诊断：痉病　阳明热盛，热极生风

治法：清泄胃热，存阴止痉

处方：白虎汤合增液承气汤加减

生石膏 30g	知母 15g	生大黄 15g	芒硝 12g
生地黄 15g	玄参 10g	麦冬 10g	羚羊角(冲服) 0.6g
钩藤 15g	枳实 12g	厚朴 24g	地龙 10g
全蝎 6g	蝉衣 15g	天麻 10g	

7 剂，水煎服，每日 1 剂。

预后：服药 4 小时后，肠鸣漉漉，随即排出质硬急里之粪便，痉也减，热也轻。再剂又解大便 3 次，痉止身凉而病愈。

按：痉病的发生多与感受外邪、内伤气血等因素有关，临床外感与内伤两种因素常兼夹为犯。本患者证属阳明热盛，热极生风。白虎汤清泄阳明实热，增液承气汤滋阴增液，泄热通便，加以息风通络之药。诸药合用相得益彰，通腑以助热泄阴存，清热养阴以缓筋急。

摘自：王桐萍．对《金匮》痉证辨治的认识及运用［J］. 浙江中医杂志，1996，(10)：465.

二、临证经验举隅

陈某，男，12 岁，于 1988 年 8 月 4 日因高热抽搐，呕吐 3 天，在我院传染科住院。经血常规、脑脊液检查，确诊为“乙型脑炎”。经治疗体温维持在 37℃左右，呕吐消失，但抽搐不减。后以“乙脑后遗症”出院。于 1988 年 9 月 12 日就诊于笔者。患者表情淡漠，颈项强直，双上肢呈内收屈曲强直，紧握拳贴于胸前，双下肢呈强直性伸展。腱反射亢进，克尼氏征及 Babinski’s 征均阳性，脉细弱，因不能张口，舌苔难辨。此乃病久，阴竭阳虚，寒热错杂，筋脉失养所致的痉病。投寒热并用之乌梅丸方加减：乌梅 15g，细辛 4g，干姜 6g，党参 10g，黄柏

6g，制附片 6g，黄连 6g，僵蚕 10g，蜈蚣 3 条，全蝎 6g，伸筋草 10g，每日 1 剂。服药 4 剂后，患者可以张口，又照上方 8 剂，颈部及四肢强直明显减轻。又上方加石菖蒲 12g，郁金 12g，连服 20 天，患者神志清醒，能下床由父母扶着在地上挪动脚步，纳食增加，咀嚼功能正常。但仍失语，又在原方基础上去黄柏、细辛，加莲子心 15g，枸杞子 10g，首乌 10g，连续用药 30 天，始能言语。为巩固疗效，此方加减又治半月，患者语言恢复，可自主活动，仅右下肢稍有点跛。智力较病前无异。该案把痉病纳入厥阴病的范围来考虑。乌梅丸是治疗厥阴病的主方，寒热并用，辛苦酸合为一方，与厥阴病寒热错杂，阴阳消长的特点颇相适应。痉病患者，指、趾不荣，挛急强直，角弓反张等，乃筋脉失养所致。故用乌梅丸补肝养筋，加全蝎、蜈蚣、僵蚕、石菖蒲、郁金等息风通络，醒脑开窍，使此病得以痊愈。

摘自：陈爱芝．乌梅丸临床新用[J]．河南中医．1994，(5)：307.

【思考题】

1. 痉病的定义。
2. 谁明确提出内伤致痉?
3. 痉病的辨证要点有哪些?
4. 痉病的病机关键是什么?
5. 病案分析

李某，男，18 岁，因头痛发热 2 天，频繁惊厥抽搐 4 小时入院。

患者来自流脑流行区，2 天前出现头部持续胀痛、发热、恶寒、咽痛，自行服用抗感冒药症状不减，体温最高升至 40.5℃。入院前出现嗜睡，频发全身痉挛，四肢抽搐，呕吐呈喷射状，抽搐停止后谵妄乱语。查体：T：39.1℃，P：112 次 / 分，R：18 次 / 分，BP：100/70mmHg，不能对答，颈项强直，全身阵发性痉挛，四肢肌张力增高，腱反射活跃，克尼格氏征(+)，左侧巴宾斯基征(+)；舌红绛，苔黄燥少津，脉洪数。

痿　病

【案例】

汤某，女，24 岁。1978 年 6 月患森林脑炎，目前遗有左臂肌肉萎缩麻木，形体消瘦，体重仅 45kg，头晕且痛，纳少便艰，神疲乏力，行动需人搀扶，脉细，舌红苔薄。本病应诊断为何病？如何进行辨证、立法、处方？

【概述】

痿病是多由外感湿热邪毒、情志刺激、饮食所伤或房劳过度，引起脏腑内伤，肢体经脉失养，而致肢体筋脉弛缓，软弱无力，日久不能随意运动或伴肌肉萎缩的一种病证。本病可突然发作，也可缓慢形成，轻者肢软无力，重者四肢痿废不用，因多发生在下肢，亦称“痿躄”。

关于痿病，《内经》提出了“痿躄”、“脉痿”、“筋痿”、“肉痿”、“骨痿”的分类命名方法；《素问·痿论篇》指出本病的主要病机为“肺热叶焦”；《素问·生气通天论》云：“因于湿，首如裹，湿热不攘，大筋软短，小筋弛长，软短为拘，弛长为痿”，说明湿热是本病发病原因之一，提出“治痿独取阴阳”、“各补其荥而通其俞，调其虚实，和其逆顺”。隋唐至北宋时期将痿列入风门，而专题论述较少。金元张子和《儒门事亲·风痹痿厥近世差互说》指出：“夫四末之疾，动而或痉者，为风；不仁或痛者，为痹；弱而不用者，为痿……”，对风、痹、厥、痿进行了鉴别。元代朱丹溪纠正“风痿混同”之弊，指出“痿证断不可作风治，而用风药”，提出了“泻南方，补北方”的治法，首创名方虎潜丸。明代《景岳全书·痿证》指出痿证非尽为火证，强调精血亏虚致痿：“元气败伤，则精虚不能灌溉，血虚不能营养者，亦不少。”清代《临证指南医案·痿》指出本病为“肝肾肺胃四经之病”。

西医之多发性神经炎、急性脊髓炎、进行性肌萎缩、重症肌无力、周期性麻痹、肌营养不良症、多发性硬化、运动神经元病和其他中枢神经系统感染表现为肌无力、肌萎缩、瘫痪者均属中医痿病的范畴，可参考本篇辨证论治。

【病因病机】

一、病因

1. 感受温毒　温毒内侵，伤津耗气，肺热叶焦，津伤失布，五体失养。
2. 湿热浸淫　湿热浸淫，气血运行不畅，筋脉失于滋养。
3. 饮食所伤　饮食不节，中气受损，纳运失常，气血津液生化乏源，筋骨肌肉失养；或脾失健运，聚湿成痰，痰湿内停，阻于经络。

4. 久病房劳 久病房劳，肝肾阴精受损，筋脉失于濡养。

5. 跌打损伤 跌打损伤，气血瘀阻，脉道不利，四肢失养。

6. 药毒损伤 药毒损伤气血经脉，经气运行不利，脉道失畅。

二、病机

1. 发病 因脾胃虚弱、肝肾亏虚、瘀血阻络所致者，多呈慢性病程。感受温热毒邪，或病后余热燔灼，或湿热浸淫，发病相对较快。

2. 病位 在筋脉肌肉，但根于五脏虚损。

3. 病性 以热证、虚证为多，虚实夹杂者亦不少见。

4. 病势 急少缓多，多为慢性进程。但若感受温热燥邪或湿热浸淫、湿热蕴毒者，发病较快，部分可发为急痿。若失治误治，延绵不愈，可转化为慢性进程。

5. 病机转化 早期以温热、湿热、瘀血为主的多属实证。久则热盛伤津，或瘀血内阻，新血不生，终致阴血耗伤，脾胃虚弱或肝肾不足，从而病性由实转虚，出现虚证。正气虚弱，易感受外邪，或脾胃虚弱，运化失司，痰湿内生，郁而化热，或阴虚无以制阳，虚热内生，或久病入络，络脉郁阻，或实邪日久伤正，致正虚邪恋，均可形成虚实夹杂证。病凡由实转虚，由肺脾及肝肾，为病情逐渐加重。若五脏俱损，出现胸闷气短，发音嘶哑，呼吸吞咽困难，为脾肺之气将绝之候，病情危重，预后不佳。

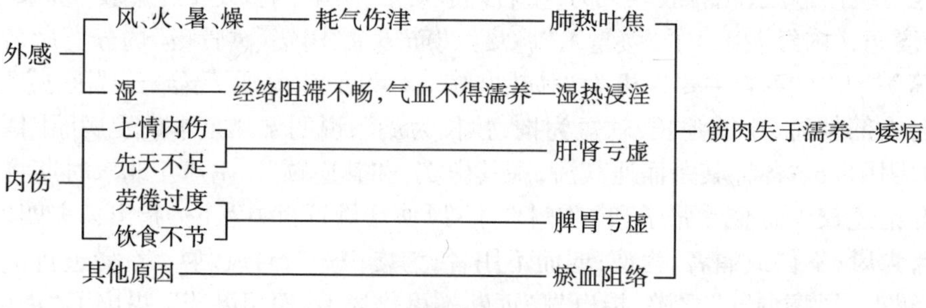

痿病病因病机示意图

【诊断】

一、诊断标准

按照1995年国家中医药管理局发布的《中华人民共和国中医药行业标准·中医病证诊断疗效标准》。

1. 肢体经脉弛缓，软弱无为，活动不利，甚则肌肉萎缩，弛纵瘫痪。

2. 可伴有肢体麻木、疼痛，或拘急痉挛。严重者可见排尿障碍，呼吸困难，吞咽无力等。

3. 常有久居湿地、涉水淋雨史。或有药物史，家族史。

4. 相关检查如肌电图、肌肉活检及酶学、血中乙酰胆碱受体抗体以及CT、MRI等有助于鉴别诊断。

5. 应注意与痹证、风痱、偏枯等鉴别。

二、诊断说明

痿病起病有急有缓，一般具备肢体经脉弛缓，软弱无为，活动不利，甚则肌肉萎缩，弛纵瘫痪等症状，严重者可见排尿障碍，呼吸困难，吞咽无力等，需行血清离子、酶学、脑脊液、肌电图、肌活检和 CT、MRI 等检查，明确神经系统疾病。

【鉴别诊断】

1. 痹病　详见“痹病”一节。

2. 风痱　两者均可隐袭起病，病久可痿痱并病。但风痱以四肢不收，瘫而不遂，废而不用为主症，常伴舌体病变，言语不利，时有意识障碍。而痿病则以力弱肌肉萎缩为主症，多无神志的改变。

3. 偏枯　偏枯又称半身不遂，为一侧上下肢体不能随意运动，或左或右，日久患者肌肉亦可出现萎缩瘦削，类似痿证，但偏枯由中风病所致，起病急骤，一侧肢体偏瘫废用，多伴有言语謇涩，口舌㖞斜；痿病为四肢痿弱不用，尤以双下肢多见，不伴有言语謇涩，口舌㖞斜等。

【辨证论治】

一、辨证要点

1. 分急缓虚实　凡起病急，发展较快，肢体力弱，或拘急麻木，肌肉萎缩尚不明显，属肺热津伤或湿热浸淫之实证；而病程长，病情渐进发展，肢体弛缓，肌肉萎缩明显者，多属脾胃肝肾亏损之证。

2. 辨脏腑　在肺者，大多发生于热病过程中或热病之后，可伴发热，咳嗽等症状；在脾胃者，多伴有食欲不振，面色萎黄不华，便溏等；在肝肾者，往往起病缓慢，病程较长，多伴有腰脊酸软，遗精耳鸣，月经不调等。

二、治疗原则

痿病因于实者，以祛邪为主，宜用清热、化湿、祛瘀等法；因于虚者，以补虚为主，宜用健脾益气、滋补肝肾等法；虚实夹杂者，应攻补兼施。要灵活运用“治痿独取阳明”、“泻南方，补北方”、“不可妄用风药”等原则。同时恰当运用针灸推拿等法，配合肢体功能锻炼，有助于康复。

三、分证论治

1. 肺热津伤

主症：始发热，或热退后突然肢体软弱无力。

兼次症：皮肤枯燥，心烦口渴，口咽干燥，干咳少痰，小便短赤，大便秘结。

舌脉：舌红，苔黄，脉细数。

分析：温热之邪伤肺，肺脏气阴受伤，津液失布，筋脉皮肤失养，故见突然肢体软弱无力，皮肤枯燥；肺津不能上承肺系，故见口咽干燥；热邪伤津扰神，故心烦口渴，小便短赤，大便秘结；热壅于肺，遏气灼阴，肺难宣肃，故见干咳少痰；舌红，苔黄，脉细数为肺热津伤之象。

治法:清热润肺,濡养筋脉。

方药:清燥救肺汤加减。方中桑叶清透肺中燥热,且润肺止咳,为君药;石膏清泄肺热;麦冬养阴润肺,共为臣药;杏仁、枇杷叶降泄肺气,阿胶、胡麻仁养阴润肺,人参、甘草益气和中,共为佐药;甘草兼调和诸药,亦为使药。

加减:壮热口渴,汗多者,重用生石膏,加知母、银花、连翘;咳嗽少痰者,加桑白皮、全瓜蒌、川贝母;心烦口渴者,加栀子、知母;大便秘结者,用增液承气汤;身热退净,食欲减退,口燥咽干甚者,用益胃汤加薏苡仁、生山药、谷麦芽。

临证参考:本证起病急骤,多有外感入里化热,热邪伤津灼营,治应清热救津,甘寒清上,勿滥用苦寒燥湿及辛温之品,以免重亡津液。肺热伤津,耗灼胃液,应佐养胃清火之品,胃火清则肺金肃,此为"治痿独取阳明"的临床体现。久延失治、误治则肺热耗津,肝肾阴亏,应早治以防变,健脾养胃,滋补肝肾。

2. 湿热浸淫

主症:四肢痿软,身体困重,或微肿麻木,多见于下肢,或足胫热蒸,或发热。

兼次症:胸脘痞闷,小便赤涩。

舌脉:舌红体大,苔黄厚腻,脉细数而濡。

分析:湿热浸渍肌肤,气血运行不畅,故见四肢痿软;湿热聚集,湿性重浊,故见身体困重,或微肿;湿热郁蒸,气机不化,故见身热不尽,胸膈痞闷;湿热下注,故见小便热赤涩痛;舌红体大,苔黄厚腻,脉细数而濡为湿热内蕴之象。

治法:清热燥湿,通利筋脉。

方药:加味二妙散加减。方中苍术苦温燥湿,黄柏、萆薢、防己清热化湿,当归、牛膝活血通脉,龟甲滋阴潜阳,养肾健骨。

加减:湿盛者,加厚朴、薏苡仁、茯苓;长夏雨季时,加藿香、佩兰;热偏甚伤阴者,去苍术,加生地、麦冬;肢体麻木,关节运动不利,舌紫,脉细涩者,加赤芍、丹参、桃仁、红花。

临证参考:湿热浸淫所致者,不可急于填补,以免助湿。本证湿热易伤肺肾之源,除湿之外,兼施清养。湿热不去,下流入肾,肾阴亏虚,则应清滋善后。

3. 脾胃亏虚

主症:肢体痿软无力日重。

兼次症:腹胀纳呆,便溏,面浮不华,气短,神疲乏力。

舌脉:舌淡,舌体胖大,苔薄白,脉沉细或沉弱。

分析:脾胃虚弱,气血化源不足,筋脉失养,故见肢体痿软无力日重;脾不健运,故见腹胀纳呆;脾虚清阳不升,故见便溏;气虚不能运化水湿,故见气短,面浮不华,神疲乏力;舌淡,舌体胖大,苔薄白,脉沉细或沉弱均为脾胃虚弱,气血不足之象。

治法:健脾益气,健运升清。

方药:参苓白术散加减。方中人参补益脾胃之气,白术补气健脾燥湿,茯苓健脾利水渗湿,共为君药;山药益气补脾,莲子肉补脾涩肠,健脾开胃,白扁豆健脾化湿,薏苡仁健脾利湿,共为臣药;砂仁化湿醒脾,行气和胃,桔梗开宣肺气,通利水道,载药上行,共为佐药;甘草益气和中,调和诸药,为佐使药。

加减:肥人多痰,用六君子汤;中气不足,用补中益气汤。

临证参考:本证虽痿在四末,病实发于中焦,脾胃虚者,易夹食积不运,当结合运化,导其食滞，佐谷麦芽、山楂肉、神曲。脾虚夹湿热者，补脾益气之时，当佐渗湿清热。脾虚痿病每与其他各证兼见，治法总宜扶脾益胃以振奋后天本源，也是“治痿独取阳明”的体现。

4. 肝肾亏损

主症：起病缓慢，下肢痿软无力，腰膝酸软，不能久立。

兼次症：或伴眩晕耳鸣，遗精早泄，或月经不调，甚至步履全废，腿胫大肉渐脱。

舌脉：舌红，少苔，脉沉细数。

分析：病延不愈，邪气损正，或后天不复，病久及肾，终致肝肾精血亏虚，筋骨经脉失养，故见下肢痿软无力，腰膝酸软，不能久立，甚至步履全废，腿胫大肉渐脱；肾虚不固，精关失约，故见遗精早泄；肝肾精血不足，冲任失调，故见月经不调；肝肾亏虚，虚火内生，上扰清窍，故见眩晕耳鸣；舌红，少苔，脉沉细数为肝肾亏虚之象。

治法：补益肝肾，滋阴清热。

方药：虎潜丸加减。方中重用黄柏、知母泻火清热；熟地、龟甲、白芍滋阴养血；虎骨（现用狗骨代）强壮筋骨；锁阳温肾益精；干姜、陈皮温中健脾，理气和胃。

加减：热甚者，去锁阳、干姜，或用六味地黄丸加牛骨髓、猪骨髓、枸杞子、砂仁；兼见面色萎黄不华，心悸，舌淡红，脉细弱者，加黄芪、党参、当归、鸡血藤；久病阴损及阳者，去知母、黄柏加鹿角片、补骨脂、淫羊藿、巴戟天、附子、肉桂，或配紫河车粉，或用猪骨髓、牛骨髓煮熟，捣烂和米粉，再用白糖或红糖调服。

临证参考：各种痿病日久无不伤及肾元，水愈亏则火愈炽，而伤阴愈甚。所以丹溪治痿“泻南方，补北方”，即以补肾清热为主要治疗手段。本证须分清有热无热，虚火当滋肾，无火专填精。本病多属五脏内伤，精血受损，阴虚火旺。临床上一般虚证居多，或虚实错杂，实证、寒证较少。因此，补虚要分清气虚还是阴虚，气虚侧重治阳明，阴虚则重补肝肾。本证多可夹杂他邪为病，应注意祛邪勿伤正，补益防助邪。

5. 瘀血阻络

主症：四肢痿弱无力，肌肉萎缩。

兼次症：手足麻木不仁，肌肤甲错，时有拘挛疼痛，或肌肉跳动，手足震颤，形体消瘦，皮肤干燥，局部青紫。

舌脉：舌痿不能伸缩，舌黯淡、黯红或青紫有瘀斑，苔薄白，脉沉涩、细涩无力。

分析：产后恶露不尽，滞于腰膝，阻于经络；或跌仆损伤，血积不化；或寒邪凝聚、热邪灼伤、气郁不行、病久气虚不运，瘀阻脉络，血液不得畅行，四肢筋脉失养，故见四肢痿弱无力；四肢失濡，故见肌肉萎缩，手足麻木不仁，肌肤甲错，皮肤干燥，局部青紫，舌痿不能伸缩；久病入络，络脉瘀阻，瘀血生风，故见拘挛疼痛，肌肉跳动，手足震颤；瘀血碍新，故见形体消瘦；舌黯淡、黯红或青紫有瘀斑，苔薄白，脉沉涩、细涩无力为瘀血之象。

治法：活血化瘀，通络荣筋。

方药：桃红四物汤加减。方中桃仁、红花活血化瘀，川芎活血行气，熟地、当归、芍药滋阴养血。

加减：瘀甚者，加土鳖虫、穿山甲、藏红花；气虚明显者，用圣愈汤加味；手足麻木，舌痿不能伸缩者，去白芍，加赤芍、穿山甲、三七、橘络；瘀血久留者，用大黄䗪虫丸。

临证参考：本型可兼见于各证型中，因而在临床上应灵活应用，随机应变。病久者，因瘀久碍新，瘀虚同存，应活血与补血双管齐下，通络与补络并驾齐驱。且应祛痰与化瘀并施，通络与软坚并用，以期痰祛瘀消，络脉自通，筋脉得养，痿弱自除。

【预后与转归】

痿病的预后与病因、病程有关。外邪致痿,及时救治,免成痼疾。多数早期急性病例,病浅效好,功能较易恢复;内伤致痿或慢性病例,病势缠绵,大多沉疴难治而留有明显的病残后遗症,甚至因并发呼吸麻痹、肺部感染及心力衰竭而预后不良。

【预防与康复】

一、预防

保持心情舒畅,防止七情内伤;坚持适度体育锻炼,如太极拳、八段锦、气功等;注意劳逸结合;节制房事,养精护肾;饮食定时定量,忌暴饮暴食及过食肥甘辛辣之品;病后或产后加强调理,防止气血亏虚;避免头部外伤等。

二、康复

痿病作为肢体筋脉弛缓痿软废用的病证,调畅肢体气血,尽可能恢复肢体功能活动是治疗和康复的关键。一般而言,肢体功能恢复训练及康复可采用主动练功和被动练功两种形式。所有肢体功能恢复锻炼,必须持之以恒,长期坚持不懈才能取得明显疗效。另外,可以结合针灸、理疗、推拿、气功、导引、外洗、药浴、敷贴药膏、穴位注射、食疗及心理康复等等,或配合中药,多法并施,综合运用,以期提高效果。

【结语】

痿病多由外感湿热邪毒,情志刺激,饮食所伤或房劳过度,致脏气受损,肢体筋脉失养,临床以手足软弱无力、筋脉弛缓不收、肌肉萎缩为主要临床表现。其病虚多实少,热多寒少。病位在筋脉肌肉,但根于五脏虚损。主要病机有肺热津伤、湿热浸淫、脾胃亏虚、肝肾亏损、瘀血阻络五种。治疗上以"治痿独取阳明"、"痿病不可妄用风药"、"泻南方,补北方"为基本原则。具体用药还须注意祛邪勿伤正,补虚防助邪。

【相关资料链接】

一、篇首案例分析

辨证分析:温热之邪伤肺,肺脏气阴受伤,津液无以敷布全身,筋脉皮肤失养致肢体突然无力、形体消瘦。热邪伤津,阴津不足,脑髓失养,故头晕头痛,神疲乏力。津亏失润,大便秘结。舌红苔薄,脉细均为阴伤液涸,邪热内炽之象。

诊断:痿病 肺热津伤

治法:养阴清热生津

处方:北沙参 15g 麦冬 9g 川石斛 18g 肥玉竹 12g
甜苁蓉 12g 潞党参 9g 制黄精 12g 炒知母 9g
活贯众 15g 炙甘草 3g 生谷芽 12g 生麦芽 12g

预后:连服 100 多剂后,面色红润,肌肉萎缩好转,麻木已瘥,肌力增强,能提物举手。

摘自:严世芸等整理 . 张伯臾医案[M]. 上海:上海科学技术出版社,2008:186-188.

二、临证经验举隅

患者，女，35岁，于2006年3月初自觉四肢无力，行走时间长则下肢无力感加重，休息后可缓解，未予重视，1周后自觉双侧眼睑上抬无力，视物重影，右眼外展困难，就诊于我院，查体见神清，精神疲惫，语声嘶哑，双睑下垂，右眼外展不能。骨骼肌疲劳试验阳性，新斯的明试验阳性，血清乙酰胆碱受体抗体阳性，X线胸片检查未见明显异常改变。西医诊断为重症肌无力，中医诊断为痿证。因该患者拒绝服用西药，要求针灸治疗。取穴四神聪、上星、太阳、睛明、内关、神门、臂臑、阴陵泉、足三里、三阴交、太冲。穴位皮肤常规消毒后，选0.30mm×40mm毫针针刺上星，针尖向百会方向透刺，得气后快速捻转200转/min。睛明选用0.25 mm×40mm毫针，要求针具质量好，针尖锐利，针身不能毛糙，直刺1.2寸，手法轻巧柔和，出现酸胀感即可，不施加手法，静置留针。臂臑采取合谷刺法，具体针法是先取一针，呈45°角向肩关节方向斜刺，再取二针，从同一点进针，分别呈45°角沿三角肌前后缘向上斜刺，所刺三针之夹角亦为45°角，进针深度约为1~1.2寸，施提插泻法。其余各穴均按常规手法，针刺得气后施提插泻法，留针30分钟。睛明起针后用干棉球按压片刻，以防出血。每日针刺1次，12次为1个疗程。针刺1个疗程后患者自觉四肢乏力的症状减轻，眼睑上抬力量增强，右眼外展较前明显好转。经治疗半年后，四肢无力的症状基本消失，眼睑正常上抬，自诉在劳累后仅出现手脚无力，且休息后能很快缓解。

重症肌无力属于中医学“痿证”范畴，应从肝脾论治，应以健脾益气，补肝益肾为主。足三里为足阳明胃经之合穴，“合治内腑”，有理气健脾，补益气血，补虚扶正的功用，可以良性调整机体免疫功能；三阴交为足三阴之会，可调节肝、脾、肾三脏功能，以达滋补肝肾，健脾利湿，补益精血之功效；阴陵泉为脾经合穴，健脾利湿；太冲为肝经原穴，是治疗肝病第一要穴，滋肝阴养肝血。四穴合用共奏益气升提补养精血之效，促进机体的良性调节能力，帮助疾病恢复。臂臑治眼疾为穴位的特殊作用，睛明司眼睑开阖，故上睑下垂者取睛明、臂臑有较好疗效。其余各穴配合可达镇静安神，升阳举陷，通经活络之功，以促进对机体各部分的支配、协调功能。

摘自：焦素林，杜元灏．针刺治疗重症肌无力案[J]．上海针灸杂志，2007，26(8)：45.

【思考题】

1. 如何理解《内经》提出的“治痿独取阳明”？
2. 简述痿病的病因病机。
3. 简述痿病的辨证要点。
4. 简述痿病如何辨证论治。
5. 病案分析

姜某，男，42岁，因四肢无力2天就诊。

患者2天前作重体力劳动后全身汗出、口渴，随即自觉全身无力，下肢为甚。次日出现四肢无力，不能自行起床、站立、步行，双上肢不能举，伴神疲、气短、心悸、脘腹胀闷、口淡纳差。追问病史，患者此症状已反复发作1年余。查体：四肢肌肉无萎缩，双下肢肌力Ⅱ级，肱二头肌及股四头肌腱反射消失，病理征未引出。舌淡，苔薄白腻，脉沉弱。辅助检查：K^+：2.8mmol/L，ECG：T波低平、U波明显。

腰　痛

【案例】

陈某，男，30岁，以腰痛2年为主诉收入院。患者诉腰痛已2年，时发时止，时轻时重，阴雨则痛剧，屡医未愈。就诊前1日冒雨后腰痛更甚，经当地医院注射止痛针及口服药物治疗后未缓解。入院症见：腰部剧痛，痛连腰脊及臀腿，转侧不利，不能俯仰，卧床痛亦不减，按之尤甚，不能入睡，口淡、胃呆，恶风怕冷，大便3天未解；舌质淡红，苔白而腻，脉沉迟，重按无力。本病应诊断为何病？如何进行辨证、立法、处方及调护？

【概述】

腰痛是指由外感、内伤或外伤等致病因素，导致腰部经络气血运行不畅，或腰部失于精血濡养，引起腰一侧或两侧出现疼痛为主症的病证，为病人的一种自觉症状。

腰痛一证，最早见于《内经》："腰者，肾之府，转摇不能，肾将惫矣"，指出肾虚腰痛为内伤腰痛根本；《灵枢·本神》曰"肾盛怒而不止则伤志……腰脊不可以俯仰屈伸"，指出腰痛还与情志有关。《金匮要略·五脏风寒积聚病脉证并治》指出肾着之因为寒湿内侵，故腰中冷痛，甘姜苓术汤亦垂法后世。隋代《诸病源候论·腰背病诸候》："凡腰痛有五，一曰少阴……二曰风痹……三曰肾虚……四曰臀腰……五曰寝卧湿地……肾主腰脚，肾经虚则受风冷，内有积水……故令腰痛。"劳伤肾气，经络既虚，或因卧湿当风，而风湿乘虚搏于肾，肾经与血气相击而腰痛，故云风湿腰痛，对腰痛病因病机进行了详细论述。总之，腰痛辨证不外虚实寒热与外伤瘀滞。明代龚廷贤认为"大抵腰痛新久总属肾虚。新痛宜疏外邪，清湿热；久则补肾，兼补气血"。清代《证治汇补·腰痛》主张"治惟补肾为先……标急则治标，本急则治本。"

西医学中强直性脊柱炎、化脓性脊柱炎、腰椎间盘突出症、腰椎结核、腰肌劳损、脊髓压迫症、脊髓炎、肾盂肾炎、肾小球肾炎、肾囊肿、前列腺炎等以腰痛为主要表现时，均可参考本节辨证论治。

【病因病机】

一、病因

腰为肾之府，乃肾之精气所溉之域，与膀胱相表里，足太阳膀胱经循行于此，且任、督、冲、带等诸经脉络亦布其间，故无论内伤、外感或外伤等，伤及于肾或痹阻肾之经络，均可发生腰痛。

1. 感受外邪　多由居处潮湿，或劳作汗出当风，或冒雨着凉，或暑下贪凉，风、寒、湿、热之邪留于腰府经络，阻滞经络气血，气血运行不畅而发为腰痛。但因湿性重浊、黏滞，最易痹着腰部，所以外感总离不开湿邪为患。

2. 肾亏体虚　先天禀赋不足，或久病体虚，或年老体衰，或房室不节，耗伤真阴，以致肾精亏损，无以濡养腰府筋脉而发生腰痛。

3. 跌仆损伤　暴力扭转，坠堕跌打，或体位不正，用力不当，屏气闪挫，导致腰部经络气血运行不畅，气血阻滞不通，瘀血留着而发生疼痛。

此外，风、寒、湿、热外邪侵袭及外伤、劳累等，均可在肾虚的基础上诱发或加重本病。

二、病机

1. 发病　外感腰痛和跌仆挫伤腰痛发病较急，内伤腰痛发病缓慢。

2. 病位　在肾及腰部经络，外感多在经络，内伤以肾为主，与脾、肝相关。

3. 病性　为本虚标实，虚实夹杂。肾虚为本，涉及脾肝；风寒、风热、风湿、寒湿、湿热、瘀血、气滞等相因为患为标。

4. 病势　外感及外伤腰痛以邪实为主，病位较浅，在经在络，继则入血伤正，病性由实转虚。内伤腰痛病位较深，病在于脏，以肾为主，亦可影响到腰部经络，病由内而外，呈虚证或因虚致实而形成的虚实夹杂之证。

5. 病机转化　外感腰痛，初起以风寒、风热、风湿、寒湿、湿热之邪为主，经络受邪，阻滞气机运行，继可入血，而至气滞血瘀，进而伤正入脏。内伤腰痛以肾精亏虚为主，肾阳虚不能温煦脾土以行水，导致脾肾阳虚；肾阴虚不能涵养肝木，导致肝肾阴虚；进而致肝脾肾俱败，病机复杂，病情缠绵难愈。

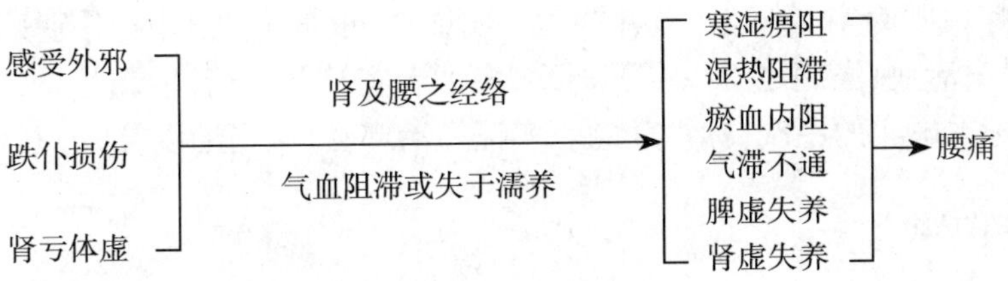

腰痛病因病机示意图

【诊断】

一、诊断标准

按照2008年中华中医药学会发布的《中医内科常见病诊疗指南·中医病证部分》。

1. 急性腰痛　病程较短，轻微活动即可引起一侧或两侧腰部疼痛加重，脊柱两旁常有明显的按压痛。

2. 慢性腰痛　病程较长，缠绵难愈，腰部多隐痛或酸痛。常因体位不当，劳累过度，天气变化等因素而加重。

3. 常有居住潮湿阴冷、涉水冒雨、跌仆闪挫或劳损等相关病史。

二、诊断说明

腰痛是一种多病因疾病，必要时摄腰部X线正、侧位片，并作尿常规、血沉、抗链球菌溶血素“O”、类风湿因子、肾功能、肾脏超声等有关实验室检查，有助于明确诊断。

【鉴别诊断】

1. 痹病　痹病患者可出现腰痛，但多因正气不足，卫外不固，感受外邪，致使经络痹阻，气血运行不畅，临床以肢体关节疼痛为主要表现。而腰痛患者多由腰部经络气血运行不畅，或腰部失于精血濡养所致，以腰痛为主要表现，可无肢体关节疼痛。

2. 淋病　石淋、热淋、血淋等患者，有时腰痛剧烈，但多因肾虚，膀胱湿热，气化失司，水道不利所致，多伴有小便频数、短涩、滴沥、刺痛等症状。腰痛多由腰部经络气血运行不畅，或腰部失于精血濡养所致，临床以腰部疼痛不适为主要症状，单独的腰痛多无淋证之小便频数等症状。

【辨证论治】

一、辨证要点

腰痛宜分辨表里虚实寒热，感受外邪或跌仆扭伤，其证多属表、属实，发病骤急；由肾精亏损所致者，其证多属内、属虚。常见慢性反复发作，客邪久羁，损伤肾气，或肾气久亏，卫阳不足，新感淫邪，或因虚致痰浊瘀血内停，均为本虚标实，虚实夹杂之证。临证当细审邪正之主次轻重。

二、治疗原则

腰痛的治疗原则为实者泻之，虚者补之。实证者，根据邪之不同，分别采用祛风、散寒、除湿、清热、行气、活血、涤痰之法以祛邪通络；虚证者宜补益肾精，填髓壮骨；本虚标实，虚实夹杂者宜分清标本虚实的主次，标本兼顾。实证经治邪去，又当酌以补肾，方可巩固疗效。

三、分证论治

1. 寒湿痹阻

主症：腰部冷痛重着，转侧不利。

兼次症：逐渐加重，静卧痛不减，阴雨天则加重。

舌脉：苔白腻，脉沉而迟缓。

分析：寒湿之邪，侵袭腰部，寒性收引，湿性凝滞，故见腰部冷痛重着，转侧不利，逐渐加重；湿为阴邪，得阳运始化，静卧则湿邪更易停滞，故见静卧痛不减；阴雨天则寒湿更甚，故见疼痛加剧；苔白腻，脉沉而迟缓均为寒湿痹阻之象。

治法：祛寒除湿，温通经络。

方药：甘姜苓术汤加减。方中甘草、干姜温经散寒，通络止痛；茯苓、白术健脾渗湿。

加减：寒邪偏胜者，加附子、细辛；湿邪偏胜者，加苍术、薏苡仁；冷痹日久入络者，加白花蛇、乌梢蛇、千年健；腰痛左右不定，牵引两足，或连肩背，或关节游痛者，合防风汤。

临证参考：寒湿腰痛的治疗，《症因脉治》认为：太阳寒湿应用羌活败毒散加苍术；少阴寒湿应用独活苍术汤；少阳寒湿应用柴胡苍术汤；厥阴寒湿应用四逆汤加柴胡、独活；阳明寒湿应用苍术白芷汤；太阴寒湿应用济生术附汤、渗湿汤。对湿重者，治不效可用五苓散从分利小便治疗。

2. 湿热阻滞

主症：腰痛重着而热。

兼次症：热天或雨天疼痛加重，活动后或可减轻，口干口渴，不欲饮。

舌脉：苔黄腻，脉濡数。

分析：湿热壅于腰部，阻滞经络气血运行，故见腰痛重着而热；热天或雨天热重湿增，故见疼痛加重；活动后气机有舒展，湿滞得减，故见痛可减轻；热盛伤津，湿邪内聚，故见口干口渴，不欲饮；苔黄腻，脉濡数均为湿热阻滞之象。

治法：祛湿清热，舒筋止痛。

方药：四妙丸加减。方中黄柏清热燥湿，善祛下焦之湿热；苍术既内燥脾湿以杜生湿之源，又能外散湿邪；牛膝补肝肾，强筋骨，引药下行；薏苡仁清利湿热，健脾舒筋。

加减：腹痛重者，加木瓜、络石藤；热象偏重者，加栀子、泽泻；外邪身痛，发热者，加柴胡、防风、独活、羌活；膀胱热者，加猪苓、茯苓、泽泻、车前草。

临证参考：湿热之邪，难以清除，延绵难愈，久留于体内，易伤其阴而导致阴虚夹湿，用药宜权衡，需注意滋阴而不助湿，除湿而不伤阴，不可急于求功。

3. 瘀血腰痛

主症：腰痛如刺，痛有定处，日轻夜重，痛处拒按。部分病人有外伤史。

兼次症：轻者俯仰不便，重则不能转侧。

舌脉：舌紫黯，或有瘀斑，脉涩。

分析：瘀血阻滞经脉，气血运行不畅，故见腰痛如刺，而痛有定处，按之则痛甚；血属阴，入夜阴盛，愈加瘀凝气滞，故见日轻夜重；舌质紫黯，或有瘀斑，脉涩均为瘀血内停之象。

治法：活血化瘀，通络止痛。

方药：身痛逐瘀汤加减。方中桃仁活血祛瘀，为君药；当归、红花、川芎、牛膝、没药、五灵脂助桃仁祛瘀，且牛膝能通血脉，引瘀血下行，秦艽、羌活宣痹通络止痛，为臣药；地龙搜剔经络瘀血而通血脉，香附理气行血，为佐药；甘草缓急止痛，调和诸药，为佐使药。

加减：腰痛引胁者，加柴胡、郁金；瘀血明显，腰痛入夜甚者，加全蝎、蜈蚣、白花蛇。

临证参考：瘀血腰痛，因外伤跌仆扭伤所致，重在活血通络止痛；久病入络者，宜在活血化瘀基础上治疗原发病。

4. 肾虚腰痛

主症：腰痛以酸软为主。

兼次症：喜按喜揉，腰膝无力，遇劳更甚，卧则减轻，常反复发作。偏阳虚者，则少腹拘急，面色㿠白，手足不温，少气乏力。偏阴虚者，则心烦失眠，口燥咽干，面色潮红，手足心热。

舌脉：偏阳虚者舌淡，脉沉细；偏阴虚者舌红少苔，脉细数。

分析：腰为肾府，肾精亏虚，腰脊失养，故见腰痛酸软，喜按喜揉，腰膝无力；劳则气耗，故见遇劳更甚，卧则减轻；阳虚不能煦筋，肢体不得温养，故见少腹拘急，面色㿠白，手足不温，少气乏力；舌淡，脉沉细均为阳虚之象；阴虚则阴不敛阳，虚火上炎，故心烦失眠，口燥咽干，面色潮红，手足心热；舌红少苔，脉细数均为阴虚之象。

治法：偏阳虚者，温肾助阳；偏阴虚者，滋阴补肾。

方药:偏肾阳虚者用右归丸加减。方中附子、肉桂温壮元阳,补命门之火,鹿角胶补肾温阳,益精养血,共为君药;熟地黄、山茱萸、枸杞子、山药滋阴益肾,养肝补脾,填精补髓,共为臣药;菟丝子、杜仲补肝肾,强腰膝,当归养血和血,共为佐药。

偏肾阴虚者用左归丸加减。方中熟地黄滋阴补肾,填精益髓,为君药;龟板胶、鹿角胶峻补精髓,龟板胶善补肝肾之阴,又能潜阳,鹿角胶益精补血,温补肾阳,共为臣药;山茱萸养肝滋肾,涩精敛汗,山药补脾益阴,滋肾固精,枸杞子补肾益精,养肝明目,菟丝子平补阴阳,固肾涩精,川牛膝益肾补肝,强腰壮骨,共为佐药。

加减:肾阳虚大便不实者,加党参、黄芪、升麻、白术;肾阴虚五心烦热者,加丹皮、地骨皮。

临证参考:肾虚腰痛多为其他疾病引起肾阳虚或肾阴虚所致,因此在治疗上需考虑其他疾病的变化进行论治。

【预后与转归】

腰痛患者若能得到及时正确治疗,一般预后良好。特别是内、外、妇、骨等各种疾病导致的腰部疼痛,如能治愈原发病,腰痛会随之好转。但若失治误治,病延日久,痛久入络,气郁血阻,经络不通,肢节失荣,则可转化为痿证等,预后欠佳。

【预防与康复】

避免寒湿、湿热之邪外侵,勿坐卧湿地,勿冒雨涉水,身劳汗出后及时擦拭身体,更换衣服。保持正确的坐、卧、行体位,劳作后要适当休息,避免腰部劳损,节制房事,勿使肾精亏损,不可强力举重,不可负重久行,避免腰部跌、仆、闪、挫。

腰痛容易反复发作,因此腰痛缓解后应重视康复治疗,以促进疾病痊愈。由于肾虚为腰痛之本,故适量长服补肾壮腰中成药,如滋阴补肾丸、六味地黄丸等以巩固疗效。根据个人的不同情况,可坚持从事多种有益于腰部活动的体育锻炼。

【结语】

腰痛是以腰部疼痛为主症的常见病,多由于外感、内伤或外伤等因素致腰部经络气血运行不畅,或腰部失于精血濡养而成。外感腰痛和跌仆挫伤腰痛发病较急,以邪实为主,病位较浅,在经在络,初起以风寒、风热、风湿、寒湿、湿热之邪为主,经络受邪,阻滞气机运行,继可入血,而致气滞血瘀,进而伤正入脏;内伤腰痛发病缓慢,病位较深,病在于脏,以肾为主,长期可致肝脾肾俱败,病机复杂,病情缠绵难愈。腰痛的治疗,实证者,根据邪之不同,分别采用祛风、散寒、除湿、清热、行气、活血、涤痰之法以祛邪通络;虚证者宜补益肾精,填髓壮骨;本虚标实,虚实夹杂者宜分清标本虚实的主次,标本兼顾。

【相关资料链接】

一、篇首案例分析

辨证分析:病者腰痛日久,复因冒雨,又感寒湿之邪,以致病情加重,腰痛加剧。舌苔白腻,脉沉迟,此乃寒湿停聚下焦之征。治拟散寒除湿为主,佐以祛风,但因久病体虚,须加益气健脾之品,标本同治。

诊断:腰痛 肾虚失养,寒湿痹阻

治法:散寒除湿,补益脾肾

处方:肾着汤加减

独活 10g	防己 10g	续断 10g	桂枝 6g
杜仲 15g	怀牛膝 10g	蓟蛇 5g	北芪 15g
防风 10g	白术 15g	鸡血藤 15g	干姜 10g
茯苓 15g	炙甘草 10g	大黄 6g	

水煎服,每天 1 剂,早晚分服,连服 2 天

调护:畅情志,节饮食,注意休息、保暖。

预后:服药后大便通畅,腰痛减半,夜能入睡,胃纳稍增,能自行如厕,舌脉如前,再予前法续进,照原方去大黄,连服 8 天,腰痛已减去八、九,精神好转,食欲佳。续服济生肾气丸 3 月而愈。

按:腰痛是一种自觉症状,可由许多原因引起,《证治准绳》认为:"腰痛的原因,有风、湿、寒、热,闪挫、瘀血、滞气、与痰积,皆标也。"肾虚其本也。可知腰痛发生,关键在于肾虚。腰为肾之府,肾虚则易感邪,邪恋日久,亦易伤肾。故肾虚之腰痛固宜补肾,而感受外邪所致之腰痛,则先治邪,邪去之后,仍应调摄肾气,始能巩固疗效。本例为肾虚而寒湿留着,先拟肾着汤加味,以温脾胜湿,散寒祛风,痛止后以温脾补肾善后而愈。

摘自:刘博仁 . 彭玉林老中医治疗腰痛验案 3 则[J]. 广东医学,1982,3(5):26.

二、临证经验举隅

郑某,男,32 岁,工人,因 1 月前在外施工,睡在野外,回来后觉腰部不适,现腰部凉痛而重,转侧不利,俯仰不便,渐渐加重,静卧则痛不减,反加重,近日因阴湿天气疼痛加剧,四肢困乏,膝软无力,舌苔薄白,脉沉弦。诊为寒湿腰痛。此证多由居住寒湿之处,感受寒湿之邪,侵入经络,阻遏气血运行,使之经络壅遏不畅,不通则痛,则成病矣。治以除湿散寒,活血通络。方药:当归 15g,川芎 10g,鸡血藤 15g,羌活 10g,杜仲 15g,桑寄生 15g,牛膝 10g,狗脊 10g,桂枝 5g,茯苓 15g,秦艽 15g,没药 10g。水煎,每日 2 次口服。15 剂后,效果明显,症状基本消失。方中当归、川芎、鸡血藤、牛膝活血通络;杜仲、桑寄生、羌活、秦艽、桂枝、狗脊、没药除湿散寒止痛。若四肢凉加川乌 10g 以除湿散寒,若舌苔厚腻加苍术 15g 以燥湿,痛久不愈者加续断 15g,仙茅 10g 以补肾壮骨。

摘自:阎慧,董玉清 . 腰痛治验举隅[J]. 长春中医药大学学报,2007,23(4):61.

【思考题】

1. 简述腰痛的病因病机。
2. 腰痛如何辨寒热及虚实?
3. 简述腰痛如何辨证论治?
4. 病案分析

孙某,女,49 岁。经常腰痛,酸软无力,时有少腹拘急,小便频数,手足不温,舌淡苔薄,脉沉细。查体:T:36.7℃,P:75 次 / 分,R:17 次 / 分,BP:125/85mmHg,肺部听诊未闻及明显干湿啰音,心脏及各瓣膜听诊未闻及明显病理性杂音,查:血常规、抗溶血性链球菌"O"、类风湿因子等均未见明显异常。

颤 病

【案例】

罗某,男,67 岁。因躯体、左上肢震颤,左侧面部、左下肢麻木半年就诊。病人半年前无明显诱因出现肢体震颤,左面部及左脚麻木,行走不利,平衡性差。近来病情渐进,现见左上肢肿胀、僵直,不能屈伸,伴性格改变,说话明显减少,听力减退,耳鸣乏力,记忆力下降。大便尚可,夜尿频,每晚 2~4 次。舌紫黯,苔白腻,脉弦细。本例应诊断为何病?如何进行辨证、立法、处方及调护?

【概述】

颤病是由气血阴精亏损,风火痰瘀阻滞脉络,筋脉失养引起的以头部或肢体颤抖、摇动为主要临床表现的一种病证,轻者仅有手足微颤,重者躯体、四肢颤动不止,根据其临床症状又称“颤振”、“手颤”、“振掉”、“舌颤”等。本病老年人发病较多,男性多于女性。

历代中医文献中称本病为“颤证”、“颤振”、“振掉”、“内风”等。《黄帝内经》无“颤病”病名,但“诸风掉眩,皆属于肝”是对本病的早期认识,其中“掉”即含有“震颤”之意。《素问·脉要精微论》有“骨者髓之府,不能久立,行则振掉,骨将惫矣”的记载,认识到本病的发生与骨髓相关。明清时期,已基本形成了对本病的系统认识,中医学对“颤振”的研究已初具规模,明代《医学纲目·颤振》中提出风、火、痰致病的观点,“颤,摇也;振,动也。风火相乘,动摇之象,比之瘛疭,其势为缓”,“此证多由风热相合,亦有风寒所中者,亦有风夹湿痰者,治各不同也”。清代《医宗已任编·西塘感症(中)》中指出气虚、血虚均可引起颤病。清代《张氏医通·颤振》在系统总结前人经验的基础上对颤病做了全面的阐述,认为本病多因风、火、痰、瘀、虚为患,并进行了详细地分证论治,使本病的理法方药认识趋于充实。

西医学中的特发性震颤、帕金森氏病、帕金森综合征、帕金森叠加综合征等锥体外系疾病以颤振为主要表现者,可参照本篇辨证论治。

【病因病机】

一、病因

1. 情志不遂　所愿不遂,或郁怒伤肝,肝气郁滞,日久化火,耗伤肝肾阴精,水不涵木,阳亢化风而致颤病。忧思伤脾,健运失司,痰浊内生,气血生化乏源,气血虚弱,不能荣于四末,或夹风痰内阻,致筋脉失养而发为颤病。

2. 饮食不节　长期嗜食肥甘厚味，饮酒过度，损伤脾胃，助湿生痰，阻于脉络，同时脾虚运化敷布水谷精微之力减弱，气血不足，筋脉失养而成颤病。

3. 劳欲过度　劳倦过度，耗伤脾胃之气，嗜欲无度，摄生不慎，耗竭肾精，而至脾肾俱虚，脾虚健运失司，气血虚弱，筋脉失养；肾精亏虚，脑髓不充，神机失养，筋脉失主而致颤病。

4. 年老久病　年逾四十则肝肾精血日渐亏虚，或久病体弱，气血阴阳不足，脏腑功能失调，致肝肾不足，阴亏阳亢，风阳内动，筋脉失养，颤动振掉而为颤病。

5. 先天禀赋不足　禀赋不足，先天肾精亏虚，髓海失充，神机失养，筋脉失主而致幼年发为颤病。

二、病机

1. 发病　多发于老年期或老年前期，起病隐袭，病程较长，逐渐加重。幼年发病则以先天禀赋不足为多见。

2. 病位　主要在肝、肾、脑髓，涉及脾、胃、心。

3. 病性　以肝肾不足为本，正虚邪恋，虚实互见，总属本虚标实。虚者多为肝肾不足，气血两虚，筋脉失养，虚风内动；实者常见火热、痰浊、瘀血。

4. 病势　初期多以实邪表现为主，多见痰热内阻、血瘀动风之象；随病情逐渐加重，气血两虚、血瘀动风之象显露；发展至中晚阶段，病情严重，正气已虚，肝肾不足、血瘀风动之象为重。

5. 病机转化　本病因精血不足，脑髓不充，阴不制阳，阴虚阳动，阳动化风，虚风内动。脏腑之气衰减，气化不利，血运不畅，可致各种实邪内生。故本病虚实夹杂，或以邪实为主，或以本虚为重。多种实邪可同时并存，相互作用，正虚涉及多脏腑功能的减退，正虚邪恋而不去，进而伤及肝肾，肝肾更亏，使病情逐渐加重，难以逆转。

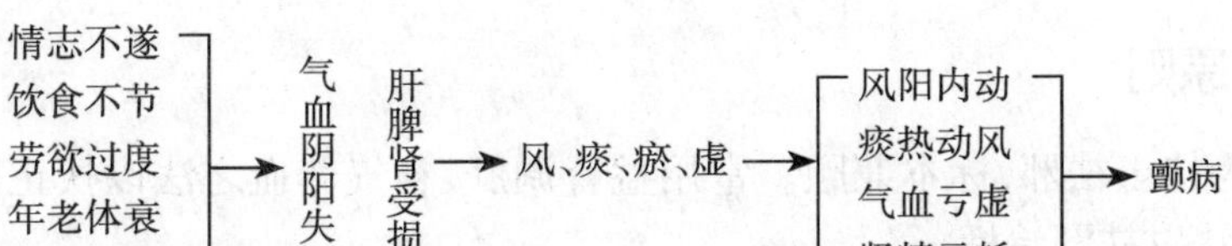

颤病病因病机示意图

【诊断】

一、诊断标准

按照2008年中华中医药学会发布的《中医内科常见病诊疗指南·中医病证部分》。

1. 主要以肢体及头部摇动、颤抖，甚至不能持物为特征。静息时震颤为著，恼怒或情绪激动时加剧，夜眠震颤消失。病情轻者仅头摇，重者头部震摇较剧，肢体震颤不已，不能自行进食，手不能持物、拧毛巾、用筷勺和系绳，足不能步，生活不能自理。伴有烦躁，忧郁，多汗，大便秘结难排。

2. 多发于中老年人，男性稍多于女性，起病缓慢，逐渐加重。

二、诊断说明

本病主要依靠临床症状和体征来做出诊断。凡是具备“头或肢体颤震”的症状，符合慢性起病或进行性加重的锥体外系疾病和某些代谢性疾病均可诊断为颤病。本病的诊断应重视神经系统的体格检查，早期识别运动缓慢，手足间歇震颤等非典型运动症状，做到早诊断早治疗，以达到延缓疾病进展的目的。必要时做头颅 CT、MRI 检查有助于鉴别诊断。眼底角膜色素环检查，血铜、尿铜的测定和肝功能的检查，有助于因铜代谢异常性疾病引起颤病的诊断。检测甲状腺功能有助于内分泌疾病的诊断。

【鉴别诊断】

瘈疭　颤病则为慢性疾患，以头、肢体的颤动、振摇为特征，一般无发热、神昏及其他特殊神志改变症状，手足颤抖而无抽搐牵引。瘈疭多见于急性热病或某些慢性疾病急性发作，临床以筋脉拘急与弛纵交替而见，手足屈伸牵引，常伴见发热、神昏、两目窜视等症状。可结合病史，辅以实验室及头颅 CT、MRI 等检查可资鉴别。

【辨证论治】

一、辨证要点

1. 辨标本　肝肾不足、气血两虚是颤病之本，风、火、痰、瘀乃颤病之标。

2. 虚实　若震颤无力，缠绵难愈，遇烦劳而加重者，多为虚证；兼见头目眩晕，耳鸣健忘，腰腿酸软，舌质偏红而苍老，舌体瘦小，少苔，脉细弦、尺弱者，为肝肾不足；兼见面色无华，神倦肢乏，头晕眼花，舌质淡嫩，脉细弱者，为气血两虚。若震颤有力，肢体僵硬，烦躁不宁，遇郁怒而发者，多为实证；兼见胸脘痞闷，烦热头晕，咯痰色黄，舌红，苔黄厚腻，脉弦滑数者，为痰热动风；兼有瘀血者，舌质紫黯有瘀斑，脉细涩。病久常标本虚实夹杂。

二、治疗原则

治疗原则为扶正祛邪，标本兼顾。常用益肾调肝、补气养血之法以扶正固本，用清热化痰、活血息风之法以祛邪治标。

三、分证论治

1. 风阳内动

主症：头摇肢颤，不能自主。

兼次症：眩晕头胀，面红，口干舌燥，急躁易怒，或项强不舒。

舌脉：舌红，舌苔黄，脉弦或弦数。

分析：肝阴素亏，阴不潜阳，阳亢化风，风阳上扰，故见头部摇动，眩晕头胀，面红；肝主筋，风动，故见筋脉挛急，项强肢颤；阴津不足，口舌失其濡养，故见口干舌燥；肝主调达情志，肝阳上亢，条达失司，故见急躁易怒；舌红苔黄，脉弦或弦数皆为风阳内动之象。

治法：育阴潜阳。

方药：六味地黄丸合天麻钩藤饮加减。方中熟地黄滋阴补肾，填精益髓，山茱萸滋补肝肾，秘涩精气，山药健脾补虚，涩精固肾；泽泻利湿泄浊，防止熟地黄滋腻恋邪，丹皮清泻相火，制山茱萸之温，茯苓淡渗脾湿；天麻、钩藤平肝息风，石决明平肝潜阳，除热明目，川牛膝引血下行；黄芩、栀子清热泄火，益母草活血利水，杜仲、桑寄生补益肝肾，夜交藤、朱茯神宁心安神。

加减：肝火偏盛，急躁易怒者，加龙胆草、夏枯草；痰多者，加竹沥、天竺黄；眩晕耳鸣者，加知母、黄柏、牡丹皮；心烦失眠者，加炒枣仁、柏子仁、丹参；颤动不知者，加僵蚕、全蝎。

临证参考：本证病变是以肝风为主，可选用入肝经的乌梢蛇、蕲蛇以祛风通络，待邪气去后，应选用八珍汤、六味地黄丸等益气养血，益肾滋阴以扶正固本。

2. 痰热动风

主症：肢体震颤，咯吐黄稠痰或形体肥胖。

兼次症：肢体麻木，头晕目眩，躁扰不宁，口干口苦，或胸闷泛恶，呕吐痰涎，咳喘，痰涎如缕如丝，吹拂不断。

舌脉：舌体胖大，有齿痕，舌红，苔厚腻，或白，或黄，脉弦滑或弦滑数。

分析：痰热内蕴，阳盛化风，筋脉失于约束，故见肢体震颤；筋脉失养，故见肢体麻木；痰热夹风上扰清窍，故见头晕目眩；痰热内伤津液，故见口干；痰热化火，故见口苦，躁扰不宁；胸闷泛恶，咯吐黄稠痰，苔腻，脉弦滑等皆为痰热之象。

治法：清热化痰息风。

方药：导痰汤加减。方中半夏燥湿化痰，降逆和胃止呕；橘红理气燥湿，和胃化痰；茯苓利湿健脾，生姜降逆和胃，温化痰饮；胆南星清火化痰，枳壳降气化痰，开解除痞。甘草益气健脾，调和诸药。

加减：大便不通者，加生大黄、芒硝；眠差梦多者，加酸枣仁、夜交藤；舌有瘀点瘀斑者，加水蛭、地龙；急躁易怒者，加柴胡、郁金；口苦心烦者，加栀子、黄芩。

临证参考：本证在颤病早期脏腑之气衰弱不明显时可单独出现，亦可在病程的其他阶段与他证兼见。见本证者，当先清热化痰，再议补益扶正。

3. 气血亏虚

主症：神呆懒言，肢体震颤日久。

兼次症：活动减少，气短乏力，神疲纳呆，心悸失眠，眩晕，自汗，动则尤甚。

舌脉：舌淡，胖大，边有齿痕，苔薄白，或兼舌黯淡有瘀斑、瘀点，舌下络脉瘀紫，脉沉细。

分析：气血两虚，筋脉失于濡养，故见震颤不止，活动减少；气虚，故见气短乏力；汗失固摄，故见自汗，动则尤甚；脾为气血生化之源，清阳不升，四肢不充，故见神疲纳呆，眩晕；心主血脉，心血不足，故见心悸失眠；舌淡，胖大，边有齿痕，苔薄白，或兼舌黯淡有瘀斑、瘀点，舌下络脉瘀紫，脉沉细均为气血亏虚，瘀血内阻之象。

治法：益气养血，活血息风。

方药：八珍汤合羚角钩藤汤加减。方中人参、白术、茯苓、甘草补脾益气，当归、白芍、熟地滋养心肝，川芎入血分而理气；羚羊角清肝热，息肝风，止痉定搐，钩藤清热平肝息风；桑叶、菊花清热平肝息风；川贝母、竹茹清热化痰，茯神宁心安神，平肝清热；生甘草调和诸药。

加减：气虚伴中气下陷者，补中益气汤加减；气虚夹痰者，加瓜蒌、胆南星、竹沥、菖蒲、远志；心悸，失眠健忘者，归脾汤加减，人参倍用；便秘者，重用当归，加肉苁蓉、火麻仁；血瘀明显者，加桃仁、红花、地龙；血虚甚者，合四物汤。

临证参考：羚羊角粉对各类证候的颤病均有较好的疗效。此外，本方可加入生地黄、女贞子、枸杞、山药之属，以兼顾脾肾。

4. 肾精亏耗

主症：肢体震颤日久，震颤幅度大，肢体拘痉，活动笨拙。

兼次症：头晕耳鸣，善忘神呆，失眠多梦，形体消瘦，腰膝酸软，小便频数。

舌脉：舌黯红，体瘦小，舌苔少或光剥无苔，脉细弦或细数。

分析：肝肾精亏，髓海不足，阴不敛阳，虚风内动，故见震颤日久，肢体拘痉，活动笨拙；肾精不足，脑失所养，髓海不充，故见头晕耳鸣，善忘神呆，失眠多梦；肾精亏虚，肢体失养，故见形体消瘦；腰为肾之府，肾精亏虚，腰失所养，故见腰膝酸软；舌黯红，体瘦小，舌苔少或光剥无苔，脉细弦或细数为肾精亏虚之象。

治法：滋补肝肾，育阴息风通络。

方药：大补阴丸合六味地黄丸加减。方中熟地黄滋阴补肾，益髓填精，龟甲善补精血潜阳，山茱萸滋补肝肾，秘涩精气，山药健脾补虚，涩精固肾；泽泻利湿泄浊，丹皮清泻相火，茯苓淡渗脾湿；黄柏、知母清热泻火，滋水凉金，共为臣药；猪脊髓、蜂蜜为丸，滋补精髓，兼制黄柏之枯燥。

加减：肢体颤抖、眩晕甚者，加羚羊角粉、天麻、全蝎；健忘神呆、形体消瘦者，加阿胶、鹿角胶；失眠多梦、盗汗者，加丹皮、玄参、白芍；腰膝酸软、小便频数者，加杜仲、川续断、桑寄生；肢体拘痉者，加木瓜、白芍、地龙、僵蚕。

临证参考：本方益肾滋阴、填补精髓选用味厚滋补之品，为防其滋腻碍胃，常可加入适量芳香理气、开胃助运药物。

【预后与转归】

颤病多见于中老年人，隐袭起病，慢性进展，多属原发，亦可由温热病、痹证、中毒、颅脑外伤及脑瘤等引起，一般治疗不易，或取决于原发病本身的治疗进展，病情较难逆转，最终影响患者的生活自理能力。日久累及它脏，出现变证、坏证。如肾虚及脾，脾胃失和，可见胃脘不适，纳呆，便秘；肾水亏耗，不能上济于心可见失眠，心烦；肾水亏耗，肺金亦损，肺窍失用，不闻香臭。

本病病位在肝、肾、脑髓，涉及脾、胃、心等脏腑。使病情加重的关键在本虚，故应不拘泥于缓解期和进展期，坚持标本兼治，延缓病情进展，尽可能恢复病人生活自理能力。

【预防与康复】

颤病的预防包括饮食调摄，生活起居，精神情绪调理等方面。饮食宜清淡，忌肥甘厚味及暴饮暴食，忌过咸伤肾之品，戒烟忌酒；生活起居有规律，劳逸适度，节制房事；保持心情愉快。此外，避免中毒、中风、颅脑外伤对预防颤病有重要意义。

颤病的康复包括功能训练和药物康复两方面。加强锻炼，增强体质，适当参加力所能及的体育活动，如太极拳、八段锦、内养功、自我按摩等。若有发音迟缓，言语不清者，应加强语言功能训练。若唇角流涎者，先按摩患侧，并坚持进行鼓腮、示齿动作的训练。药物方面应做到祛邪而不伤正，扶正而不留邪。

【结语】

颤病是指头部或肢体摇动、颤抖为主要临床表现的病证。头摇、肢体颤动均属于风象。本病发病是由于情志不遂，饮食不节、劳欲过度，年老久病，先天禀赋不足等使筋脉失养，肢体失控所发。病位在脑。以肾为本,以脾为根,以肝为标。治疗上以填精补髓,补益气血,清热化痰,活血化瘀,息风定颤为主要方法。风阳内动者,治宜育阴潜阳;肾精亏耗者,治宜填精益髓;气血亏虚者,治宜补益气血;痰热动风者,宜清热豁痰息风;瘀血阻络者,则化瘀息风。本病治疗难度较大,多数病情呈进展趋势,逐渐加重,预后较差。

【相关资料链接】

一、篇首案例分析

辨证分析:本病患者躯体、左上肢震颤半年,符合颤病的证候特征。故诊断为颤病。颤病病位在肝肾两脏,患者年老体虚,肝肾精血亏耗。肝属厥阴风木之脏,体阴用阳,肝阴亏虚,阴不潜阳,则肝阳亢进而动肝风,散于四肢,则肢体颤抖、麻木。耳为肾之外窍,肾精不足,故见耳鸣;肾主骨生髓通于脑,肾精亏虚,脑髓失养,精明失聪而见记忆力减退。舌紫黯,苔白腻,脉弦细均为肝肾不足,阳亢风动之象,综观舌脉症,病位在肝肾,病性为虚实夹杂。

诊断:颤病　肝肾不足,阳亢风动

治法:滋阴潜阳,平肝息风

处方:羚角钩藤汤加减

羚羊角粉(冲服)9g	桑菊各 15g	钩藤(后下)15g	浙贝母 15g
潼白蒺藜(各)15g	天麻 10g	菖蒲 30g	生地 15g
白芍 10g	白附子 10g	僵蚕 15g	全蝎 2g

7 剂,水煎服,每日 1 剂,分早晚服。

调护:畅情志,调饮食,注意休息。

预后:复诊原方加减后,诸症缓解,生活基本可自理,步行较平稳,面部表情活泼自如,言语增加,情绪明显好转。

按:震颤麻痹以肢体震颤、肌肉僵直和关节拘挛为三大主症,当属中医学颤病范畴。"诸风掉眩,皆属于肝,诸寒收引,皆属于肾,诸暴强直,皆属于风……",颤病病位在肝肾两脏,由于病人年老体虚,肝肾精血亏耗,肝肾不足,阴亏阳亢,风阳妄动,筋脉失养所致,故治以羚角钩藤汤滋阴潜阳,平肝息风,加牵正散搜风定颤。肝肾得补,虚阳得抑,内风自平,则诸症可除。

摘自:傅俊英.史载祥治疗神经系统疑难验案举隅[J].中西医结合心脑血管病杂志,2003,6(1):353.

二、临证经验举隅

某男,64 岁,以阵发性手颤 1 年,加重 10 余天,于 2006 年 4 月 28 日来诊。1 年前双手不自主颤抖并逐渐加重,曾先后住院 2 次治疗,效果不佳,近 10 余天来双手震颤不能持笔握筷。诊见头汗出如珠,面色黧黑,纳食尚可,小便少,大便正常,舌红,苔薄白,脉细数。询知有高血压、糖尿病 10 余年,肾衰 2 年余,需靠血液透析维持,每周 3 次。脉证合参,辨属肾阳虚衰,阴不制阳,虚风内动。治以振奋肾阳,滋阴息风。处方:熟附子 10g,云苓 30g,炒白术 15g,炒白芍 15g,牡蛎(先煎)30g,龟甲(先煎)15g,鳖甲(先煎)15g,丹参 15g,黄芪 30g,生姜 3 片。水煎服,日 1 剂。3 剂服毕,颤、汗已止,上方去三甲,又 3 剂以调理善后。随访 2 个月余,病未复发。按:阳失温煦,阴失濡养,则筋脉挛急,身目瞤动,甚者"振振欲僻地"也,故方用真武汤振奋肾阳,合三甲滋补肾阴,重镇息风止颤,佐黄芪补气升阳,益卫敛汗,丹参凉血活血,安未病之地。辨证既明,理法方药合拍,故服3剂药后即风停颤止。

摘自:王绍印.经方治急重症验案4则[J].国医论坛,2006,6(21):6.

【思考题】

1. 简述颤病的病因病机。
2. 颤病如何辨标本及虚实?
3. 颤病如何辨证论治?
4. 简述颤病如何康复。
5. 病案分析

张某,男,75岁。患者左手颤抖,逐渐加重、发展到颤抖不能自控,经外院会诊,诊断为帕金森氏病。因服西药怕副作用大,而来就医。刻诊:病人除左手颤抖,不能自控外,右手也有轻微颤抖。语言减少、表情有些呆滞、记忆力减退、思维反应略显迟钝,行走缓慢。纳谷一般,周身乏力,尤以双下肢更明显。舌淡红苔薄白,脉沉弦细。

血 证

【案例】

谢某，男，34 岁，1986 年 8 月 15 日初诊。鼻衄反复发作 12 年。多发于气候干燥季节，曾在某地医院五官科诊断为“鼻中隔歪曲，右侧李氏区重度糜烂”。长期服用中西药物，并采用玻棒烧灼，麻黄素滴鼻等法治疗，病情不减。近年来病情逐渐加重，每于洗脸、喷嚏、或高声谈笑时发生鼻衄。起初每 10~20 天发作 1 次，严重时 1 天 3 次，1 次出血量最多达 150ml。患者深以为苦，遂求治于余。刻下症：鼻衄频发难止，长期头昏目眩，神疲乏力，记忆力减退。耳鸣如蝉，腰酸，潮热。形体消瘦，牙龈有少量渗血。舌质红，苔少乏津，脉弦细而数。本病应诊断为何病？如何进行辨证、立法、处方及调护？

【概述】

血证，又称血病或失血，是由气血阴阳平衡失调，火热熏灼，迫血妄行或气虚不摄，血行脉外所致，主要表现为血液不循经脉运行，或上溢于口鼻诸窍，或下泄于前后二阴，或渗出于肌肤。血证的范围较广泛，凡以出血为主要临床表现的内科病证，均属本病范围。本节讨论内科常见的鼻衄、咳血、吐血、便血、尿血、紫斑等血证。

关于血证的论述，最早在《内经》中做了记载，并对血的生理及病理、血证的病因及预后有所论述。《金匮要略·惊悸吐衄下血胸满瘀血病脉证治》最早记载了泻心汤、柏叶汤、黄土汤等治疗吐血、便血的方剂，沿用至今。隋代《诸病源候论·血病诸候》将血证称为血病，并对病因病机做了较为详细的论述。唐代《备急千金要方》收载了一些治疗血证的方剂，犀角地黄汤即首载于该书。宋代《济生方·失血论治》认为血证“所致之由，因大虚损，或饮酒过度，或强食过饱，或饮啖辛热，或忧思恚怒”，而对血证的病机，则强调因于热者多。明代《医学正传·血证》将各种出血病证归纳在一起，并以“血证”之名概之。明代《先醒斋医学广笔记·吐血》提出了著名的治吐血三要法，强调了行血、补肝、降气在治疗吐血中的重要作用。明代《景岳全书·血证》将血证的病机概括为“火盛”及“气伤”两个方面。清代《血证论》是论述血证的专著，提出止血、消瘀、宁血、补血的治血四法，为后世辨证施治奠定了理论依据。

西医学中多种急慢性疾病所引起的出血，包括多系统疾病所致的出血症状者，以及造血系统病变引起的出血性疾病，均可参考本节辨证论治。

【病因病机】

一、病因

1. 感受外邪　外邪侵袭、损伤脉络而引起出血，其中以感受热邪所致者为多。如风、热、燥邪损伤上部脉络，则引起衄血、咳血、吐血；热邪或湿热损伤下部脉络，则引起尿血、便血。

2. 情志过极　情志不遂，忧思恼怒过度，肝气郁结化火，肝火上逆犯肺则引起衄血、咳血；肝火横逆犯胃则引起吐血。

3. 饮食不节　饮酒过多以及过食辛辣厚味，或滋生湿热，热伤脉络，引起衄血、吐血、便血；或损伤脾胃，脾胃虚衰，血失统摄，而引起吐血、便血。

4. 劳倦过度　心主神明，神劳伤心；脾主肌肉，体劳伤脾；肾主藏精，房劳伤肾。劳倦过度会导致心、脾、肾气阴的损伤。若损伤于气，则气虚不能摄血，以致血液外溢而形成衄血、吐血、便血、紫斑；若损伤于阴，则阴盛火旺，迫血妄行而致衄血、尿血、紫斑。

5. 久病之后　久病或热病之后导致血证的机制主要有三个方面：久病或热病阴精伤耗，以致阴虚火旺，迫血妄行而致出血；久病或热病正气亏损，气虚不摄，血溢脉外而致出血；久病入络，使血脉瘀阻，血行不畅，血不循经而致出血。

二、病机

1. 发病　或急或缓，感受外邪、实热内盛之证，起病较急；因于内伤，气血脏腑亏损所致者，病属虚寒证，起病较缓。

2. 病位　鼻衄病位在鼻，与肺、胃、肝、脾、肾相关；咯血病位在肺，与肝、脾、肾相关；吐血病位在胃，与肝、脾相关；便血病位在胃、肠，与肝、脾相关；尿血病位在膀胱和肾，与心、肺、脾、小肠相关；紫斑表现在肌肤、血脉，病变脏腑涉及肺、胃、脾、肝、肾。

3. 病性　本病共同病机可归纳为火热熏灼、迫血妄行及气虚不摄、血溢脉外。火热亢盛所致者属实证；阴虚火旺及气虚不摄所致者属虚证。

4. 病势　急性出血性疾病发病急骤，病势较剧，多为火热所致，重者可表现为厥脱，病情危笃。慢性出血性疾病起病缓慢，一般依其原发疾病的不同而表现相应的症状，病程相对较长，病势相对较缓，以虚证或虚实兼杂证居多，严重者可出现气随血脱的危候，故仍需注意。

5. 病机转化　从证候的虚实来说，实证和虚证虽各有其不同的病因病机，但在疾病发展变化的过程中，常发生实证向虚证的转化，如开始为火盛气逆，迫血妄行，在反复出血之后，则会导致阴血亏损，虚火内生；或因出血过多，血去气伤，以致气虚阳衰，不能摄血。因此，在某些情况下，阴虚火旺及气虚不摄，既是引起出血的病理因素，又是出血所导致的结果。

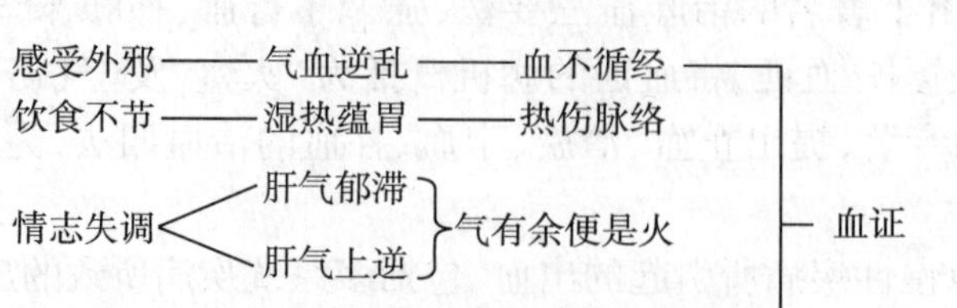

血证病因病机示意图

【诊断】

血证具有明显的证候特征,即表现血液或从口、鼻,或从尿道、肛门,或从肌肤而外溢。以下分述鼻衄、咳血、吐血、便血、尿血、紫斑六个血证。诊断标准按照1995年国家中医药管理局发布的《中华人民共和国中医药行业标准·中医病证诊断疗效标准》。

鼻衄

一、诊断标准

1. 以鼻腔出血为主要症状。一般发病较急,出血严重者可致休克。
2. 气候干燥、恼怒、饮酒等所致或诱发。
3. 鼻腔检查有出血病灶。
4. 尽可能做引起鼻衄疾病的有关实验室检查。
5. 应与出血性疾病、肿瘤引起鼻衄相鉴别。

二、诊断说明

鼻衄可因鼻腔局部疾病及全身疾病而引起。内科范围的鼻衄主要常见于某些传染病、发热性疾病、血液病、风湿热、高血压、维生素缺乏症、化学药品中毒引起的鼻出血。至于鼻腔局部病变引起的出血,一般属于五官科范畴。

咳血

一、诊断标准

1. 咯(咳)血鲜红,常呈泡沫状或与痰液混杂。
2. 多数患者有反复咯(咳)血史。
3. 胸部X线摄片可无特异性改变,病变明显时可见蜂窝状或卷发样阴影。
4. 必要时做支气管碘油造影或支气管镜检查,可见柱状、囊状或混合型扩张。

二、诊断说明

咯血见于多种疾病,许多杂病及温热病都会引起咯血。内科范围的咯血多见于呼吸系统疾病,如支气管扩张、肺炎、肺结核、肺癌、肺梗塞、肺动静脉瘘等,另外可见于某些心血管系统疾病、血液系统疾病、急性传染病、结缔组织病。

吐血

一、诊断标准

1. 呕吐液呈咖啡色或暗红色,吐血量多者呈鲜红色,多夹有食物残渣,混有胃液。
2. 起初常有恶心,胃脘不适或疼痛,吐血量多者头晕心慌,汗出肢冷,甚或晕厥。
3. 脘腹有压痛,肠鸣音活跃,出血量多者心率增快,血压下降,面色苍白。
4. 呕吐物或大便隐血试验强阳性。

5. 胃肠X线钡餐造影及胃镜检查，可明确出血病灶部位及性质。

6. 肝功能、甲胎蛋白的测定，癌胚抗原及胆、胰、肝、脾B超等检查排除肝脏及其他脏器疾病所致的吐血。

二、诊断说明

吐血可见于多种疾病的发生发展过程中。其中主要为上消化道出血，以消化性溃疡最为常见，其次见于肝硬化食道静脉曲张、食道炎、急慢性胃炎、胃黏膜脱垂、胃癌、胃恶性淋巴瘤、胃平滑肌瘤等疾病；某些全身性疾病发展的不同阶段也出现吐血，如血液病、尿毒症、脑卒中、药物所致的应激性溃疡等。

便血

一、诊断标准

1. 血液随大便而下，或血与粪便夹杂，或下纯血。出血部位偏下消化道者多见便下鲜血；出血部位偏上消化道者，血色污浊而黯，色黑呈柏油状。

2. 可伴有畏寒，头晕，心慌，气短及腹痛等症。

3. 出血过多可现昏厥，肢冷汗出，心率增快，血压下降，腹部按痛。

4. 内窥镜、X线钡剂造影、肛门指检及乙状结肠镜检查，可助明确出血的部位及性质。

5. 询问有无传染病及疫水接触史，血、尿、粪病原体检查及培养，有助于鉴别诊断。

二、诊断说明

便血均由胃肠之脉络受损所致。内科杂病的便血主要见于胃肠道的炎症、溃疡、肿瘤、息肉等。

尿血

一、诊断标准

1. 小便中混有血液或夹有血丝，排尿时无疼痛。

2. 实验室检查：小便在显微镜下可见红细胞。

二、诊断说明

尿血是一种比较常见的病证。西医的泌尿生殖系统疾病、药物或化学物品损害、放射线损害、肾脏的畸形、血液系统疾病、感染性疾病均可出现血尿，尚有运动后血尿、特发性血尿等等，均属中医“尿血”范畴。以往所谓尿血，一般指肉眼血尿而言，但随着检验技术的发展，肉眼不易观察而仅在显微镜下观察到的“镜下血尿”，现也包括在尿血之中。

紫斑

一、诊断标准

1. 全身或四肢可见点状或斑块状出血，不高出皮肤，反复发作。或出血点略高出皮肤，色鲜红或暗红，微痒，可伴腹痛或关节酸痛等症。

2. 可伴低热、齿衄、鼻衄、月经过多。严重者可出现头痛、昏迷、便血、尿血。

3. 血小板计数低于正常，出、凝血时间延长，束臂试验阳性。骨髓象：巨核细胞正常或增多，血小板形成减少或缺如。若均正常者多为过敏性紫癜。

4. 必要时查免疫球蛋白 PAIgG 和 PAIgA、PAC3 有助原发性血小板减少性紫癜的诊断。

二、诊断说明

血液溢出于肌肤之间，皮肤表现为青紫斑点或斑块，常见于西医学的特发性血小板减少性紫癜（ITP）、过敏性紫癜、血管性紫癜。ITP 发病率约 1/10 000，急性型多见于儿童，慢性型好发于 40 岁以下女性，男女比约 1∶4。过敏性紫癜多见于青少年，发病的峰值年龄 4~11 岁，男性略多于女性，冬、春季发病较多。此外，再生障碍性贫血、白血病、系统性红斑狼疮、猩红热、流行性出血热等均可表现皮肤紫斑，可参照本节辨证论治。

【鉴别诊断】

（一）鼻衄

1. 外伤鼻衄　二者均以鼻部出血为主要症状。但外伤鼻衄有明确的外伤史，如碰伤、挖鼻等引起血管破裂而致鼻出血者，一般是在损伤的一侧出血，经过局部止血治疗后，衄血症状不再出现，同时也不见有全身症状。

2. 经行衄血　二者均以鼻部出血为主要症状。但经行衄血较鼻衄的发生与月经周期有密切关系，一般在经行前期或经期出现。

（二）咳血

吐血　二者均有血从口而出的症状。吐血病变部位在胃而不在肺，发病前常伴有恶心呕吐、腹痛、胃痛等先兆症状，呕吐物中常伴有食物残渣，大便色黑。咳血从肺来，为肺络受损所致呼吸道疾病，其血经气道随咳嗽而出，发病前多有咳嗽、喉痒、胸闷等症状，血色鲜红，常混有痰液，在较大咳血之后，可见痰中带血数天。

（三）吐血

1. 咳血　二者均有血从口而出的症状。咳血从肺来，为肺络受损所致呼吸道疾病，其血经气道随咳嗽而出，发病前多有咳嗽、喉痒、胸闷等症状，血色鲜红，常混有痰液，在较大咳血之后，可见痰中带血数天。吐血病变部位在胃而不在肺，发病前常伴有恶心呕吐、腹痛、胃痛等先兆症状，呕吐物中常伴有食物残渣，大便色黑。

2. 齿鼻衄　凡血自齿缝外溢，或自鼻道外溢的齿鼻衄，其出血也可自口腔而出，与吐血均有血从口中而出的临床表现。但吐血多由于胃中积热、肝火犯胃、气虚等因素引起的胃络受伤所致，血多呈紫红、紫黯色，常夹杂食物残渣，大便常色黑如漆或呈黯红色，病位在胃，与脾、肝关系密切。齿鼻衄多由外感风燥热毒之邪、内伤饮食、五志化火、劳欲体虚等因素引起气火逆乱、血不循经，络伤血溢所致，血色鲜红，不夹杂食物的残渣，借助于鼻镜、喉镜及血液学检查可明确判断局部疾病或全身疾病原因，出血部位在体表、在五官，鼻衄与胃、肺关系密切，齿衄与胃、脾、肾关系密切。

（四）便血

1. 痢疾　二者均可出现大便中有血。便血多因胃肠湿热、迫血妄行或脾胃虚寒，血无所摄所致，病位在胃与肠，下血则无里急后重，无脓血相兼。痢疾多因气血邪毒凝滞于肠腑脂膜，传导失司所致，病位在肠，下血为脓血相兼，常伴腹痛，里急后重，肛门灼热等症状，多发于夏秋季，一般有不洁饮食史或病人接触史，起病急，病初常有发热恶寒等外感表现。

2. 痔疮　二者均可出现大便中有血。便血多因风火湿热，灼迫血络，或气虚寒凝，血失统摄，瘀血阻络所致，可有胃痛、胁痛、积聚等宿疾，病位归于胃与肠，下血可在便前或便后，色鲜红、黯红、紫黯或色黑如漆。痔疮属外科疾病，其下血在便中或便后，血量多少不等，有时仅在手纸上有血或大便外裹有血丝，多则喷射而出，血色鲜红，常伴有肛门异物感或疼痛，做肛检可发现内痔或外痔。

(五) 尿血

1. 血淋　二者均有血随尿出。血淋主要表现为小便涩痛有血，两者鉴别要点是血淋有淋沥涩痛，而尿血不伴有疼痛或仅轻微胀痛。

2. 石淋　二者均可见有血随尿出。石淋以小便排出砂石为主症，或排尿时突然中断，尿道窘迫疼痛，或腰腹酸痛难忍；尿血者尿道不痛，亦无砂石排出。

(六) 紫斑

1. 出疹　二者均为出现在肌肤的病变。斑多为阳明热毒迫血妄行，从肌肉而出，以点大成片，色红或紫，抚之不碍手为特点；疹多为太阴风热灼伤血络，从皮毛而出，以形如粟米，色红或紫，高出于皮肤之上，抚之碍手为特点。

2. 温病发斑　二者在肌肤的改变上很难区别。紫斑一般由反复发作的慢性病史，但一般无舌红绛，也无温病传变迅速的特点。温病发斑又称时疫发斑，为瘟疫病重症，多由邪留血分，伏邪不得外透所致，斑疹一般以淡红稀小为轻，以紫黑稠密为重，通常发病急骤，常伴有高热烦躁，头痛如劈，昏狂谵语，四肢抽搐，鼻衄，齿衄，便血，尿血，舌红绛等，病情险恶多变，杂病发斑常有反复发作史，也有突然发生者，虽有热毒亢盛表现，但一般舌不红绛，不具有温热病传变急速之征。

【辨证论治】

一、辨证要点

1. 辨病证的不同　由于引起出血的原因以及出血部位的不同，应注意辨清不同的病证。如从口中吐出的血液，有吐血与咳血之分；小便出血有尿血与血淋之别；大便下血则有便血、痔疮、痢疾之异。应根据临床表现、病史等加以鉴别。

2. 辨脏腑病变之异　同一血证，可以由不同的脏腑病变而引起，应注意辨别。如同属鼻衄，但病变脏腑有在肺、在胃、在肝的不同；吐血有病在胃及病在肝之别；尿血则有病在膀胱、肾或脾的不同。

3. 辨证候之寒热虚实　血证由火热熏灼，热迫血行引起者为多。但火热之中，有实火及虚火的区别。血证有实证及虚证的不同，一般初病多实，久病多虚；由实火所致者属实，由阴虚火旺、气虚不摄血甚至阳气虚衰所致者属虚。证候的寒热虚实不同，则治法各异，应注意辨明。

二、治疗原则

治疗血证，应针对各种血证的病因病机及损伤脏腑的不同，结合证候虚实及病情轻重而辨证论治。《景岳全书·血证》说："凡治血证，须知其要，而血动之由，惟火惟气耳。故察火者但察其有火无火，察气者但察其气虚气实。知此四者而得其所以，则治血之法无余义矣。”概而言之，对血证的治疗可归纳为治火、治气、治血三个原则。

1. 治火　火热熏灼，损伤脉络，是血证最常见的病机，应根据证候虚实的不同，实火当清热泻火，虚火当滋阴降火。并应结合受病脏腑的不同，分别选用适当的方药。

2. 治气　一则气为血帅，气能统血，气行血行，气脱血脱；二则气有余便是火，火热偏亢则扰动血脉，血不归经。故对实证当清气降气，虚证当补气益气。

3. 治血　要达到治血的目的，最主要的是根据各种证候的病因病机进行辨证论治，其中包括适当地选用凉血止血、收敛止血或活血止血的方药。

三、分证论治

(一) 鼻衄

1. 风寒外束

主症：鼻出血而热退症减，一般鼻衄量不多，能自行停止。

兼次症：恶寒发热，身痛，头痛，无汗。

舌脉：舌淡，苔薄白，脉浮紧。

分析：寒邪外袭，卫阳受遏，表气郁闭，外邪不得汗解，借鼻道而出，故见鼻出血；给邪以出路，故见鼻出血而热退症减；正邪相争，清阳不升，络脉失和，故见恶寒发热，身痛，头痛，无汗；舌淡，苔薄白，脉浮紧均为风寒外束之象。

治法：一般可不予特殊处理，若鼻衄而表证仍在，当发汗解表。

方药：麻黄汤加减。方中麻黄发汗解表，宣肺平喘，为君药；桂枝温经散寒，透营达邪，为臣药；杏仁降利肺气，为佐药；甘草调和麻黄、杏仁之宣降，缓和麻黄、桂枝之峻烈，为佐使药。

加减：口渴咽痛，心烦溲赤，便秘者，加黄芩、知母、栀子；恶寒重，发热轻者，加荆芥、防风；胸闷不舒，胁肋疼痛者，加香附、苏梗；头重体倦，口淡不渴，纳呆泛恶者，加厚朴、陈皮、苍术、半夏。

临证参考：风寒表实证服用麻黄汤为正治之法，但服汤药后出现的转归：一为服汤后病证有所缓解，但心烦目瞑，此为外邪闭郁较久，阳气被遏，服药后药力扶助正气驱邪外出，正邪交争较剧的征兆；二为严重时出现衄血，衄后病邪外解，此乃阳气怫郁太甚而化热，热伤血络，故出现衄血。因汗血同源，一衄之后，外邪可散，郁热随血而除。衄后热退身和，则病告愈。若衄血后，身热不退，更见舌绛苔燥，脉数等症，为邪热内犯营血。此时不能再与辛温解表之剂，需辨证施治，才能转危为安。

2. 肺经热盛

主症：鼻衄或涕中带血。

兼次症：恶寒发热，头痛，遍身骨节酸楚，或咽喉疼痛，咳嗽

舌脉：舌红，苔白或微黄，脉浮数。

分析：风热之邪侵袭肺卫，鼻为肺窍，热盛迫血上行，循窍而出，故见鼻衄或涕中带血；风热犯肺，郁于肌表，邪正相争，营卫不和，故见恶寒发热，头痛，骨节酸楚；热蒸气道，故见咽痛口干；热壅于肺，肺气不宣，故见咳嗽；舌红，苔白或微黄，脉浮数均为肺经热盛之象。

治法：清热泄肺，凉血止血。

方药：桑菊饮加减。方中桑叶清透肺络之热，菊花疏散上焦风热，共为君药；薄荷辛凉透表，桔梗、杏仁宣降肺气而止咳，共为臣药；连翘清热解毒，芦根清热生津止渴，共为佐药；甘

草调和诸药，润肺止咳，为佐使药。

加减：口渴者，加麦冬、天花粉；咽喉疼痛者，加玄参、马勃；咳甚者，加象贝、橘红；火甚者，加黄芩；便秘者，加大黄、全瓜蒌。

临证参考：肺热鼻衄，好发于春、秋两季，多由风热、燥热伤及肺卫，而后化火伤络，迫血妄行。出血多者合十灰散或犀角地黄汤加强凉血止血之功。

3. 热毒内蕴

主症：初起恶寒发热，继则汗出而身热不退，鼻衄，齿衄，或见有皮肤紫斑以及其他部位出血，如吐血、便血、尿血等。

兼次症：烦躁，气急，口干欲饮，或有骨节疼。

舌脉：舌红，苔黄，脉数。

分析：外邪侵袭，汗出而热不解，热郁上焦，热迫营血，故见鼻衄、齿衄，或见有皮肤紫斑以及其他部位出血；热毒内蕴、热邪熏灼，故见发热、烦躁气急，口干欲饮及骨节疼痛；舌红，苔黄，脉数均为热毒内蕴之象。

治法：泻火解毒，凉血止血。

方药：黄连解毒汤加减。方中黄连泻心火、兼泻中焦之火，黄芩泻上焦之火，黄柏泻下焦之火，栀子通泻三焦之火、导热下行。

加减：口渴者，加麦冬、石斛；便秘者，加大黄；咽痛者，加玄参、马勃。

临证参考：热毒内盛，鼻衄而兼有其他出血，且伴有心烦神昏，为热毒燔于血分，治当清热解毒，清营凉血，方用犀角地黄汤。出血严重，突发神昏、抽搐，气粗痰鸣，颈项强直，牙关紧闭，乃瘀血痰热蒙蔽心窍，引动肝风之危候，急宜安宫牛黄丸或紫雪丹。

4. 胃火炽盛

主症：鼻衄，色红量多，或兼齿衄。

兼次症：口渴引饮，胃脘不舒，口臭，便秘。

舌脉：舌红，苔黄，脉数。

分析：胃火炽盛，热势上炎，迫血外溢，故见鼻衄，色红量多，或兼齿衄；热邪伤津，故见口渴引饮；胃热熏灼，故见胃脘不舒，口臭，便秘；舌红，苔黄，脉数均为胃热炽盛之象。

治法：清胃泻火，凉血止血。

方药：玉女煎加减。方中石膏清阳明实热，为君药；熟地黄滋阴补肾，为臣药；知母清泄胃热，滋阴泻火，麦冬清热养阴，共为佐药；牛膝引热下行，兼补肝肾，为佐使药。

加减：大便秘结者，加大黄、瓜蒌；口渴者，加天花粉、石斛。

临证参考：本证多见于各种出血性疾病的早、中期，素体肺胃热盛者，平素大便秘结，当酌加大黄以泻火通便，釜底抽薪则阳亢化火之势易平，鼻出血可止，且减少复发。

5. 阴虚火旺

主症：鼻衄，常兼齿衄，妇女月经过多。

兼次症：头昏目眩，腰酸耳鸣，颧红潮热，两足痿弱，或见遗精。

舌脉：舌光红少津，脉弦细数。

分析：肾精亏虚，真阴不足，水不济火，相火妄动，扰动阴血，血行于上，故见鼻衄，齿衄；肾主胞宫，血热妄行而经来量多，故见妇女月经过多；肾精亏虚，脑海失养，故见头昏目眩，耳鸣；腰为肾之府，肾主骨，肾精亏虚，故见腰酸，两足痿弱；肾阴不足，虚火内生，故见颧红潮热；舌光红少津，脉弦细数均为阴精亏虚之象。

治法:补肾益精,滋阴降火。

方药:大补元煎加减。方中人参大补元气,熟地黄、当归滋阴补血,山药健脾补虚,涩精固肾,枸杞、萸肉补益肝肾,杜仲温补肾阳,甘草助补益而和诸药。

加减:低热者,加鳖甲、地骨皮;纳差者,加陈皮。

临证参考:本证常见于素体阴虚或热病、久病耗伤阴精,致阴虚火旺,迫血妄行,本型往往病程较长,且多为肾阴虚合并肺阴虚、肝阴虚等。本证多见于多种出血性疾病的中后期。治疗中需时时顾护脾胃之气,以防养阴滋腻而碍脾运。

6. 脾不统血

主症:鼻衄,或见齿衄,紫斑以及其他部位的各种出血。

兼次症:血色淡红,面色不华,头昏目眩,心悸耳鸣,腰酸乏力,下肢畏寒,精神委顿,纳差,口淡无味。

舌脉:舌淡红,苔薄白,脉细或虚大,失血过多也可见革脉。

分析:脾虚生化无力,气血亏虚,气虚不能摄血,血无所主,血出于外,故见鼻衄,齿衄,紫斑以及其他部位的各种出血,血色淡红;气血亏虚,四肢肌肤清窍失养,故见面色不华,头昏目眩,耳鸣,腰酸乏力,下肢畏寒;气血亏虚,心失所养,心神不安,故见心悸,精神委顿;脾气亏虚,脾失健运,故见纳差,口淡无味;舌淡红,苔薄白,脉细或虚大均为气虚血亏之象。若失血过多,阴血亏甚,故见革脉。

治法:益气摄血。

方药:归脾汤加减。方中人参补气生血,养心益脾;龙眼肉补益心脾,养血安神,共为君药;黄芪、白术助人参益气补脾,当归助龙眼肉养血补心,共为臣药;茯神、远志、酸枣仁宁心安神,木香理气醒脾,共为佐药;炙甘草补气健脾,调和诸药,为佐使药;姜、枣调和脾胃,以资生化。

加减:腰膝酸软者,加牛膝、山萸肉;衄血不止,阳气亏损者,加红参另煎服用。

临证参考:本证以渗血为主,反复发作、病程较长,见于多种出血性疾病的中、后期,或素体正气亏虚者,临证当以扶正为主,若兼见外感,又当扶正与祛邪兼顾,但要注意扶正而不敛邪,祛邪而不伤正。

7. 瘀血内阻

主症:出血血色紫黯,夹有血块,鼻腔疼痛,口干。

兼次症:头痛,前额不适,烦热盗汗,午后或夜间低热,面色紫黯或灰黯,或见神疲乏力,胁下、腹内结块,痛处固定,拒按。

舌脉:舌紫黯,边尖有瘀点、瘀斑,苔薄黄或黄腻,脉弦涩,或细涩。

分析:鼻衄日久,络伤血溢,或热盛痰凝,瘀阻络脉,则瘀血内阻,故见出血血色紫黯,夹有血块;瘀血内阻,不通则痛,故见鼻腔疼痛,头痛,前额不适;瘀血内阻,津液不能上承,故见口干;血不归经,久而生热,故见烦热盗汗,午后或夜间低热;肌肤、神机失于血养,故见面色紫黯或灰黯,神疲乏力,血停于胁下、腹内,故见胁下、腹内结块,痛处固定、拒按;舌紫黯,边尖有瘀点、瘀斑,苔薄黄或黄腻,脉弦涩,或细涩均为瘀血内阻之象。

治法:活血化瘀,凉血止血。

方药:血府逐瘀汤加减。方中桃仁活血祛瘀,为君药;当归、红花、赤芍、牛膝、川芎助君药祛瘀之力,共为臣药;柴胡疏肝理气,升达清阳;桔梗开宣肺气,载药上行,合枳壳开胸行气,使气行则血行,生地黄凉血清热以除瘀热,共为佐药;甘草调和诸药,为使药。

加减:胁下有癥块者,加牡蛎、莪术、䗪虫。

临证参考:本病需活血止血,但运用活血化瘀药时应注意活血而不伤正,以防诱发出血,止血又当兼顾活血,祛瘀生新使血止而不致留瘀。

(二) 咳血

1. 痰热壅肺

主症:咯血鲜红或痰血相兼。

兼次症:咳吐黄痰,胸满气急,口渴心烦,或伴发热。

舌脉:舌红,苔黄,脉滑数。

分析:感受燥热火邪或疫毒之邪,或风寒化热,肺失宣降,肺络受损,故见咯血鲜红,痰血相兼;热壅于肺,故见咳吐黄痰;热邪壅肺,肺失宣降,故见胸满气急;热郁于内,燥热伤津,故口渴心烦,或伴发热;舌红,苔黄,脉滑数均为痰热壅肺之象。

治法:清热泻火,宁络止血。

方药:泻白散合泻心汤加减。方中桑白皮清肺热,泻肺气,平喘咳,地骨皮泻肺中伏火,并退虚热,大黄、黄连、黄芩大苦大寒直泻三焦之热,甘草、粳米养胃和中,清热而不伤阴,兼调药性。

加减:热入血分,舌红绛者,加白茅根、藕节、茜草;发热,恶寒,头痛者,加金银花、连翘、牛蒡子;津伤较甚者,去黄连、黄芩,加天花粉、麦冬、玄参。

临证参考:对于咳血兼舌红绛,心烦不寐之热入心营、血分者,治疗宜用犀角地黄汤;肺热化火,痰黄稠或为脓样者,清热泻火之药宜重用。

2. 肝火犯肺

主症:咯出纯血鲜红,甚则从口涌出。

兼次症:胸胁引痛,烦躁易怒,目赤口苦,或伴咳嗽气逆,痰稠不爽。

舌脉:舌红,苔黄,脉弦数。

分析:肝火犯肺,损伤肺络,故见咯出纯血鲜红,甚或从口涌出,或伴咳嗽气逆,痰稠不爽;肝火壅滞脉络,故见胸胁引痛;肝在志为怒,肝火旺生,故见烦躁易怒;肝火上炎,故见目赤口苦;舌红,苔黄,脉弦数均为肝火偏亢之象。

治法:清肝泻肺,凉血止血。

方药:黛蛤散合泻白散加减。方中青黛清肺、肝之热,凉血解毒;海蛤壳清泻肺热、化稠痰;桑白皮清肺热,泻肺气,平喘咳;地骨皮泻肺中伏火,并退虚热;甘草、粳米养胃和中,清热而不伤阴,兼调药性。

加减:血量较多者,加仙鹤草、紫珠草、藕节;肝火较甚,头痛目赤者,加龙胆草、菊花、夏枯草。

临证参考:本证亦可参考咳血方或四生丸,主要适用于肺结核、支气管扩张之咯血而有血热见症者。

3. 阴虚火旺

主症:咯血鲜红,咳嗽痰少,或干咳无痰。

兼次症:潮热盗汗,五心烦热,颧红,口燥咽干。

舌脉:舌红少津,少苔或无苔,脉细数。

分析:肺阴亏虚,虚火内炽,灼伤肺络,故见咯血鲜红;肺失清肃,故见咳嗽;阴虚津少,故见痰少,或干咳无痰;阴虚内热,故见潮热盗汗,五心烦热、颧红;津液不能上承,故见口干咽燥;舌红乏津、少苔或无苔、脉细数为阴虚内热之象。

治法:滋阴清热,宁络止血。

方药:百合固金汤加减。方中百合、麦冬润肺清燥,清虚火而止咳,共为君药;生地黄、熟地黄、玄参滋肾壮水以制虚火,生地黄兼凉血止血,玄参兼除咽喉燥痛,共为臣药;当归养血补肝,引血归经,并治咳逆上气,白芍和营泄热,敛阴柔肝,贝母润肺化痰止咳,桔梗载药上行以化痰利咽,共为佐药;甘草调和诸药,兼能清热,为使药。

加减:咯血不止者,加白及、紫珠草;潮热不退者,加青蒿、鳖甲、地骨皮、白薇;盗汗不止者,加五味子、龙骨、牡蛎。

临证参考:平素体质阴虚蕴热,复感疫毒,津液被灼,热毒熏蒸于上所致之咯血亦可参考养阴清肺汤或清燥救肺汤。

4. 气虚不摄

主症:痰中带血或咯吐纯血,或血色较淡。

兼次症:面色少华,神疲乏力,头晕目眩,耳鸣,心悸,或肢冷畏寒,或气短,动则气急。

舌脉:舌淡,苔薄白,脉虚细或芤,或细数无力。

分析:肺脾气虚,气虚不摄,血无所主,血不循经而错行,从肺络溢出,故见痰中带血或咳吐纯血,或血色较淡;肺气不足,无力运血,四肢肌肤清窍失养,故见面色少华,头晕目眩,耳鸣,肢冷畏寒;气血亏虚,心失所养,心神不安,故见神疲乏力,心悸;肺气亏虚,故见气短,动则气急,耳鸣;舌淡,苔薄白,脉虚细或芤,或细数无力均为气虚不摄之象。

治法:补益肺气,固摄止血。

方药:归脾汤加减。方中人参补气生血,养心益脾;龙眼肉补益心脾,养血安神,共为君药;黄芪、白术助人参益气补脾,当归助龙眼肉养血补心,共为臣药;茯神、远志、酸枣仁宁心安神,木香理气醒脾,共为佐药;炙甘草补气健脾,调和诸药,为佐使药;姜、枣调和脾胃,以资生化。

加减:出血量多者,加三七粉、白及粉;面色苍白,肢冷甚至肢厥,汗出脉微者,加独参汤益气固脱,并积极抢救;脾虚痰湿不化者,用二陈汤。

临证参考:除补益肺脾之气外,尚需加强护理调摄,以确保补虚和止血同步进行。若因肺热、肝火、阴虚火旺等致出血量多或反复咯血,气随血耗而见气虚之候,须在清肺热、泻肝火、养阴中酌加益气之品。

5. 瘀血阻滞

主症:咯血迁延不愈,血色紫黑成块。

兼次症:胸胁闷胀,或刺痛,痛有定处。

舌脉:舌淡黯,有瘀点、瘀斑,苔薄,脉细缓而涩。

分析:瘀血阻滞,肺络损伤,血不循经而溢于络外,故见咯血迁延不愈,血色紫黑成块;瘀阻肺络,胸胁气机不畅,故见胸胁闷胀,或刺痛,痛有定处;舌淡黯,有瘀点、瘀斑,苔薄,脉细缓而涩均为瘀血阻滞之象。

治法:活血理气,化瘀止血。

方药:血府逐瘀汤合十灰散加减。方中桃仁活血祛瘀;当归、红花、赤芍、牛膝、川芎助君药祛瘀之力;大蓟、小蓟、白茅根、侧柏叶、茜根、荷叶凉血止血,大黄、栀子清热泻火,导热下行;牡丹皮凉血清热,棕榈皮收涩止血;柴胡疏肝理气,升达清阳;桔梗开宣肺气,载药上行,合枳壳开胸行气,使气行则血行,生地黄凉血清热以除瘀热;甘草调和诸药。

加减：瘀滞化热者，加牡丹皮、焦栀子；素体虚寒者，加苏叶炭、炮姜炭，或再配人参、黄芪。

临证参考：因瘀血内阻可再发出血，故咯血久病不愈。治疗应注意祛邪止血而不留瘀，灵活运用化瘀止血法。

(三) 吐血

1. 胃热炽盛

主症：吐血量多，色鲜红或紫黯，常夹有食物残渣。

兼次症：脘腹胀闷甚或疼痛，口臭便秘，大便色黑。

舌脉：舌红，苔黄，脉滑数。

分析：嗜酒或嗜食辛燥之物，热积于胃，热伤胃络，故见吐血量多，色鲜红；若瘀血内结，故见血色或紫黯；饮食不化，随呕吐而出，故见夹有食物残渣；积热内扰，胃失和降，故见脘腹胀闷甚或疼痛；胃热灼伤阴津，肠道失养，故见口臭便秘；血随便出，故见大便色黑；舌红，苔黄，脉滑数均为胃热炽盛之象。

治法：清胃泻火，凉血止血。

方药：泻心汤合十灰散加减。方中大黄、黄连、黄芩大苦大寒直泻三焦之热；大蓟、小蓟、白茅根、侧柏叶、茜根、荷叶凉血止血；栀子清热泻火，导热下行，使火降而止血；牡丹皮凉血清热，棕榈皮收涩止血。

加减：呕恶者，加赭石、竹茹；胃痛甚者，加三七、延胡索；泛酸嘈杂者，加白及、乌贼骨；热伤胃阴者，加石斛、天花粉、白芍。

临证参考：大黄是治吐血的常用药物，临床应用确有显著疗效，大黄止血而不留瘀，既为气药又是血药，且有推陈致新，荡涤降除瘀浊之功。若将药汁冷服，或将药汁冰冻后服，则止血效果更佳。

2. 肝火犯胃

主症：吐血鲜红或紫黯。

兼次症：心烦易怒，胁痛口苦，呕哕频作，嘈杂泛酸，胃脘痞满灼热。

舌脉：舌红，苔黄，脉弦数。

分析：暴怒伤肝，忧思气结，肝失疏泄，郁久化火，横逆犯胃，胃络受伤，故见吐血且色鲜红或紫黯；胁为肝之分野，肝经之火上逆，故见胁痛口苦；肝火灼伤胃阴，故见呕哕、嘈杂、痞胀；肝火扰乱心神，故见心烦；舌红、苔黄为热象，弦脉主肝病。

治法：泻肝清胃，降逆止血。

方药：龙胆泻肝汤加减。方中龙胆草上泻肝胆实火，下清下焦湿热，泻火除湿，为君药；黄芩、栀子泻火解毒，燥湿清热，共为臣药；泽泻、木通、车前子清热利湿，生地黄、当归滋阴养血护肝，柴胡疏畅肝胆气机，引诸药入肝胆，共为佐药；甘草调和诸药，防苦寒败胃之用，为佐使药。

加减：胁痛甚者，加郁金、延胡索；瘀血者，加花蕊石、三七；吐酸者，加乌贼骨、吴茱萸、黄连；嗳气频作者，加沉香。

临证参考：本证亦可用泻心汤加栀子，牡丹皮治疗。对肝郁化火，烦热胁痛，口苦，心烦易怒等症不明显者，可改用化肝煎加减，其清泻肝火之力稍弱，但疏肝理气止痛之力较龙胆泻肝汤强。

3. 瘀阻胃络

主症：吐血紫黯，口干不欲饮。

兼次症：胃脘疼痛，痛如针刺或刀割，固定不移。

舌脉：舌紫或有瘀斑，苔薄，脉涩。

分析：久病迁延，日久血行不畅，气机阻滞，胃络受阻，瘀血内停，血不循经，妄行而吐血，故见吐血紫黯；瘀血阻络，津液运行不畅，停于下焦，不能上承濡养口舌，故见口干不欲饮；胃经壅塞，瘀血内阻，故见胃痛剧烈，痛如针刺或刀割，痛有定处；舌紫黯有瘀斑，苔薄，脉涩均为瘀血内阻之象。

治法：活血化瘀，理气止血。

方药：化血丹加减。方中三七与花蕊石同为止血之圣药，且又化瘀血而不伤新血，血余炭补血止血。

加减：热象者，加大黄、虎杖；寒象者，加艾叶炭、炮姜炭；胃脘刺痛甚者，加延胡索、没药、乳香；气虚者，加党参、黄芪；血虚者，加当归、鸡血藤。

临证参考：本证在治疗过程中，贯穿着活血这一中心，但同时须防止出血。原则上没有新发生出血时以行气祛瘀为治；当出血症明显时止血为先，佐以活血化瘀；当出血过多时，应考虑是否虚损，应及时益气补血。

4. 脾不统血

主症：吐血反复不止，时轻时重，血色黯淡。

兼次症：胃脘隐痛，喜按，神疲畏寒，心悸气短，自汗，便溏色黑，面色苍白。

舌脉：舌淡，苔白，脉弱。

分析：劳倦过度，或素体虚弱，或久病失养而损伤脾胃，脾气虚弱，统血无权，故见吐血反复不止，时轻时重，血色黯淡；脾虚中阳不振，故见胃脘隐痛，喜按，畏寒便溏；气血亏虚，心失所养，心神不安，故见神疲，心悸气短；脾虚失统，故见自汗；脾气不足，无力运血，四肢肌肤清窍失养，故见畏寒，面色苍白；脾虚失于运化，故见便溏；舌淡，苔白，脉弱均为脾不统血之象。

治法：健脾和胃，益气摄血。

方药：归脾汤加减。方中人参补气生血，养心益脾；龙眼肉补益心脾，养血安神，共为君药；黄芪、白术助人参益气补脾，当归助龙眼肉养血补心，共为臣药；茯神、远志、酸枣仁宁心安神，木香理气醒脾，共为佐药；炙甘草补气健脾，调和诸药，为佐使药；姜、枣调和脾胃，以资生化。

加减：面色苍白，肢冷，汗出脉微者，加独参汤。

临证参考：吐血后离经之血未排出体外，蓄结为瘀血，妨碍新血生成。因而吐血治疗中，应常规加入活血化瘀止血的药物，以使止血而不留瘀。

5. 肝胃阴虚

主症：吐血量多，色红。

兼次症：脘胁隐痛，嘈杂吐酸，烦热颧红，盗汗，咽干口燥。

舌脉：舌红，无苔，脉细弦数。

分析：素体阴虚或久病耗伤阴津，或纵欲无度，肾阴亏耗，虚火上扰，致肝胃阴虚，故见吐血量多色红，脘胁隐痛；胃阴不足，虚火内扰，故见嘈杂吐酸，烦热颧红，盗汗，咽干口燥；舌红，无苔，脉细弦数均为阴虚内热之象。

治法：滋阴降火，凉血止血。

方药：茜根散加减。方中生地黄滋肾阴，清虚热，茜草根、侧柏叶则皆去血中之热，阿胶能补虚，黄芩清热，甘草调和诸药，诸药配伍，共奏滋阴降火，凉血止血之效。

加减：气虚者，加黄芪、党参；阴虚者，加龟甲、玄参；潮热者，加地骨皮、青蒿、白薇、鳖甲；盗汗者，加糯稻根、浮小麦、五味子、牡蛎。

临证参考：阴虚吐血与肝火、胃火之吐血，虽都有热象，然而一虚一实完全不同。阴虚火旺为无根之虚火，故清降不宜过用寒凉，总以兼顾阴分为是，如麦冬、玄参、旱莲草等药多使用。

（四）便血

1. 胃肠积热

主症：便血色紫黯或紫黑。

兼次症：口苦口臭，口渴喜冷饮，口舌生疮，胃脘胀闷灼痛，头昏目眩。

舌脉：舌红，苔黄而干，脉弦数或滑数。

分析：嗜酒无度或过食辛辣之物，热积于胃，灼伤胃络，迫血下行，故见便血色紫黯或紫黑；热郁于内，津液耗伤，口舌失养，故见口苦口臭，口渴喜冷饮，口舌生疮；热郁于内，气机不畅，故见脘闷胀痛；热扰清窍，故见头昏目眩；舌红，苔黄而干，脉弦数或滑数均为胃肠积热之象。

治法：清胃泻火，凉血止血。

方药：泻心汤合十灰散加减。方中大黄、黄连、黄芩大苦大寒直泻三焦之热；大蓟、小蓟、白茅根、侧柏叶、茜根、荷叶凉血止血；栀子清热泻火，导热下行，使火降而止血；牡丹皮凉血清热，棕榈皮收涩止血。

加减：口干喜饮甚者，加石斛、天花粉、玄参、麦冬、生地黄；血色黯而不泽者，加参三七、花蕊石、蒲黄；出血过多，气阴两虚者，加生脉饮。

临证参考：临床用药以煎剂较佳，十灰散可另包煎，用大黄治疗远血，疗效颇佳，若单独吞服生大黄粉，或入煎剂，大便隐血转阴较用其他药物为快。

2. 湿热蕴结

主症：大便下血，色泽不鲜，或紫黑如赤豆汁，或下血鲜红，肛门灼热疼痛，大便不畅或里急后重。

兼次症：腹痛缠绵，胸膈胀闷，肢体困重，纳呆，口中黏腻，小便短赤。

舌脉：舌红，苔黄腻，脉濡数。

分析：饮食不节，恣食肥甘厚味，湿热内生，灼伤肠络，血随便下，故见大便下血，肛门灼热疼痛，大便不畅或里急后重；湿热蕴阻，气机不利，故见腹痛缠绵，胸膈胀闷；湿性黏腻，湿热蕴结，故见肢体困重；湿阻中焦，脾运失健，口舌失养，故见纳呆，口中黏腻；舌红，苔黄腻，脉濡数均为湿热蕴结之象。

治法：清热化湿，凉血止血。

方药：地榆散合槐花散加减。方中槐花既凉血清热止血，又清大肠湿热；侧柏叶既收涩止血，又凉血清热止血；地榆、茜草凉血止血，黄芩、黄连、栀子苦寒泻火燥湿；荆芥穗升阳止血，祛肠中风，枳壳宽肠行气，使腑气顺达，以利于祛邪止血；茯苓淡渗利湿。

加减：大便秘结者，加大黄；腹痛者，加木香、延胡索；大便黏滞不爽者，加槟榔；便血过久，营阴已亏，湿热未消者，加阿胶、生地黄、当归。

临证参考：大肠湿热之下血，治疗重在祛湿热，不可妄用固涩止血，以防留邪。

3. 肠风伤络

主症：便下鲜血，血下如溅，大便干结或溏泄。

兼次症：肛门灼热，口干舌燥。

舌脉：舌红，苔黄，脉弦。

分析：火邪热毒，蕴结大肠，热迫血溢，故见便下鲜血，血下如溅；热扰肠道，气机不利，故见大便干结或溏泄；邪热下迫，故见肛门灼热；热灼津伤，口舌失养，故见口干舌燥；舌红，苔黄，脉弦均为热结之象。

治法：清热解毒，凉血止血。

方药：槐花散加减。方中槐花既凉血清热止血，又清大肠湿热，为君药；侧柏叶既能收涩止血，又助君药凉血清热而治本，荆芥穗升阳以助止下部出血，辛散以祛肠中之风，共为臣药；枳壳宽肠行气，合荆芥穗升中有降，使腑气顺达，以利于祛邪止血，为佐药。

加减：大便不畅者，加大黄；热毒内蕴，便血夹脓者，加马齿苋、红藤、败酱草；口干舌红，阴液不足者，加生地黄、玄参。

临证参考：肠风伤络下血者，证初起为实，久则营阴受损，证多虚实参半。可用白头翁汤，本方原为治热毒赤痢专用方，今用以治疗此便血证仍不失为有效方剂。

4. 脾胃虚寒

主症：便血色紫黯或如柏油样。

兼次症：脘腹隐隐作痛，喜温喜按，神疲体倦，怯寒肢冷，纳呆，口淡不渴，便溏。

舌脉：舌淡，苔白润，脉沉细弱。

分析：脾胃素虚，或久病脾虚，脾虚统血无权，血下渗肠道，故见便血色紫黯或如柏油样；脾胃虚寒，气机不利，故见脘腹隐痛，喜温喜按；脾阳亏虚，不达四末，故见神疲体倦，怯寒肢冷；脾阳不振，运化失司，故见纳呆，口淡不渴，便溏；舌淡，苔白润，脉沉细弱均为脾胃虚寒之象。

治法：温中健脾，益气止血。

方药：黄土汤加减。方中灶心土温脾阳，收涩止血，为君药；附子、白术温阳健脾，阿胶、干地黄养阴止血，黄芩制约诸热药过于温燥，以防动血，共为佐药；甘草调和诸药，益气和中，为佐使药。

加减：便血不止者，加白及、花蕊石、参三七；下血日久不愈，脾虚及肾，脾肾阳虚者，加仙茅、补骨脂；畏寒肢冷甚者，加鹿角霜、炮姜炭、艾叶炭。

临证参考：下血日久，脾气下陷，面色苍黄，六脉细弱，可予补中益气汤；畏寒肢冷，腰膝酸软，脉沉细者，可予断红丸温补脾肾，益气固涩。

(五) 尿血

1. 风热袭表

主症：尿呈红色或酱色，眼睑面部浮肿。

兼次症：发热恶风，咽痛，咳嗽。

舌脉：舌尖红，苔薄黄，脉浮肿脉数或浮数。

分析：风热袭表，灼伤膀胱血络，故见尿呈红色或酱色；风邪束表，水液通调失司，故见眼睑面部浮肿；风热袭表，卫外不固，故见发热恶风；风热上扰，故见咽痛；肺失清肃，故见咳嗽；舌尖红，苔薄黄，脉浮肿脉数或浮数均为风热袭表之象。

治法：疏风清热，凉血止血。

方药：清瘟败毒饮加减。方中石膏、知母、甘草、竹叶，大清气分之热而保津；黄连、黄芩、栀子、连翘通泻三焦火热毒邪；犀牛角、生地黄、赤芍、丹皮、玄参清热解毒，凉血散瘀。

加减：尿血不止者，加藕节、小蓟；尿少肿甚者，加茯苓皮、桑白皮、陈皮；咽喉肿痛者，加板蓝根、蚤休、蝉衣、僵蚕；暑热者，加滑石、黄连、黄芩。

临证参考：本证因风热外袭所致，治疗当以疏风清热为主，可适当配伍凉血之品，切忌过用固涩及苦寒之品，以防留瘀之弊。

2. 热毒内犯

主症：尿色鲜红。

兼次症：发热口渴，烦躁不安。

舌脉：舌红，苔黄，脉滑数。

分析：素体阳盛或嗜食辛辣，热毒内生，灼伤脉络，血不循经，故见尿色鲜红；热邪盛于内，津液耗伤，津不上乘，故见发热口渴；热扰心神，故见烦躁不安；舌红，苔黄，脉滑数均为热毒内犯之象。

治法：清热解毒。

方药：小蓟饮子加减。方中小蓟凉血止血，为君药；藕节、蒲黄凉血止血，活血化瘀，生地黄清热凉血止血，滋阴养血，共为臣药；滑石、木通、竹叶清热利尿通淋、栀子通泄三焦，导热下行，当归养血和血，共为佐药；甘草调和诸药，为使药。

加减：排尿不畅者，加萹蓄、瞿麦；心烦不寐，口舌生疮者，加黄连、麦冬；口渴甚者，加沙参、石斛、玄参；肝胆火旺，胁痛口苦者，加龙胆草、赤芍、柴胡。

临证参考：血证因于火热者，温药有助阳益火之弊，历来视为禁用药。气虚络损，因而失血者，温热药可动火耗阴，亦属忌用之列。但是血证为患，机制多端，只要方法适度，配伍得当，可取得相反相成之效。

3. 心火亢盛

主症：小便灼热，尿色鲜红或排尿不畅。

兼次症：面赤咽干，口舌生疮，口渴，心烦不寐。

舌脉：舌尖红，苔黄，脉数或细数。

分析：心火内炽，移热小肠，下注膀胱，故见小便灼热，尿色鲜红或排尿不畅；热甚伤津，故见面赤咽干，口舌生疮，口渴；热扰心神，故见心烦不寐；舌尖红，苔黄，脉数或细数均为心火亢盛之象。

治法：清热解毒，凉血止血。

方药：犀角地黄汤加减。方中犀牛角（现用水牛角代）清心凉血解毒，为君药；生地黄滋阴清热，凉血止血，为臣药；芍药、牡丹皮清热凉血，活血散瘀，共为佐药。

加减：尿血量多者，加三七、云南白药；大便秘结者，加生大黄；口渴明显者，加鲜石斛、鲜沙参、鲜生地、天花粉；皮肤疮疡者，加蒲公英、紫花地丁；高热神昏者，加紫雪丹或安宫牛黄丸。

临证参考：心火亢盛易耗伤津液，治疗时不宜过用苦燥伤阴之品，若见心烦少寐、口干口渴、舌红少苔等热伤心阴症状者，宜少用苦寒之药，而增加养阴生津之力。

4. 阴虚火旺

主症：小便短赤，或夹血丝。

兼次症：头晕目眩，耳鸣如蝉，神疲，颧红，潮热，盗汗，口干咽痛，腰膝酸软。

舌脉：舌红，苔少，脉细数。

分析：久病或房劳伤肾，肾阴亏耗，相火妄动，虚火灼伤膀胱血络，血随尿出，故见小便短赤，或夹血丝；阴虚内热，虚火上炎，热扰清窍，故见头晕目眩，耳鸣如蝉，颧红，潮热，口干咽痛；虚火扰心，则神疲，盗汗；肾府失于濡养，肾阴亏虚故腰膝酸软；舌红，苔少，脉细数，则为阴虚火旺之象。

治法：滋阴降火，凉血止血。

方药：知柏地黄丸合二至丸加减。方中熟地黄滋阴补肾，填精益髓，山茱萸滋补肝肾，秘涩精气，山药健脾补虚，涩精固肾；泽泻利湿泄浊，防止熟地黄滋腻恋邪，丹皮清泻相火，制山茱萸之温，茯苓淡渗脾湿；黄柏、知母滋阴降火；二至丸补益肝肾，滋阴止血。

加减：心烦少寐者，加淡竹叶、莲子心、麦冬；遗精者，加莲须、芡实。

临证参考：此型尿血不宜淡甘渗利，且清热忌太过苦寒，以防更伤阴血，常用滋补真阴之药物，潜阳制火，虚火降、热自清、血自止。

5. 脾肾两亏

主症：尿血日久，色淡红。

兼次症：面色少华，神疲乏力，饮食减少，腰膝酸软，或四肢不温，小便频数或夜尿多。

舌脉：舌淡，苔薄，脉细弱。

分析：劳倦忧思或房室不节，伤及脾肾，脾虚统血无权，肾虚下元不固，血溢脉外，故见尿血日久，色淡红；气血生化乏源，四肢百骸失其温煦濡养，故见面色少华，神疲乏力，头晕耳鸣，腰膝酸软，或四肢不温，小便频数或夜尿多；脾失健运，饮食纳化失常，故见饮食减少；舌淡，苔薄，脉细弱均为脾肾两亏之象。

治法：健脾补肾，益气摄血。

方药：大补元煎加减。方中人参大补元气，山药健脾益气，熟地、当归滋阴补血，枸杞、山茱萸补肝肾，杜仲温肾阳，甘草补益而和诸药。

加减：尿血量多者，加紫珠草、炒蒲黄、三七粉；夜尿频者，加益智仁、覆盆子；尿血多而不止者，加焦艾叶、炮姜炭；纳差者，慎用消导，以生发胃气的麦芽、谷芽为宜。

临证参考：若属脾气下陷，气不摄血者，可选用补中益气丸合二至丸，酌加仙鹤草、三七粉等止血之品。若渗血日久，下焦离经之血成瘀与热相搏，瘀热互阻，涩滞肾络更伤肾阴，如此相循，则尿血迁延，反复发作。

6. 瘀血内结

主症：尿色紫黯，常夹血块，排尿不畅。

兼次症：小腹刺痛拒按，或可触及积块。

舌脉：舌紫黯，或有瘀点瘀斑，苔薄，脉细涩或沉细。

分析：瘀血凝聚，结于膀胱和肾，久则络伤血溢，故见尿色紫黯，常夹血块，排尿不畅；瘀血内结小腹，小腹失养，故见小腹刺痛拒按，或可触及积块；舌紫黯，或有瘀点瘀斑，苔薄，脉细涩或沉细均为瘀血内结之象。

治法：活血调营，化瘀止血。

方药：血府逐瘀汤合失笑散加减。方中桃仁活血祛瘀，为君药；当归、红花、赤芍、牛膝、川芎助君药祛瘀之力，为臣药；柴胡疏肝理气，升达清阳；桔梗开宣肺气，载药上行，合枳壳开胸行气，使气行则血行，生地黄凉血清热以除瘀热，俱为佐药；甘草调和诸药为使药。与五灵脂、蒲黄相须合用，活血祛瘀，通利血脉，而止瘀痛。

加减：腹痛甚者，加延胡索、徐长卿；少腹有癥积痞块者，加大黄、生牡蛎、穿山甲、莪术；瘀血日久出血不止者，加茜草根、三七、琥珀粉。

临证参考：本证以“瘀”为主要特征，除因有气机阻滞所致者外，尚可因外伤、气血亏虚、阳虚寒凝、阴虚血结而产生。故对各种兼证应分清标本缓急而加减治疗，切忌只顾收涩止血。

（六）紫斑

1. 风热伤络

主症：起病较急，肌肤紫斑色较鲜红，呈腰以下对称分布，略高出皮肤，或有痒感。

兼次症：发热，头痛，关节酸痛。

舌脉：舌尖红，苔薄黄，脉浮数。

分析：风热外袭，郁于肌肤，化火灼伤阳络，血溢肌肤，故见起病较急，肌肤紫斑色较鲜红，或有痒感；风热郁于肌表，营卫不调，气血不畅，故见发热，头痛，关节酸痛；舌尖红，苔薄黄，脉浮数均为风热伤络之象。

治法：疏风清热。

方药：银翘散加减。方中金银花、连翘辛凉透邪清热，芳香辟秽解毒，共为君药；荆芥穗、淡豆豉祛邪外出，薄荷、牛蒡子疏风清热，清利咽喉，共为臣药；桔梗宣肺利咽，甘草清热解毒，竹叶清热除烦，苇根清热生津止渴，共为佐使药。

加减：咽喉肿痛者，加板蓝根、蚤休、僵蚕；皮肤瘙痒者，加地肤子、防风；尿血者，加藕节、小蓟。

临证参考：本证因风热外袭所致，治疗当以清热散风，可适当配伍凉血止血之品，切忌过用固涩及苦寒之品，以防留瘀之弊。

2. 血热妄行

主症：起病急骤，斑色鲜红或黯红甚或发黑，此起彼伏，或见鼻衄、齿衄。

兼次症：身热面红，烦渴，溲赤便秘，肢节腰腹疼痛。

舌脉：舌红，苔黄，脉滑数或弦数。

分析：素体阳盛，饮食不节或邪热入侵，致热毒炽盛，迫血妄行，发于肌肤，故见起病急骤，斑色鲜红或黯红甚或发黑；热扰清窍，故见鼻衄、齿衄，烦渴；热郁胃肠，下聚膀胱，邪热伤津，故见溲赤便秘；热郁于内，肢体失养，故见肢节腰腹疼痛；舌红，苔黄，脉滑数或弦数均为热毒内蕴，血热妄行之象。

治法：清热泻火，凉血化瘀。

方药：犀角地黄汤合化斑汤加减。方中犀角（现用水牛角代）清心凉血而解热毒；生地黄凉血滋阴生津；赤芍、丹皮清热凉血，活血散瘀；石膏、知母、玄参清肺胃之热，凉血滋阴生津；粳米益胃护津，兼调和诸药，甘草清热解毒和中。

加减：发热烦躁，紫斑密集而多者，加黄连、金银花、连翘，或冲服紫雪丹；齿衄、鼻衄者，加白茅根、藕节、侧柏叶；尿血者，加小蓟、旱莲草、白茅根；便血者，加地榆、槐花；腹痛者，加白芍；大便秘结者，加大黄；关节肿痛者，加薏苡仁、秦艽、桑枝、忍冬藤、防己。

临证参考：本证起病较急，病程较短，火迫血溢，清热泻火凉血为治本之法，火去血自宁，同时辅以化瘀之品。轻者血止后气血无明显损伤，须注意清解余热，宁血消瘀；较重者血止后当调气养血，选药宜以平和为宜，燥热之品易生火动血，须慎用。紫斑初起若仅以四肢为甚，兼瘙痒伴发热恶寒者，当选银翘散和消风散加减；若胃火炽盛，则重用生石膏。

3. 阴虚火旺

主症：起病缓慢，紫斑时发时愈，头晕目眩。

兼次症：咽干口燥，五心烦热，潮热盗汗，腰膝酸软。

舌脉：舌红，少苔或无苔，脉细数。

分析：房劳过度，肝肾阴亏，虚火灼伤脉络，血溢肌肤，故见紫斑；阴虚火热，清窍失养，故见头晕眼花，咽干口燥；虚火内扰心神，故见五心烦热；虚火迫液外泄，故见潮热盗汗；虚火上炎，则齿衄、鼻衄；肾阴不足，肾脉失养，故见腰膝酸软；舌红，少苔或无苔，脉细数均为阴虚火旺之象。

治法：滋阴降火，凉血止血。

方药：茜根散合大补阴丸加减。方中生地黄滋肾阴，清虚热，熟地黄益髓填精，龟甲滋阴潜阳，茜草根、侧柏叶去血中之热，黄柏、知母清热泻火，阿胶能补虚，黄芩清热，猪脊髓、蜂蜜助君药滋补精髓，甘草调和诸药。

加减：潮热，手足心热者，加地骨皮、银柴胡、白薇；齿衄、口臭者，加生石膏、玄参、怀牛膝；盗汗者，加龙骨、牡蛎；尿血者，加小蓟、白茅根。

临证参考：本证病程较长，若胃火较盛，症见齿衄，口臭可以玉女煎为主加减治疗；阴虚较甚者可加玄参、龟甲、女贞子、旱莲草养阴清热止血；阴虚火热不甚，则可以知柏地黄丸加茜草、紫草滋阴补肾，凉血止血，化瘀消斑。火降血热去后，宜以滋阴为主兼清余热，方药可用二至丸、知柏地黄丸等，壮水之主，以制阳光。

4. 气虚不摄

主症：病程较长，斑色黯淡，时起时消，反复发作。

兼次症：面色苍白或萎黄，神倦乏力，心悸气短，纳呆腹胀，便溏溲清。

舌脉：舌淡，苔薄白，脉细弱。

分析：禀赋不足，久病体虚，或紫斑日久气血两伤，脾虚气不摄血，血溢肌肤，故见斑色黯淡，时起时消，反复发作；气血不足，四肢清窍失养，故见面色苍白或萎黄，神倦乏力；气血亏虚，心脉失养，故见心悸气短；脾气虚弱，运化失常，清阳不升，浊阴不降，故见纳呆腹胀，便溏溲清；舌淡，苔薄白，脉细弱均气虚不摄之象。

治法：健脾养心，益气摄血。

方药：归脾汤加减。方中人参补气生血，养心益脾；龙眼肉补益心脾，养血安神，共为君药；黄芪、白术助人参益气补脾，当归助龙眼肉养血补心，共为臣药；茯神、远志、酸枣仁宁心安神，木香理气醒脾，共为佐药；炙甘草补气健脾，调和诸药，为佐使药；姜、枣调和脾胃，以资生化。

加减：紫斑出血较多者，加紫珠草、茜草根；面色㿠白、肢冷、便溏者，加肉桂、附子、补骨脂；腰酸膝软者，加菟丝子、淫羊藿、续断；月经过多者，加棕榈炭、炮姜炭、血余炭、艾叶炭；如脾胃气虚，药用滋补之物而不化者，加生麦芽、焦山楂。

临证参考：本证多病程较长，累及脾肾，治疗应以补益为主。本方为补气养血剂，宜文火久煎，服药时间长，以助气血生成。若气虚下陷突出者，可选补中益气汤加减或用黄芪建中汤。

5. 瘀血内阻

主症：久病不愈，斑色紫黯，面晦或唇甲青紫。

兼次症：胸或腰腹疼痛，痛有定处。

舌脉：舌紫黯，有瘀斑，脉涩。

分析：血运不畅，脉络瘀阻，故见久病不愈，斑色紫黯；瘀血内阻，清窍失养，故见面晦或唇甲青紫；瘀血阻络，肢体失养，故见胸或腰腹疼痛，痛有定处；舌紫黯，有瘀斑，脉涩均为瘀血内阻之象。

治法：活血化瘀，消斑止血。

方药：桃红四物汤加减。方中桃仁、红花活血化瘀；熟地黄、当归滋阴补肝、养血调经；芍药养血和营，川芎活血行气、调畅气血，以助活血之功。

加减：气短乏力者，加黄芪、党参、大枣；五心烦热者，加玄参、知母、地骨皮；发热，咽喉肿痛者，加金银花、连翘、板蓝根；鼻衄者，加白茅根，栀子；咯血者，加白及、侧柏叶；便血者，加地榆、槐花。

临证参考：本证多见于紫斑后期，其病虽以血瘀为主，然久病正虚，治宜攻中兼补或先攻后补，若能随证辅以补气、理气、泻火、滋阴等药，更能提高临床疗效。

【预后与转归】

血证的预后，主要与下述三个因素有关：一是引起血证的原因，一般来说，外感易治，内伤难治，新病易治，久病难治；二是与出血量的多少密切有关，出血量少者病轻，出血量多者病重，甚至形成气随血脱的危急重病；三是与兼见症状有关，出血而伴有发热、咳喘、脉数等症者，一般病情较重。

血证的转归与病因有一定关系，而病因非一成不变。如外感风热燥邪、酒食不节、情志过极所引起的血证均属实证。但日久不愈，正气耗伤可转化为脾虚失摄、肾气不固等虚证；而阴虚不足，又容易引发虚火偏亢之证。所以，临证时应该根据病情转归变化灵活施治。

【预防与康复】

1. 注意饮食有节，起居有常，劳逸适度。宜进食清淡、易于消化、富有营养的食物，如新鲜蔬菜、水果、瘦肉、蛋等，忌食辛辣香燥之品，戒除烟酒。

2. 避免情志过极。对血证患者要注意精神调摄，消除其紧张、恐惧、忧虑等不良情绪。

3. 注意休息。病重者应卧床休息，严密观察病情的发展和变化，若出现头昏、心慌、汗出、面色苍白、四肢湿冷、脉芤或细数等，应及时救治，以防产生厥脱之证。

4. 吐血量大或频频吐血者，应暂予禁食，并应积极治疗引起血证的原发疾病。

【结语】

血证是以血液不循经脉运行，或上溢于口鼻诸窍，或下泄于前后二阴，或渗出于肌肤为主要表现的疾病。血证多由于外感热燥邪、酒食不节、情志过极、劳倦过度和病后诱发等因素，但共同的病理变化为火热熏灼、迫血妄行和气虚不摄、血溢脉外两大方面。火热亢盛所致者属实证；阴虚火旺及气虚不摄所致者属虚证。血证治疗应根据治火、治气、治血三原则进行辨证论治，治火时，实火当清热泻火，虚火当滋阴降火；治气时，实证当清气降气，虚证当补气益气；治血时，应根据各种证候的病因病机分别施以凉血止血、收敛止血或活血止血。还应该按照血证的不同阶段施以不同的治疗方法，即初期采用急塞其流，以治其标的“治血”的方法；止血后则应采用祛除病因，以澄其源的“宁血”的方法；善后应采用补益气血，以扶其正的“补虚”的方法。此外，还要密切观察病情，做好护理工作，并对血证的转归和预后做出正确的判断。

【相关资料链接】

一、篇首案例分析

辨证分析：患者鼻衄反复发作12年。12年来，常在气候干燥季节出现鼻内流血；刻下症：鼻衄频发难止，符合血证鼻衄的证候特征，故诊断为鼻衄。肾精亏虚，真阴不足，水不济火，则相火妄动，火热扰动阴血，血行于上，而致鼻衄、齿衄。肾精亏虚，脑海失于濡养，故见头晕，目眩，耳鸣，记忆力减退；腰为肾之外府，肾主骨，肾精亏虚故见腰酸；肾阴不足，虚火内生，故致潮热；舌红，苔少乏津，脉弦细而数，为阴精亏虚之象，故辨证为阴虚火旺之证。

诊断：鼻衄　阴虚火旺

治法：补肾益精，滋阴降火

处方：大补元煎加减

山茱萸 10g　人参（另炖）10g　炒山药 30g　熟地黄 30g
杜仲 15g　枸杞子 15g　全当归 15g　牛膝 15g
地骨皮 15g　炙甘草 3g

上方5剂，每日1剂，水煎凉服。

调护：忌食辛温燥热之品。

预后：服药期间曾鼻衄两次，量少，现牙龈已无渗血，眩晕、耳鸣缓解，精神转佳，仍感腰酸，潮热。药已中病，2诊以原方去人参，加党参20g，续断、龟甲各15g，续服12剂，诸症完全消失。嘱其常以银耳、核桃炖服以调养善后。随访迄今，未见复发。

按：鼻衄一证，多由肺、胃、肝三脏火热偏盛，迫血妄行而致。但因肾精亏虚而形成者，临床也不少见。正如《景岳全书·血证·衄血论治》说："衄血虽多由火，而惟以阴虚者为尤多……若脉来洪大无力，或弦或芤或细数无神，而素多酒色内伤者，此皆阴虚之证，当专以补阴为主……务令阴气完固，乃可拔本塞源"。本例患者长期罹患"乙型肝炎"，并曾数度住院治疗。久病者，穷必及肾。肾精亏损，虚火上炎，则见鼻衄、牙衄、眩晕、耳鸣、潮热等症，故以大补元煎治愈。

摘自：谢惠长．大补元煎治愈顽固性鼻衄［J］．成都中医药大学学报，1990，13（9）：29.

二、临证经验举隅

屠某，男，70岁。境遇不佳，度日颇艰，建房娶媳，操持过度，五志厥阳之火，上铄肺金，损伤肺络，咯血多年。近年来发作愈频，或洒扫庭院，或修理菜果，稍事劳力，其血即至。面色少华，神疲乏力，头目眩晕，纳少便溏，气短声微，舌光无苔，脉虚细，前医多谓阴虚火旺，投百合地黄汤者，服之纳减便泄，几至不起，遂大惧，转来就诊。谓之曰，君之疾由五志之火过度，损伤肺津，扰动肺络，而出血也，舌光脉细，即是明征。又百般操持，损伤元气，中土疲惫，健运失司，气不摄血，故神疲乏力，纳少便溏，稍事努力，血即咯出。气短声微而得虚脉，皆中气不足也。脉证合参乃气阴两虚之候也。

治宜益气养阴，润肺止血，拯阴理奇汤出入，高丽白参12g，麦冬、五味子、炒白芍、当归、牡丹皮、陈皮、阿胶珠、白及各10g，生黄芪、生地各15g，薏苡仁、莲子、怀山药、扁豆各30g，炙甘草5g。上方多服，节劳静养，以冀带病延年。

按：此例支气管扩张咯血，乃气阴两虚。气虚者，中气虚也，阴虚者，肺阴伤也。治宜气阴双补。见血止血，非其治也。咯血短气，上之虚也；便溏不实，下虚也；胃不加餐，不饥难运，中之虚也。方中诸多益气补中之品，乃从胃论治，胃气得长，则源源生气不息，何患乎病之不愈也。

摘自：周亚萍，赵国仁．赵国仁治疗咯血医案选[J]. 浙江中医杂志，2008，43(5)：297.

【思考题】

1. 血证的主要治疗大法是什么？
2. 血证的治疗原则是什么？
3. 归脾汤、黄土汤、补中益气汤、理中汤同治脾虚不能统血，应如何掌握使用？
4. 简述血证的病因病机要点。
5. 病案分析

宋某，男，70岁，1999年6月27日初诊。

患者1年来双下肢及双手合谷穴附近出现紫斑累累，近1个月加剧，且心悸、头晕、大便干。实验室检查：血小板：65×10^9/L，血红蛋白：100g/L，红细胞：3.5×10^{12}/L，白细胞：6.8×10^9/L。确诊为慢性血小板减少性紫癜。症见面色皖白，神疲乏力，气短懒言，直径7~8mm斑块多处，舌淡有瘀斑，脉弦细。

汗 病

【案例】

俞某，女，72岁，1964年6月9日初诊。患者1个月前因肺炎住院，经治疗后好转出院，且胸片提示正常，但自觉胃脘部阵发性烘热，热气外窜，随即汗出浸衣，日发数次，睡眠欲醒时尤易发作，汗后畏冷，口干不渴，轻微咳嗽，饮食、二便可。曾口服中药汤剂，药用人参、麦冬、五味子、龙骨、牡蛎及玉屏风散之类，效果不显。患者脉寸尺沉细，两关洪数、舌红苔黄腻。本病应诊断为何病？如何进行辨证、立法、处方及调护？

【概述】

汗病是指人体阴阳失调，营卫不和，腠理开阖不利而引起汗液外泄失常的病证。根据汗出的表现，一般可分为自汗、盗汗、黄汗、脱汗、战汗等。本篇讨论临床常见的自汗、盗汗、黄汗。

汉代张仲景将外感病汗出的症状分为汗出、自汗出、大汗出、手足濈然汗出、头汗出、额汗出、汗出而喘、盗汗和黄汗等，并根据出汗的性质、程度、部位来推断疾病的病机。明代《景岳全书·杂证谟·汗证》中提出“自汗、盗汗亦各有阴阳之证，不得谓自汗必属阳虚，盗汗必属阴虚也”。清代《医林改错》曰：“竟有用补气、固表、滋阴、降火，服之不效，而反加重者，不知血瘀亦令人自汗、盗汗，用血府逐瘀汤”，对血瘀导致自汗、盗汗的治疗做了补充。

西医学中以汗出异常为主要症状的多种疾病，如甲状腺功能亢进、植物神经功能紊乱、风湿热、结核病、低血糖、休克、黄疸、肝炎等，及某些传染病的发热期，或手术、大出血、产后等，均可参考本篇辨证论治。

【病因病机】

一、病因

1. 外感邪气　感受风、湿、热邪，或感受暑热之邪，可致营卫不和、里热炽盛或湿热郁蒸而致汗出异常。

2. 虚劳内伤　先天禀赋不足，阴阳偏盛偏衰，或表虚之人，卒感风邪，可致营卫不和，卫强营弱，营阴不能内收而汗出；或房劳过度，起居不慎，血虚精亏；或邪热伤阴，虚热内生，心液被扰，不能自藏而外泄作汗；或劳心过度，久病血虚，心失所养，心神不宁，神不守舍，心液不藏而外泄则盗汗。

二、病机

1. 发病　有急有缓，外感诸邪而致汗出者，一般起病较急；内伤虚损，阴阳气血失调所致之汗出者，则起病较为缓慢。

2. 病位　在卫表肌腠，涉及心、肝、脾、肺、肾。

3. 病性　有虚实两端，由外感病邪所致者，病性多实；由肺气亏虚、阳气虚衰、阴虚火旺所致者，病性多虚；由邪客表虚，营卫不和证所致者，病性多虚实夹杂，本虚标实。

4. 病势　外感病邪致病者，起病较急；内伤虚损，阴阳失调，营卫不和所致之汗出者，则起病较为缓慢。

5. 病机转化　汗出过多易伤及气血、阴液与阳气，且常互为因果。营卫不和，里热炽盛，常可使气随汗出而致肺脾气虚。汗为心液，汗出过多，心血不足亦可致心脾两虚。大汗、久汗耗伤阳气致气虚、阳微，后者又可使津液失于固护而进一步汗出不止。阴虚火旺可致津液外泄，而汗出过多可耗伤阴液，进一步加重阴虚火旺，同时加重津液外泄。

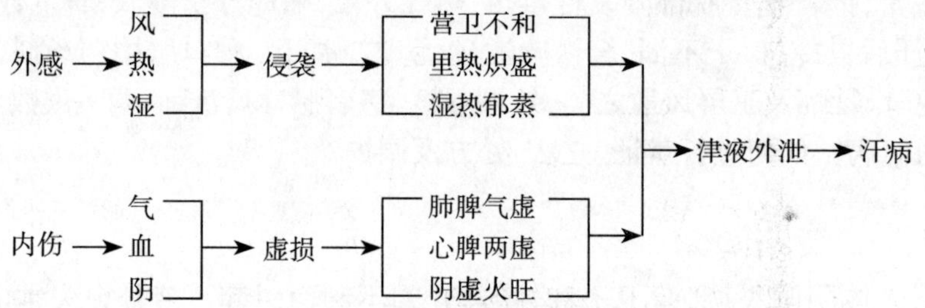

汗病病因病机示意图

【诊断】

一、诊断标准

按照1995年国家中医药管理局发布的《中华人民共和国中医药行业标准·中医病证诊断疗效标准》。

1. 不因外界环境影响，在头面、颈胸或四肢全身出汗者。

2. 昼日汗出溱溱，动则益甚为自汗；睡眠中汗出津津，醒后汗止者为盗汗。

3. 必要时做X线胸部摄片、痰涂片找抗酸杆菌以及抗“O”试验、血沉、黏蛋白、T_3、T_4 基础代谢等检查以排除肺痨、风湿痹、甲亢等。

二、诊断说明

汗病一般起病不受外界影响，但需除外生理性汗出，如气候、运动、饮食等。对于汗出异常的患者，除需要明确汗出的时间、性质等因素外，还需注意伴随症状。

【鉴别诊断】

1. 生理性汗出　二者均以汗液排泄为主要症状。生理性汗出多因外界气候、运动、饮食等因素引起，稍有出汗，汗能自止，而无不适。汗病为病理性汗出，多伴有原发病的其他症状。此外病理性汗出尚要与外感邪气服药后汗出相鉴别，此时汗出为驱邪外达的表现。

2. 主症和兼次症　汗病是以汗出异常为主的病证，既可单独出现，也常见于其他疾病过程中。在其他疾病过程中出现的汗出异常，因疾病不同，各具有不同的症状和体征。

【辨证论治】

一、辨证要点

1. 辨病性　有虚实寒热之不同。虚证以气虚、阳虚及血虚、阴虚为主，气虚以汗出伴神疲乏力、少气懒言、汗出畏风为特征；阳虚以汗出伴畏寒怕冷，四肢不温，舌淡胖，或有齿痕，脉沉为特征；血虚以睡则汗出、心悸失眠、面色不华、脉细、舌淡为特征；阴虚以汗出伴口咽干燥、舌红少苔、脉细为特征。实证以湿热、里热蒸迫为主，以黄汗、汗出而黏为特征。阴虚火旺之汗病可见阴虚兼实火或虚火两类，临证亦注意鉴别。

2. 辨类别　据自汗、盗汗、黄汗之不同特征区分之。自汗多见于气虚、阳虚肌表不固，盗汗以虚热为多见，黄汗多属湿热，但气虚、阳虚、湿热亦间或有之，应细审辨察。

二、治疗原则

汗病治疗的基本原则是使气血阴阳恢复调和状态，当虚者补之，实者泻之，热者清之，寒者热之，具体则需根据病因病机之不同而区分，如实证当治以清里泄热、清热利湿、化湿和营；虚者当治以益气、滋阴、养血、调和营卫。此外汗病以腠理不固，津液外泄为基本病变，故可酌加麻黄根、浮小麦、牡蛎等固涩止汗之品。

三、分证论治

自汗

1. 营卫不和

主症：汗出恶风。

兼次症：周身酸楚，微发热，头痛。

舌脉：舌淡红，苔薄白，脉浮缓。

分析：营卫失和，卫不固护于外，营阴失守，故见汗自出；风邪袭表，营卫不和，腠理不固，筋脉失养，故见恶风，周身酸楚，微发热，头痛；舌淡红，苔薄白，脉浮缓为风邪在表，营卫不和之象。

治法：调和营卫。

方药：桂枝汤加减。方中桂枝透营达卫，解肌发表，外散风寒，为君药；芍药益阴敛营，为臣药；生姜，既助桂枝解肌散邪，又暖胃止呕；大枣益气和中，滋脾生津，共为佐药；炙甘草益气和中，调和诸药，为佐使药。

加减：气虚甚者，加党参、白术、黄芪；汗出较多，加麻黄根、浮小麦；关节酸楚者，加羌活、独活、威灵仙。

临证参考：临床上常见久患失眠之人，每因情绪激动可见自汗出，为心之阴阳失调所致，治宜桂枝加龙骨牡蛎汤。

2. 肺脾气虚

主症：汗出畏风，动则加重。

兼次症：呼吸气短，咳喘乏力或神疲乏力，少气懒言，面色无华。

舌脉：舌淡，脉弱。

分析：久病咳喘，年老体弱，肺脾气虚，则皮毛不固，肌表不实，腠理疏松，气虚卫外不固，津液外泄，故见汗出畏风；气虚不耐劳作，故见动则加重；肺气不足，故见呼吸气短，咳喘乏力；脾气虚弱，运化失司，气血运行乏源，故见神疲乏力，少气懒言，面色无华；舌淡，脉弱为气虚之象。

治法：益气固表。

方药：玉屏风散加减。方中黄芪补脾肺之气，为君药；白术益气健脾，为臣药；防风解表散邪，为佐药。

加减：气虚重者，加党参、炙甘草、黄精；汗出多者，加浮小麦、煅龙骨、煅牡蛎。

临证参考：气虚自汗可发展为阳虚自汗，阳虚自汗临床特点常以面色㿠白，畏寒，汗冷为主，治疗以益气温阳固表为法，常用桂枝加附子汤、补中益气汤加减。

3. 里热郁蒸

主症：蒸蒸汗出，或头额汗出，或手足汗出。

兼次症：面赤气粗，身热口渴，烦躁不安，大便干结，小便黄。

舌脉：舌红，苔黄或糙，脉洪大或滑数。

分析：素体阳亢，外感热邪，或风寒入里郁而化热，热淫于内，迫津外泄，故见蒸蒸汗出，或头额汗出，或手足汗出，面赤气粗；热邪郁内，耗劫津液，故见身热口渴，烦躁不安；胃肠积热，灼津耗液，肠燥津亏，故见大便干结，小便黄；舌红，苔黄或糙，脉洪大或滑数为里热内盛之象。

治法：清热泄里。

方药：竹叶石膏汤加减。方中石膏清热生津，除烦止渴，竹叶清热除烦，兼以生津，共为君药；人参益气生津，麦冬养阴生津，共为臣药；半夏降逆止呕，粳米养胃和中，为佐药；甘草益气和中调药，为佐使药。

加减：大便秘结，潮热汗出，脉沉实者，加大黄、芒硝、枳实、厚朴；烦渴者，加天花粉、麦冬、石斛。

临证参考：清热之剂当中病即止，勿伤正气。本证汗出虽多，但收敛药物必须慎用，以免留邪。本证常兼见胃阴不足，治疗时应详细辨证。

盗汗

1. 心脾两虚

主症：寐则汗出，醒则汗止。

兼次症：心悸眠差，气短，神倦乏力，面色无华，纳差。

舌脉：舌淡，脉细弱。

分析：忧思劳倦过度，伤耗心血，心脾两虚，气血不足，神不守舍，入夜神气浮越，故见寐则汗出，醒则汗止；气血不足，心神失养，故见心悸眠差；血虚气弱，不能上荣于面，故见面色无华；脾气虚，故见气短，神倦乏力，纳差；舌淡，脉细弱为心脾两虚，气血不足之象。

治法：健脾养心。

方药：归脾汤加减。方中人参补气生血，养心益脾；龙眼肉补益心脾，养血安神，共为君药；黄芪、白术助人参益气补脾，当归助龙眼肉养血补心，共为臣药；茯神、远志、酸枣仁宁心安神，木香理气醒脾，共为佐药；炙甘草补气健脾，调和诸药，为佐使药；姜、枣调和脾胃，以资生化。

加减:咽干、舌红少津者,加麦冬、生地黄;眠差甚且梦多易惊者,加珍珠母或生龙骨、生牡蛎。

临证参考:对于心脾气血两亏,兼阴虚、气滞、虚火,甚则痰浊、瘀血者,治疗时宜多方兼顾。

2. 阴虚火旺

主症:寐则汗出,醒则汗止。

兼次症:口燥咽干,五心烦热,潮热颧红,腰膝酸软,干咳痰中带血。

舌脉:舌红,少苔,脉细数。

分析:亡血失精,肺痨久咳,素体阴虚,热病后期致阴精亏耗,阴津不足,虚火内生,迫津外泄,故见寐则汗出,醒则汗止;阴虚津液不能上承,故见口干咽燥;精亏不能濡养腰府四肢,故见腰膝酸软;虚热内蒸,故见五心烦热,潮热颧红;虚火上灼肺金,肺失肃降,肺络受损,故见干咳,痰中带血;舌红,少苔,脉细数为阴虚火旺之象。

治法:滋阴降火。

方药:当归六黄汤加减。方中当归、生地黄、熟地黄,养血滋阴,育阴制火,共为君药;黄芩、黄连、黄柏泻火除烦,坚阴止汗,共为臣药;黄芪益气止汗固表,且与当归、熟地黄相合益气养血,气血足则腠理固密,汗不易泄,合黄芩、黄连、黄柏扶正泻火,火不内扰,阴守而汗止,为佐药。

加减:汗出多者,加麻黄根、浮小麦、糯稻根;潮热甚者,加地骨皮、鳖甲、知母。

临证参考:本证又有阴虚阳亢及阴虚夹实火之不同。阴虚实火者治疗时又可依所夹实火侧重于上、中、下三焦之不同,而加重黄芩或黄连、黄柏用量;阴虚阳亢者治疗在原方基础上加重生地、熟地用量;并可加玄参、石斛、白芍、百合等以加强养阴作用。

黄汗

肝脾湿热

主症:汗出而黏,色黄如柏汁,或染衣着色。

兼次症:发热,口苦,渴不欲饮,或脘痞纳呆,小便色黄。

舌脉:舌红,苔黄腻,脉弦数或濡数。

分析:外感湿热之邪或嗜食肥甘,酿湿生热,湿热内蕴,肝胆疏泄失司,胆汁随汗液外泄,故见汗出而黏,色黄如柏汁,或染衣着色;胆热上扰,故见口苦;湿热阻滞,气机不畅,脾失健运,故见发热,渴不欲饮,脘痞纳呆,小便色黄;舌红,苔黄腻,脉弦数或濡数均为湿热之象。

治法:清热利湿。

方药:茵陈五苓散加减。方中以茵陈蒿清热利湿退黄,茯苓、猪苓、泽泻、白术化湿利水,使湿从小便而去;桂枝温阳以助化湿之力。

加减:口干喜饮者,加天花粉、生地黄;湿重而见食少,脘痞,手足心汗出甚者,加苍术、茯苓、陈皮、苏梗。

临证参考:本证辨证时既要审其主次而治之,又要同理脾胃,以绝内湿产生之源。对于热伤阴津者,更应仔细辨治,避免伤阴、助湿之弊。

【预后与转归】

汗病若治疗得当,转归及预后多数较好。通常实证、单一病证、受病脏腑少而程度较轻、证候单纯者,预后较好;而虚证、复合病证、受累脏腑较多且程度较重、证候复杂多为虚实夹杂者，预后较差。

【预防与康复】

1. 注意锻炼身体，增强体质，使卫表腠理致密是预防汗病发生的重要方面，同时需注意生活起居，避免汗出当风或汗出为寒湿所侵。

2. 汗病康复可根据其气虚、血虚、心脾不足及肝肾阴虚等证型不同，分别予以玉屏风散、养血安神丸、归脾丸及六味地黄丸或天王补心丹等药调服。

【结语】

汗病是指汗液外泄失常的病证。根据汗出的表现，一般可分为自汗、盗汗、黄汗、脱汗、战汗等，病位在卫表肌腠，涉及心、肝、脾、肺、肾。汗病的病因有虚实两端，其病机关键为人体阴阳失调，营卫不和，腠理开阖不利。故其基本原则是使气血阴阳恢复调和状态，当虚者补之，实者泻之，热者清之，寒者热之，具体则需根据病因病机之不同而区分，转归及预后多数较好。

【相关资料链接】

一、篇首案例分析

辨证分析：本例为肺炎后，湿热余邪，逗留肺胃，遏郁不解，热迫汗出，故自觉胃脘先有烘热外窜，继而汗出，亦为郁热在里欲从里达表之征，故脉见两关洪数，舌质红，苔黄腻。

诊断：汗病 湿热内蕴

治法：清热利湿

处方：竹叶石膏汤合苇茎汤加减

煅石膏 15g　竹叶 10g　知母 5g　炙枇杷叶 10g
冬瓜仁 15g　薏苡仁 20g　杏仁 10g　芦根 30g
荷叶 10g　粳米 20g

水煎服，每日 1 剂，分早晚服。

调护：畅情志，清淡饮食，注意休息，不宜让风直吹患者。

预后：6 月 12 日再诊，汗出减少，醒后亦未见大汗出，自觉热气下行，继续清宣为主治疗 1 周后，病愈。

按：伤寒太阳桂枝证有自汗出，阳明白虎证大汗出，大承气汤证日晡潮热，少阳病有头汗出，温病之汗必分在卫在气，内伤杂病有自汗、盗汗之异。总之，有虚实之分。外感之汗当祛邪，内伤之汗当补、当敛，虚实夹杂当权衡施治。本病以竹叶石膏清阳明伏热，合苇茎汤杏仁易桃仁以疏利肺气，加荷叶宣肺启胃。服两剂后汗出减少。经治此例，深知治病求本之必要。观其前用参脉五味及玉屏风均为止汗之品，而汗终不止，后用清热利湿而邪去自汗止。

摘自：高辉远．蒲辅周医案[M]．北京：人民卫生出版社，2005：40-42.

二、临证经验举隅

李某，男，69 岁，1952 年 12 月就诊，七年前曾患夜间多汗，晨起被褥印有人形之湿迹，平素最易感冒，当时转战各地，亦未多加治疗，解放后在京任职，夜汗未现，四个月前，因感冒服用阿司匹林，汗出甚多，此后每于晨间三、四点钟时即出汗如洗，醒后遍身冰冷，不敢再睡。二个月来不能安眠，精神疲倦，苦恼异常，饮食、二便如常。舌苔薄白，舌胖有齿痕，六脉芤大，沉取无力。立法辨证：阳气者卫外而为固，今虚阳不能卫外，汗液易泄，遂成多汗，拟补气固表为治。处方：炙黄芪 30g，野生白术 10g，炒防风 3g，五味子 6g，茯苓 10g，生牡蛎（生龙骨 12g 同先打煎）12g，五倍子 6g，茯神 10g，熟枣仁 12g，浮小麦 30g，炙甘草 6g，前方服 4 剂，服第 2 剂时汗即减少，4 剂则汗止，夜汗即除，睡亦通宵安然，精神焕发。

摘自：祝谌予．施今墨临床经验集[M]．北京：人民卫生出版社，2005：303.

【思考题】

1. 如何区别自汗、盗汗、黄汗？
2. 简述汗病的病因病机。
3. 汗病如何辨寒热及虚实？
4. 简述汗病如何辨证论治。
5. 病案分析

刘某，女，38 岁。患者近 1 月来寐则汗出，醒则汗止，口燥咽干，五心烦热，干咳痰中带血，遂至某医院就诊，查结核菌素抗体阳性，血沉及 C 反应蛋白增快，胸部 X 片提示肺结核待除外，经相应治疗后症状无明显缓解。查体：T：37.8℃，P：82 次 / 分，R：20 次 / 分，BP：110/70mmHg，双肺呼吸音清，未闻及干湿啰音，舌红少苔，脉细数。

痰 饮

【案例】

周某，男，48岁。初诊：1990年1月10日。病史：咳喘反复发作6年余，每于冬季及气候变化时复发加重，咳嗽、痰多、气促、胸闷，活动后诸症加重。1周前不慎受凉咳喘再次加重，特来诊。来诊时症见：胸闷，咳嗽痰多，色白质稀，气促，不能平卧，纳呆。检查：端坐呼吸，唇甲紫绀，舌淡黯、边有瘀点，苔白腻，脉弦滑；双肺满布干湿啰音，心率100次/分，律齐，无杂音；双下肢浮肿(+)。如何进行辨证、立法、处方及调护？

【概述】

痰饮是指肺脾肾气化功能失调，三焦水道不利，体内水液输布、运化失常，停积于某些部位的一类病证。广义的痰饮包括痰饮、溢饮、支饮、悬饮四饮，狭义的痰饮仅为四饮之一。本文所论为广义的痰饮。

《内经》无“痰饮”之名，而有水饮、饮、积饮、饮积之说，指出了痰饮发病的主要病机为水湿过盛、土郁失运，为后世奠定了理论基础。《金匮要略·痰饮咳嗽病脉证并治》首创“痰饮”之名，分论痰饮、溢饮、支饮、悬饮四饮，对痰饮的证候、论治等做了较为系统论述；并提出“病痰饮者，当以温药和之”的治疗原则，为后世辨证论治痰饮提供了主要依据。隋《诸病源候论》首将痰、饮分开论述，在《金匮要略》四饮的基础上，另列流饮、癖饮进行论述，并将痰证分为热痰、冷痰、痰结实、膈痰、诸痰等证候，开痰证分论的先河。宋代《仁斋直指方》指出饮清稀而痰稠浊，将痰与饮的概念做了明确的区分。清代喻昌对“饮发于中”之说颇有发挥，总结了痰饮病的治法禁忌，提出吐禁十二条，药禁十条，对临床治疗饮证具有较高参考价值。清代叶天士总结前人治疗痰饮病的经验，重视脾、肾，提出了“外饮治脾，内饮治肾”的大法。本篇章论述的范围以《金匮要略》中的痰饮病为主。

西医学的慢性支气管炎、支气管哮喘、慢性阻塞性肺疾病、胸腔积液、胃肠功能紊乱、不完全性肠梗阻、慢性心功能不全等疾病的某些阶段出现痰饮病的临床证候时，可参照本篇进行辨证论治。

【病因病机】

一、病因

1. 外感寒湿　寒湿之邪，易伤阳气。因气候寒冷潮湿，或冒雨涉水，或常坐卧湿地，致寒湿之邪侵袭肌表,困遏卫阳,由表及里,致使肺不能宣布水津,脾无以运化水湿,水津停滞,积而成饮。

2. 饮食不节　凡暴饮暴食,恣食生冷;或炎夏受热以及饮酒后,因热伤冷,冷热交结;或脾胃素虚,食少而饮多,水停不消,均可遏阻中阳,使脾失健运,湿从内生,水液停积而为痰饮。

3. 劳欲久病　痰饮属阴,全赖阳气之温煦转输,其为病多见于阳气不足之人。若素体阳虚,或年高久病、体质虚弱,或过度劳倦、纵欲太过,伤及脾肾之阳,水液失于转输气化,亦可停而成饮。

二、病机

1. 发病　正常生理情况下,水液的输布排泄,主要依靠三焦的气化作用和肺、脾、肾的功能活动。若三焦气化失司,上焦肺气失宣,不能通调水道,津液失于布散,则聚为痰饮;中焦脾虚不运,或湿邪困脾,均可使水谷精微不归正化,聚为痰湿;下焦肾气肾阳不足,蒸化失司,水湿泛滥,亦可导致痰饮内生。

2. 病位　与肺、脾、肾及三焦密切相关。

3. 病性　总属阳虚阴盛,输化失调,因虚致实,水饮停积为患。虽然间有因时邪与里水相搏,或饮邪久郁化热,表现饮热相杂之候。

4. 病势　主要为肺、脾、肾三脏气化功能失常所致,若施治得法,一般预后尚佳。若饮邪内伏或久留体内,其病势多缠绵难愈,且易因感外邪或饮食不当而诱发。

5. 病机转化　人体水液正常的吸收、输布和排泄,主要依赖于肺脾肾三脏气化功能的正常,脾之转输上行、肺之通调下降、肾之蒸化开合是三个不可分割的重要环节。若三焦失通失宣,肺脾肾功能失调,阳虚水液不运,肺之通调涩滞、脾之转输无权、肾之蒸化失职,水谷不得运化输布,必致水饮停积为患。三脏之中,脾运失司,首当其要。因脾阳虚,则上不能输精以养肺,水谷不归正化,反为痰饮而干肺;下不能助肾以制水,水寒之气反伤肾阳,由此必致水液内停中焦,流溢各处,波及五脏。

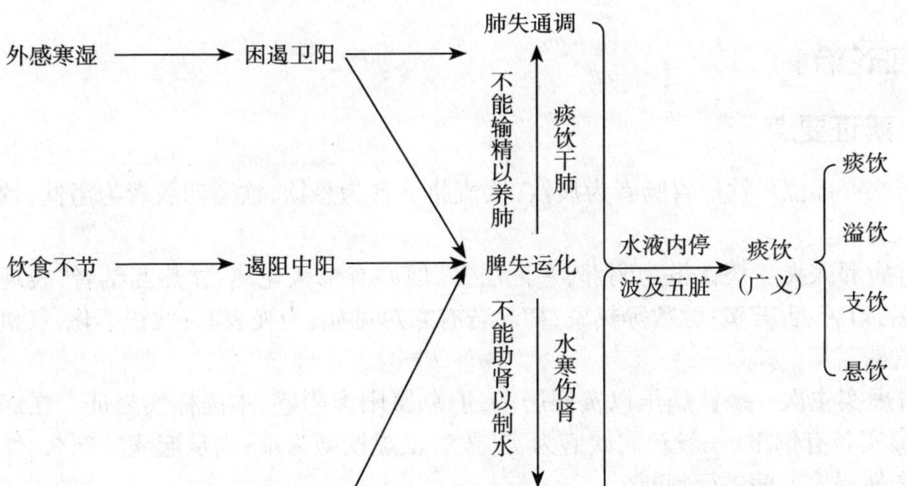

痰饮病因病机示意图

【诊断】

一、诊断标准

参照《金匮要略·痰饮咳嗽病脉证并治》及《中医内科学》(田德禄主编)

1. 病痰饮者形体昔肥今瘦,脘腹痞满,呕吐清水痰涎,胃肠沥沥有声,属饮停胃肠;病悬饮者胸胁饱满,咳唾引痛,喘促不能平卧,属饮流胁下;病溢饮者身体疼痛而沉重,甚则肢体浮肿,或伴咳喘,属饮溢肢体;病支饮者咳逆倚息,短气不得平卧,其形如肿,属饮邪支撑胸肺。

2. 舌体多淡胖,苔白滑或厚腻,脉多沉弦而滑。

3. X线、内窥镜、胃肠动力学检查、痰培养、胸腔积液等辅助检查有助于诊断。

二、诊断说明

痰饮病为一广义的概念,包括痰饮、溢饮、支饮、悬饮四饮,临床表现多样,其诊断应综合临床特征,根据痰饮停积的部位、舌脉的不同来确定诊断。

【鉴别诊断】

1. 痰、饮、水、湿　四者同出一源,又各有特点。痰之为病,病证复杂,多由热煎熬而成,分有形、无形之痰:有形者形质厚浊,咳咯可见;无形者无处不到。饮之为病,多停留在体内空腔或体位低下之处,主要因寒积聚而成,为稀涎。水之为病,可泛溢体表、四末,水为阴邪,有阴水、阳水之分。湿为阴邪,其性黏滞,但无定体,可随五气从化相兼为病。

2. 支饮、悬饮与肺胀、喘病、哮病　上述病证均有咳逆上气,喘满,咳痰等表现。但肺胀是肺系多种慢性疾患日久积渐而成;喘病是多种急慢性疾病的重要主症;哮病是呈反复发作的一个独立疾病;支饮是痰饮的一个类型,为饮停胸肺;悬饮为饮停胸胁。饮为肺胀、喘病、哮病发生发展的病因或病理因素,是肺系疾病的一个证候;而上述肺系疾病日久,可知肺气虚弱,宣降失司,水液失于输布,积而为饮。

【辨证论治】

一、辨证要点

1. 辨饮停部位　饮停胃肠者为痰饮,饮流胁下者为悬饮,饮溢四肢者为溢饮,饮停胸肺者为支饮。

2. 辨病邪兼夹　痰饮虽为阴邪,寒证居多,但亦有郁久化热、饮热互结者,表现为饮渐黏稠、身热、口苦、舌苔黄、脉数等热象;初起若有寒热见症,为夹表邪;饮积不化,气机升降受阻,常兼气滞。

3. 辨虚实主次　痰饮病虽以实证居多,但总属阳虚阴盛、本虚标实之证。在病证的不同阶段,虚实各有偏重:一般新病饮盛为实,久病正虚饮微为虚;当从起病之新久、饮邪之盛衰、禀赋之强弱等方面进行判断。

二、治疗原则

饮为阴邪,遇寒则凝,得温则行,其治疗以温阳化饮为原则。同时还当根据表里虚实的不同，采取相应的处理：水饮壅盛者，应祛饮以治标；阳微气衰者，宜温阳以治本；在表者，当温散发汗；在里者，应温化利水；正虚者补之；邪实者攻之；如属邪实正虚，则当消补兼施；饮热相杂者，又当温清并用。

三、分证论治

痰饮

1. 饮停于胃

主症：心下坚满或疼痛，胃脘部有振水音。

兼次症：恶心或呕吐，口不渴或渴不欲饮，或饮入即吐，呕吐清水痰涎，背冷如掌大，头晕目眩，纳差，小便不利，大便或溏，身体逐渐消瘦。

舌脉：苔白滑，脉沉弦或滑。

分析：素体脾虚，运化不健，复加饮食不当，过食生冷肥甘之物，或过用寒凉药物，或为外湿所伤而致脾阳虚弱，饮留胃肠，不得布化，故见心下坚满或疼痛，胃中有振水音，口渴不欲饮；胃气上逆，故见恶心、呕吐清水痰涎，饮入即吐；脾虚失运，故见纳差，甚则消瘦；饮邪遏阻阳气，不得宣达于外，故见背冷如掌大；饮邪中阻，清阳不升，故见头晕目眩；膀胱气化失司，故见小便不利；苔白滑，脉沉弦或滑为水饮内停之征。

治法：和中蠲饮。

方药：小半夏加茯苓汤加减。方中半夏、生姜辛开，和胃化饮、降逆止呕，茯苓健脾利水渗湿，导水下行。

加减：心下坚满疼痛甚者，加枳实；饮邪盛者，加桂枝、白术；饮困脾阳，纳呆泛酸者，加干姜、吴茱萸、川椒；纳呆食少者，加焦三仙、砂仁；小便不利者，加车前子、茯苓皮。

临证参考：此证患者多属脾阳不足，临床在药物治疗的同时，尚需配合饮食调理，慎食生冷肥甘之品，饮食有节，注意腹部保暖，以促进疾病的恢复。

2. 饮邪化热

主症：脘腹坚满或灼痛。

兼次症：烦躁，口干口苦，小便赤涩，大便秘结。

舌脉：舌红，苔黄腻，或偏燥，脉弦滑而数。

分析：饮停胃肠，日久化热，饮热互结于胃肠，故见脘腹坚满或灼痛；热扰心神，故见烦躁；饮热下注膀胱，膀胱气化不利，故见小便赤涩；腑气不通，浊气上逆，故见口干口苦，大便秘结；舌红，苔黄腻，或偏燥，脉弦滑而数为饮热互结之象。

治法：清热逐饮。

方药：甘遂半夏汤加减。方中甘遂、半夏逐饮散结，芍药敛阴；甘遂、甘草相反相成，增强逐饮之功。

加减：饮邪积聚，膀胱气化不利，小便量少不利者，加猪苓、泽泻、车前子；脾运失健，纳呆食少者，加党参、茯苓、干姜；利后少腹续坚满者，加木香、厚朴。

临证参考：甘遂半夏汤为权宜攻邪之剂，邪去则停，不可过用久用，以防伤正。

3. 饮留于肠

主症：水走肠间，沥沥有声，腹部坚满或疼痛。

兼次症：脘腹发冷，头晕目眩，或下利清水而利后少腹续坚满，小便不利，纳呆。

舌脉：舌淡，苔白滑或腻，脉沉弦或伏。

分析:饮邪内生,由胃下流于肠,故见水走肠间,沥沥有声;饮邪结聚肠中,故见腹部坚满或疼痛,纳呆;饮邪结聚肠中,阳气失于宣达,故见脘腹发冷,头晕目眩;饮邪自寻出路,故见下利清水;病根未除,此去而彼聚,故见利后少腹续坚满;膀胱气化失司,故见小便不利;舌淡,苔白滑或腻,脉沉弦或伏为饮留于肠之象。

治法:攻逐水饮。

方药:已椒苈黄丸加减。方中防己、椒目辛宣苦泄,导水使其从小便而去;葶苈子、大黄攻坚决壅,逐水从大便而去。

加减:饮邪相互胶结,升降失司、腑气不通甚者,加芒硝。

临证参考:本证在治疗期间,当嘱患者注意减少食盐摄入量,保持小便通畅,配合用艾炷灸脾俞、章门,针刺阴陵泉、足三里等穴位以健脾利湿,有助于本证的治疗。

悬饮

1. 饮停胸胁

主症:胸胁胀满疼痛,病侧肋间饱满,甚则偏侧胸部隆起。

兼次症:呼吸困难,气短息促,不能平卧,或仅能偏卧于停饮的一侧,咳嗽,转侧时胸痛加重。

舌脉:舌淡,苔白或滑腻,脉沉弦或弦滑。

分析:胸胁为气机升降之通道,肺气郁滞,气不布津,停而成饮,脉络受阻,气机不利,故见胸胁胀满疼痛,病侧肋间饱满,甚则偏侧胸部隆起;咳嗽、呼吸、转侧时均牵引胸胁,故见疼痛加重;水饮上迫于肺,肺气出入受阻,故见呼吸困难,气短息促,不能平卧;舌淡,苔白或滑腻,脉沉弦或弦滑为水饮内结之象。

治法:攻逐痰饮。

方药:十枣汤或葶苈大枣泻肺汤加减。前方中甘遂善消经隧水湿,大戟善消脏腑之水,芫花善消胸胁水饮,三药相合,峻下逐水,大枣培土制水,调和药性。后方中葶苈子苦辛沉降,开泄肺气,通利膀胱,加大枣以甘缓补虚,制约葶苈子峻逐水饮之功。

加减:痰浊偏盛,胸部满闷,苔浊腻者,加栝楼、薤白、杏仁、椒目;水饮久停,胸胁支满,体弱食少者,加桂枝、白术、甘草、茯苓。

临证参考:本证所用药物均为峻下逐饮之品,使用不当则易伤正气,故应从小剂量开始服用,逐渐递增,一般连服3~5日,必要时停2日再服,中病即止,得利后立即减量或停服。此外,控涎丹无十枣汤之峻猛,亦可酌情选用。

2. 气滞络痹

主症:胸胁疼痛。

兼次症:胸部灼痛或刺痛,胸闷,呼吸不畅,或咳嗽,甚则迁延日久不愈,入夜、天阴时尤甚。

舌脉:舌淡黯,苔薄白,脉弦。

分析:饮邪久郁之后,气机不利,络脉痹阻,故见胸胁疼痛;气郁不解,日久化火,故见灼痛;气滞血瘀,血行不利,故见刺痛;饮邪久留,阻碍气机,肺气失宣,故见胸闷,呼吸不畅;饮属阴邪,入夜、天阴时加重邪势,故见入夜、天阴时诸症加重;舌淡黯,苔薄白,脉弦为气滞络痹之象。

治法:理气和络。

方药:香附旋覆花汤加减。方中香附、旋覆花理气解郁,苏子、杏仁降气化痰,陈皮、半夏、茯苓、薏苡仁理气化痰。

加减：痰气郁结，胸闷苔腻者，加瓜蒌、枳壳；久痛入络，痛势如刺者，加当归、桃仁、红花、乳香、没药；饮留不净，胁痛迁延，经久不已者，加通草、路路通、冬瓜皮。

临证参考：本证即是“久病入络”的具体体现，相对而言病程较长，调治较难，因此临证时应注意悬饮早期的治疗；当病情发展到本阶段是可辅以活血、通络、止痛之品；须防迁延日久，趋向劳损之途。

支饮

主症：咳逆喘满不得卧，咯痰清稀，白沫量多。

兼次症：面浮肢肿，或经久不愈，平素伏而不作，每遇寒即发，兼恶寒发热，背痛，身痛。

舌脉：舌淡，体胖有齿痕，苔白滑或白腻，脉弦紧。

分析：饮邪犯肺，肺失宣降，故见咳逆喘满不得卧；水谷津液不归正化，停蓄成饮，留伏于肺，故见咯痰清稀，白沫量多；饮为阴邪，故遇寒即发或加重；支饮受外寒诱发，故见恶寒发热，背痛，身痛；久咳水饮随气机上逆，故见面浮肢肿；舌淡，体胖有齿痕，苔白滑或白腻，脉弦紧为寒饮内盛之象。

治法：温肺化饮。

方药：小青龙汤加减。方中麻黄、桂枝发汗解表，宣肺散寒，共为君药；干姜、细辛温肺化饮，共为臣药；五味子敛肺止咳，芍药益阴敛津，半夏祛痰和胃散结，共为佐药；甘草益气和中，调和诸药，为佐使药。

加减：表证已解，素体阳虚者，用苓甘五味姜辛汤；饮邪壅肺，外无表证，喘咳痰盛不得息者，用葶苈大枣泻肺汤；痰多黏腻，胸满气逆，苔浊者，加白芥子、莱菔子；饮郁化热，喘满胸闷，心下痞坚，烦渴，苔黄而腻者，用木防己汤合桑白皮汤；喘息痰涌、便秘者，加葶苈子、大黄、芒硝及三子养亲汤。

临证参考：痰饮随气升降，气停则痰停，气顺则痰消。故本病在温肺化饮的同时，当注重肺之宣肃功能的恢复，调理气机，合理选用桔梗、半夏、枳壳、莱菔子、杏仁等药物，宣肃并举，以理气化痰。

溢饮

主症：四肢沉重疼痛浮肿。

兼次症：恶寒无汗，口不渴，或兼见咳喘，痰多白沫，胸闷，干呕。

舌脉：舌淡胖，苔白，脉弦紧。

分析：外感风寒，玄府闭塞，肺脾输布失司，水饮流溢四肢肌肤，故见四肢沉重疼痛浮肿，兼见恶寒无汗等风寒表证；饮迫于肺，胸阳失展，故见咳喘痰多白沫，胸闷，干呕；饮邪内停，故见口不渴；舌淡胖，苔白，脉弦紧为饮邪内伏之象。

治法：解表化饮。

方药：小青龙汤加减。方中麻黄、桂枝发汗解表，宣肺散寒，共为君药；干姜、细辛温肺化饮，共为臣药；五味子敛肺止咳，芍药益阴敛津，半夏祛痰和胃散结，共为佐药；甘草益气和中，调和诸药，为佐使药。

加减：肢体浮肿明显、少尿者，加猪苓、茯苓、泽泻、车前子；外有表寒，饮郁化热者，用大青龙汤。

临证参考：脾主四肢，故见四肢沉重疼痛浮肿，在治疗中可合用健脾燥湿之品，以顾其本。

【预后与转归】

痰饮可由外感寒湿、饮食不节、劳欲久病所致。由风寒湿邪侵袭所致者属于外感，病情相对轻浅，病程较短，只要治疗及时，遣方用药得当，一般预后较好。若初病祛邪未尽，饮邪停留胸肺，则可变成窠臼，每遇新感则易引动伏饮，反复发作，缠绵难愈。由饮食不节、劳欲久病所致者属于内伤，病情相对较重，病程较长，病机较为复杂，多见由脾病及肺、脾病及肾、肺病及肾，若肾气亏虚，不能化气行水，痰饮内生，则可出现水饮凌心、射肺、犯脾等证，病情危重，当细察病情，根据标本缓急，采取肺肾同治或肺脾同治等急救措施。

【预防与康复】

针对本病的原因，对本病的预防，应注意锻炼身体，增强体质，提高抗病能力；居处干燥，避免湿邪侵袭；避风寒，慎起居，畅情志，节饮食，尤其不恣食生冷、过咸的食物，保持肺、脾、肾功能的正常，使三焦水液运行有序，痰饮不生。

痰饮由于水液停积的部位不同，表现各异，患病后均应及时治疗，以期早日康复。病痰饮者忌硬食，少食多餐，以温热饮食为宜；支饮、悬饮患者应注意保暖，室内适度通风，咳喘痰饮多者宜半卧位，以助其排痰，保持呼吸道通畅；悬饮患者应多卧床休息，在治疗后期可让患者多变换体位，轮流采取健侧卧位、仰卧位、俯卧位，每日 1~2 次，每次 20 分钟，有助于流通气血，减轻疼痛；溢饮患者宜进低盐饮食，保持小便通畅。

【结语】

痰饮是指肺脾肾气化功能失调，三焦水道不利，体内水液输布、运化失常，停积于某些部位的病证。根据饮邪停留的部位不同，分为痰饮、悬饮、支饮、溢饮。病位在肺、脾、肾及三焦。外邪犯肺，肺气失宣，不能通调水道，内伤饮食或湿邪困脾，脾失健运，劳欲久病，肾阳受损，气化失司，三焦水道不畅，津液输布失调，水湿不化，聚为痰饮。“病痰饮者，当以温药和之”，治疗痰饮以温阳化饮为总则。

【相关资料链接】

一、篇首案例分析

辨证分析：该患者平素摄身不慎，风寒袭肺，肺失通调水道，肺不布津，饮邪留伏，上犯于肺，肺失宣降，故见咳嗽、痰多，不能平卧；同气相求，饮为阴邪，故每于冬季及气候变化时复发加重；胸阳不展，故见胸闷、气促；肺病日久，母病及子，肾气不足，故见活动则诸症加重；子病及母，脾气不足，运化失司，故见纳呆；水饮随气机外溢肌肤故见下肢浮肿；气虚不能行血，血行瘀滞，故见唇甲紫绀、舌淡黯、边有瘀斑；苔白腻、脉弦滑亦为痰饮内蕴之征。

诊断：痰饮 支饮

治法：温肺化饮

处方：小青龙汤加减

麻黄 9g	桂枝 6g	细辛 3g	法半夏 12g
五味子 9g	白芍 9g	甘草 6g	蜈蚣 3 条
苏子 9g	僵蚕 12g	杏仁 9g	

5剂，水煎服，每日1剂，分早晚服。

调护：避风寒，畅情志，饮食宜清淡，忌辛辣、生冷、荤腥之品。当病情稳定时，鼓励进行恢复呼吸功能锻炼。

预后：5剂后患者症状明显缓解，夜间能平卧，双下肢浮肿消失，唇甲紫绀减轻；为巩固疗效，上方加减继服20剂后，辅以补肾健脾、益肺祛邪之方调理3月，诸症均解。

按：本例发病缘由外感风寒，外邪引动内伏之痰饮而发咳喘、胸闷诸症。方中麻黄配桂枝可发表散寒，温经通阳；麻黄配苏子、杏仁可宣降肺气，止咳平喘；细辛温肺化饮；法半夏燥湿化痰；蜈蚣、僵蚕息风解痉而止咳平喘；白芍、五味子敛肺，以防麻黄、苏子、细辛等药物伤正，且对久咳有效；甘草调中和药。方证相符，药后诸症明显减轻。待痰浊已去，当以扶正为主，兼以祛邪，肺、脾、肾三脏同补以调理善后，使"正气存内，邪不可干"；同时配合身体锻炼及饮食调节，对本病有预防作用。

摘自：田元祥，赵建新，杨倩等．内科疾病名家验案评析[M]．北京：中国中医药出版社，2000:200-201.

二、临证经验举隅

赵某，女，22岁，学生。1983年4月2日就诊。主诉：胸闷、气促1个月。病史：1983年3月2日因受凉，干咳。3天后右胸针刺样疼痛，深呼吸时加重。到校医室诊治，予"复方新诺明"、"止咳糖浆"。3月8日自觉胸闷、气促，活动后尤甚。即至某医院诊治，胸透为右侧胸腔积液，住院治疗，给予"链霉素"、"雷米封"等药物，并胸腔穿刺放液3次，每次放液500ml。20余天后胸水尚未完全吸收。现症有胸闷、气促，只能向右侧卧，畏寒怕冷，食欲不振，腹胀便溏。于4月2日转入我院。检查：营养一般，精神萎靡，说话气短，面色㿠白，四肢欠温。舌苔薄白，舌质淡，边有齿痕，脉沉细数。右侧胸部第5肋以下语颤消失，叩诊呈浊音，听诊肺泡呼吸音消失。超声波检查：右侧肩胛线第5~9肋可见胸水液平段约12cm，距皮2cm。证属悬饮，饮停胸胁，治以攻逐水饮，温补脾肾，方取葶苈大枣泻肺汤加减，葶苈子30g、大枣5枚、制附子10g、白芍15g、茯苓30g、桂枝10g、白术10g、党参20g、车前子30g、泽泻30g、枳壳10g，3剂，水煎服，日一剂。后随证加减，至4月26日五诊：精神较前更好，已无自觉症状，苔薄白，脉沉细有力；胸透结果示：胸水完全吸收，右侧肋膈角变钝；改服六味地黄丸及健脾丸以善后。

摘自：田元祥，赵建新，杨倩等．内科疾病名家验案评析[M]．北京：中国中医药出版社，2000:297.

【思考题】

1. 简述何谓四饮。
2. 痰饮病的辨证要点是什么？
3. 如何理解"病痰饮者，当以温药和之"？简述痰饮病的主要治疗原则。
4. 病案分析

孟某，男，67岁，1996年11月4日就诊。素患有慢性支气管炎、肺气肿，入冬后感冒发作，喉中痰鸣音甚剧，咳嗽气喘不能平卧，痰呈泡沫样，畏寒时冷，尿频色清，听诊两肺下野湿性啰音，舌润苔白，脉滑。

消渴

【案例】

孙某,男,72岁,1999年10月24日初诊。糖尿病病史15年,长期服用西药降糖药物,血糖控制尚可,因而未予注意。近来小便频数,混浊如膏,甚则饮一溲一,手足心热,咽干舌燥,面容憔悴,耳轮干枯,面色黧黑,腰膝酸软无力,四肢欠温,畏寒怕冷,空腹血糖:7.2mmol/L,尿糖:(+++),尿蛋白:(++),舌淡苔白而干,脉沉细无力。本病应诊断为何病?如何进行辨证、立法、处方及调护?

【概述】

消渴是因五脏虚弱、情志失调、饮食不节等所导致的脏腑阴虚燥热,气阴两虚,津液输布失常的一种疾病,以多饮、多食、多尿、形体消瘦、神疲乏力为主要临床表现。本病患者以中老年人居多,病情严重者可并发心痛、眩晕、中风、麻木、痈疽等病证。

消渴之名首见于《素问·奇病论》:"有病口甘者,病名为何?……甘者令人中满,其气上溢转为消渴。"汉代张仲景在《金匮要略》中列"消渴小便不利淋病脉证并治"专篇加以讨论,仍采用"消渴"病名。唐代王焘《外台秘要·消中消渴肾消》引《古今录验方》曰"消渴病有三:一渴而饮水多,小便数,有脂似麸片甜者,皆是消渴病也;二吃食多,不甚渴,小便少,似有油而数者,此是消中病也;三渴饮水不能多,但腿肿,脚先瘦小,阴痿弱,数小便者,此是肾消病也",较完整准确地提出了"消渴"的概念,而且将消渴进行了临床分类。金元时代朱震亨在《丹溪心法·消渴》中根据三多症状的偏重和部位不同,将消渴分为上、中、下三消,由于上、中、下三消分类的方法,比较明确地将消渴不同证候类型进行了脏腑定位、定性,给临床辨证用药提供了极大方便,因而被后世广泛采用。

西医学的糖尿病、尿崩症等出现类似症状者,可参照本节辨证论治。

【病因病机】

一、病因

1. 饮食不节　长期过食肥甘,醇酒厚味,损伤脾胃,脾胃运化失司,积热内蕴,化燥伤津,消谷耗液,损耗阴津,易发生消渴。

2. 情志失调　长期过度的精神刺激,情志不舒,或郁怒伤肝,肝失疏泄,气郁化火,上灼肺胃阴津,下灼肾阴;或思虑过度,心气郁结,郁而化火,心火亢盛,损耗心脾精血,灼伤胃肾阴液,均可导致消渴的发生。

3. 素体阴虚　素体阴虚,五脏虚弱,特别是肾脏素虚,是消渴发病的重要内在因素。素体阴虚是指机体阴液亏虚,其主要原因是先天禀赋不足,五脏虚弱,后天阴津化生不足,可致燥热内生而发为消渴。

4. 劳欲过度　房室不节,劳伤过度,肾精亏损,虚火内生,阴虚火旺,灼伤津液可发生消渴。

二、病机

1. 发病　可发生于任何年龄。中年以后发病者所占比例较大,多数起病缓慢,病势由轻渐重;青少年患消渴者所占比例较小,但发病急骤,病势较重。

2. 病位　在肺胃肾,涉及肝脾二脏,晚期则侵及五脏六腑、筋脉骨髓。

3. 病性　以本虚标实、虚实夹杂为特点。本虚以气阴两虚为主,标实以燥热内结、瘀血内停和痰浊中阻为多见。

4. 病势　突发者重,缓发者轻;年少发病者重,年老发病者轻;单发本病者轻,出现变证者重。

5. 病机转化

(1) 病变早期,阴津亏耗,燥热偏盛:消渴是一个复合病因的病证。素体阴虚,五脏虚弱是消渴发病的内在因素;过食肥甘、形体肥胖、情志失调、外感六淫、房劳过度为消渴发病的重要外在因素。过食肥甘,醇酒厚味,损伤脾胃,积热内蕴;精神刺激,气郁化火;外感六淫,毒邪侵害,均可化燥伤津,发生消渴。消渴早期,基本病机为阴津亏耗,燥热偏盛,阴虚为本,燥热为标。

消渴虽有在肺、脾(胃)、肾的不同,但常相互影响,如肺燥津伤,津液失于敷布,则脾不得濡养,肾精不得滋助;脾胃燥热偏盛,上可灼伤肺津,下可耗损肾阴;肾阴不足则阴虚火旺,亦可土灼肺胃,终至肺燥胃热脾虚肾亏常可同时存在,而多饮、多食、多尿三多症状常可相互并见。

(2) 病程迁延,久病入络,气阴两伤,络脉瘀阻:若病程迁延,阴损耗气,燥热伤阴耗气而致气阴两虚,脏腑功能失调,津液代谢障碍,气血运行受阻,痰浊瘀血内生。消渴中阴虚的形成已如前述,气虚主要由于阴损耗气,燥热伤气,先天不足、后天失养,过度安逸,体力活动减少所致;痰浊主要由于过食肥甘厚味,损伤脾胃,健运失职,聚湿成痰所致;瘀血主要由于热灼津亏,气滞血瘀、气虚血瘀、阳虚寒凝、痰湿阻络而致。气阴两虚,痰瘀阻络,久病入络导致络病,从而产生络气郁滞、络脉瘀阻、络脉绌急、络脉瘀塞、络脉瘀结、络虚失荣等主要病理变化,而导致多种慢性并发症的发生。

(3) 病变后期,阴损及阳,阴阳俱虚:消渴之本在于阴虚,若病程迁延日久,阴损及阳,或因治疗失当,过用苦寒伤阳之品,终致阴阳俱虚。若脾阳亏虚,肾阳衰败,水湿潴留,浊毒内停,壅塞三焦则出现全身浮肿,四肢厥冷,纳呆呕恶,面色苍白,尿少尿闭等症;若心肾阳衰,阳不化阴,水湿浊邪上凌心肺则出现胸闷心悸,水肿喘促,不能平卧,甚则突然出现心阳欲脱,气急倚息,大汗淋漓,四肢厥逆,脉微欲绝等危候;若肝肾阴竭,五脏之气衰微,虚阳外脱,则出现猝然昏仆,神志昏迷,目合口张,鼻鼾息微,手撒肢冷,二便自遗等阴阳离决之象。临床资料表明消渴晚期大多因并发消渴心病、消渴脑病、消渴肾病而死亡。

另有少数消渴患者发病急骤,病情严重,迅速导致阴津极度损耗,阴不敛阳,虚阳浮越而出现面赤烦躁，头疼呕吐，皮肤干燥，目眶下陷，唇舌干红，呼吸深长，有烂苹果样气味。若不及时抢救，则真阴耗竭，阴绝阳亡，昏迷死亡。

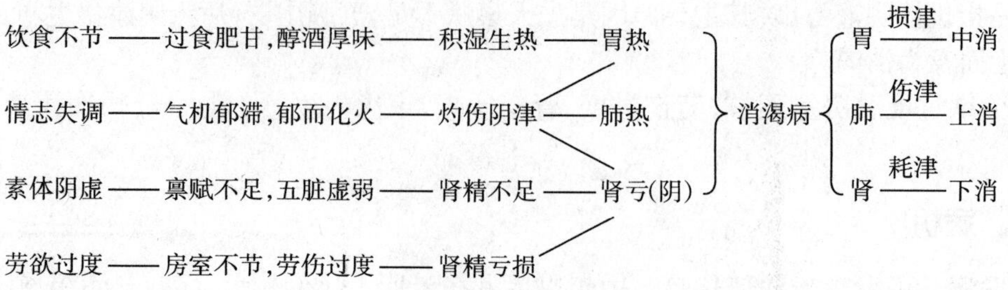

消渴病因病机示意图

【诊断】

一、诊断标准

1. 中医诊断按照2008年中华中医药学会发布的《中医内科常见病诊疗指南·中医病证部分》。

(1) 口渴多饮、多食易饥、尿频量多、形体消瘦，或尿有甜味等特征性临床症状。

(2) 有的患者初起时三多症状不著，但若中年之后发病，且嗜食醇酒、膏粱厚味，以及病久并发眩晕、肺痨、胸痹心痛、中风、雀目、疮痈等病证者，应考虑消渴。

(3) 病史发生与禀赋不足有较密切的关系，故家族史可供诊断参考。

2. 西医诊断按照1999年WHO糖尿病诊断标准：

糖尿病症状+任意时间血浆葡萄糖水平≥11.1mmol/L(200mg/dl)，或空腹血浆葡萄糖(FPG)水平≥7.0mmo1/L(126mg/dl)，或OGTT试验中，2hPG水平≥11.1mmo1/L(200mg/dl)。无糖尿病症状者需重复测定血糖明确诊断。

二、诊断说明

1. 糖尿病症状指急性或慢性糖、脂肪、蛋白质代谢紊乱表现，如多尿、烦渴、多饮、多食、消瘦、乏力等。

2. 空腹指在8~14小时内无任何热量摄入；任意时间意指1天内任何时间，与是否进餐、何时进餐以及进何种食物均无关；OGTT是指以75g无水葡萄糖为负荷量，溶入200~300ml水中，该糖水在5min内服完。于服糖前后30分钟、1小时、2小时、3小时分别取血测血糖。

3. 糖尿病诊断的血糖测定，推荐测定静脉血浆葡萄糖值。

4. 当有急性感染、创伤或其他应激情况时可出现暂时血糖升高，不能依此诊断为糖尿病，须在应激消除后复查。

5. 儿童糖尿病诊断标准与成人一致。

【鉴别诊断】

1. 口渴症　二者均可见口渴的症状。消渴是由于阴虚燥热，五脏虚弱所导致的以多饮、多食、多尿、形体消瘦为主要临床表现的一类疾病。口渴症指口渴喜饮的症状，可出现于多种疾病过程中，外感热病之实热证为多见，或失血后，或其他原因导致的阴液耗伤后，口渴症无多食、多尿、消瘦等临床表现，一般随原发病的好转，口渴能缓解或消失，且血糖、尿糖检查呈阴性。

2. 瘿病　二者均可出现多食易饥、消瘦等症状。消渴是由于阴虚燥热，五脏虚弱所导致的以多饮、多食、多尿、形体消瘦为主要临床表现的一类疾病，常伴气虚、气滞等，但颈部无肿块。瘿病多气郁化火、阴虚火旺型，其多食易饥、形体消瘦，类似消渴的中消，还有心悸、多汗、眼突、发热、颈部一侧或两侧肿大等症状和体征，甲状腺功能检查异常等，无明显的多饮、多尿症状及血糖偏高。

【辨证论治】

一、辨证要点

1. 辨病位　在肺、胃、脾、肾，日久五脏六腑、四肢五官均可受累。口干舌燥，烦渴多饮，病在肺；多食善饥，多饮多尿，神疲乏力，病在脾胃；尿频量多，尿浊如膏，腰酸耳鸣，病在肾；病久视物模糊，雀目内障，病在肝；胸闷气短，胸痛彻背，病在心；神志昏迷，肢体偏瘫，偏身麻木，病在脑；肢体水肿，腰酸乏力，尿浊如膏，病在脾肾。

2. 辨病性　为本虚标实。阴津亏耗为本虚，燥热偏盛为标实。烦渴多饮，多食善饥，大便干结，舌红苔黄，为阴虚热盛；口干欲饮，腰酸乏力，舌胖有齿印，脉沉细，为气阴两虚；口干欲饮，倦怠乏力，舌胖质黯，舌有瘀斑瘀点，为气阴两虚兼瘀血阻络；尿频量多，腰膝酸软，头晕耳鸣，舌红少苔，为肾阴亏虚；饮多溲多，手足心热，畏寒肢冷，为阴阳两虚。

二、治疗原则

消渴的基本病机是阴虚燥热，以阴虚为本，燥热为标。故治疗以养阴生津，清热润燥为基本原则。治疗应在此基础上，根据肺、胃、脾、肾病位的偏重不同，阴精亏损，阴虚燥热，气阴两虚证候的情况，配合清热生津、益气养阴及润肺、养胃、健脾、滋肾等法为治。病久阴损及阳，阴阳俱虚者，则应阴阳俱补。夹瘀者则宜活血化瘀。合并心脑疾病、水肿、眼疾、痈疽、肺痨、肢体麻木等病证者，又当视具体情况，合理选用补肺健脾、滋养肝肾、益气养血、通络祛风、清热解毒、化瘀除湿等治法。

三、分证论治

1. 津伤燥热

主症：烦渴引饮，口干舌燥，尿频量多，消谷善饥，身体渐瘦。

兼次症：大便秘结，四肢乏力，皮肤干燥。

舌脉：舌红而干，苔薄黄或苔少，脉滑数或弦细或细数。

分析：肺胃津伤，燥热内生，故见烦渴引饮，口干舌燥，消谷善饥；肺主宣发，肺失宣降则治节失职，水不化津，肾关不固，故见尿频量多；胃火炽盛，中土不健，消谷而不化，水谷精微既乏源泉又失输布，机体失于充养，故见日渐消瘦；津伤肠燥，故见大便秘结；燥热内生，津液耗伤，肢体失养，故见四肢乏力，皮肤干燥；舌红而干，舌苔少或薄黄，脉滑数均为津伤燥热之象。

治法：清热生津。

方药：白虎加人参汤合玉液汤加减。方中石膏解肌退热，生津止渴；知母、天花粉滋阴清热，生津养液；人参、生黄芪、生山药补益脾肾；葛根升脾胃清阳，输布津液止渴，鸡内金健胃消食，兼能缩尿，五味子固肾生津；粳米、甘草益胃护津，调和诸药。

加减：烦渴甚者，重用天花粉；燥热内炽，热毒为患，口舌生疮者，加黄连；大便秘结者，加大黄。

临证参考：此证型多见于消渴血糖明显升高的患者，一般血糖在13.9mmol/L以上，可出现明显的三多一少症状，但目前在城市中三多一少症状并不多见，可能与健康查体早期发现糖尿病有关，而在农村由于缺少健康查体，血糖升高明显，此证型多见。

2. 阴精亏虚

主症：尿频量多，浊如脂膏，口干欲饮，形体消瘦。

兼次症：五心烦热，骨蒸潮热，头晕耳鸣，腰膝酸软，乏力，遗精失眠盗汗，皮肤干燥，瘙痒。

舌脉：舌红，体瘦而干，苔少或薄白，脉细或细数。

分析：肾阴亏损，约束无权，故见尿频量多；肾失固摄，水谷精微下注，故见尿液混浊；阴亏液损，津不上承，故见口干欲饮；肾虚阴亏，清窍失养，肾腑失济，故见头晕耳鸣，腰膝酸软乏力；阴虚而生内热，虚火内炽，故见五心烦热，骨蒸潮热；相火妄动，故见遗精失眠盗汗；阴精亏虚，肌肤失养，故见形体消瘦，皮肤干燥瘙痒；舌红，体瘦而干，苔少或薄白，脉细或细数为阴虚之象。

治法：滋补肝肾，益精养血。

方药：六味地黄丸加减。方中熟地黄滋阴补肾，填精益髓，为君药；山茱萸滋补肝肾，固涩精气，山药健脾补虚，涩精固肾，共为臣药；泽泻利湿泄浊，防止熟地黄滋腻恋邪，丹皮清泻相火，制山茱萸之温，茯苓淡渗脾湿，共为佐药。

加减：阴虚火旺，五心烦热，骨蒸潮热，遗精失眠盗汗者，加知母、黄柏；尿多而浑浊者，加益智仁、桑螵蛸、五味子；遗精者，加芡实、金樱子；失眠者，加夜交藤、酸枣仁；盗汗者，加糯稻根、麻黄根；头晕耳鸣者，改用杞菊地黄丸。

临证参考：此证型多见于消渴前期，血糖偏高，多见于40岁以上的中老年患者，临床症状多不明显，仔细询问才有腰酸乏力，口干等症状，临床需结合舌象和脉象进行辨证。

3. 气阴两虚

主症：口渴欲饮，能食易饥，尿频量多，神疲乏力。

兼次症：面色不华，或口干而不欲饮，或头晕多梦，手足心热，或纳差腹胀，大便溏薄，或腰酸膝软，肢体麻木，或自汗盗汗。

舌脉：舌红或淡红，苔白，脉沉细。

分析：阴精亏损，肺脾肾三脏元气不足，上则津液不能承运，中则水谷精华无以纳化敷布，下则肾关失固，故见口渴欲饮，能食易饥，尿频量多；气阴两虚，虽阴不足而又津不化，故见口干而不欲饮；阴虚内热，故见头晕多梦，手足心热多；脾虚气弱，故见神疲乏力，面色无华，纳差腹胀，大便溏薄；肾虚无以益其府，故见腰酸膝软；脾虚气血不足，故见肢体麻木；气阴不足，营卫不固，津液外溢，故见自汗盗汗；舌红或淡红，苔白，脉沉细为气阴两虚之象。

治法：益气养阴。

方药：生脉散合六味地黄丸加减。方中人参大补元气，生津止渴；麦冬益津滋阴；五味子收敛耗散之气；熟地黄滋阴补肾，填精益髓，山茱萸滋补肝肾，秘涩精气，山药健脾补虚，涩精固肾；泽泻利湿泄浊，丹皮清泻相火，茯苓淡渗脾湿。

加减：阴虚火旺明显，头晕多梦，手足心热者，加知母、黄柏；神疲乏力，面色萎黄，纳差腹胀，大便溏薄者，用补中益气汤或参苓白术散加减；自汗盗汗明显者，加麻黄根、糯稻根、浮小麦、煅牡蛎。

临证参考：本型多见于血糖控制较好的消渴患者，是临床上消渴最常见的证型，本型多与瘀血阻络证候合并出现，此时大多有消渴早期合并症。临床研究显示，益气养阴，活血化瘀治则不仅可以治疗并发症，而且可以预防并发症。

4. 阴阳两虚

主症：多饮多尿，尿液混如脂膏，甚则饮一溲一，畏寒，四肢欠温，面色黧黑，耳轮干枯。

兼次症：乏力自汗，或五更泄泻，或水肿尿少，或阳痿早泄。

舌脉：舌淡，苔白而干，脉沉细无力。

分析：元阴虚惫，命门火衰，真气独沉，故见多饮多尿，尿液混如脂膏，甚则饮一溲一；阳虚内寒，失于温煦，故见畏寒，四肢欠温，面色黧黑，阳痿早泄；真阴虚衰之征，外窍不养；故见耳轮干枯；阳虚卫气失固，故见自汗；肾火不足，脾土失之温煦，故见五更泄泻；脾肾虚弱，水液不循常道而外溢，故见水肿尿少；舌淡，苔白而干，脉沉细无力为阴阳两虚之象。

治法：滋阴温阳益肾。

方药：金匮肾气丸加减。方中附子温阳补火，桂枝温通阳气，干地黄滋阴补肾生精，山茱萸、山药补肝养脾益精，泽泻、茯苓利水渗湿，丹皮活血散瘀。

加减：五更泄泻者，合四神丸；阳事不举者，加巴戟天、淫羊藿、肉苁蓉；早泄者，加金樱子、桑螵蛸、覆盆子。

临证参考：本证型多见于消渴并发症的中晚期阶段，常见于消渴肾病、消渴眼病、消渴心病、消渴脱疽、消渴痹痿等多种并发症同时并见，临床治疗应根据各并发症的轻重程度，在调补阴阳的基础上，结合辨病遣方用药。

5. 兼夹证

(1) 血瘀证

主症：面色晦黯。

兼次症：肢体麻木或刺痛，入夜尤甚，或肌肤甲错，唇紫不华。

舌脉：舌黯或有瘀斑，或舌下青筋紫黯怒张，苔薄白或少苔，脉弦或沉涩或结代。

分析：消渴津伤气耗，阴阳不足，血脉不充，血行不畅，瘀血由生，瘀血阻滞，颜面失养，故见面色晦黯；四肢经脉为瘀血所阻，故见肢体麻木，刺痛，夜间甚者；瘀血阻滞，肌肤失养，故见肌肤甲错；舌黯或有瘀斑，或舌下青筋紫黯怒张，苔薄白或少苔，脉弦或沉涩或结代为瘀血之象。

治法：活血化瘀。

方药：血府逐瘀汤加减。方中桃仁活血祛瘀，为君药；当归、红花、赤芍、牛膝、川芎助君药祛瘀之力，共为臣药；柴胡疏肝理气，升达清阳；桔梗开宣肺气，载药上行，合枳壳开胸行气，使气行则血行，生地黄凉血清热以除瘀热，共为佐药；甘草调和诸药，为使药。

加减：运用时亦可酌加丹参、蒲黄、三七等药以加强其活血祛瘀之力。瘀血证候常兼见于消渴的其他证候之中，临床上若并见津伤燥热，或阴精不足，或气阴两虚，或阴阳两虚证候者，宜视瘀血及兼夹之证孰轻孰重，结合前述各证之治法方药化裁为治。

临证参考：血瘀证病机贯穿于消渴始终，随着消渴病程的延长，血瘀证的表现也越来越重，血瘀证常常与气阴两虚和阴阳两虚证同时并见，活血化瘀治法常常贯穿于消渴治疗的始终,临床上单独运用活血化瘀法比较少,常与益气养阴、健脾化痰、调补阴阳等治法配合使用。

(2) 气滞证

主症:胸闷不舒,胁腹胀满,喜叹息。

兼次症:急躁易怒,或情志抑郁,口苦咽干。

舌脉:苔薄白,脉弦。

分析:久病痰瘀内生,阻碍气机,肝体阴而用阳,肝阴虚导致肝用失司,失于疏泄,肝郁气滞,故见胸闷不舒,胁腹胀满,喜叹息,口苦咽干;肝主情志,肝郁情志不遂,故见急躁易怒,情志抑郁;苔薄白,脉弦为肝郁气滞之象。

治法:疏肝理气。

方药:四逆散加减。方中柴胡疏肝解郁,透邪升阳,为君药;芍药敛阴泄热,补血养肝,为臣药;枳实行气散结,为佐药;甘草健脾和中,合芍药缓急止痛,调和诸药,为佐使药。

临证参考:气滞也是消渴最常见的兼夹证候之一,可见于消渴前期、消渴期和消渴并发症期,在消渴前期和消渴期以肝郁化热多见,而在消渴并发症期以肝郁脾虚为多见,临床研究证实,疏肝理气可以改善临床症状,同时可以降低血糖。

【预后与转归】

目前认为消渴尚无法根治,但是通过多种措施,可使本病得到良好的控制,控制良好的患者与正常人的寿命及生活质量接近,而控制不良的患者寿命缩短,生活质量明显降低。消渴常病及多个脏腑,病变影响广泛,最终引发各种并发症。如肺失滋养,日久可并发肺痨;肾阴亏损,肝失濡养,肝肾精血不能上承于耳目,则可并发白内障、雀目、耳聋;燥热内结,营阴被灼,脉络瘀阻,蕴毒成脓,则发为疮疖痈疽;阴虚燥热,炼液成痰,以及血脉瘀滞,痰瘀阻络,蒙蔽心窍,则发为中风偏瘫;阴损及阳,脾肾衰败,水湿潴留,泛滥肌肤,则发为水肿。临床资料表明综观消渴病的自然发病过程,常以阴虚燥热为始,病程日久,可导致阴损及阳,血行瘀滞,而形成阴阳两虚,或以阳虚为主,并伴血脉瘀阻的重证,且常出现各种严重的并发症,消渴晚期大多因并发消渴心病、消渴脑病、消渴肾病而死亡。其预后与多种因素相关:①各项相关指标控制的好坏:血压、血糖、血脂、体重及临床症状5个指标不仅是消渴控制好坏的指标而且也是并发症发生的重要危险因素,这五个指标控制良好者,预后较好,控制不佳者则易于发生变证,预后较差;②是否合并有并发症及其病变的程度:若并发症较少或不严重,则预后尚可,若并发症较多且较重,则预后,病情较重。

【预防与康复】

宣传消渴病知识,普及对本病的基本认识;合理饮食;节制情欲,保持情志平和,避免不良情绪;生活起居有规律,睡觉充足,劳役适度;适当锻炼,增强体质,提高抗病能力。

本病症状得到控制后,患者应制定个体化的饮食和运动方案,以利于康复。

1. 饮食控制　应提倡低盐低脂高膳食纤维饮食,要求在规定热量范围内做到主食粗细搭配,副食荤素搭配,不挑食,不偏食。碳水化合物所提供的热量应占总热量的55%~65%,蛋白质不应多于总热量的15%。限制饮酒。食盐限量在6g/d以内,尤其是高血压患者。

2. 运动治疗　以保持健康为目的的体力活动一般为每日至少30分钟中等强度的活动,运动项目要和患者的年龄、健康状况、社会、经济、文化背景相适应,尽量少用汽车代步和乘电梯等。对于合并并发症的患者应进行轻中度运动为宜，过度运动可能导致病情加重。另外，运动中应随时防止低血糖发生。

【结语】

消渴是一种以多饮、多食、多尿、形体消瘦、神疲乏力为主要临床表现的疾病，多由于先天禀赋不足，素体阴虚，复加过食肥甘，形体肥胖，活动减少，情志失调，外感六淫，劳欲过度所引发。其基本病机是阴虚燥热，以阴虚为本，燥热为标。病位在肺胃肾，涉及肝脾二脏，晚期则侵及五脏六腑、筋脉骨髓。病性属本虚标实、虚实夹杂为特点。本虚以气阴两虚为主，标实以燥热内结、瘀血内停和痰浊中阻为多见。辨证当分清病位及标本虚实。本着养阴生津，清热润燥的基本原则，根据肺、胃、脾、肾病位的偏重不同，阴精亏损，阴虚燥热，气阴两虚证候的情况，配合清热生津、益气养阴及润肺、养胃、健脾、滋肾等法为治。病久阴损及阳，阴阳俱虚者，则应阴阳俱补。夹瘀者则宜活血化瘀。合并心脑疾病、水肿、眼疾、痈疽、肺痨、肢体麻木等病证者，又当视具体情况，合理选用补肺健脾、滋养肝肾、益气养血、通络祛风、清热解毒、化瘀除湿等治法。并重视消渴病知识的宣传，合理饮食，节制情欲，调顺情志，适当锻炼，坚持治疗。消渴病的预后，依据病程长短，并发症的有无及轻重而不同，临证中要注意病情变化发展，及时处理兼变症状。

【相关资料链接】

一、篇首案例分析

辨证分析：本病为阴阳两亏之证，故除可见手足心热，咽干舌燥，面容憔悴，耳轮干枯等阴虚之证。而元阴虚惫，命门火衰，真气独沉，故多尿，尿液混如脂膏，甚则饮一溲一。畏寒，四肢欠温，面色黧黑俱是阳虚内寒之征。

诊断：消渴　阴阳两亏

治法：滋养肾阴，温补肾气

处方：金匮肾气汤加减

熟地 30g　山药 30g　山茱萸 15g　茯苓 25g

泽泻 15g　丹皮 15g　附子(先煎)8g　肉桂 8g

黄芪 30g　五味子 10g　石斛 20g　葛根 20g

枸杞子 20g　益智仁 15g

7 剂，水煎服，日一剂。

调护：畅情志，节饮食，注意休息。

预后：20 剂后诸症减消，后长期服用金匮肾气丸。

按：肾为先天之本，藏真阴而寓真阳，为水火之宅，五脏六腑之本。肾中真阴，为一身阴液之根本，五脏之阴，非此不能滋；肾中元阳，为五脏功能活动之动力，全身之水液亦无不赖元阳之气化蒸腾而布达。惟阴平阳秘，五脏可安和。方中六味地黄丸滋阴补肾填精；伍入附子（先煎）、肉桂温肾助阳，鼓舞肾气，乃阴中求阳，“少火生气”，而非峻补元阳；与地黄相伍，一阴一阳，阳得阴生，阴得阳化，则生化无穷。黄芪与五味子、石斛、枸杞子相配，气阴双补；葛根、天花粉生津止渴；再加入益智仁补肾固精缩尿。

摘自：赵雪莹，李冀，杨天仁．段富津活用经方辨治消渴验案 2 则［J］．辽宁中医杂志，

2010,37(6):1132.

二、临证经验举隅

赵某,男,15岁,1999年10月5日于我院初诊。患者于半月前,因与同学打闹时伤及头部,当时有一过性黑蒙,呕吐1次,3天后出现烦渴多饮,每日饮水7暖瓶,尿量约8000ml左右,以"尿崩症"住某西医院内分泌科治疗,按尿崩症给予脑垂体后叶素,双氢克尿噻等治疗,症状缓解,停药3天后又出现上述症状。在住院期间做了以下检查,脑CT未见异常;内分泌系列未见异常;血浆渗透压系列:除尿渗量:460Mos/kgH_2O(参考值:>600Mos/kgH_2O),其余各项均未见异常。确诊为:神经性多饮症。经心理引导,调节神经等治疗效果不明显,而来我院中医治疗。就诊时,患者口渴多饮,不时地饮水自救,每日饮水8~9暖瓶每日尿量10 000ml左右,心情焦虑时有干呕心慌甚为痛苦,患者发育正常无明显脱水貌,舌红少津,苔薄黄,脉细数。诊为:消渴(神经性多饮症),辨证为:肺胃阴虚,津液耗竭。拟益气养阴生津止渴方药:生石膏30g、知母15g、生地20g、麦门冬30g、太子参20g、天花粉10g、黄连10g、生山药15g、山萸肉9g、乌梅肉12g、白芍20g、生甘草5g,以上诸药水煎2次,共取汁600ml可频饮之,1天1剂。7天后复诊患者口渴多饮稍有缓解,但仍每日饮水7暖瓶,尿量8000ml左右。上方加:金樱子15g、芡实15g,续服,并嘱患者参加有趣的文体活动,转移注意力,尽量克制饮水。10天后复诊,多饮多尿仍不减轻,患者口渴但欲饮温水,四肢发凉,小便清冷,为阴损及阳,肾阳虚衰不能生命门之火,津液不得气化而致饮一溲一。改为金匮肾气丸合缩泉丸以温补命门,补肾缩泉。方药:生黄芪30g、制附子6g、肉桂6g、熟地黄15g、五味子6g、山萸肉10g、枸杞15g、麦门冬30g、金樱子15g、芡实15g、葛根30g、乌药10g、益智仁20g、炒麦芽30g、沙参15g、生甘草5g。煎服法同前,1天1剂,服3剂后,多饮多尿明显减轻。再进6剂症状大减。四诊:患者精神好,面容红润,无四肢冷凉,饮食睡眠基本正常。守上方续服6剂,症状全消后改为金匮肾气丸9g,1天3次口服,随诊1个月未复发。此病例为难治性神经性多饮症,中医属消渴范畴。初诊时按肺胃津伤,给予滋阴清热、生津止渴中药,但无显效。经仔细询问发现:四肢冷凉,小便清冷,以阴阳双补、化生肾气温补命门之法而奏效。从表面上看,口渴多饮、唇干口燥乃津液损伤,以滋阴生津止渴在情理之中,而桂附温燥药应慎用,此病例相反,前者无效而后者有效。分析可知,本患者就医1月有余,初期为阴虚津伤,后渐致阴损及阳,且本患者为青少年(15岁)肾气未充。肾阴虚,虚火上炎,肾阳虚不能蒸液上承,故口渴多饮、饮一溲一。治疗以"从阴补阳,于阴中求阳,阳得阴助,生化无穷""从阳补阴,于阳中求阴,阴得阳升,泉源不竭"。对此前人张景岳在《景岳全书·三消干渴》篇中有明确论述:"釜底加薪,氤氲彻顶,槁禾得雨,生意归巅,此无他,皆阳气之使然也"。"釜底加薪"即补肾气,切中本病例病机,故而奏效。

摘自:王志红.温阳补肾治疗神经性多饮症验案1例[J].安徽中医临床杂志,2000,12(4):327.

【思考题】

1. 简述消渴的病因病机。
2. 消渴病变的脏腑主要在肺、胃、肾,试述三者之间的关系。
3.《医学心悟·三消》在消渴治疗上提出的治法是什么?
4. 病案分析

王某，男性，70岁，十年前无明显诱因出现烦渴、多饮，饮水量每日达3500ml，伴尿量增多，体重下降，门诊查血糖13.2mmol/L，尿糖(++++)，开始不规律服用口服降糖药物，临床症状略有缓解，血糖明显下降。近年来患者未系统就诊，半年前患者开始烦渴加重，夜尿频多，咽干舌燥，畏寒，双下肢发凉伴麻木时疼，于门诊测FPG 10.6mmol/L，PBG 15.7mmol/L，开始皮下注射胰岛素治疗。刻下症见：乏力，烦渴多饮，口干舌燥，畏寒，面色憔悴，耳轮干枯，腰部酸软，四肢发凉，双下肢麻木时刺痛难忍，阳痿，纳食不香，小便频多，夜间尤甚，尿液混浊，大便调，舌黯红苔少，脉沉细无力。

虚　劳

【案例】

吴某,男,61岁,农民。1995年11月5日初诊。患者平素体虚,精神欠佳,腰背酸痛已2年有余,自以为年逾花甲,未及时进行医治,近月余精神明显衰退,行走需人扶助,畏寒肢冷,食少嗜卧,头晕、尿多,舌质淡胖有齿痕,苔白,脉沉迟。本病应诊断为何病?如何进行辨证、立法、处方及调护?

【概述】

虚劳又称虚损。虚者,即气血阴阳亏虚;损者,即五脏六腑损伤。本病是以两脏或多脏劳伤,气血阴阳中两种或多种因素虚损为主要病机,以多种慢性虚弱证候为主要临床表现的病证。本病发病缓慢,病程较长,缠绵难愈。

《黄帝内经》中将虚劳的病机概括为"精气夺则虚",并提出了总治则和用药方针:"虚则补之……以平为期"、"阴阳形气俱不足,调以甘药也"。虚劳一词首见于《金匮要略·血痹虚劳脉证并治第六》中,仲景方论并举,脉证互参,并以补虚、祛风、逐瘀三纲鼎足,为后世初拟规式。唐代《备急千金要方》中分篇提出了治疗五脏虚损的法则。宋代《三因极一病证方论·五劳证治》中说:"五劳者,皆用意施为,过伤五脏,使五神不宁而为病,故曰五劳。"将虚劳归因于神志内因。金元李杲认为虚劳是由于脾胃虚弱,元气不足,而致阴火独盛,耗损真元所致。明代《理虚元鉴·心肾不交论》中论述了虚劳初起多是心肾不交,终则阴损及阳的病理转归。明代《医学正传·劳极》中指出,肾水虚、七情、起居、饮食、劳倦皆可致肾精亏损发为虚劳。清代《张氏医通·虚损》中强调虚劳多起于郁,认为气机郁滞是虚劳重要的形成机制。清代吴澄的《不居集》对虚劳做了较系统汇编。

西医学中的一些慢性消耗性疾病,以及各种疾病所引起的内脏功能紊乱、衰竭性疾病,如晚期肿瘤,晚期结核,心、肺、肾功能衰竭以及各种严重的自身免疫性疾病出现类似虚劳的临床表现,均可参照本篇进行辨证论治。

【病因病机】

一、病因

1. 禀赋薄弱,体质不强　因父母年老体弱,精血不旺;或因妊娠失于调摄,胎中失养,生后喂养失当,营养不良,易于因虚致病,因病致虚,日久不复而成为虚劳。

2. 早衰过衰,正气虚弱　年老脏腑气血阴阳渐衰,脏腑生机减退,正气内虚,衰老是虚劳形成的体质因素,而虚劳的发生则能加快衰老的发展速度。

3. 房室不节,耗伤真元　纵欲恣情,房室不节,早婚多育,耗损真元,精气枯竭,终致形气日渐衰微,可导致虚劳。

4. 烦劳过度,五志过极　劳倦过度可致五脏虚损,烦劳过度,日久成损。五志过极,七情失调,亦可引起五脏气血亏虚成劳。

5. 饮食不节,气血匮乏　暴饮暴食,嗜欲偏食,饮酒过度,日久脾胃功能衰弱,生化乏源,内不能和调于五脏六腑,外不能洒陈于经络营卫,日久由虚而损,形成虚劳。

6. 久病大病,耗伤正气　邪气过盛,邪客日久,脏气损伤,正气难以恢复,则渐成虚劳。如热病日久,耗伤阴血;寒病日久,伤气损阳;瘀结日久,新血不生;慢性病日久不愈,耗伤精气,均可致正气难复,由虚致损,变为虚劳。

7. 失治误治,损耗精气　外感六淫,或迁延失治,或妄用补剂,致毒邪入里,闭门留寇,邪气久羁,正气耗伤,渐成虚劳。

二、病机

1. 发病　多隐匿、缓慢;也可因病致虚,久虚不复而成虚劳;或因虚致病,因病成劳;鲜有急骤起病者。

2. 病位　在肝、心、脾、肺、肾五脏。

3. 病性　以气、血、阴、阳、津、精、液的虚损难复为特点,亦可夹杂气滞、血瘀、痰凝、外感等相因为患。

4. 病势　呈进行性发展,可上病及下,亦可下病及上;既可以是某一脏的气、血、阴、阳受损渐及它脏,亦可以由气、血、阴、阳之一损,渐及气、血、阴、阳之俱损。

5. 病机转化　多见气虚,久则由气入血,致气血两亏。脾肾的虚损是病机转化的主要环节,此由于脾胃为后天之本,气血生化之源,肾为先天之本,为脏腑阴阳之根。先天的肾气不足,可导致后天脾胃薄弱;脾胃运化力弱,亦可引起肾精匮乏。肾阳虚衰,可致脾阳不健;脾虚则土不制水,又可引起肾水泛滥。心肝火旺可下劫肾阴,水不制火,则心肾不交;肾阴耗伤则水不涵木。肺虚及脾,痰饮水湿内生,阴寒之邪不去,伤及肾阳,阳损及阴,肝肾阴虚,虚风内动,痰浊上扰,蒙蔽心窍,病情危笃。

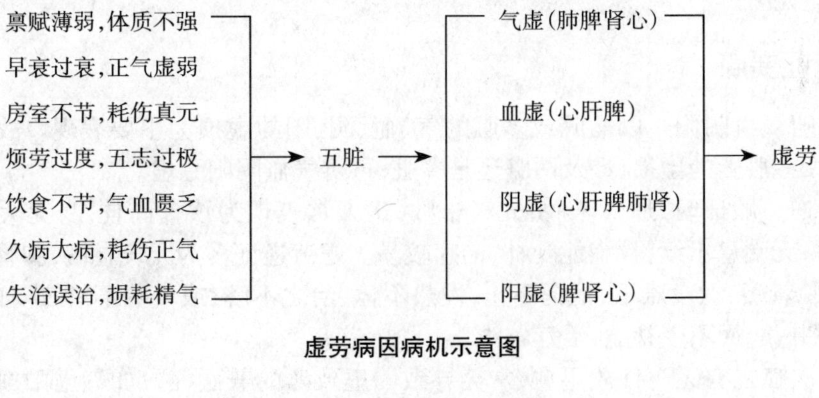

虚劳病因病机示意图

【诊断】

一、诊断标准

参照《今日中医内科(第2版)》(2010年人民卫生出版社出版)有关本病的诊断依据。

1. 本病的证候特征是以脏腑劳伤,气血阴阳虚损,并呈慢性过程为特征。临床多见形神衰惫,心悸气短,面容憔悴,自汗盗汗,五心烦热,或畏寒肢冷,身体羸瘦,甚则大肉尽脱,不思饮食,脉虚无力等阴阳气血亏虚、脏腑功能衰退的症状。

2. 有长期慢性病史,或存在引起虚劳的其他致病因素,多见于大病、久病之后。

3. 排除内科其他疾病中的虚证。

二、诊断说明

虚劳涉及的病种较多,有必要结合病人的具体情况,针对主症及原发病选择相应的检查,以便重点掌握病情。一般选用血常规、血生化、心电图、X线、免疫功能检查等。

【鉴别诊断】

1. 其他疾病的虚证　首先应该明确的是虚劳为病名诊断,虚证为证候诊断。其次,从临床表现来看虚劳无固定的主症,而虚证有固定的主症。第三,从病机的比较可以看出,虚劳是以五脏、气血阴阳多部分多层次的损害为主,而内科其他病证中的虚证是以五脏气血阴阳某一部分的损害为主。第四,虚劳的病势有呈进行性发展的趋势,发展的速度可快可慢;而内科其他病证中的虚证,其病势多呈自限性。第五,虚劳的治疗较为困难,一般难取速效,甚或难以取效,通常预后较差,而其他内科病证中的虚证,在治疗上易于取效,通常预后良好。内科其他病证中的虚证在失治、误治、调护不当的条件下则易转化为虚劳;而虚劳在调治恰当的条件下也可出现良好的向愈趋势。

2. 肺痨　肺痨是一种慢性传染性疾病,系正气不足而被痨虫侵袭所致,病位在肺,病机主为阴虚,以阴虚火旺为其病理特点,以咳嗽咳痰,咯血,潮热,盗汗,消瘦为主要临床表现,具有传染性,治疗以杀虫为主。肺痨晚期发展到大骨枯槁、大肉陷下的虚损重症时,又可归属于虚劳的范围。

【辨证论治】

一、辨证要点

1. 辨脏腑气血阴阳　以两脏或多脏的气、血、阴、阳的虚损为主要表现。故辨证时,首先应明确是哪些脏腑的虚损,涉及两脏还是多脏;再辨气血阴阳亏虚。

2. 辨顺逆　顺证时,形气未脱,元气未败,病人常表现为饮食尚佳,身无大热,或虽发热,治之能解,无喘息不续,且虚能受补,治疗较易。虚劳逆证多为元气耗竭,脾肾衰败,病人多表现为肉脱骨痿、饮食难下,泄泻不止,发热不休,治之不解;或气喘不续,声哑息微,精神委顿,或诸虚并集,而不受补益,治疗较难。

3. 辨兼次症之有无　日久不愈,常会导致因虚致实的兼次症。如气虚阳损时,阳气鼓动无力,血行不畅,又常出现瘀血之证,脾肾阳虚时,脾失健运,肾失开阖,水湿停聚,泛滥肌肤而出现肢体浮肿。另外，虚劳之人，正气不足，卫外不固，易感外邪，以致表里同病。

二、治疗原则

虚劳的基本治疗原则为补益五脏气血阴阳。而临床辨治还应注意：一是首辨内伤、外感。外感日久不愈可成劳，虚劳亦可兼夹外感，虚劳兼外感时不可独补其虚，应使用解托法或补托法；二是诸虚百损，首重脾肾。肾为先天之本，脾为气血生化之源，脾健肾强，诸虚疗之有望；三是在调补脾肾时，应以平调阴阳为主。所谓平调，即用药不可峻烈，剂量宜因病因人因时而宜，不可墨守亦不可过激；调的目的是以平为期，不可因温伤阴，因凉伤阳。待外感祛除，先后天生机旺盛，阴阳平复，再徐进补剂。

三、分证论治

1. 气阴耗伤

主症：面色㿠白，气短难续，体倦乏力，两颧潮红，五心烦热。

兼次症：语声低怯，形体虚羸，自汗或盗汗，或见咳嗽咯血，血色淡红。

舌脉：舌嫩红，有齿痕，苔少，脉细弱或细数。

分析：热病、久病之后，耗气伤阴，头面失养，故见面色㿠白；气虚，故见气短难续，体倦乏力，语声低怯；阴精不足，形体失养，故见身体虚羸；阴虚有热，故见两颧潮红，五心烦热；气虚腠理疏松，卫外不固，故见自汗；虚热迫津外泄，故见盗汗；虚火灼伤肺络，故见咳嗽咯血；舌嫩红，有齿痕，苔少，脉细弱或细数是气阴耗伤之象。

治法：益气养阴，补虚扶正。

方药：黄芪鳖甲散加减。方中黄芪、人参、茯苓、甘草补中益气，以益气血生化之源；天冬、生地滋阴增液；地骨皮、秦艽、鳖甲、桑白皮、知母清热除烦；半夏、茯苓健脾化痰；紫菀止咳化痰；因久病必瘀，故用赤芍活血化瘀，疏通经脉；桔梗、柴胡疏理气机，达到气血调和；肉桂反佐知母、桑白皮等药苦泄伤脾之偏性。

加减：盗汗自汗较重者，加五味子、煅牡蛎、浮小麦；心悸怔忡者，加酸枣仁、龙眼肉、柏子仁；咯血者，加白及、仙鹤草、鲜茅根。

临证参考：黄芪为补气要药，其用量宜大。肺气虚日久，子盗母气，常可致肺脾气虚，可用参术汤培土生金；若肺阴亏虚，证见咳嗽，咯痰黏稠或痰中带血，咽喉干痛，可用百合固金汤。

2. 肺肾气虚

主症：呼吸浅短难续，呼多吸少，动则尤甚，腰膝酸软，小便不利或小便自遗。

兼次症：面白神疲，声低气怯，畏风自汗，易于感冒。或呼吸困难，甚则张口抬肩，倚息不能平卧，冷汗淋漓，肢冷唇青。

舌脉：舌淡胖，苔白，脉沉弱或浮大无根。

分析：肺主气，司呼吸，肾主纳气，久病咳喘，肺气损耗，肾失摄纳，故见呼吸浅短难续，呼多吸少，动则尤甚；腰为肾所主，肾气不足，故见腰膝酸软；肾气虚开阖不利，故见小便不利或小便自遗；气虚失养，故见面白神疲；肺气亏虚，卫外失司，故见畏风自汗，易感冒；宗气不足，故见声低气怯；肾阳气衰微欲脱，故见呼吸困难，喘息加剧，张口抬肩，倚息不能平卧，甚至冷汗淋漓，肢冷唇青；舌淡胖，苔白，脉沉弱亦为肺肾气虚之象，虚阳外浮，故见脉浮大无根。

治法：补肺益肾，培元纳气。

方药：补肺汤合人参蛤蚧散加减。方中人参、黄芪益气固表而止喘，蛤蚧补益肺肾而止咳，人参补益肺脾而止喘；熟地黄、五味子益肾敛肺；茯苓健脾渗湿，甘草健脾中，益气扶正；杏仁、桑白皮、紫菀肃肺降气，止咳定喘，知母、贝母清热润肺，化痰止咳；甘草调和药性。

加减：热象不显者，去桑白皮、贝母；痰浊壅肺，喘咳痰多，气急胸闷者，用苏子降气汤；肾阳虚衰欲脱，喘息加剧，张口抬肩，倚息不能平卧，肢冷唇青者，急煎参附汤频服。

临证参考：症见咳喘短气，动则加剧，腰酸腿软，可用金水六君煎加人参。

3. 心脾气血两虚

主症：心悸怔忡，彻夜难寐，食少腹胀，大便溏薄。

兼次症：肌肤紫斑，齿衄、鼻衄，头晕健忘，倦怠乏力，面色萎黄，女子经少色淡或淋漓不断。

舌脉：舌淡嫩，脉细弱。

分析：心血不足，心失所养，神不归舍，故见心悸怔忡，甚则彻夜难寐；脾气虚弱，运化失调，清浊不分，故见食少腹胀，大便溏薄；脾气不足，失其统摄，故见肌肤紫斑、齿衄、鼻衄；气血不足，髓海空虚故见倦怠乏力，面色萎黄，头晕健忘，女子经少色淡或淋漓不断；舌淡嫩，脉细弱均为气血不足之象。

治法：健脾养心，益气补血。

方药：归脾汤加减。方中人参补气生血，养心益脾；龙眼肉补益心脾，养血安神，共为君药；黄芪、白术助人参益气补脾，当归助龙眼肉养血补心，共为臣药；茯神、远志、酸枣仁宁心安神，木香理气醒脾，共为佐药；炙甘草补气健脾，调和诸药，为佐使药；姜、枣调和脾胃，以资生化。

加减：大便溏薄者，加山药、薏苡仁；肌肤紫斑、齿衄、鼻衄者，加仙鹤草、三七；月经漏下不止者，加柴胡、升麻、棕榈炭、蒲黄炭。

临证参考：脾为后天之本，气血生化之源，又气血互生，故心血虚可伴有不同程度的气虚。因此，中医认为补血应适当配伍益气药，如重用黄芪、党参等以达到益气生血的目的。

4. 肝肾阴虚

主症：爪甲失荣，筋惕肉瞤，胁痛隐隐，眼花目涩，腰膝酸软。

兼次症：头晕目眩，颧红烦热，咽干口燥，耳鸣健忘，盗汗失眠，男子遗精，女子经少，下肢酸软无力，甚至步履全废，腿胫大肉尽脱。

舌脉：舌红，少苔或无苔，脉沉细而数。

分析：肝主筋，其荣在爪，肝经布于胸胁，则肝阴不足，肝脉失养，故见爪甲失荣，筋惕肉瞤，胁痛隐隐；肝开窍于目，肝血虚少不能上荣于目，故见眼花目涩；肾阴不足，腰失所养，故见腰膝酸软，髓海空虚，清窍失养，故见头晕目眩，耳鸣健忘；阴虚生内热，火炎于上，故见颧红潮热；虚热内迫津液外出，故见盗汗，口干咽燥；虚热内扰心神，故见失眠；相火妄动，内扰精室，故见男子遗精；女子冲任空虚，故见女子经量减少；肝主筋，肾主骨，肝肾不足，筋骨失养，故见下肢酸软无力，甚至步履全废，腿胫大肉尽脱；舌红，少苔或无苔，脉沉细而数为阴虚内热之象。

治法：滋补肝肾，养阴清热。

方药：六味地黄丸合补肝汤加减。方中熟地黄滋阴补肾，填精益髓，山茱萸滋补肝肾，秘涩精气，山药健脾补虚，涩精固肾；泽泻利湿泄浊，丹皮清泻相火，茯苓淡渗脾湿；当归、白芍、川芎养血柔肝；木瓜、甘草酸甘化阴，酸枣仁滋养肝阴。

加减：头晕耳鸣，面赤颧红者，加龟甲、鳖甲；午后潮热、五心烦热者，加银柴胡、地骨皮；口干咽燥，舌红少苔者，加玄参、麦冬、石斛；鼻齿出血者，加仙鹤草、鲜茅根。

临证参考：肾为五脏之本，寓藏真阴，故肾阴亏损，还可影响到其他的脏器，如肝失肾阴滋养，可出现肝阳上亢，肝风内动之证；心失肾阴的滋养，可出现心火上亢以及心肾不交等证；肺失肾阴滋养则形成肺肾阴虚之证。故滋养肾阴对恢复五脏之阴起着关键的作用。

5. 脾肾阳虚

主症：畏寒肢厥，腰膝酸冷或脘腹冷痛，五更泄泻，下利清谷。

兼次症：面浮肢肿，面色㿠白，形神衰惫，饮食少进，小便不利。

舌脉：舌淡胖有齿痕，苔白滑，或舌紫黯，脉细弱无力。

分析：脾肾阳气虚衰，不能温煦肢体，故见畏寒肢厥，腰膝酸冷；寅卯之交，阴气极盛，阳气未复，肠中腐秽欲去，故见五更泄；脾肾阳虚，制水不利，水湿泛溢肌肤，故见面浮肢肿；脾之阳气虚衰，化源不足，气血虚少，故见面色㿠白，形神衰惫；脾阳虚衰，运化失健，故见下利清谷，饮食少进；肾之阳气虚衰，膀胱气化失司，故见小便不利；舌淡胖有齿痕，苔白滑，舌紫黯，脉细弱无力均为脾肾阳气虚衰，无力鼓动血脉之象。

治法：温补脾肾，化饮利水。

方药：附子理中汤合金匮肾气丸加减。方中附子温阳补火，桂枝温通阳气，干姜温中祛寒，振奋脾阳；人参补气健脾；白术健脾燥湿；干地黄滋阴补肾生精，山茱萸、山药补肝养脾益精，泽泻、茯苓利水渗湿，丹皮活血散瘀；甘草益气补中，缓急止痛，兼调和诸药。

加减：兼下肢浮肿，小便短少者，可服济生肾气丸；血瘀者，加益母草、红花；五更泄泻者，合用四神丸。

临证参考：肾阳为人身之元阳，故肾阳虚可导致其他脏器的阳气不足，而其他脏器阳气不足，日久必损及肾阳，阳损日久，亦可有阳损及阴的证候，治疗宜加入女贞子、天门冬、龟甲滋阴之品。

6. 心肾阳虚

主症：心悸怔忡，小便不利，面浮肢肿，畏寒肢冷。

兼次症：唇甲青紫，神倦无力，小便不利。

舌脉：舌黯淡或青紫，苔白滑，脉沉微细或结代。

分析：肾阳为阳气之根，心阳气衰微，心神失养，故见心悸怔忡；肾之阳气不足，三焦气化失常，故见小便不利；心肾阳虚，水湿泛滥，停于肌肤皮下，故见面浮肢肿；阳气虚衰，故见神倦无力；阳气不足，肢体失于温煦，故见畏寒肢冷，寒凝血滞则唇甲青紫；舌黯淡或青紫，苔白滑，脉沉微细或结代，均为阳气虚衰，阴寒内生，气虚血滞之象。

治法：温补心肾，益气温阳。

方药：拯阳理劳汤合右归饮加减。方中人参、黄芪补益心气；白术、陈皮、当归健脾养血；附子、肉桂、生姜温通心肾；熟地黄、山茱萸、枸杞子、山药、杜仲滋阴益肾、养肝补脾，填精补髓，五味子酸甘化阴，阴中求阳。

加减：面目浮肿，小便不利者，合实脾饮；畏寒肢冷者，加巴戟天、淫羊藿、鹿茸；气滞血瘀明显者，加川芎、郁金、丹参、桂枝。

临证参考：阳虚气化失司，水湿停聚而见水肿者，可合五苓散加减。

7. 肾阴阳两虚

主症：腰膝酸软或冷痛，耳鸣发枯，颧红盗汗或形寒肢冷。

兼次症：头晕目眩，午后潮热，小便频数，浑浊如膏，或饮一溲一，男子梦精或滑精、阳痿，女子精少闭经。

舌脉：舌光红少津，或舌淡体胖，边有齿痕，脉微细而数，或虚大。

分析：腰为肾之府，肾为真阴真阳所居之所，久病耗阴伤阳，阴阳俱虚，肾失所养，骨髓不充，故见腰膝酸软或冷痛，头晕目眩；肾开窍于耳，肾虚失养，故见耳鸣；发为血之余，肾虚发失所养，故见发枯；偏于阴虚，生内热，故见两颧潮红，午后潮热；虚热迫津外出，故见盗汗；偏于阳虚，则难以温煦四肢百骸，皮毛筋骨，故见形寒肢冷；肾虚精失固藏，肾气独沉，故小便频数，浑浊如膏；下元虚惫，约束无力，故见饮一溲一；男子阳气衰微，精关不固，故见滑精，阳痿；阴虚则虚火易动，内扰精室，故见遗精；女子阴精不足，胞宫失养，故见经少，经闭；偏阴虚者，舌光红少津，脉微细而数；偏阳虚者，舌淡胖，边有齿痕，脉虚大，均为肾之阴阳虚损之象。

治法：滋阴补阳，培元固本。

方药：偏阳虚者，右归丸加减。方中附子、肉桂温壮元阳，补命门之火，鹿角胶补肾温阳，益精养血，共为君药；熟地黄、山茱萸、枸杞子、山药滋阴益肾，养肝补脾，填精补髓，共为臣药；菟丝子、杜仲补肝肾，强腰膝，当归养血和血，共为佐药。

偏阴虚者，左归丸加减。方中熟地黄滋阴补肾，填精益髓，为君药；龟板胶、鹿角胶峻补精髓，龟板胶善补肝肾之阴，又能潜阳，鹿角胶益精补血，温补肾阳，共为臣药；山茱萸养肝滋肾，涩精敛汗，山药补脾益阴，滋肾固精，枸杞子补肾益精，养肝明目，菟丝子平补阴阳，固肾涩精，川牛膝益肾补肝，强腰壮骨，共为佐药。

加减：潮热盗汗较重者，加知母、黄柏、地骨皮；遗精或尿浊者，用金锁固精丸；面肢浮肿者，加茯苓、泽泻、车前子或合五苓散；阴阳俱虚者，用固真饮子。

临证参考：肾为五脏之本，寓藏元阴元阳，肾阴亏损，可影响到其他脏器，故补益肾阴肾阳对恢复五脏之阴阳起着关键的作用。

8. 肾精亏虚

主症：形体羸瘦，精神呆钝，发落齿摇，壮年男子精少不育，育龄女子经闭不孕。

兼次症：头晕目眩，健忘恍惚，耳鸣耳聋，足痿无力，面色㿠白。

舌脉：舌萎，脉细弱。

分析：肾精不足，无以濡润形体，充养脑髓，故见形体羸瘦，精神呆钝；肾主骨，其华在发，肾精不足，故见须发脱落，骨失充养，故见齿摇；肾藏精，主生殖，肾精亏少，故见壮年男子精少不育，育龄妇女经闭不孕；脑为髓海，肾精亏虚则脑髓失充，故见头晕目眩，健忘恍惚，耳鸣耳聋；肾主骨生髓，肾精不足，故见足痿无力；面色㿠白，舌萎，脉细弱均为阴精亏损之象。

治法：补肾填精，滋阴充髓。

方药：河车大造丸加减。方中紫河车大补精髓，以壮真元；党参、茯苓、熟地黄、龟甲、杜仲、牛膝益肾滋阴，充填精髓；天冬、麦冬滋肺阴以生肾水。

加减：精气亏虚，形体羸瘦，耳鸣目昏，足痿无力者，加鹿茸、蛤蚧、海狗肾。滋腻太过，有碍脾胃，出现痞满食少者，加砂仁、陈皮、厚朴。

临证参考：以耳聋、耳鸣、听力减退为主者，可加磁石、石菖蒲；以白发、脱发为主者，可酌加赞化血余丹或胡麻丹；以腰膝酸软无力为主者，可酌加健步壮骨丸。

【预后与转归】

虚劳的转变，与人体的禀赋，体质的偏盛偏衰，致病因素的特性，以及性别、年龄、地区、职业等不同因素有关。阴与阳之间，正常时相依相存，互为化生，保持相对的动态平衡，如任何一方有所虚损，都可以导致阴损及阳，或阳损及阴，而形成阴阳俱虚。例如体质偏于阴津不足者，一旦感受温热燥邪，易化热化火，消损阴津，而形成阴虚证；体质偏于阳气不足者，易于感受风寒湿邪，易于化寒伤阳，而形成阳虚证。又如婴幼儿，脏腑娇嫩，气血未充，阴精未固，阳气未盛，素有“稚体”之称，一旦感受病邪侵袭，则多来势急骤，正气极易受到伤损，治之失误，则易致成虚损病证。人至老年，自衰之体，脏腑内虚，生机不荣，卫外失固，如因感邪，或虚甚失治，则常导致虚劳重证，且难于康复。

【预防与康复】

防止引起虚劳的原因作用于人体，是预防虚劳的根本措施。避免烦劳过度，防止因劳致虚，虚劳过程中，感受外邪，耗伤正气，通常是病情恶化重要原因；调节饮食，注意多进食富于营养，易于消化食物，防止脾胃损伤，吸烟嗜酒有损正气，应该戒除；注意寒温变化，防止感受外邪；舒畅情志，少烦忧，减少情志刺激耗伤气阴。及时、正确地治疗及调理疾病，避免病久致虚等，对于虚劳的发生具有重要的作用。

【结语】

虚劳是以两脏或多脏劳伤，气、血、阴、阳中的两种或多种因素虚损为特征的多种慢性病证的总称。其形成多于先天禀赋不足，后天失于调养有关。在后天因素中早衰过衰，正气虚弱；房室不节，耗伤真元；烦劳过度，五志过极；饮食不节，气血匮乏；失治误治，损耗精气；久病大病，耗伤正气为主要原因。由于迁延不愈，渐至元气亏耗，气血亏虚，阴阳互损，脏腑功能衰退。辨证时应明确病位、病性及有无兼次证。本着虚则补之的基本治疗原则，结合具体情况采用益气、养血、滋阴、补阳等法，或合而用之，或兼而顾之，合理调护对病情转归预后有很大影响。

【相关资料链接】

一、篇首案例分析

辨证分析：本患者年逾花甲，腰背酸痛，精神不振，头晕进行性加重，提示肾精亏损；畏寒肢冷，喜温，是肾阳虚衰之征，尿多，乃肾阳虚失固摄；行走需人扶助，食少嗜卧，乃气虚之征。气血生化乏源，髓海失养亦可致头晕症状。本病病在脾肾两脏，又涉阴阳气血多种虚损，故可诊断虚劳。舌质淡胖有齿痕，苔白，脉沉迟，是典型的脾肾阳虚征象，综观舌脉症，病位在脾肾，病性为虚。

诊断：虚劳　脾肾阳虚

治法：温补脾肾，化饮利水

处方：附子理中汤合金匮肾气丸加减

附子 9g　　肉桂 9g　　人参 9g　　杜仲 12g

山茱萸 15g　　菟丝子 12g　　熟地 20g　　枸杞 12g

当归 10g　　砂仁（后下）9g

7 剂，水煎服，每日 1 剂，分早晚服。

预后：服药五剂后，精神好转，畏寒肢冷，纳食均有好转，患者仍遵上方加减调治月余，虚劳证候减去十之七八，又间断治疗两月，精神倍增，至今两年余，未患大疾。

按：本患者年逾花甲，肾精已亏损，又失于调摄，证候表现以肾脏虚衰为主，因肾为先天之本，寓元阴元阳，是生命的本元。所以在治疗上以补益先天之本，调理阴阳之变，使之平衡为目的。使用本方温阳益气，填精益血，使精血充足，阳气旺盛，阴生阳长，精神得以振奋，虚劳之躯恢复健康。重新走上田间劳动。

摘自：江彩平．虚劳验案两则［J］．光明中医，1999，14(81)：135.

二、临证经验举隅

刘某，女，33岁，2009年8月28日初诊。全身乏力，日渐加重1年余。患者初始即全身乏力，经饮食调整、运动锻炼后症状无缓解，且日益加重。相继出现畏寒肢冷，动则气短，气促，腰膝酸软，纳呆，腹泻，甚者完谷不化。近3个月来，月经周期缩短1周，周期21~23天，月经量少，色淡，末次月经为2009年8月21日。刻下：精神不振，倦怠乏力，手足不温，口唇色淡，舌淡、苔薄白，脉沉细。诊断为虚劳，辨证属气血两亏，脾肾阳虚。治宜益气温阳补血。药用：川芎、熟地各15g，当归、白芍、茯苓、肉豆蔻、淫羊藿、菟丝子、玫瑰花各20g，党参、白术、生黄芪各30g，附子、甘草、五倍子、紫河车、鹿角胶各10g，肉桂5g。以该方为基础方，随证加减，连服4个月，诸症缓解。

摘自：刘双．梁苹茂治疗虚劳验案1则［J］．山西中医，2010，26(4)：6.

【思考题】

1. 简述虚劳的病因病机。
2. 虚劳如何辨脏腑及顺逆？
3. 简述虚劳如何辨证论治。
4. 病案分析

丁某，男性，62岁，2000年12月15日初诊。患者1年前行阑尾炎手术，术后恢复欠佳，纳食差，时有呼吸困难，呼多吸少，活动后加重，伴腰膝酸软，小便不利。舌质淡胖，苔白，脉沉弱。

内伤发热

【案例】

患者，男，42岁，干部。2005年10月20日就诊。患者于1个月前出现咽痛咳嗽、咳痰，在当地诊所诊断为“上呼吸道感染”，经静滴先锋霉素V号，5g/d，1周后咽痛、咳嗽、咳痰消失，但仍有咽部发紧不适，继续静滴先锋霉素V号，剂量不变，1周后，不见好转，后改为给予阿奇霉素片0.25g，日1次口服。至来诊前病人仍在口服阿奇霉素。病人表现为每日下午低热，测体温37.2~37.5℃，自汗，体倦乏力，咽部发紧不适，夜间手足心热，舌质光红无苔，脉细。本病应诊断为何病？如何进行辨证、立法、处方及调护？

【概述】

内伤发热是指以内伤为病因，以气血阴阳亏虚，脏腑功能失调引起的以发热为主要临床表现的病证。临床上多表现为低热，一般起病较缓，病程较长。此外，有的患者仅自觉发热，而体温并不升高，亦属于内伤发热的范围。

《内经》中有关于内伤发热的大量记载，如《素问·调经论篇》中明确提出“阴虚则内热”，《素问·刺热论篇》的五脏热病，为后世辨别各个脏腑阴阳气血失调而引起的发热奠定了基础。《金匮要略》中有阴阳失调所致手足烦热，有瘀血引起阴伏低热、暮即发潮热等记载，又创有小建中汤，开甘温除热治疗之先河。宋代《太平圣惠方》中载有生地黄散、地骨皮散、柴胡散等方剂，为后世治疗阴虚发热提供了借鉴。宋代钱乙《小儿药证直诀》提出了五脏热病的用方，对内伤发热病的治疗做出了贡献。金元李杲在《脾胃论·饮食劳倦所伤始为热中论》指出，脾胃气衰，元气不足，会导致内伤发热，其拟定的补中益气汤作为治疗的主要方剂，使甘温除热的治疗具体化。《内外伤辨惑论》中提出了血虚发热，并对内伤发热与外感发热的鉴别做了详细的论述。明代《症因脉治·内伤发热》最先明确提出“内伤发热”这一病证名称。清代《医林改错》、《血证论》对瘀血发热的辨证及治疗做出了重要贡献。

内伤发热是临床上常见的病证，可见于多种疾病中。西医学的原因不明发热、功能性低热、肿瘤、血液病、结缔组织疾病、内分泌疾病、部分慢性感染性疾病所引起的发热，可参照本篇进行辨证论治。

【病因病机】

一、病因

1. 劳思过度 劳累思虑太过,损伤脾肾,气、血、阴、阳亏虚而致发热。

2. 情志不畅 忧思郁怒,而致肝失条达,气机郁滞,郁而化火,肝火内盛,而致发热。

3. 饮食不节 饮食失调,损伤脾胃,导致脾胃虚弱,中气不足,阴火内生,而致发热。

4. 阴精亏耗 素体阴虚,或房劳过度,或热病日久,或误用、过用温燥药物等,导致阴精亏耗,水不制火,阳气相对偏盛,而引起发热。

5. 阳气虚衰 素体阳气不足,或房劳过度,或寒证日久,或误用、过用寒凉药物,以致肾阳亏虚,火不归元,虚阳浮越于外而致发热。

6. 痰湿停滞 饮食失调、忧思郁怒等使脾胃受损,失其运化之职,以致痰湿内生,痰湿停留,久则郁而化热,引起内伤发热。

7. 瘀血阻滞 气机阻滞、气虚不运、寒凝经脉、热邪炽盛、外伤、出血等原因导致瘀血阻滞经络,气血运行不畅,郁而为热。

8. 久病失血 久病心肝血虚,或脾虚不能生血或因长期慢性病的各种出血,以致阴血亏耗,阳气相对偏盛而致发热。

二、病机

1. 发病 劳思过度、情志不畅、饮食不节、房劳过度、阴精亏耗、阳气虚衰、痰湿停滞、瘀血内阻、久病失血,均可导致脏腑气血阴阳失调而引发本病证。

2. 病位 在脾、胃、肝、肾,其中以脾、肾为主。

3. 病性 以虚为主,亦可见有实证,常虚实夹杂,其虚为脏腑阴阳气血亏虚,其实为气滞、血瘀、湿阻。

4. 病势 总的趋势是始则病气,继则病痰湿血瘀。既可由脾及肾,又可由肝犯脾、由脾及肝,亦可由肝及肾。

5. 病机转化 内伤发热分虚、实两大类。由肝经郁热、瘀血阻滞及痰湿停聚所致者属实;由气虚、血虚、阴虚、阳虚所致者均属虚。久病往往由实转虚、由轻转重。瘀血病久,损及气、血、阴、阳,分别兼见气虚、血虚、阴虚、阳虚,而成为虚实兼夹之证。气郁发热日久,正气亦亏虚,而成为气郁气虚之发热;若热伤阴津,则转化为气郁阴虚之发热;气郁亦可致血瘀而产生气滞血瘀之发热。气虚发热日久,可致血瘀,而产生气虚血瘀之发热;气虚发热日久亦可病损及阳,阳气虚衰,则发展为阳虚发热。

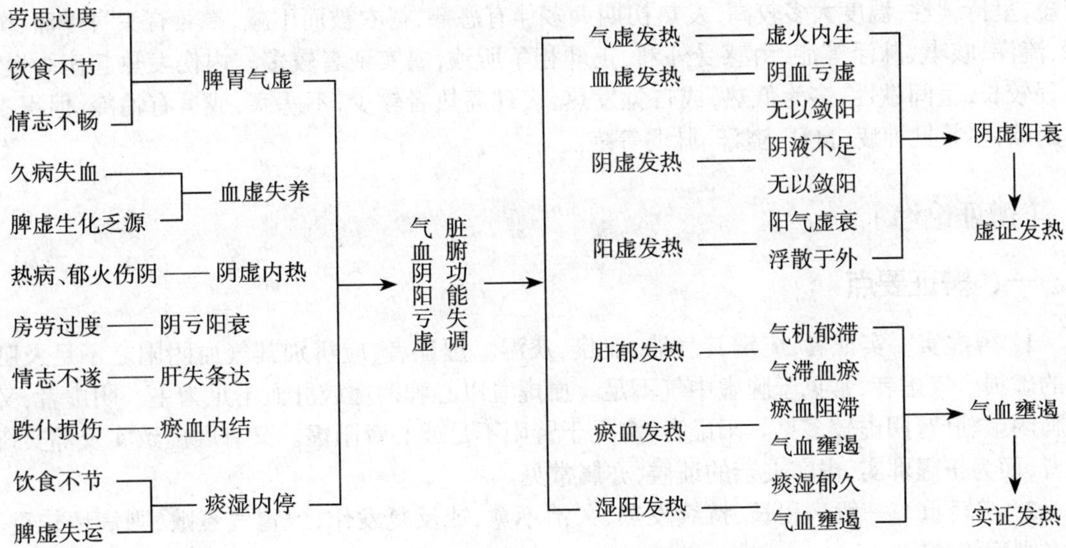

内伤发热病因病机示意图

【诊断】

一、诊断标准

按照2008年中华中医药学会发布的《中医内科常见病诊疗指南·中医病证部分》。

1. 持续发热，或时发时止，反复出现，或发有定时，或发无定时。多表现为低热，也可出现高热，或仅自觉发热，体温并不升高，如手足发热、五心烦热、骨蒸潮热、面部烘热、肌肤均热，或躯干、肢体某些部位发热，局部扪之有热感。上午或午后、夜晚热重，后半夜发热自退。大多发热而不恶寒，或虽发热而感觉冷，但得衣被则减。或有汗而热不退，或汗出热暂退继而复起。发热时面红，或午后颧红，或虽发热但面色少华。每因劳累、情绪、天气或季节变化而发作或加重。

2. 发热同时可伴有头晕，精神疲倦，自汗盗汗，食欲不振，胸胁胀满，某些部位固定性疼痛。

3. 起病缓慢，病程较长，反复发作。可有情志、饮食失调、劳倦、久病、失血等内伤病史。

4. 排除外感发热及具有发热症状的独立病证。

二、诊断说明

1. 病史及症状是本病诊断的重要依据。内伤发热以低热为多，或自觉发热而体温并不升高，起病缓慢，病程较长，多反复发作。

2. 临床应做血、尿、便常规检查。胸部影像学检查为慢性发热必要的检查。考虑结缔组织疾病、甲状腺疾病、肿瘤、血液病时，应做相应的自身抗体谱、甲状腺功能、肿瘤标志物、骨髓象等检查。

【鉴别诊断】

外感发热　内伤发热应与外感发热相鉴别。二者均有发热。外感发热起病较急，病程较短，呈持续性，温度大多较高，发热初期大多伴有恶寒，得衣被而不减，常兼有头身疼痛、鼻塞、流涕、咳嗽、脉浮等症，由感受外邪，正邪相争所致，属实证者较多。内伤发热起病缓慢，病程较长，呈间歇性，多为低热，或自觉发热，表现高热者较少，不恶寒，或虽有怕冷，但得衣被则减，多兼见神疲、自汗、盗汗、脉弱等症。

【辨证论治】

一、辨证要点

1. 辨虚实　实证者，应辨其气滞、血瘀、痰湿。虚证者，应辨别其气血阴阳之不足及脏腑的虚损。气虚者，常见于脾虚中气不足。血虚者以心脾两虚或肝血不足为主。阴虚者，又以肺阴虚、肝肾阴虚较多见。阳虚者，多见于肾阳不足或心肾阳虚。又有因虚致实及邪实伤正者，而为正虚邪实、虚实夹杂的证候，亦属常见。

2. 辨轻重　一般病程长、持续发热、久治不愈，或反复发作，致胃气衰败，则病情较重。反之则病情较轻。

二、治疗原则

补虚泻实，调理阴阳是治疗内伤发热的基本原则。内伤发热，有虚实之分。临床所见本病虚多于实。据虚者补之的原则，宜用益气、养血、滋阴、温阳等法；据实者泻之的原则，宜治以活血、解郁、祛湿等法，适当配伍清热之品，对虚实夹杂者则宜兼而顾之。

三、分证论治

1. 气虚发热

主症：发热，热势或低或高，常在劳累后发作或加重。

兼次症：头晕，倦怠乏力，气短懒言，自汗，易于感冒，食少便溏。

舌脉：舌淡，苔薄白，脉弱。

分析：因发热由气虚所致，劳则耗气，故见发热常在劳累后发作或加剧；脾胃气虚，气血生化乏源，脏腑经脉失于濡养，故见头晕，气短懒言，倦怠乏力；中气不足，脾失健运，故见食少便溏；气虚卫表不固故自汗，易于感冒；舌淡，苔薄白，脉虚弱均为气虚之象。

治法：益气健脾，甘温除热。

方药：补中益气汤加减。方中黄芪既可补中益气，升阳举陷，又可补肺实卫，固表止汗，为君药；人参、白术、甘草温中补虚，助黄芪补气健脾，共为臣药；当归养血和营，陈皮调理气机，共为使药；柴胡、升麻引药上行，为佐使药；甘草调和诸药，兼为使药。

加减：自汗较多者，加浮小麦、牡蛎、糯稻根；头痛甚者，加川芎、蔓荆子、藁本、羌活、细辛；汗出恶风者，加桂枝、白芍；脾虚夹湿，而见胸闷、脘痞、舌苔白腻者，加苍术、厚朴、藿香、佩兰、茯苓；大便稀薄，四末欠温者，加干姜、肉桂。

临证参考：气虚发热而兼有湿热，以及气虚之人夏季感受暑湿，而见有发热头痛，口渴，自汗，倦怠乏力，胸闷身重，不思饮食，大便溏薄，小便短赤，舌淡苔腻或微黄，脉象虚弱等症者，可选用清暑益气汤益气健脾，除湿清热。方中以黄芪、人参、白术、炙甘草、升麻补气健脾升阳除热；苍术、黄柏除湿清热；苍术合神曲可祛湿运脾；青皮、陈皮理气除满；麦冬、五味子合人参益气养阴生津；葛根可助升麻升举清阳，并可解热生津。

2. 血虚发热

主症：发热，热势多为低热，有时亦见高热。

兼次症：头晕目眩，身倦乏力，心悸不宁，失眠多梦，面白少华，唇甲色淡。

舌脉：舌淡，脉细弱。

分析：血本属阴，血虚不能濡养，阴衰阳盛，阳气外浮，故见发热，热势多为低热；血不养心，故见心悸不宁，失眠多梦；血虚不能上荣头目，濡养肢体，则见头晕目眩，面白少华，身倦乏力，唇甲色淡；舌淡，脉细弱，为血虚失养，血脉不充之象。

治法：益气健脾，养血宁心。

方药：归脾汤加减。方中人参补气生血，养心益脾；龙眼肉补益心脾，养血安神，共为君药；黄芪、白术助人参益气补脾，当归助龙眼肉养血补心，共为臣药；茯神、远志、酸枣仁宁心安神，木香理气醒脾，共为佐药；炙甘草补气健脾，调和诸药，为佐使药；姜、枣调和脾胃，以资生化。

加减：血虚较甚者，加熟地黄、枸杞子、制何首乌、阿胶；热势较甚、发热不退者，加银柴胡、牡丹皮、白薇、地骨皮、胡黄连；由慢性失血所致的血虚发热，若仍有少许出血者，加三七粉、仙鹤草、茜草、棕榈炭、地榆炭、白茅根、侧柏炭。

临证参考：若属劳倦内伤、血虚气弱，而见有肌热面赤，脉大而虚软，重按无力，以及妇人崩漏或产后血虚气脱之体虚发热者，当予当归补血汤以补气生血。方中重用黄芪大补脾胃之气，以资生血之源，配当归辛甘而温，养血和营，使阳生阴长，气旺血生，则虚热自退。

3. 阴虚发热

主症：午后或夜间发热，发热不欲近衣，手足心发热，或骨蒸潮热。

兼次症：心烦，少寐，多梦，两颧红赤，盗汗，口干咽燥，大便干结，尿少色黄。

舌脉：舌红，少津而干或有裂纹，无苔或少苔，脉细数。

分析：阴精亏虚，阴不制阳，阴虚火旺，邪热内伏阴分，而生内热。病在阴分，故见午后或夜间发热，手足心热，两颧红赤，骨蒸潮热；虚火上炎，扰动心神，故见心烦少寐，多梦不安；内热迫津外泄，故见盗汗；阴虚火旺，津亏于内，故见口干咽燥，便干尿少色黄；舌红，少津而干或有裂纹，无苔或少苔，脉细数均为阴虚火旺之象。

治法：滋阴清热。

方药：清骨散加减。方中银柴胡清虚热，退骨蒸，为君药；胡黄连入血分而清虚热，知母滋阴泻火而清虚热，地骨皮清降肺火，凉血退热，共为臣药；秦艽退虚热而除骨蒸，青蒿透伏热而退骨蒸，鳖甲滋阴潜阳，清虚热，共为佐药；甘草调和诸药，防苦寒之药损伤胃气，为佐使药。

加减：阴虚较甚者，加玄参、龟甲、制何首乌；虚火上炎，扰动心神，心烦，失眠多梦者，加酸枣仁、柏子仁、远志、夜交藤；兼有气虚而头晕气短、体倦乏力者，加沙参、麦冬、五味子；盗汗较甚者，去青蒿，加煅牡蛎、浮小麦、糯稻根。

临证参考：对于阴虚发热，可根据脏腑阴虚偏甚的不同选用不同的方剂，如：心阴偏虚而兼见心悸怔忡，手足心热甚，舌尖红，脉细数者，可选用加减复脉汤、天王补心丹；肝阴偏虚而兼见眩晕，易惊，肌肉瞤动，胁肋疼痛，脉弦数者，可用归芍地黄汤或保阴煎合化肝煎加减；脾胃阴虚偏甚而兼见口干欲饮，不思饮食，大便燥结，舌干红，脉细数者，可用沙参麦冬汤、益胃汤；肺阴偏虚而兼见干咳痰少，声嘶，咳血，鼻燥咽干者，可用清燥救肺汤、百合固金汤；肾阴偏虚而兼见腰膝酸软，咽痛，颧红，遗精，可用六味地黄丸、知柏地黄丸。

4. 阳虚发热

主症：发热而欲近衣被，形寒怯冷，四肢不温。

兼次症：面色皖白，少气懒言，头晕嗜卧，腰膝酸软，纳少便溏。

舌脉：舌淡胖，或有齿痕，舌苔白润，脉沉细无力。

分析：肾阳亏虚，虚阳外浮而致发热为本证的主要病机。因肾阳虚衰，失于温煦，故见形寒怯冷，四肢不温，而欲近衣被，面色皖白，腰为肾之外府，肾阳虚衰故见腰膝酸软；肾阳不足，五脏虚衰，故见少气懒言，头晕嗜卧，纳少便溏，舌淡胖、有齿痕，脉沉细无力，为阳气衰弱之象。

治法：温补阳气，引火归元。

方药：金匮肾气丸加减。方中附子温阳补火，桂枝温通阳气，干地黄滋阴补肾生精，山茱萸、山药补肝养脾益精，泽泻、茯苓利水渗湿，丹皮活血散瘀。

加减：阳虚气弱，短气乏力者，加人参；火不生土，大便稀薄者，加干姜、白术；五更泄泻者，合用四神丸；遗精腰酸者，加补骨脂、续断、芡实、金樱子。

临证参考：若属阳虚发热之轻证，可用保元汤加减；若属于虚阳浮越之戴阳证，是为内伤发热后期之重症，应参照厥脱证加以论治。

5. 气郁发热

主症：发热多为低热或潮热，热势常随情绪波动而起伏。

兼次症：精神抑郁，烦躁易怒，胸胁胀痛，喜叹息，口干而苦，纳食减少。女子常见月经不调，经行不畅，乳房作胀。

舌脉：舌红苔黄，脉弦数。

分析：本证多因情志不畅，肝气郁滞，气郁化火而致，故见病情常随情绪波动，热势亦随之起伏。肝气郁结，气机不畅，失其条达之性，故见精神抑郁，烦躁易怒，胸胁胀痛，喜叹息，女子则见有月经不调，经行不畅，乳房作胀；肝郁乘脾，则见纳食减少，口干而苦；舌红苔黄，脉弦数均为肝郁化火之象。

治法：疏肝理脾，解郁清热。

方药：丹栀逍遥散加减。方中以丹皮、栀子清肝泻热，柴胡、薄荷疏肝解热，当归、白芍养血柔肝，白术、茯苓、甘草培补脾土。

加减：气郁较甚，胸胁疼痛不解者，加香附、郁金、青皮、川楝子、延胡索；热象较甚，舌红，口干，便秘者，可去白术，酌加龙胆草、黄芩；若妇女见有月经不调者，加泽兰、益母草；乳房胀甚者，加青皮、香附、瓜蒌。

临证参考：若肝经火热较甚，面红目赤，口苦，心烦易怒，舌质红，脉弦数有力者，可选用龙胆泻肝汤以清肝泻火。方中以龙胆草、栀子、黄芩、柴胡清泻肝经火热；泽泻、车前子、木通利水清热；方中加生地黄养阴，当归补血，使祛邪而不伤正，清中有养；甘草既防苦寒之品伤胃，又可调和诸药。若肝经郁热，病程较长，热势不甚，而阴伤比较明显，表现为发热，胁肋疼痛，口干，舌红少苔，脉细数者，宜滋阴疏肝清热，用滋水清肝饮。

6. 瘀血发热

主症：午后或夜间发热，或自觉身体某些部位发热。

兼次症：口燥咽干，但欲漱水不欲咽；肢体或躯干有固定痛处或肿块，面色萎黄或晦黯，皮肤粗糙或肌肤甲错。

舌脉：舌紫黯或有瘀点、瘀斑，脉弦或涩。

分析：瘀血阻滞，气血不通，壅而为热，故见午后或夜间发热，或自觉身体某些局部发热；瘀血阻滞，气血运行不畅，津不上承，故见口燥咽干，但欲漱水不欲咽，瘀血停着不移，或躯干或四肢有固定痛处或肿块；瘀血阻于脉络，肌肤失于濡养，故见面色萎黄或晦黯，皮肤粗糙或肌肤甲错；舌紫黯或有瘀点、瘀斑，脉弦或涩，均为瘀血内停，血行不畅之征。

治法：活血化瘀。

方药：血府逐瘀汤加减。方中桃仁活血祛瘀，为君药；当归、红花、赤芍、牛膝、川芎助君药祛瘀之力，共为臣药；柴胡疏肝理气，升达清阳；桔梗开宣肺气，载药上行，合枳壳开胸行气，使气行则血行，生地黄凉血清热以除瘀热，共为佐药；甘草调和诸药，为使药。

加减：热势较甚者，加秦艽、白薇、牡丹皮、银柴胡；肢体肿痛者，加丹参、郁金、延胡索；心烦，口渴欲饮者，加知母、石膏；时冷时热，口苦，舌苔黄腻者，加黄芩、半夏；兼气滞者，加香附、陈皮、青皮；兼痰阻者，加半夏、茯苓、陈皮。

临证参考：对于跌仆损伤而引起的瘀血发热，可选用复元活血汤治疗。本证亦可由阴虚、血虚、气虚、阳虚、湿郁、气郁、痰阻、食积等发热久治不愈入络而成，临床常见虚实夹杂之候，若一味活血理气，易导致正气更虚，热势不退，甚而反升，此时应掌握好活血与益气、养血、滋阴、助阳等之间的药物配伍关系。

7. 湿阻发热

主症：低热，午后热甚，时有高热。

兼次症：胸闷脘痞，全身重着，不思饮食，渴不欲饮，呕恶，大便稀薄或黏滞不爽。

舌脉：苔白腻或黄腻，脉濡数。

病机分析：湿邪内生，郁而化热，为本证之主要病机。湿为阴邪，阴邪自旺于阴分，所以午后发热较甚；湿性氤氲黏腻，故发病缓慢，且难速已；湿邪阻滞气机，故见胸闷身重，全身重着；湿滞中焦，故见不思饮食，脘痞，渴不欲饮；胃气上逆则呕恶；湿邪下趋，故见大便稀薄；湿与热合，停滞肠中，故见大便黏滞不爽；苔黄腻，脉濡数为湿郁化热之象。

治法：清热利湿，宣畅气机。

方药：三仁汤加减。方中杏仁宣利上焦肺气，气化则湿化，白蔻仁行气化湿，宣畅中焦；生薏仁健脾渗湿，疏畅下焦，共为君药；半夏、厚朴化湿行气，散满消痞，共为臣药；滑石、竹叶、通草清热利湿，引湿热下行，共为佐药。

加减：湿郁化热，阻滞少阳，见寒热如疟，寒轻热重，口苦呕逆者，加青蒿、黄芩；呕恶较重者，加竹茹、藿香、陈皮；胸闷、苔腻者，加郁金、佩兰；热势较甚，口渴，舌红，脉数者，加茵陈蒿、黄芩。

临证参考：若湿郁化热，熏蒸肝胆，胆汁外溢而兼见黄疸者，可合茵陈蒿汤清热利湿退黄；若兼痰热内扰，胆胃不和者，可合温胆汤清胆和胃化痰。

【预后与转归】

内伤发热的转归与预后，与疾病的原因以及患者的禀赋有密切的关系。内伤发热中病程较短、证候单一者，如证属气郁、血瘀、湿阻发热，或气虚、血虚、阴虚发热，且胃气尚未衰败者，预后较好。由于病机的发展变化，或治疗用药情况等的影响，内伤发热的一些证候可以转化或兼夹出现。对兼夹两种或以上证候，胃气尚存者，据临床观察，大部分经过适当的治疗及护理，均可好转。少数患者内伤发热迁延日久，证候兼杂，病程缠绵，久治不愈，证候转化而病情复杂，正虚邪恋，胃气衰败，格阳戴阳者，预后较差。对于西医学的不明原因发热，属单一证候，或几种证候兼夹者，通过灵活辨证论治，分清主次，适当兼顾，可取得较好的临床疗效。

【预防与康复】

内伤发热的预防关键在于消除病因。因此一方面要注意摄生，保持气和神平，作息有时，起居有度，饮食有节，精神愉快，使阴平阳秘。另一方面，要积极治疗外感疾病，避免导致脏腑阴阳气血的虚损。

对于内伤发热，首先注意药物康复疗法，主要针对内伤发热治愈后存在不同程度的正虚情况进行调补。按照阴、阳、气、血亏虚的不同加以补养。如气虚可用黄芪、党参、黄精或服补中益气丸；血虚可用熟地黄、当归、阿胶等品或服人参归脾丸；阴虚可用龟甲、鳖甲或服六味地黄丸；阳虚可用鹿角胶、淫羊藿，或服金匮肾气丸对症治之。一旦诸症解除即可停服药物，转用饮食调理。

【结语】

内伤发热主要是由气滞、血瘀、痰湿与气血阴阳不足所致。本病一般以低热多见，但有时可以为高热，也有自觉发热而体温不高者。其基本病机为气血阴阳亏虚，脏腑功能失调。诊断应根据症状特点，结合辅助检查。辨证时着重分清其虚实及病情的轻重。肝郁发热、瘀血发热、湿阻发热属实证；气虚发热、血虚发热、阴虚发热及阳虚发热属虚证。治则为调理阴阳，补虚泻实，肝郁发热治以疏肝解郁，清肝泻热；血瘀发热治以活血化瘀；湿阻发热治以宣化畅中，清利湿热；气虚发热治以益气健脾，甘温除热；血虚发热治以补益气血；阴虚发热治以滋阴清热；阳虚发热治以温补肾阳。内伤发热的各种证候，可以互相转化，兼夹出现，辨治时需分清主次，兼而顾之。

【相关资料链接】

一、篇首案例分析

辨证分析：长时间使用抗生素后易出现气阴两虚型内伤发热。阴精亏虚，阴不制阳，阴虚火旺，邪热内伏阴分，而生内热。病在阴分，故下午低热，手足心热；气阴两虚，气不摄津，故自汗；阴虚火旺，津亏于内，故咽部发紧不适；舌质光红无苔，脉细，均为阴虚内热之征。

诊断：内伤发热　阴虚发热

治法：滋阴清热

处方：清骨散加减

人参 10g　　银柴胡 15g　　地骨皮 15g　　胡黄连 15g
知母 20g　　生地 20g　　玄参 15g　　青蒿 10g
秦艽 10g　　鳖甲 15g　　五味子 10g　　甘草 5g

7 剂，水煎服，日一剂，早晚分服。

调护：停用抗生素，忌烟酒、辛辣、肥甘厚味。

预后：二诊病人症状明显好转，继服 7 剂，再诊诸症消失，痊愈。

摘自：姜荣龙，周晶．内伤发热诊疗新体会[J]．中国中医药现代远程教育，2008，6(1)：67.

二、临证经验举隅

张某，女性，36岁。曾患肺结核，经抗痨治疗告痊后约半年，每日午后发热，体温波动在37.8~38.5℃之间，次日早晨热退，发热时两颧潮红，平时手足心热、夜间盗汗、胃纳正常，无咳嗽咯血。舌质红、苔少，脉细数。证属肺肾阴虚，相火无制，治拟补肺益肾、滋阴降火。方用清骨散合六味地黄丸加减：银柴胡、炒知母、秦艽各10g，生甘草5g，地骨皮、青蒿、炙鳖甲（先下）、茯苓、生白芍各15g，生地黄24g，山药30g，青皮、陈皮、胡黄连各6g。服药7剂后，午后发热大减，体温在37.3~37.7℃之间，颧红、手足心热均减轻，盗汗减少。上方去胡黄连、秦艽，加太子参30g，生玉竹15g。续服14剂后，发热退净，盗汗停止，手足心热十去其八，颧红基本不作，脉舌接近正常。嘱服六味地黄丸3个月善后。1年半后随访，发热治后未再发作，生活工作正常。

摘自：张文明．内伤发热临证实录[J]. 浙江中医杂志，2005，4：153.

【思考题】

1. 简述内伤发热的病因病机。
2. 简述内伤外热与外感发热的区别。
3. 气虚发热、阴虚发热的治法和方药有何不同？
4. 病案分析

患者，张某，女，40岁，发热1个月余，低热，自测体温37.2~37.5℃，伴有倦怠乏力，心悸，多梦，面白少华，唇甲色淡，纳可，二便调。1年前患者因子宫肌瘤月经量多，经期8天左右，1个月前行子宫切除术。查体：T：37.3℃，P：85次/分，R：18次/分，BP：130/80mmHg，血常规示：WBC：5.0×10^9/L，N%：62%，RBC：3.3×10^{12}/L，HGB：98g/L，HCT：31%，PLT：200×10^9/L。舌质淡，细弱。

瘿 病

【案例】

史某,女,63岁。2006年5月22日初诊。1年前因女儿患病,耗资巨大,家庭贫困,无钱医治,遂精神抑郁,渐出现全身发热、困乏无力、消瘦、口干、多汗等症状。曾在当地医院就诊,经西药抗菌消炎、中药清热化痰等诸多治疗均无良效,经人介绍来看门诊,当时怀疑"甲状腺功能亢进",遂行甲功检查,符合"甲亢"诊断。刻下见:发热,困乏无力,消瘦,口干,多汗,肢体震颤,吞咽困难,心慌气短,甲状腺II度肿大,眼球发胀,纳差,大便干,小便频数。舌红苔薄,脉细数。本病应诊断为何病?如何进行辨证、立法、处方及调护?

【概述】

瘿病是指由于饮食失调,或久居山区,水土失宜,或七情内郁引起气结痰凝,聚结于颈前,逐渐肿大,结而成块的一类疾病,包括"瘿气"、"瘿囊"和"瘿瘤"。多见于女性患者。

早在战国时期我国已有了关于瘿病的记载,《庄子·德充符》即有瘿的病名记载;吕不韦《吕氏春秋·尽数篇》曰"轻水所,多秃与瘿人",说明当时已经观察到瘿的发病与地理环境密切相关。西晋陈寿《三国志·魏书》有"发愤生瘿"的记载,说明当时已认识到本病的发生与情志因素有关。唐代孙思邈《千金要方》及王焘《外台秘要》记载了常用的药物有海藻、昆布、羊靥、鹿靥等,表明此时对含碘药物及用甲状腺作脏器疗法已有相当认识。宋代官修医书《圣济总录·瘿瘤门》从病因的角度将此病分为石瘿、泥瘿、劳瘿、忧瘿、气瘿五类。明代陈实功《外科正宗·瘿瘤论》提出瘿瘤主要病理是气、痰、瘀壅结的观点,采用的主要治法是"行散气血、行痰顺气、活血消坚",所载的"海藻玉壶汤"等方至今仍为临床所用。

西医学中具有甲状腺肿大表现的一类疾病,如单纯性甲状腺肿大、甲状腺功能亢进、甲状腺肿瘤,以及慢性淋巴细胞性甲状腺炎等疾病,可参考本节辨证论治。

【病因病机】

一、病因

1. 体质因素　妇女受经、带、胎、产、乳等生理特点的影响,而致肝血亏耗,冲任虚损。一旦遇有情志不遂等致病因素则易引起气郁痰结而发病,日久则进一步耗伤肝阴,郁而化火,故女性较男性更加易患瘿病。

2. 情志失调　由于长期忿郁恼怒或忧思郁虑,使气机郁滞、肝失条达。气机郁滞,则津液易于凝聚成痰。气滞痰凝，壅结颈前，则形成瘿病。

3. 饮食及水土失宜　饮食失调，或居住在高山地区，水土失宜，一则影响脾胃的功能，使脾失健运，不能运化水湿，聚而生痰；二则影响气血的正常运行，痰气瘀结颈前则发为瘿病。

二、病机

1. 发病　起病多缓或隐匿，体质因素是瘿病形成的内在原因，决定了患者以女性居多；诱因主要是情志失调和饮食、水土失宜。

2. 病位　在颈前，与肝、肾、心、胃密切相关。

3. 病性　因气、痰、瘀壅结颈前，故属实证者居多，但病久耗伤气津，由实转虚，以阴虚、气虚为主，成为虚实夹杂之证。

4. 病势　多较缓，渐进加重，病程较长。

5. 病机转化　气、痰、瘀三者壅结于颈前是瘿病的基本病理。初起因水土、饮食失宜及情志失调而致气机不畅形成气滞。气机郁滞，不能输布津液，凝聚成痰，痰气郁结，壅于颈前而形成瘿病。气滞日久，致血行不畅而瘀血内生。气、痰、瘀三者合而为患，致颈前瘿肿较硬或有结节。亦可因痰气郁结化火，火热耗伤阴津，而导致阴虚火旺的病理变化。

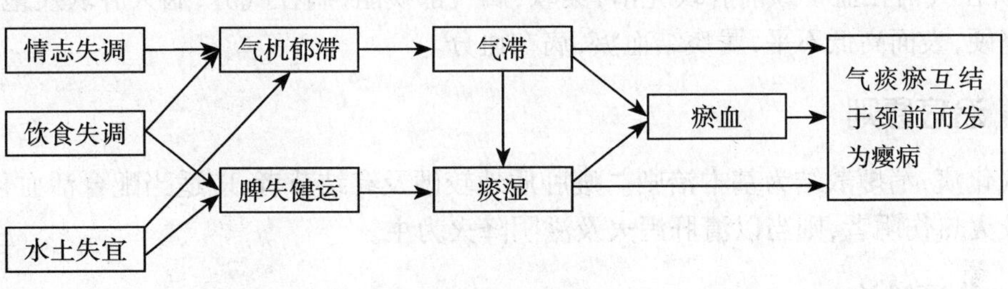

瘿病病因病机示意图

【诊断】

一、诊断标准

按照1995年国家中医药管理局发布的《中华人民共和国中医药行业标准·中医病证诊断疗效标准》。

1. 突然发病。颈前一侧或两侧结块疼痛，随吞咽上下活动。皮色不变，按之疼痛，其痛可牵及耳后枕部，活动及吞咽时加重。

2. 严重者可伴有声音嘶哑，气促，吞咽困难，溃破后脓出臭秽。

3. 发病前常有口腔、咽喉及颈部等化脓性感染病史。炎症一般发生在甲状腺原有结节或囊肿内。

4. 急性期血白细胞总数及中性粒细胞增高。甲状腺超声波检查有助于诊断。

二、诊断说明

瘿病多见于女性，以离海较远的山区发病较多，颈前结块肿大是本病最主要的临床特征。瘿病患者常有较为明显的阴虚火旺表现，如低热、多汗、心悸、多食易饥、面赤、脉数等症状。

【鉴别诊断】

1. 瘰疬　二者均可在颈项部出现肿块。瘿病的肿块在颈部正前方，肿块一般较大，多由气、痰、瘀三者壅结于颈前所致，或与地方水土有关。而瘰疬的患病部位是在颈项的两侧，或耳前后，肿块一般较小，每个约胡豆大，个数多少不等，多由痰浊结于颈部所致。

2. 消渴病　详见“消渴”一节。

【辨证论治】

一、辨证要点

1. 辨瘿病之类型　瘿病的临床表现主要归纳为三种类型：瘿囊一般颈前肿块较大，两侧比较对称，肿块光滑、柔软。瘿瘤颈前肿块偏于一侧，或一侧较大，或两侧均大。瘿肿大小多如核桃，质硬；病情严重者，肿块增大迅速，质坚硬。瘿气颈前轻度或中度肿大，肿块光滑柔软。

2. 辨证候之虚实　瘿病以气、痰、瘀壅结颈前为主要病机，所以一般属于实证。病程日久，由实致虚，常出现阴虚、气虚的病变及相应的症状，其中以心、肝、胃、肾阴虚尤为多见，从而成为虚实夹杂的证候。

3. 辨在气与在血　颈前肿块光滑，柔软，属气郁痰阻，病在气分；病久肿块质地较硬，甚则质地坚硬，表面高低不平，属痰结血瘀，病在血分。

二、治疗原则

理气化痰，消瘿散结为基本治则。瘿肿质地较硬及有结节者，应适当配合活血化瘀。肝火亢盛及火热伤阴者，则当以清肝泻火及滋阴降火为主。

三、分证论治

1. 气郁痰阻

主症：颈前正中肿大，质软不痛，颈部觉胀。

兼次症：胸闷，喜太息，或兼胸胁窜痛，病情的波动常与情志因素有关。

舌脉：舌红，苔薄白，脉弦。

分析：气机郁滞，痰浊壅阻颈部，故颈前结块肿大，质软不痛，颈部觉胀；情志不舒，肝郁气滞，故胸闷，喜太息，或兼胸胁窜痛，且病情常随情志波动。舌红，苔薄白，脉弦为肝郁气滞之象。

治法：理气舒郁，化痰消瘿。

方药：四海舒郁丸加减。方中青木香、陈皮理气化痰；海蛤粉、海带、海藻、昆布清热化痰，软坚散结；海螵蛸破血消瘿。

加减：胸闷、胁痛者，加柴胡、郁金、香附；咽颈不适者，加桔梗、牛蒡子、木蝴蝶、射干。

临证参考：海带、海藻、昆布、海螵蛸、海蛤壳等治疗瘿病常用药中含碘量较高，临证时须注意。若患者确系碘缺乏引起的单纯性甲状腺肿大，此类药物可以大量使用；若属甲状腺功能亢进症，则禁用。

2. 痰结血瘀

主症：颈前出现肿块，按之较硬或有结节，肿块经久未消。

兼次症：胸闷，纳差。

舌脉：舌红，苔薄白或白腻，脉弦或涩。

分析：痰气交阻，气血运行不畅，血脉瘀滞，搏结成瘿，故见颈前出现肿块，按之较硬或有结节，肿块经久未消；气血运行不畅，肝气不舒，故见胸闷；痰饮停脾，脾失健运，故见纳差；舌红，苔薄白或白腻，脉弦或涩为痰结血瘀之象。

治法：理气活血，化痰消瘿。

方药：海藻玉壶汤加减。方中海藻、昆布、海带化痰软坚，消散瘿瘤，共为君药；青皮、陈皮疏肝理气，贝母、半夏化痰散结，当归、川芎活血调营，共为臣药；独活宣通经络，连翘清热解毒，消肿散结，共为佐药；甘草调和诸药，为使药。

加减：结块较硬及有结节者，加黄药子、三棱、莪术、山甲片、丹参；郁久化火者，加夏枯草、丹皮、玄参。

临证参考：本方适用于气滞、痰阻、血瘀壅结颈前所致的瘿病。本型多由气郁痰阻证发展而来。

3. 肝火炽盛

主症：颈前轻度或中度肿大，一般柔软、光滑。

兼次症：烦热，易汗出，急躁易怒，眼球突出，手指颤抖，面部烘热，口苦。

舌脉：舌红，苔薄黄，脉弦数。

分析：痰气壅结，故见颈前肿大；痰气郁结，郁久化火，肝火旺盛，故见烦热，急躁易怒，面部烘热，口苦；火热迫津外泄，故易汗出；肝火上炎，风阳内盛，故见眼球突出，手指颤抖；舌红，苔薄黄，脉弦数为肝火旺盛之象。

治法：清肝泻火。

方药：龙胆泻肝汤加减。方中龙胆草上泻肝胆实火，下清下焦湿热，泻火除湿，为君药；黄芩、栀子泻火解毒，燥湿清热，共为臣药；泽泻、木通、车前子清热利湿，生地黄、当归滋阴养血护肝，柴胡疏畅肝胆气机，引诸药入肝胆，共为佐药；甘草调和诸药，防苦寒败胃之用，为佐使药。

加减：风阳内盛，手指颤抖者，加石决明、钩藤、白蒺藜、牡蛎；火郁伤阴，阴虚火旺者，用二冬汤合消瘰丸。

临证参考：龙胆泻肝汤清肝泻火，汗多津伤者慎用。

4. 肝阴亏虚

主症：瘿肿或大或小，质软。

兼次症：病起缓慢，心悸不宁，心烦少寐，易汗出，手指颤动，眼干，目眩，倦怠乏力。

舌脉：舌红，舌体颤动，脉弦细数。

分析：痰气郁结颈前，故见瘿肿；日久化火伤阴，心阴亏虚，心失所养，故心悸不宁，心烦少寐；阴虚内热，迫津外泄，故易汗出；肝开窍于目，目失所养，故眼干目眩；肝阴亏虚，虚风内动，故见手指及舌体颤抖，目眩；肝阴亏虚，筋脉失养，故见倦怠乏力；舌质红，脉弦细数为肝阴亏虚之象。

治法：滋养阴精，宁心柔肝。

方药：天王补心丹加减。方中生地黄上养心血，下滋肾水，兼清泻虚火，为君药；玄参、天冬、麦冬滋阴清热，生津养液，壮水制火，酸枣仁、柏子仁养心安神，共为臣药；丹参、当归养血补血，养心除烦，五味子涩精敛汗，宁心安神，远志交通心肾，安神定志，人参、茯苓益气养心安神，共为佐药；桔梗载药上行，朱砂为衣，以增安神之效，共为使药。

加减：虚风内动者，加钩藤、白蒺藜、白芍；脾胃运化失调者，加白术、薏苡仁、山药、麦芽。

临证参考：对于阴虚火旺表现明显的瘿病治疗重在滋阴降火，此时若用消瘿散结的药物，一般多选用黄药子。

【预后与转归】

瘿病的各种证候之间有一定的关系。痰结血瘀常为气郁痰阻的进一步发展，肝火旺盛及肝阴亏虚分别概括瘿病火旺及阴虚的两种证候，但因火旺及阴虚二者在病理上常相互影响，临床症状上常相兼出现。

瘿病的预后大多较好，一般说来中医治疗瘿病，凡瘿肿小、质软、治疗及时者，多可治愈。若肿块坚硬、移动性差而增长迅速者，虽经积极治疗但预后仍较差。

【预防与康复】

1. 因水土失宜所致者，应注意饮食调摄，在容易发生此病的地区，可经常食用海带，使用加碘食盐。

2. 患者应保持精神愉快，防止情志内伤。

3. 在病程中，要密切观察瘿肿的形态、大小、质地软硬及活动度等方面的变化。如瘿肿经治不消，增大变硬，应高度重视，防止恶变。

【结语】

瘿病以颈前结块逐渐肿大为主要临床特征，主要由于饮食失调，或久居山区，水土失宜，或七情内郁所致，并与体质有密切关系。本病病位在颈前，与肝、肾、心、胃密切相关。气、痰、瘀三者壅结是瘿病的基本病理。初起因水土、饮食失宜及情志失调而致气机不畅形成气滞。气机郁滞，不能输布津液，凝聚成痰，痰气郁结，壅于颈前即形成瘿病。气滞日久，致血行不畅而瘀血内生。气、痰、瘀三者合而为患，致颈前瘿肿较硬或有结节。亦可因痰气郁结化火，火热耗伤阴津，而导致阴虚火旺的病理变化。理气化痰，消瘿散结为该病的基本治则。瘿肿质地较硬及有结节者，应适当配合活血化瘀。肝火亢盛及火热伤阴者，则当以清肝泻火及滋阴降火为主。在病程中，要密切观察瘿肿各方面的变化。如瘿肿经治不消，增大变硬，应高度重视，防止恶变。本病的预防应注意防止情志内伤，重视饮食调摄。

【相关资料链接】

一、篇首案例分析

辨证分析：1年前因女儿患病，耗资巨大，家庭贫困，无钱医治，遂精神抑郁，逐渐出现全身发热、困乏无力、消瘦、口干、多汗、肢体震颤、吞咽困难、心慌气短、甲状腺Ⅱ度肿大、眼球发胀、纳差、大便干、小便频数，舌红苔薄，脉细数。符合瘿病的证候特征，故诊断为瘿病。患者因家庭问题而处于忧思郁闷之中，以致气机郁滞，肝失条达，郁久化火，痰火上结遂成本病。临床常见全身发热、乏困无力、消瘦、口干、多汗、肢体震颤、吞咽困难、心慌气短、甲状腺Ⅱ度肿大、眼球发胀、纳差、大便干、小便频数，舌红苔薄，脉细数，均为肝气郁结、气郁化火之象。综观舌脉症，病位在肝，病性以标实为主。

诊断:瘿病　肝火炽盛

治法:清肝泻火。

处方:栀子清肝汤合藻药散加减。

生栀子 15g　柴胡 8g　龙胆草 10g　生地黄 20g
泽泻 15g　当归 10g　生白芍 15g　生白术 8g
茯苓 15g　远志 10g　酸枣仁 15g

7剂,水煎服,每日1剂,分早晚服。

调护:畅情志,节饮食,注意休息。

预后:患者服药14天后,各项症状悉数减轻,初获效验,应再接再厉,守方续服。又服药14剂,病情大有好转,唯觉食纳较差,多汗,守方加生牡蛎20g,焦三仙各15g,固涩止汗,健脾开胃,又服药14剂,病情基本稳定。嘱其继续守方治疗,以期痊愈。患者共用药2个月余,诸症若失。

按:甲状腺功能亢进是多发于妇女的疾病,本案患者罹患1年余,并逐渐加重。医者认为患者因家庭问题而处于忧思郁闷之中,以致气机郁滞,肝失条达,郁久化火,痰火上结遂成本病。治当疏肝解郁、清热泻火,佐以健脾安神,方中柴胡疏肝解郁,使肝气得以条达;白芍养血柔肝,当归养血和血,当归、白芍与柴胡同用,补肝体而助肝用,使血和则肝和,血充则肝柔;龙胆草、生栀子、泽泻清泄肝热,生白术、茯苓健脾益气,远志、酸枣仁养心安神。诸药合用,使肝郁得疏,血虚得养,火热得清,心神得安。

摘自:王峰.李守朝临证验案举隅[J].辽宁中医药大学学报,2007,9(2):73-74.

二、临证经验举隅

钱某,女,47岁。乙酉年初冬日订制膏方。案牍劳形,颈背板滞不舒,平时易疲乏,易患感冒,喉旁常有紧压感,两侧甲状腺轻度肿大,质地韧,慢性咽炎时发,经前乳胀,胃纳尚可。实验室检查:T_3、T_4、FT_3、FT_4、TSH均正常,TG-Ab:64%,TPO-Ab:74.8%。B超、甲状腺细针穿刺提示:桥本氏甲状腺炎。舌尖红,苔薄腻,脉濡。劳则伤精,思虑伤神,正气虚损则外邪易侵,虚邪留恋,机体阴阳失调,证属正虚邪恋,湿痰凝结,予扶正消瘿为法治疗,并嘱惜养心力、忌辛辣饮食。拟方如下:软柴胡100g,广郁金100g,制香附100g,八月札100g,夏枯草100g,象贝母100g,海藻100g,莪术200g,赤芍药100g,广陈皮100g,姜半夏100g,黄芩100g,银花100g,婆婆针100g,炙黄芪300g,潞党参200g,白术200g,茯苓200g,生地黄、熟地黄(各)200g,玄参150g,天门冬200g,黄精300g,山茱萸200g,丹参200g,白芍药100g,天麻200g,杜仲200g,当归300g,仙灵脾200g,肉苁蓉200g。上方一料。另加核桃肉200g,红枣200g,莲肉100g,枸杞子150g,阿胶500g,西洋参200g,生晒参200g,饴糖200g,锦纹冰糖250g,依法制膏。每日晨起或睡前沸水冲饮1匙。

按语:桥本氏甲状腺炎由情志不畅,忧思郁怒,或操劳过度,或饮食不当,偏嗜其味,导致脾土失运,气血不能输布,湿痰内生,与体内瘀血痰浊互结,兼感外袭风温之邪,积蕴颈部而成。患者伏案日久,气血欠畅,故用柴胡、郁金、香附、八月札以疏肝理气,使人体气机调畅,肝气平则木不克土,脾土自安,水谷得以健运,而使气血生化功能正常。夏枯草辛以散结,象贝母、海藻咸而软坚,莪术、赤芍药活血散瘀,陈皮、半夏健脾化痰湿,诸药相伍共奏"坚者削之"之功;黄芩、银花、婆婆针清热解毒泻火,既清解外感风温之邪,又清解内生痰瘀导致之邪热。扶正以四君子汤加减健脾益气为主,同时注重滋阴固本,选用地黄、玄参、天门冬、黄精、山茱萸、枸杞、莲肉、丹参、白芍药坚五脏之阴。同时予天麻、杜仲治颈背不舒；当归、仙灵脾、肉苁蓉调冲任治经前乳胀。通过调治，患者血清甲状腺自身抗体检测恢复正常，精神充沛，感冒也很少发生。再予扶正固本一料巩固。

摘自：蒉纲．唐汉钧膏方验案撷菁[J]. 上海中医药杂志，2007，41(1)：13-15.

【思考题】

1. 简述瘿病的病因病机。
2. 瘿病如何辨脏腑及虚实？
3. 简述瘿病如何辨证论治。
4. 病案分析

刘某，女，36岁。患者3年前离婚后情志不遂，出现颈前正中肿大，逐渐增大，质软不痛，自觉颈部发胀明显，伴胸闷，喜太息，胸胁窜痛，常因情绪波动而加重，至外院住院治疗近3个月，效果不明显，纳少，眠差，二便可。查体：T：36.6℃，P：90次/分，R：18次/分，BP：150/90mmHg，神志清楚，言语流利，心肺(-)，舌质红，苔薄白，脉弦。

癌　症

【案例】

宁某,女,52岁,1994年10月15日初诊。患者因咳嗽月余,高烧40℃,1994年10月到武汉市协和医院住院,经肺部CT、MRI、纤维支气管镜等检查,诊断为肺癌(中央型)、阻塞性肺炎。因手术困难,仅化疗1次,患者恶心、呕吐,难以进食,身体极度虚弱,遂出院求治于中医中药。初诊见:患者咳嗽,咯少量黏稠痰,胸闷痛,右肩背酸楚,高热,盗汗,口干,食欲不振,大便干结,舌质红,少苔,脉沉细数。本病的中医诊断为何病?如何进行辨证、立法、处方及调护?

【概述】

癌症是由于脏腑阴阳气血失调,正气虚弱,外邪入侵,与痰、湿、气、瘀、毒搏结日久积滞而成,发生于五脏六腑、四肢百骸的恶性疾病,临床以局部浸润性生长肿物、转移性病灶以及身体的慢性消耗为主要表现。多好发于40岁以上的人群。

中医对癌症的认识,经历了漫长的过程。古典医籍中有关瘰疬、积聚、噎膈、痃癖、岩、菌、瘕、癥、瘤等病证的描述包含了部分癌症,但同时也涵盖了许多良性肿块在内。殷墟甲骨文上就出现了"瘤"字,《灵枢·刺节真邪篇》提出了筋溜、肠溜、昔瘤的概念,《难经·五十六难》记载了五脏之积。晋代葛洪《肘后备急方·卷之四·治卒心腹癥坚方第二十六》中对颇似腹部恶性肿瘤的"卒暴症"不易早期诊断,临床进展迅速,晚期出现恶病质等情形做了较为细致的观察。宋代《圣济总录·瘿瘤门》指出肿瘤的病因病机是气血停滞,郁结壅塞,形成余赘所致,还阐述了良性肿瘤与恶性肿瘤的不同治疗原则。古人将发于外,坚硬如岩石的肿物称为岩,对乳岩、肾岩翻花、茧唇、舌菌、上石疽、失荣的描述,几乎完全类同现在的乳腺癌、阴茎癌、唇癌、舌癌和头颈部恶性肿瘤。在内生肿瘤上,噎膈、反胃、崩漏、带下、锁肛痔等部分类似于当今的食管癌、贲门癌、胃癌、子宫癌、肛管癌、直肠癌等。

从以上介绍可以看出,我国古代医家对"癌"已有一定的认识。尽管他们所说的"癌",其概念和内涵与我们现在所称的癌症并不完全一致,但随着认识的逐步深入,经过近现代医学家的进一步规范,"癌"已逐渐演变为一大类恶性疾病的总称。当今,癌症已成为严重威胁人类生命的高发疾病,原发性肺癌和肝癌分别是我国发病率列第一位和第三位的恶性肿瘤。因此,本书专立"癌症"一章,根据古代有关资料及近现代认识,重点介绍肺癌和肝癌的证治方法,使中医对肺癌和肝癌的证治经验能更好地继承和发扬。

西医学的肺癌、肝癌可参照本篇的相关内容辨证论治。

【病因病机】

一、肺癌

(一) 病因

1. 正气虚损 脏腑阴阳失调,正气虚损是本病发生的主要原因。平素体虚,肺脾肾等脏虚弱均可导致肺气不足;邪毒入内,热伤阴液,房事不节而肾亏,均可导致肺阴不足。肺之气阴两虚,外邪得以乘虚而入,客邪留滞不去,气机不畅,血行瘀滞,久而成肺部积块。

2. 饮食所伤 饮食不节而致脾失健运,不能生化输布水谷精微,从而聚湿生痰,痰贮于肺,肺气宣降失司,痰凝毒聚,积块逐渐形成。

3. 毒邪外袭 六淫邪毒,侵袭肺脏,肺失宣肃,气机不畅,血行受阻,气滞血瘀,形成积块。

4. 情志所伤 长期精神抑郁或遭受剧烈的精神刺激,气机郁滞,血行不畅,瘀结于肺,日久结块而为本病。

(二) 病机

1. 发病 发病多缓,多发于中年以上,多建立在脏腑阴阳气血亏虚的基础上,早期无明显症状,多在中后期病情恶化时发现,预后较差。由于劳倦内伤,忧思不解,或嗜食辛热厚味,或久嗜香烟之毒,或久处二手烟、厨房油烟等空气污染环境中;或学习、生活、居住处有放射污染,或长期接触石棉、工业废气、矿石粉尘、煤焦油等火热之邪;或年老体弱,有慢性肺部疾患,加之外感六淫火、燥之邪,导致脏腑阴阳气血失调、肺脏虚弱,使滞气、痰湿、瘀血、毒邪搏结日久成积。流行病学显示,有肺癌家族史的人更易患上肺癌。

2. 病位 早期在肺、脾,晚期多在肺、脾、肾,有时也涉及肝。

3. 病性 本质属虚,局部属实;肺、脾、肾虚为本,气滞、血瘀、痰凝、毒聚为标。

4. 病势 慢性发病,病程较长,癌毒常游窜至肺、肝、骨、脑、肾上腺以及颈、缺盆、肺门、纵隔部位的淋巴结。

5. 病机转化 本病正虚多见气虚或气阴两虚,邪实则以痰浊、瘀血、滞气、邪毒为主。若正能胜邪,则可截断病情发展;若控制不利,血瘀、气滞、痰浊、毒邪继续发展,导致邪毒流窜,则脏腑衰败。依据五行关系,病变迁延,肺病可累及于肾,出现肾虚肺实证候。脾肾阳虚,水邪泛滥,上凌心肺,可转化为心肾阳衰之喘脱证。治疗因素可双向性地影响患者的病机转化。

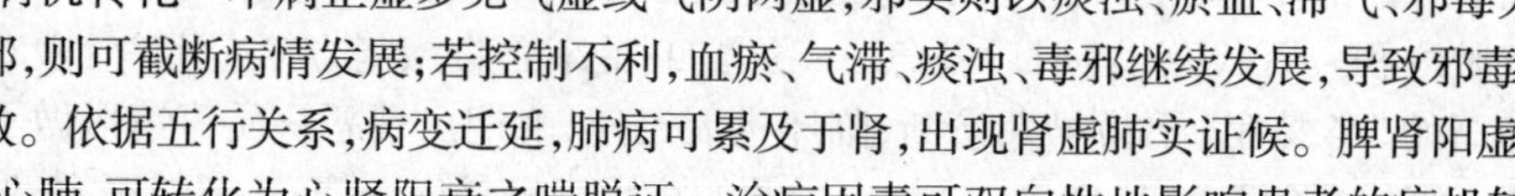

肺癌病因病机示意图

二、肝癌

(一) 病因

1. 外邪侵袭 湿热、湿毒之邪侵袭人体,正虚不能逐邪外出,湿热毒邪迁延留滞,气血运行受阻，湿毒瘀结成积，停于胁腹。

2. 情志内伤　长期抑郁恼怒而致肝气郁结，气机不畅，气滞血瘀，或肝郁乘脾，脾虚痰湿内生，痰瘀互结，积块渐成，停于胁下。

3. 饮食不节　长期饮食不节，或酗酒成性，损伤脾胃，脾胃虚弱，运化失常，痰湿内生，停滞中焦，日久化热，湿热蕴毒，湿毒瘀结胁下可成肝积。

4. 脏腑虚弱　脏腑虚弱，阴阳失和，肝脾失调，气血瘀滞而为癥积；或兼外邪侵袭，饮食劳倦，情志所伤，则湿浊瘀血留滞中焦，邪滞血瘀而成积块。

（二）病机

1. 发病　通过血液及性接触传播、母婴垂直传播途径感染乙肝或丙肝病毒；或食用黄曲霉素污染的食物，接触钉螺疫水；或嗜酒无节制，反复接触损伤肝脏的有害化学毒物及药物；或正气不足，内外合邪，酿湿生痰，留滞气血，气血痰湿邪毒郁积搏结日久发为肝癌。

2. 病位　病在肝，早期与脾、胃有关，晚期则涉及三焦及肾。

3. 病性　初起病性多实，可因实致虚，而成虚实夹杂病证；中后期脏腑功能虚损，痰湿瘀毒留滞不去，可因虚致实。实证多为肝郁、气滞、血瘀、湿热，虚证则为脾气虚、肝阴虚、肾阴或肾阳虚。

4. 病势　初起多实，或虚实兼夹；中期病情发展，邪气亢盛，消耗正气，常见本虚标实证；后期元阴元阳受损，无力抗邪，水湿瘀毒留而不去，内窜流注，变证丛生，出现多部位、多脏器转移，证见正衰邪盛；末期正气消残，癌毒无制，终致死亡。

5. 病机转化　肿瘤初期，病主要在气分，表现为肝气郁滞，肝经郁热，或肝郁脾虚，日久气滞血瘀；肝气郁久化火，可致发热；热盛动血，脾虚不能摄血可有呕血、便血、肝破裂出血、皮下出血等血证；气运无力，三焦不通，水湿留聚可致鼓胀；肝失疏泄，肺气上逆，出现咳逆、喘憋；湿热困阻，熏蒸肝胆，可成湿热黄疸证；湿热毒邪耗气伤阴，可致肝肾阴虚证；后期阴损及阳，又可出现阳虚水泛证。

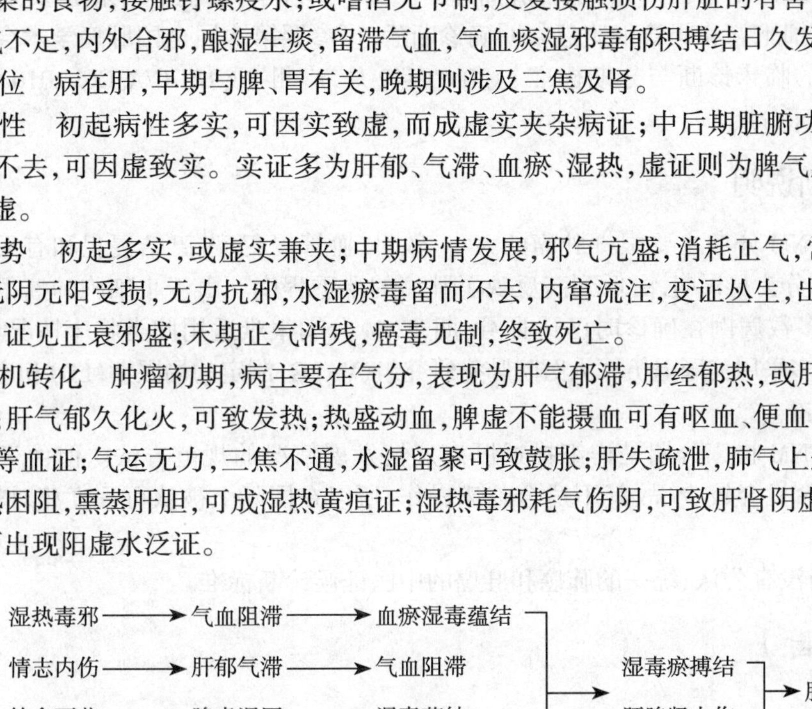

肝癌病因病机示意图

【诊断】

一、诊断标准

根据辨病与辨证相结合原则，目前学术界倾向将肺癌、肝癌中医病名诊断等同于西医病名诊断，并且除各自的证候诊断标准外，疾病诊断标准中西医也应相同，这样有利于临床治疗、疗效评价与科学研究。

（一）肺癌

依据临床表现、影像学检查（X 线片、CT、MRI、PET-CT、B 超、骨扫描等）、病理学和细胞学检查，以及血清肿瘤标志物 CEA、CA19-9、SCC、NSE 等的检查结果，临床医生按照 1989 年中华人民共和国卫生部医政司颁布的《中国常见恶性肿瘤诊治规范》对肺癌进行诊断,其中病理学、细胞学结果是诊断肺癌的金标准。明确诊断后,按照2009年国际抗癌联盟(UICC)肺癌的TNM分期标准进行临床分期,将肺癌分为隐匿期,0期,Ⅰa期、Ⅰb期,Ⅱa期、Ⅱb期,Ⅲa期、Ⅲb期,Ⅳ期。

依据病理学结果,通常将肺癌分为小细胞肺癌和非小细胞肺癌(包括鳞癌、腺癌、腺鳞癌、大细胞未分化癌等)。将Ⅰ期和Ⅱ期患者视为早期,Ⅲ期患者为中期,Ⅳ期患者为晚期。

(二) 肝癌

依据临床表现、影像学检查(X线片、CT、MRI、PET-CT、B超、骨扫描等)、病理学和细胞学检查以及血清肿瘤标志物AFP、CEA、CA19-9等的检查结果,按照第八届全国肝癌学术会议诊断标准(2001年9月,广州)进行肝癌诊断。其中病理学、细胞学结果是诊断的金标准,将肝癌分为肝细胞癌和胆管细胞癌。明确诊断后,可参照第八届全国肝癌学术会议制定的《原发性肝癌的临床诊断与分期标准》(2001年9月,广州)或UICC/AJCC,2010年TNM分期标准进行临床分期。

二、诊断说明

1. 肺癌TNM分期主要根据肿瘤的大小、数目、血管侵犯、淋巴结侵犯和有无远处转移而将恶性肿瘤分为Ⅰ~Ⅳ期,由低到高反映了肿瘤的严重程度。由于小细胞肺癌很早期即出现广泛转移,多数病例在确诊时已达Ⅲ~Ⅳ期,TNM分期很难适用此类临床情况。因此,小细胞肺癌目前多采用美国退伍军人医院肺癌研究组(VALG)制定的局限期(LD)和广泛期(ED)的临床分期标准。

2. 肝癌TNM临床分期是详细描述肝癌病情发展情况的规范方法。但由于肝癌情况复杂,手术切除机会较少,故其不适合临床操作,所以在国际上被认可程度相对较低,使用较少。

3. 目前尚没有公认、统一的肺癌和肝癌的中医证候诊断标准。

【鉴别诊断】

一、肺癌

1. 肺痨　二者均可出现咳嗽、咯血、胸痛、发热、消瘦等症状。但肺痨好发于40岁以下,肺癌好发于40岁以上;肺痨抗痨治疗有效,肺癌抗痨无效;肺痨发生与肺痨患者密切接触有关,肺癌发生与长期大量吸烟有关,但不传染;肺痨患者痰中能检测到结核杆菌,肺癌患者痰或肿瘤组织中可找到癌细胞。

2. 肺痈　肺痈青壮年多见,肺癌中老年多见。肺痈起病急骤,寒战高热,起病10日左右咯大量腥臭及铁锈色痰,甚至脓血,痰中可发现致病菌;肺癌发病较缓,热势一般不高,咳痰不臭,痰中能找到癌细胞。借助现代理化检查、影像学及病理学诊断方法,有助于两者的鉴别。

3. 肺胀　二者均以咳嗽、咳痰为主症,本虚标实为基本病机。肺胀是多种慢性肺系疾患反复发作日久积渐而成;肺癌虽可由慢性肺系疾患反复发作而成,但不是必经的发病过程。肺胀是咳嗽、喘满、咳痰、浮肿四项主症同时并见;肺癌则不必四症同时并见。

二、肝癌

1. 胁痛　两者都有胁痛的表现。但胁痛以一侧或两侧胁肋部疼痛为主要表现,是多种临床疾病的具体表现,多与肝胆疾患有关;而肝癌患者以右胁痛为主,常伴有坚硬肿块,病情发展较快,晚期患者伴有恶病质;良性肝胆疾患则进展较慢,不伴恶病质。结合病史及B超、CT、MRI及AFP、CEA、CA19-9等肿瘤标志物的西医学检查,不难鉴别。

2. 黄疸　黄疸以目黄、身黄、小便黄为主症,包括肝癌在内的多种疾病都可发生;但肝癌以右胁下及上腹部肿块进行性增大,质地坚硬且伴有结节感,形体明显消瘦为特征。结合病史及西医学检查不难鉴别黄疸原因。

3. 鼓胀　鼓胀以腹部胀大,皮色苍黄,脉络暴露为特征,初期四肢不肿,严重时见四肢尽肿,主要由肝、脾、肾、三焦受病,肝癌晚期腹水常见,也可引起鼓胀;但肝癌患者腹部肿块坚硬、生长迅速,形体明显消瘦;肝癌可导致鼓胀。

【辨证论治】

一、辨证要点

1. 辨病与辨证相结合　应先根据临床表现及现代影像学、细胞病理学检查结果做出明确诊断,弄清肺癌、肝癌的病理类型和临床分期。然后再结合中医望、闻、问、切四诊,在辨病的基础上进行中医辨证。辨病与辨证相结合,能够对中西医取长补短,有利于制定合理的治疗方案。

2. 辨证候虚实　辨证候虚实就是要辨清病邪的盛衰及人体抗病能力的强弱,是把握扶正祛邪治则和合理遣方用药的关键。肺癌、肝癌是全身属虚、局部属实,虚实夹杂的疾病。在不同的病变阶段,肺癌、肝癌的虚实状况各不相同。在早期,患者形体尚丰,精神、体力、饮食并未受到影响,多以正盛邪实为主;晚期则全身情况较差,消瘦、疲乏、衰弱、食少,生活行动困难,症状复杂多变,以正虚邪盛或虚实夹杂为主。

3. 辨标本缓急　癌症患者以阴阳、气血、脏腑功能失调为本,在此基础上产生气滞、血瘀、痰凝、湿停、毒聚等病理现象。病变过程中出现的一些急迫症状如喘憋、腹胀、出血、发热、疼痛、胸腹腔积液和心包积液等标症,应视轻重缓急情况,采取或治标、或治本、或标本兼治的方法。由于患者常出现错综复杂的病况,治疗时应急则治标,缓则治本,标本兼顾。

二、治疗原则

扶正祛邪是治疗癌症的基本原则。早期治疗以祛邪为主,兼顾扶正培本;中期治疗宜扶正祛邪并举;晚期治疗宜扶正培本为主,祛邪为辅。在治疗中要始终维护正气,保护胃气。

三、分证论治

肺癌

1. 肺脾气虚

主症:咳嗽无力,痰液清稀,声低神疲,胸闷气短。

兼次症:自汗恶风,易感冒,纳呆肢困,时有便溏,面色㿠白。

舌脉:舌淡苔白或舌胖有齿痕,脉沉细、无力。

分析:肺气耗伤,子病及母,影响脾气;或脾气虚弱,土不生金,累及于肺,肺气不足,宣降失职,故见咳嗽无力,声低神疲,胸闷气短;肺虚,津液不得布散,故见痰液清稀;肺气虚弱,卫外失司,故见自汗恶风,易受外邪袭扰而反复感冒;脾气虚有失运化,故见便溏、纳呆肢困,面色㿠白;舌淡苔白或舌胖有齿痕、脉虚弱为肺脾气虚之象。

治法:益气补肺,健脾化痰。

方药:四君子汤合桔梗汤加减。方中人参、白术、茯苓、甘草健脾益气,当归、黄芪补益气血,桔梗、枳壳宣降肺气,贝母、瓜蒌仁、杏仁、葶苈子止咳化痰,百合、知母、地骨皮滋阴清热,五味子敛肺止咳,薏苡仁健脾化痰。

加减:咳痰清稀有沫、形寒者,加干姜、细辛;胃脘冷痛,呕吐清水,便溏者,加制附子、高良姜;食欲不振者,加谷芽、麦芽、鸡内金。

临证参考:肺气虚从脾论治,为培土生金法。临床依实际情况可再加荷梗、苏梗、苍术等燥湿化痰散结,干姜、肉桂温补脾肾之阳,野菊花、桔梗清热化痰,排脓祛浊。出现肝或脑转移,在前方基础上加全蝎、蜈蚣、天南星、僵蚕等以增强化痰散结、活血通络之效。

2. 阴虚内热

主症:干咳无痰,或痰少黏稠,或痰中带血。

兼次症:形体消瘦,口咽干燥,午后潮热,五心烦热,盗汗颧红,便干尿黄,声音嘶哑。

舌脉:舌红,少津,苔少色黄,脉细数。

分析:肺阴亏虚,虚热内生,肺失清肃,故见干咳;津为热灼,故见口咽干燥,便干尿黄,无痰或少痰而黏;虚火灼伤肺络,故见痰中带血;虚火熏蒸,咽喉失滋,故见声音嘶哑;阴虚阳无所制,故见午后潮热,五心烦热;热扰营阴,故见盗汗;虚火上炎,故见颧红;阴液不足,失于滋养,故见形体消瘦;舌红,少津,苔少色黄,脉细数为阴虚内热,虚火内灼之象。

治法:滋阴润肺,清热散结。

方药:麦味地黄汤合二母宁嗽汤加减。方用熟地、麦冬、知母、贝母滋阴润肺,化痰散结为君,黄芩、山栀子、石膏、牡丹皮清热泻肺,茯苓、泽泻、山药、山萸肉、陈皮、枳实、桑白皮、瓜蒌仁健脾补肾,宣肃肺气为臣,五味子、生甘草、生姜敛肺生津散热为佐使。

加减:痰中带血者,加仙鹤草、侧柏叶、三七粉;气短乏力者,加生黄芪、西洋参;潮热、五心烦热者,加青蒿、鳖甲、地骨皮;盗汗者,加浮小麦、煅龙骨;热重者,加黄连、黄柏。

临证参考:对于此型患者,除药物治疗外,饮食调理至为重要,宜进食甘凉滋润饮食,忌食温热辛辣、煎炸炙烤食品。

3. 气阴两虚

主症:咳嗽痰少,神疲乏力,汗出气短,口干烦热。

兼次症:午后潮热,手足心热,纳呆脘胀,尿少便干。

舌脉:舌红苔薄,或舌胖嫩有齿痕,脉细数无力。

分析:肺气阴不足,宣降失常,故见咳嗽痰少;肺气不足,卫外不固,故见汗出气短;虚火内灼,故见口干烦热,午后潮热,手足心热;阴亏津液不足,故见尿少便干;中虚运化无力,故见纳呆脘胀;脾失健运,气血生化乏源,肌肉、神明失养,故见神疲乏力;舌红苔薄,或舌胖嫩有齿痕,脉细数无力为气阴两虚之象。

治法:益气养阴。

方药:沙参麦冬汤加减。方用沙参益气养阴;玉竹、麦冬、天花粉养阴生津润燥,生扁豆清虚热,桑叶轻宣肺燥,甘草调和诸药。

加减：气虚甚者，加生黄芪、西洋参、生晒参；痰黏难出者，加川贝、海浮石、牙皂刺；食欲不振者，加谷芽、麦芽、鸡内金；午后潮热，手足心热者，加丹皮、地骨皮，青蒿、银柴胡。

临证参考：气阴两虚为肺癌常见证型。依据五脏五行相生关系，在处方中加入健脾益气和滋补肾阴药物，会有事半功倍的效果。

4. 气滞血瘀

主症：胸胁胀闷或刺痛，咳嗽气短，气促胸闷。

兼次症：心烦口渴，大便秘结，失眠，唇黯。

舌脉：舌紫黯或有瘀斑，苔薄白，脉弦或涩。

分析：气机郁滞，故见胸胁胀闷；气滞血停，故见胸胁刺痛；气血阻肺，肺气不得宣肃，故见咳嗽气短，气促；瘀血内阻，故见唇黯；肺失肃降，大肠传导失司，故见大便秘结；瘀血内阻、日久化热，扰乱心神，故见心烦失眠，津伤口渴；舌紫黯或有瘀斑，苔薄白，脉弦或涩为气滞血瘀之象。

治法：行气活血，化瘀解毒。

方药：桃红四物汤加味。方用桃仁、红花活血化瘀为君，当归、川芎行气活血为臣，地黄、芍药养阴散热为佐使。

加减：胸肋疼痛明显者，加延胡索、郁金、徐长卿、乳香、没药；低热者，加青蒿、鳖甲；大便秘结者，加枳壳、生大黄；咳嗽甚者，加杏仁、紫菀、款冬花、桔梗；颈部和缺盆部淋巴结肿大转移者，加海藻、昆布、猫爪草、玄参。

临证参考：桃红四物汤以活血为主，临证治疗时宜添加行气药物。另外，此型患者既往可能有情志内伤或精神抑郁病史，除药物治疗外，还应积极配合心理治疗。

5. 痰湿瘀阻

主症：咳嗽痰多，胸闷憋气。

兼次症：或胸胁疼痛，胁下痞块，刺痛拒按，或发热，痰黄黏稠，便干尿短。

舌脉：舌黯或有瘀斑，苔厚腻或白或黄，脉弦滑，或兼数。

分析：痰湿阻滞，肺气上逆，故见咳嗽痰多；痰湿瘀血阻滞，肺气不利，故见胸闷憋气，胸胁疼痛；痰湿瘀血阻滞于胁下，故见胁下痞块，刺痛拒按；痰湿瘀血阻滞日久化热，故见发热，痰黄黏稠；舌黯或有瘀斑，苔厚腻或白或黄，脉弦滑、或兼数为痰湿瘀阻之象。

治法：化痰利湿，祛瘀解毒。

方药：二陈汤合桃红四物汤加减。方中半夏燥湿化痰，降逆和胃止呕；橘红理气燥湿，和胃化痰；茯苓利湿健脾，生姜降逆和胃，温化痰饮，乌梅防祛痰理气药温燥辛散而伤阴；甘草益气健脾，调和诸药。桃仁、红花活血化瘀，当归、川芎行气活血，地黄、芍药养阴散热。

加减：血瘀明显，疼痛剧烈者，加莪术、三棱；发热，痰黄黏稠者，加黄芩、胆南星、青礞石；痰湿重者，加制南星；气机阻滞者，加枳壳、砂仁；胸腔积液，喘咳不得卧，短气不得息者，用葶苈大枣泻肺汤加减。

临证参考：此型多见于肺癌Ⅳ期和部分Ⅲ期患者。对于中晚期肺癌，化痰祛瘀应贯穿治疗的全过程，同时还要根据患者的具体情况来确定化痰和祛瘀的用药比例。

肝癌

1. 肝郁脾虚

主症：胁肋胀痛，善太息，精神抑郁或急躁，纳呆口淡。

兼次症：脘痞腹胀，四肢倦怠，面色萎黄，少气懒言，肠鸣矢气，大便溏泄。

舌脉：舌淡红，苔白或腻，脉沉弦或弦细。

分析：肝气郁滞，气机不畅，故见胁肋胀痛，善太息，精神抑郁或急躁；肝郁乘脾，脾胃虚弱，故见纳呆口淡，脘痞腹胀，肠鸣矢气，大便溏泄；脾失健运，气血不足，故见四肢倦怠，面色萎黄，少气懒言；舌淡红，苔白或腻，脉沉弦或弦细为肝郁脾虚之象。

治法：疏肝解郁，健脾理气。

方药：香砂六君子汤合柴胡疏肝散加减。方中柴胡疏肝解郁；党参健脾益气和胃；香附、木香疏肝理气止痛，川芎疏肝开郁，行气活血止痛；白术益气健脾燥湿，茯苓健脾渗湿；陈皮、半夏、枳壳、砂仁理气行滞和胃；芍药养血柔肝，缓急止痛；甘草调和诸药。

加减：胁肋胀痛甚者，加郁金、川楝子、延胡索；纳呆食少明显者，加焦三仙、薏苡仁、白蔻仁；兼瘀象者，加延胡索、丹参；湿邪明显，脘痞腹胀，舌苔白腻者，加苍术、草豆蔻、厚朴；畏寒肢肿，舌淡白，脉沉者，加生姜皮、制附子、水红花子。

临证参考：肝癌初期以肝郁脾虚，脾虚气滞多见，以疏肝健脾或健脾理气为法，兼以消导、清利、燥湿。

2. 气滞血瘀

主症：面色黧黑，口唇紫黯，胁下癥块，刺痛不移，按之痛甚，入夜尤盛。

兼次症：脘腹胀满，得矢气后稍缓解，腹部青筋显露。

舌脉：舌紫黯或有瘀斑，舌下络脉怒张，脉弦涩或细涩。

分析：瘀血内阻，失于濡养，故见面色黧黑、口唇紫黯；气郁日久，必生瘀血，阻于肝络，故见胁下癥块，刺痛不移，按之痛甚；夜为阴时，故见入夜尤盛；瘀阻肌表血脉，故见腹部青筋显露；气滞胃肠，故见脘腹胀满，得矢气后稍缓解；舌紫黯或有瘀斑、舌下脉络怒张，脉涩，为瘀血之象。

治法：行气活血，化瘀消积。

方药：膈下逐瘀汤加减。方中桃仁、红花、川芎、当归、赤芍、丹皮、五灵脂活血化瘀消积，延胡索、枳壳、香附、乌药行气止痛，甘草调和诸药。本方不仅行血分瘀滞，又能解气分之郁，活血而不耗血，祛瘀又能生新。

加减：阴虚有热者，加女贞子、旱莲草、黄芩；气血不足而心悸气短者，加党参、黄芪、何首乌；出血者，加三七粉、云南白药；肝脾肿大质地较硬者，加鳖甲、穿山甲、生牡蛎；化火生热者，加夏枯草、白花蛇舌草、牡丹皮、炒栀子；疼痛明显者，加九香虫、蒲黄、乳香、没药；肿块增长迅速，正气尚可者，加全蝎、蜈蚣、干蟾皮。

临证参考：本证治疗以“行、消、破、散”的攻伐之药为主，适宜于体健，或肿块不大，瘀血征象明显的早期或部分中期肝癌患者；晚期患者或体质较弱者应慎用。治疗本证常用方药还有人参鳖甲煎丸、大黄䗪虫丸，因攻伐力强，适宜于急治，应中病即止。

3. 湿热毒结

主症：身目俱黄，胁肋胀痛，或兼灼痛，触痛明显。

兼次症：心烦易怒，脘腹胀满，口干口苦，恶心欲呕，大便秘结，或大便黏滞不爽，小便黄赤，身困乏力。若湿重于热，头重身困；热重于湿，发热尿赤。

舌脉：舌红，苔厚腻，脉沉数。若湿重于热，苔白腻，脉濡缓或弦滑；热重于湿，苔黄腻，脉弦数或滑数。

分析：肝郁气滞日久，火热蕴于肝胆，故见心烦易怒、口干口苦；湿热熏蒸，胆汁外溢，故见身目发黄；湿热蕴结肝胆，故见胁肋胀痛灼热；湿偏重则大便稀溏，热偏重则大便干结；湿热下注,故见小便短赤;舌红,苔厚腻,脉沉数为湿热内蕴之象。

治法:清肝利胆,化湿解毒。

方药:茵陈蒿汤合茵陈四苓汤加减。方中重用茵陈清热利湿,栀子、大黄、泽泻、猪苓清利湿热,白术、枳实健脾行气。

加减:湿遏热伏阻滞气机者,加木香、枳壳、厚朴,或用甘露消毒丹;热毒炽盛者,加白英、蛇莓、白花蛇舌草、龙胆草;热邪犯胃,呕吐频繁者,加姜半夏、姜竹茹、黄芩、生姜;热势甚高、神志不清者,合安宫牛黄丸;热邪动血者,加黄连、黄芩、侧柏叶、白茅根、藕节、小蓟;肝脏肿大、质地偏硬者,加炮穿山甲、鳖甲、莪术;胁肋刺痛者,加金铃子、延胡索、郁金、丹参、赤芍;湿热积滞,大便秘结者,重用大黄,加芒硝冲服。

临证参考:本证属标实急证,治疗用清热利湿解毒重剂速去其标实。待湿、热、毒、瘀壅滞之势缓解后,再渐益其本,以杜绝湿毒瘀滞之源。湿热久稽常有伤阴之弊,本证为肝癌中晚期湿热邪毒瘀滞肝胆脾胃所致,宜注意滋阴清热。

4. 肝肾阴虚

主症:形体消瘦,烦热口干,低热盗汗,面色晦黯或黧黑。

兼次症:心烦口渴,夜眠难寐,齿鼻时见衄血,或腹胀大,小便短赤。

舌脉:舌红,少苔或光剥有裂纹,或见花剥苔,脉弦、细或弦、细、数。

分析:肝阴耗伤,病久及肾,阴亏内热、邪毒内蕴,故见形体消瘦,烦热口干、低热盗汗、夜寐难眠及出血;肝气横逆,脾虚不运,水湿停积,故见腹胀大;舌红少苔或光剥有裂纹为阴虚有热之象。

治法:滋养肝肾,育阴利水,活血化瘀。

方药:一贯煎合六味地黄丸加减。方中以地黄滋补肝肾;北沙参、麦冬、当归、山萸肉、枸杞子加强地黄滋补肝肾之力;山药、泽泻、茯苓健脾利水,牡丹皮活血清热,川楝子行肝经之气,炼蜜增加药品滋养柔润之性。

加减:内热口干、舌绛少津者,加玄参、天冬、石斛;潮热烦躁者,加银柴胡、黄连、淡竹叶、地骨皮;腹水腹胀、小便少者,加猪苓、肉桂、龙葵、半边莲;齿鼻衄血者,加炒栀子、小蓟、藕节、鲜白茅根,较重者加三七粉;阴枯阳浮,耳鸣,面赤颧红者,加炙龟甲、炙鳖甲、生牡蛎;失眠多梦者,加炒酸枣仁、合欢皮、夜交藤。

临证参考:出现本证,多已是肝癌晚期。对本证患者切不可用破血药,一般活血化瘀药也不宜重用;要慎用苦寒及温燥伤阴耗气之品;甘寒、咸寒之品宜以轻灵小剂而非重浊大剂。

【预后与转归】

各类癌症的总体预后尚不理想。早期一般虚损不重,多为实证,可手术切除肿块,术后采用包括中、西医方法在内的综合治疗,可望长期生存甚至治愈。若未控制,病情迁延,虚损加重,则病情由轻转重,难以控制。在影响预后的临床因素中,病期早晚是主要因素,病期早者优于病期晚者,多数Ⅰ期患者可望治愈。其他预后影响因素包括年龄、身体状况(包括各重要脏器功能)、瘤灶大小、肿瘤包膜完整与否、瘤灶多少(包括有无转移)、血管有无癌栓、肿瘤细胞的增殖分化程度高低、能否接受手术治疗等。一般而言,瘤灶小者优于瘤灶大者,肿瘤包膜相对完整者优于无包膜者,单个肿瘤优于多个肿瘤,无癌栓者优于有癌栓者,增殖细胞核抗原(PCNA)阳性率低者优于高者,能接受手术治疗者优于不能手术者。

肺癌患者后期的并发症可包括咯血、感染发热、悬饮(胸水)、溢饮(心包积液)、上腔静脉综合征、痰核流注(淋巴结转移)、骨痛骨折(骨转移)、癥积(内脏转移)、邪毒蒙蔽清窍的脑转移等。肝癌的并发症包括常见的肝昏迷(邪蒙心窍)、呕血(上消化道出血)、肝癌结节破裂、腹水(鼓胀)、胸腔积液(悬饮)、全身水肿(溢饮)和感染等,少见者如因下腔静脉栓塞出现的相应症状和肺梗死等。上述并发症也是造成患者死亡的主要原因。

【预防与康复】

癌症的预防提倡三级预防,目标是降低发病率和病死率,改善生命质量。一级预防是指控制或消除危险因素,预防癌症发生。二级预防是对高危人群进行筛查,实现早期发现、早期诊断、早期治疗。三级预防是对已确诊的癌症患者,采取及时合理的综合治疗,促进患者生理及心理方面的康复。对于治愈无望的患者,应尽一切手段,努力提高其生活质量、减轻痛苦、延长生命。

癌症康复包括患者的身体康复、心理康复及重返社会工作的职业康复。治疗者在情感上应给予患者支持和同情,要分担患者的忧虑和痛苦,帮助患者战胜病痛,树立信心。为促进癌症患者在治疗过程中难以避免的身体损伤的康复,除应用药物和饮食调理外,适度、适量的身体锻炼和气功练习也十分重要。通过自身锻炼、药物调理和心理治疗,诱导和启发人体内在的潜力,对改善患者的体力状况,提高生活质量,延年益寿会有很好的作用。

【结语】

癌症是在脏腑阴阳气血失调的基础上,六淫邪毒入侵,并与气、血、痰、瘀、热等搏结积聚而成。其病位可涉及各个脏腑。病机重点为本虚标实,本虚为脏腑气血阴阳的亏虚,标实为气滞、瘀血、痰浊、热毒互结。治疗当以扶正祛邪,攻补兼施为原则。早期诊断,早期治疗对癌症的预后很重要。

【相关资料链接】

一、篇首案例分析

辨证分析:患者被明确诊断为肺癌。咳嗽、盗汗、口干,舌质红、少苔,脉沉细数提示阴虚内热。由于内热难解,其势渐盛,灼伤津液,出现高热、咯痰黏稠量少、大便干结等症。肺积为患,阻遏上焦气机,故致胸闷疼痛,右肩背酸楚等症。

诊断:肺癌 阴虚热结

治法:养阴清热,解毒散结

处方:百合固金汤合青蒿鳖甲汤加减

百合 18g	生地黄 9g	熟地黄 9g	玄参 9g
麦冬 9g	川贝母 6g	当归 6g	白芍 6g
甘草 6g	桔梗 6g	五味子 6g	青蒿 10g
鳖甲 10g	知母 10g	龙骨 10g	牡蛎 10g
麻仁 10g	地骨皮 10g	胡黄连 10g	大黄(后下) 10g
丹皮 15g	半枝莲 20g	夏枯草 20g	白花蛇舌草 20g

15 剂,水煎服,每日 1 剂,分早晚服。

预后:服药 2 个月余,临床诸症消失。1995 年 1 月 16 日患者到黄陂人民医院复查 CT,并与前磁共振片、CT 片对照,确认原肺部肿瘤病灶消失。随访 5 年,患者生存质量较好,面容红润光泽,身体无任何不适。

按:经云"正气存内,邪不可干"、"邪之所凑,其气必虚"。正气内虚,脏腑阴阳失调,是罹患肺癌的主要原因,此所谓"积之成者,正气不足,而后邪气踞之"。肺癌是一种全身属虚,局部属实的疾病。肺癌的虚以阴虚、气阴两虚为多见,实则不外乎气滞、血瘀、痰凝、毒聚之病理变化。本案例以长时间服用养阴清热,解毒散结的百合固金汤加减建功。

摘自:孙超.张德忠治疗肺癌验案举隅[J].湖北中医杂志,2008,30(12):21.

二、临证经验举隅

患者张某,女性,54 岁,教师,乙型肝炎史 12 年,中上腹呈间歇性胀闷隐痛 11 年,伴食后饱胀感 9 年,近 2 个月逐日加重,伴乏力、食欲减退。检查:一般情况尚可,皮肤及双目无黄疸,锁骨上淋巴结未扪及,肝肋下 4 指、剑突下 4 指,左锁骨中线下 3 指、质硬、边钝圆、有压痛,舌苔薄腻、舌体胖,脉细。B 超提示:肝区二叶实质性占位病变,符合肝癌伴肝硬化,同位素扫描为:肝右叶占位。

初诊(1980 年 2 月 23 日):患者行肝前后野移动条放射治疗,此时患者诉肝区隐痛,食后胀闷,胃纳减退,舌苔薄白腻、舌体胖,脉弦细,此属肝区肿块阻遏中焦气机,脾气受阻,运化无权,治宜理气消痞,佐以软坚消块之品,方以枳术消痞汤(自拟方)加减。处方:枳实 9g,川朴 9g,神曲 9g,谷麦芽各 12g,延胡索 30g,半枝莲 30g,白花蛇舌草 30g,鳖甲 30g。

二诊(3 月 26 日):患者诉食欲不振,伴恶心,下午低热,夜间多汗,舌苔黄腻,脉细。证属放射治疗中热象渐生。除继续理气消导外,佐以清解之品。处方:枳实 9g,厚朴 9g,神曲 12g,谷、麦芽各 12g,山楂 30g,八月札 30g,川楝子 30g,延胡索 30g,半枝莲 30g,白花蛇舌草 30g,鳖甲 30g,生石膏 60g,清水豆卷 12g,姜半夏 10g。

三诊(1980 年 5 月 29 日):患者全肝移动条放射治疗顺利结束,肝区胀痛渐缓解,胃纳较前增加,黄腻苔渐化,大便畅,唯觉多汗,四肢无力,苔薄、体胖,脉细。证属脾虚气滞,予以健脾益气消导为主。处方:枳实 9g,川朴 9g,神曲 12g,谷、麦芽各 12g,山楂 30g,八月札 30g,川楝子 30g,延胡索 30g,半枝莲 30g,白花蛇舌草 30g,鳖甲 30g,生石膏 60g,清水豆卷 12g,姜半夏 10g,党参 15g,白术 10g,黄芪 15g。随诊加减 4 个月后出院,门诊随访治疗。

四诊(1984 年 8 月 30 日):患者坚持门诊随访、随诊加减迭进汤药 4 年余,情况一直良好。B 超提示:肝右叶钙化灶。当时因有低热,口干,常觉乏力,舌质红、舌体胖,脉细,肝肋下 2 指、剑突下 2 指余、质中、无明显压痛。此属脾虚气滞,气阴两虚,治宜健脾理气,清热养阴为主,方以培土理气汤(自拟方)加减。处方:党参 15g,黄芪 15g,白术 10g,神曲 12g,谷、麦芽各 12g,山楂 30g,八月札 30g,半枝莲 30g,白花蛇舌草 30g,乌药 9g,鳖甲 30g,生地 20g,寒水石 30g。

五诊(1993 年 11 月 13 日):患者每天坚持服用汤药,纳增神怡,面色红润,身体康健,旧恙未发,苔薄、舌体胖,脉细,一般均可,皮肤及双目无黄疸,锁骨上淋巴结未扪及,肝肋下 1 指、剑突下 2 指、质中、无压痛,肝功能正常,B 超提示为:肝右叶放疗后钙化灶,腹部目前无占位病变。仍予上述培土理气汤加减和自制中成药如软坚冲剂、肝病冲剂、免疫冲剂等交替依法常服,从不间断,以资巩固。由此可见,健脾理气法与放疗相结合,这是治愈的关键。

【思考题】

1. 简述肺癌、肝癌的病因病机。
2. 肺癌、肝癌的辨证要点和治疗原则是什么？
3. 简述肺癌、肝癌如何辨证论治。
4. 病案分析

曹某，女性，67岁，2001年1月11日初诊。

患者1999年查见右肺门癌，曾行放化疗，后2次CT、多次胸部摄片检查示：纵隔淋巴结肿大，两肺散在多发性转移。患者拒绝再次放化疗，要求中药调治。刻下症：精神状态尚可，偶有咽痒咳嗽，咳痰不多，偶夹血丝，右胸背部时有隐痛，余症不显。苔薄黄质黯红，脉细滑。

附录一 方剂索引

A

安宫牛黄丸(《温病条辨》)牛黄 犀角(水牛角代) 黄连 黄芩 栀子 麝香 冰片 郁金 朱砂 珍珠 雄黄 金箔衣

安神定志丸(《医学心悟》)茯苓 茯神 远志 人参 石菖蒲 龙齿

安胃饮(《景岳全书》)陈皮 山楂 麦芽 木通 泽泻 黄芩 石斛

B

八珍汤(《正体类要》)人参 白术 茯苓 甘草 当归 白芍 川芎 熟地黄 生姜 大枣

八正散(《太平惠民和剂局方》)瞿麦 萹蓄 木通 车前子 滑石 山栀子 大黄 灯心草 甘草梢

白虎加桂枝汤(《金匮要略》)知母 生石膏 甘草 粳米 桂枝

白虎加人参汤(《伤寒论》)知母 石膏 甘草 粳米 人参

白虎汤(《伤寒论》)石膏 知母 粳米 甘草

白头翁汤(《伤寒论》)白头翁 黄连 黄柏 秦皮

百合固金汤(《医方集解》)百合 麦冬 生地黄 熟地黄 玄参 当归 白芍 贝母 桔梗 甘草

半夏白术天麻汤(《医学心悟》)半夏 天麻 白术 茯苓 橘红 生姜 大枣 甘草

半夏厚朴汤(《金匮要略》)半夏 厚朴 紫苏 茯苓 生姜

半夏泻心汤(《伤寒论》)半夏 干姜 黄芩 黄连 人参 大枣 甘草

保和丸(《丹溪心法》)山楂 神曲 莱菔子 陈皮 半夏 茯苓 连翘

保真汤(《十药神书》)人参 黄芪 白术 赤茯苓 白茯苓 大枣 天冬 麦冬 生地黄 熟地黄 五味子 当归 赤芍 白芍 莲须 地骨皮 柴胡 陈皮 生姜 黄柏 知母 厚朴 甘草

萆薢分清饮(《医学心悟》)萆薢 石菖蒲 黄柏 车前子 茯苓 白术 莲子心 丹参

补肺汤(《永类钤方》)人参 黄芪 熟地黄 五味子 紫菀 桑白皮

补肝汤(《医宗金鉴》)当归 白芍 川芎 熟地黄 酸枣仁 木瓜 炙甘草

补气运脾汤(《医学统旨》)人参 白术 茯苓 甘草 黄芪 陈皮 砂仁 半夏曲 生姜 大枣

补肾益髓汤(验方) 熟地黄 山茱萸 紫河车 山药 龟甲胶 远志 石菖蒲

补天大造丸(《医学心悟》)人参 白术 当归 黄芪 枣仁 远志 芍药 山药 茯苓 枸杞 熟地黄 紫河车 龟甲 鹿角

补阳还五汤(《医林改错》)生黄芪 当归尾 川芎 赤芍 桃仁 红花 地龙

补中益气汤(《脾胃论》)人参 黄芪 白术 甘草 当归 陈皮 升麻 柴胡

C

柴贝止痫汤(验方) 柴胡 浙贝母 牡蛎 天麻 石菖蒲 地龙 半夏

柴胡疏肝散(《景岳全书》)柴胡 香附 川芎 陈皮 枳壳 芍药 甘草

沉香散(《金匮翼》)沉香 橘皮 石韦 滑石 冬葵子 当归 王不留行 白芍 甘草

川芎茶调散(《太平惠民和剂局方》)川芎 羌活 白芷 细辛 荆芥 防风 薄荷 甘草 细茶叶

春泽汤(《医方集解》)白术 人参 泽泻 茯苓 桂枝 猪苓

葱豉汤(《肘后备急方》)葱白 淡豆豉

D

大补阴丸(《丹溪心法》)熟地黄 龟甲 黄柏 知母 猪脊髓 蜂蜜

大补元煎(《景岳全书》)人参 炒山药 熟地黄 杜仲 枸杞 当归 山茱萸 炙甘草

大柴胡汤(《伤寒论》)柴胡 大黄 黄芩 枳实 芍药 半夏 生姜 大枣

大定风珠(《温病条辨》)鸡子黄 阿胶 白芍 甘草 五味子 生地黄 火麻仁 麦冬 龟甲 鳖甲 牡蛎

大黄甘草汤(《金匮要略》)大黄 甘草

大黄䗪虫丸(《金匮要略》)大黄 䗪虫 水蛭 虻虫 干漆 蛴螬 桃仁 黄芩 杏仁 干地黄 芍药 甘草

丹栀逍遥散(《古今医统大全》)当归 白芍 白术 柴胡 茯苓 甘草 煨姜 薄荷 牡丹皮 山栀

丹参饮(《时方歌括》)丹参 檀香 砂仁

当归六黄汤(《兰室秘藏》)当归 生地黄 熟地黄 黄芩 黄连 黄柏 黄芪

导痰汤(《济生方》)半夏 胆南星 橘红 枳实 茯苓 炙甘草 生姜

代抵当丸(《证治准绳》)大黄 当归尾 穿山甲 芒硝 桃仁 生地黄 肉桂

黛蛤散(《医宗金鉴》)青黛 海蛤壳

涤痰汤(《济生方》)制半夏 制南星 陈皮 枳实 茯苓 人参 石菖蒲 竹茹 炙甘草 生姜

地榆散(《活人书》)地榆 茜根 黄芩 黄连 山栀 茯苓

癫狂梦醒汤(《医林改错》)桃仁 柴胡 香附 木通 赤芍 半夏 大腹皮 青皮 陈皮 桑白皮 苏子 甘草

定喘汤(《摄生众妙方》)麻黄 白果 桑白皮 黄芩 杏仁 款冬花 半夏 苏子 甘草

定痫丸(《医学心悟》)竹沥 胆南星 半夏 茯苓 陈皮 川贝母 姜汁 天麻 僵蚕 全蝎 石菖蒲 远志 麦冬 丹参 辰砂 茯神 琥珀 甘草

丁香散(《古今医统》)丁香 柿蒂 高良姜 炙甘草

丁蔻理中汤(验方) 党参 白术 炙甘草 干姜 丁香 白蔻仁

独活寄生汤(《备急千金要方》)独活 桑寄生 细辛 肉桂心 防风 秦艽 杜仲 牛膝 干地黄 当归 川芎 芍药 人参 茯苓 甘草

E

二陈汤(《太平惠民和剂局方》)半夏 橘红 茯苓 甘草 生姜 乌梅

二母宁嗽汤(《古今医鉴》)知母 贝母 黄芩 山栀子 石膏 桑白皮 茯苓 瓜蒌仁 陈皮 枳实 五味子 生甘草 生姜

二阴煎(《景岳全书》)生地黄 麦冬 枣仁 生甘草 玄参 茯苓 黄连 木通 灯心草 竹叶

二至丸(《医方集解》)女贞子 旱莲草

F

防风汤(《宣明论方》)防风 甘草 当归 赤茯苓 杏仁 肉桂 黄芩 秦艽 葛根 麻黄 生姜 大枣

防己黄芪汤(《金匮要略》)防己 黄芪 白术 甘草 生姜 大枣

附子理中丸(《太平惠民和剂局方》)炮附子 人参 白术 炮姜 炙甘草

G

甘草干姜汤加味(《金匮要略》)甘草 干姜 党参 黄芪 白术 茯苓 山药

甘姜苓术汤(《金匮要略》)甘草 干姜 茯苓 白术

甘麦大枣汤(《金匮要略》)小麦 甘草 大枣

甘遂半夏汤(《金匮要略》)甘遂 半夏 芍药 蜂蜜

膏淋汤(《医学衷中参西录》)生山药 生芡实 生龙骨 生牡蛎 生地黄 党参 白芍

膈下逐瘀汤(《医林改错》)五灵脂 当归 川芎 桃仁 牡丹皮 赤芍 延胡索 甘草 香附 红花 枳壳 乌药

葛根黄芩黄连汤(《伤寒论》)葛根 黄芩 黄连 甘草

归脾汤(《济生方》)人参 黄芪 白术 茯神 酸枣仁 龙眼肉 木香 炙甘草 当归 远志 生姜 大枣

桂枝甘草龙骨牡蛎汤(《伤寒论》)桂枝 炙甘草 牡蛎 龙骨

桂枝甘草汤(《伤寒论》)桂枝 甘草

桂枝汤(《伤寒论》)桂枝 芍药 生姜 大枣 炙甘草

H

海藻玉壶汤(《外科正宗》)海藻 昆布 海带 青皮 陈皮 贝母 半夏 当归 川芎 独活 连翘 甘草

虎潜丸(《丹溪心法》)龟甲 黄柏 知母 熟地黄 白芍 锁阳 陈皮 干姜 虎骨(现用狗骨代)

化斑汤(《温病条辨》)石膏 知母 生甘草 玄参 犀角(水牛角代) 粳米

化积丸(《类证治裁》)三棱 莪术 阿魏 海浮石 香附 雄黄 槟榔 苏木 瓦楞子 五灵脂

化瘀通络汤(验方)法半夏 橘红 茯苓 枳实 丹参 川芎 红花 石菖蒲 远志 党参 甘草

化血丹(《医学衷中参西录》)花蕊石 三七 血余炭

槐花散(《普济本事方》)槐花 侧柏叶 荆芥穗 枳壳

还少丹(《医方集解》)熟地黄 枸杞 山茱萸 肉苁蓉 巴戟天 小茴香 杜仲 怀牛膝 楮实 茯苓 山药 五味子 石菖蒲 远志 大枣

黄连阿胶汤(《伤寒论》)黄连 阿胶 芍药 黄芩 鸡子黄

黄连解毒汤(《外台秘要》)黄芩 黄连 黄柏 栀子

黄连清心饮(《沈氏尊生书》)黄连 生地黄 当归 甘草 酸枣仁 茯神 远志 人参 莲子肉

黄连温胆汤(《备急千金要方》)半夏 陈皮 枳实 竹茹 黄连 茯苓 甘草 大枣

黄连香薷饮(《类证活人书》)黄连 香薷 厚朴 扁豆 金银花

黄龙疏喘汤(经验方) 炙麻黄 地龙 僵蚕 苏子 五味子 白芍 石菖蒲 防风 炙甘草

黄芪鳖甲散(《太平惠民和剂局方》)黄芪 鳖甲 天冬 地骨皮 秦艽 柴胡 紫菀 半夏 茯苓 知母 生地黄 赤芍 桑白皮 人参 肉桂 桔梗 甘草

黄芪建中汤(《金匮要略》)黄芪 饴糖 桂枝 芍药 甘草 生姜 大枣

黄芪汤(《金匮翼》)黄芪 陈皮 火麻仁 白蜜

黄土汤(《金匮要略》)灶心土 附子 白术 阿胶 干地黄 黄芩 甘草

藿香正气散(《太平惠民和剂局方》)藿香 紫苏 白芷 半夏曲 厚朴 桔梗 陈皮 大腹皮 茯苓 白术 生姜 大枣 甘草

河车大造丸(《医方集解》)紫河车 党参 茯苓 龟甲 熟地黄 天冬 麦冬 杜仲 牛膝 黄柏

J

己椒苈黄丸(《金匮要略》)防己 椒目 葶苈 大黄

济川煎(《景岳全书》)肉苁蓉 当归 牛膝 枳壳 泽泻 升麻

济生肾气丸(《济生方》)炮附子 桂枝 熟地黄 山药 山茱萸 川牛膝 茯苓 泽泻 车前子 牡丹皮

加减葳蕤汤(《通俗伤寒论》)葳蕤 葱白 豆豉 薄荷 桔梗 白薇 甘草 大枣

加味二妙散(《丹溪心法》)苍术 黄柏 防己 萆薢 当归 牛膝 龟甲

加味桔梗汤(《医学心悟》)桔梗 甘草 贝母 橘红 金银花 薏苡仁 葶苈子 白及

桔梗汤(《济生方》)桑白皮 桔梗 贝母 当归 瓜蒌仁 黄芪 枳壳 甘草 防己 百合 薏苡仁 五味子 地骨皮 知母 杏仁 葶苈子

桔梗杏仁煎(《景岳全书》)桔梗 杏仁 甘草 金银花 贝母 枳壳 红藤 连翘 夏枯草 百合 麦冬 阿胶

金匮肾气丸(《金匮要略》)桂枝 炮附子 干地黄 山茱萸 山药 泽泻 茯苓 牡丹皮

荆防败毒散(《外科理例》)荆芥 防风 羌活 独活 川芎 柴胡 前胡 桔梗 枳壳 茯苓 甘草

荆蓬煎丸(《卫生宝鉴》)三棱 莪术 木香 青皮 茴香 枳壳 槟榔

K

开道散(验方)冰片 硼砂 硇砂 丁香 礞石

L

理中丸(《伤寒论》)干姜 人参 白术 甘草

良附丸(《良方集腋》)高良姜 香附

苓甘五味姜辛汤(《金匮要略》)干姜 细辛 茯苓 五味子 甘草

苓桂术甘汤(《金匮要略》)茯苓 桂枝 白术 甘草

羚角钩藤汤(《通俗伤寒论》)羚羊角 钩藤 桑叶 菊花 生地黄 白芍 川贝母 竹茹 茯神 生甘草

六君子汤(《医学正传》)人参 茯苓 白术 陈皮 半夏 炙甘草

六磨汤(《证治准绳》)沉香 木香 槟榔 乌药 枳实 大黄

六味地黄丸(《小儿药证直诀》)熟地黄 山茱萸 山药 泽泻 牡丹皮 茯苓

鹿茸固涩丸(《沈氏尊生书》)人参 黄芪 菟丝子 桑螵蛸 莲子肉 茯苓 肉桂 山药 附子 鹿茸 桑白皮 龙骨 补骨脂 五味子

龙胆泻肝汤(《医方集解》)龙胆草 黄芩 栀子 泽泻 木通 车前子 生地黄 当归 柴胡 甘草

M

麻黄连翘赤小豆汤(《伤寒论》)麻黄 连翘 杏仁 赤小豆 大枣 桑白皮 生姜 甘草

麻黄升麻汤(《金匮要略》)炙麻黄 升麻 当归 知母 黄芩 玉竹 白芍 天冬 白术 干姜

麻黄汤(《伤寒论》)麻黄 桂枝 杏仁 甘草

麻杏石甘汤(《温病条辨》)麻黄 石膏 杏仁 甘草

麻子仁丸(《伤寒论》)火麻仁 杏仁 大黄 枳实 厚朴 芍药 白蜜

麦门冬汤(《金匮要略》)麦冬 人参 粳米 大枣 半夏 甘草

麦味地黄汤(《金匮要略》)麦冬 五味子 生地黄 山药 山萸肉 茯苓 泽泻 牡丹皮

秘精丸(《济生方》)牡蛎 菟丝子 龙骨 五味子 韭子 桑螵蛸 白茯苓 白石脂

妙香散(《沈氏尊生书》)山药 茯苓 茯神 远志 黄芪 人参 桔梗 甘草 木香 辰砂 麝香

木香顺气散(《沈氏尊生书》)木香 青皮 橘皮 枳壳 厚朴 乌药 香附 砂仁 半夏 肉桂 干姜 生姜 甘草

N

牛黄清心丸(《痘疹世医心法》)牛黄　朱砂　黄连　黄芩　栀子　郁金

暖肝煎(《景岳全书》)肉桂　小茴香　当归　枸杞　乌药　沉香　茯苓　生姜

P

平胃散(《太平惠民和剂局方》)苍术　厚朴　陈皮　甘草　生姜　大枣

Q

七味都气丸(《医宗己任编》)五味子　熟地黄　山药　山茱萸　茯苓　泽泻　牡丹皮

启膈散(《医学心悟》)沙参　丹参　茯苓　川贝母　郁金　砂仁壳　荷叶蒂　杵头糠

杞菊地黄汤(《医极》)熟地黄　山茱萸　茯苓　山药　牡丹皮　泽泻　枸杞　菊花

千金苇茎汤(《备急千金要方》)苇茎　冬瓜仁　桃仁　薏苡仁

茜根散(《景岳全书》)茜草根　黄芩　阿胶　侧柏叶　生地黄　甘草　当归　生姜

羌活胜湿汤(《内外伤辨惑论》)羌活　独活　防风　藁本　蔓荆子　川芎　炙甘草

清肺饮(《证治汇补》)黄芩　桑白皮　车前子　山栀　木通　茯苓　麦冬　泽泻

清骨散(《证治准绳》)银柴胡　胡黄连　知母　地骨皮　秦艽　鳖甲　青蒿　甘草

青蒿鳖甲汤(《温病条辨》)青蒿　鳖甲　生地黄　知母　牡丹皮

清金化痰汤(《统旨方》)黄芩　山栀子　桔梗　麦冬　桑白皮　贝母　知母　瓜蒌仁　橘红　茯苓　甘草

清暑益气汤(《温热经纬》)西瓜翠衣　西洋参　荷梗　石斛　麦冬　黄连　知母　竹叶　甘草　粳米

清瘟败毒饮(《疫疹一得》)生石膏　生地黄　玄参　犀角(水牛角代)　黄连　栀子　桔梗　知母　连翘　甘草　牡丹皮　竹叶　黄芩

清营汤(《温病条辨》)犀角(水牛角代)　生地黄　麦冬　玄参　金银花　连翘　黄连　竹叶心　丹参

清燥救肺汤(《医门法律》)桑叶　石膏　杏仁　甘草　麦冬　人参　阿胶　胡麻仁　炙枇杷叶

R

人参蛤蚧散(《卫生宝鉴》)人参　蛤蚧　茯苓　甘草　杏仁　桑白皮　知母　贝母

人参汤(《金匮要略》)人参　甘草　干姜　白术

人参养荣汤(《太平惠民和剂局方》)人参　甘草　黄芪　白术　茯苓　五味子　远志　陈皮　当归　熟地黄　白芍　肉桂　生姜　大枣

润肠丸(《沈氏尊生书》)当归　生地黄　麻仁　桃仁　枳壳

如金解毒散(《痈疽神秘验方》)桔梗　甘草　黄芩　黄柏　山栀　黄连

S

三拗汤(《太平惠民和剂局方》)麻黄　杏仁　甘草　生姜

三才封髓丹(《卫生宝鉴》)天冬　熟地黄　人参　黄柏　砂仁　甘草

三甲复脉汤(《温病条辨》)炙甘草 干生地黄 生白芍 麦冬 阿胶 麻仁 生牡蛎 生鳖甲 生龟甲

三甲散(《温疫论》)鳖甲 龟甲 穿山甲 蝉蜕 僵蚕 牡蛎 䗪虫 白芍 当归 甘草

三仁汤(《温病条辨》)杏仁 蔻仁 生薏苡仁 半夏 厚朴 滑石 竹叶 通草

三子养亲汤(《韩氏医通》)白芥子 紫苏子 莱菔子

桑白皮汤(《景岳全书》)桑白皮 半夏 苏子 杏仁 贝母 黄芩 黄连 栀子 生姜

桑菊饮(《温病条辨》)桑叶 菊花 薄荷 连翘 桔梗 甘草 杏仁 芦根

桑杏汤(《温病条辨》)桑叶 杏仁 豆豉 浙贝母 沙参 栀子 梨皮

沙参麦冬汤(《温病条辨》)沙参 麦冬 玉竹 桑叶 扁豆 天花粉 甘草

沙参清肺汤(经验方) 北沙参 生黄芪 太子参 合欢皮 白及 生甘草 桔梗 薏苡仁 冬瓜子

芍药甘草汤(《伤寒论》)芍药 甘草

芍药汤(《素问病机气宜保命集》)白芍 黄连 黄芩 大黄 木香 槟榔 当归 肉桂 甘草

射干麻黄汤(《金匮要略》)射干 麻黄 干姜 细辛 紫菀 半夏 款冬花 五味子 大枣

参附汤(《正体类要》)人参 附子

参蛤散(《卫生宝鉴》)人参 蛤蚧尾

参苓白术散(《太平惠民和剂局方》)人参 白术 茯苓 山药 莲子肉 白扁豆 薏苡仁 砂仁 桔梗 甘草

参苏饮(《太平惠民和剂局方》)人参 紫苏叶 葛根 前胡 半夏 茯苓 陈皮 甘草 桔梗 枳壳 木香 生姜 大枣

身痛逐瘀汤(《医林改错》 秦艽 川芎 桃仁 红花 甘草 羌活 没药 当归 五灵脂 香附 牛膝 地龙

神术散(《医学心悟》)苍术 陈皮 厚朴 藿香 砂仁 甘草

生脉散(《内外伤辨惑论》)人参 麦冬 五味子

生铁落饮(《医学心得》)天冬 麦冬 贝母 胆南星 橘红 远志 石菖蒲 连翘 茯苓 茯神 玄参 钩藤 丹参 辰砂 生铁落

圣愈汤(《医宗金鉴》)人参 黄芪 当归 白芍 熟地黄 川芎

十灰散(《十药神书》)大蓟 小蓟 白茅根 侧柏叶 茜根 荷叶 大黄 栀子 牡丹皮 棕榈皮 藕汁 萝卜汁 京墨

实脾散(《严氏济生方》) 附子 干姜 茯苓 白术 木瓜 厚朴 木香 大腹皮 草果 甘草 生姜 大枣

实脾饮(《严氏济生方》)大腹子 茯苓 白术 炙甘草 木瓜 附子 干姜 草豆蔻 木香 厚朴 生姜 大枣

十全大补汤(《大平惠民和剂局方》)熟地黄 白芍 当归 川芎 人参 白术 茯苓 炙甘草 黄芪 肉桂

十全育真汤(《医学衷中参西录》)人参 生黄芪 生山药 知母 玄参 生龙骨 生牡蛎 丹参 三棱 莪术

石韦散(《证治汇补》)石韦 车前子 瞿麦 滑石 冬葵子

失笑散(《太平惠民和剂局方》)蒲黄 五灵脂

十枣汤(《伤寒论》)甘遂 大戟 芫花 大枣

疏凿饮子(《济生方》)泽泻 商陆 赤小豆 羌活 大腹皮 椒目 木通 秦艽 茯苓皮 槟榔 生姜

顺气导痰汤(验方)半夏 陈皮 茯苓 甘草 生姜 胆南星 枳实 木香 香附

四海舒郁丸(《疡医大全》)青木香 陈皮 海蛤粉 海带 海藻 昆布 海螵蛸

四君子汤(《太平惠民和剂局方》)人参 白术 茯苓 甘草

四妙丸(《成方便读》)苍术 黄柏 牛膝 薏苡仁

四逆散(《伤寒论》)柴胡 芍药 枳壳 甘草

四神丸(《证治准绳》)补骨脂 肉豆蔻 吴茱萸 五味子 生姜 大枣

四味回阳饮(《景岳全书》)人参 制附子 炮姜 炙甘草

四物汤(《太平惠民和剂局方》)当归 白芍 熟地黄 川芎

苏子降气汤(《太平惠民和剂局方》)紫苏子 半夏 厚朴 前胡 肉桂 当归 生姜 大枣 甘草

T

桃红四物汤(《医宗金鉴》)熟地黄 当归 白芍 川芎 桃仁 红花

桃仁红花煎(《陈素庵妇科补解》)红花 当归 桃仁 香附 延胡索 赤芍 川芎 丹参 青皮 生地黄

天麻钩藤饮(《杂病证治新义》)天麻 钩藤 石决明 川牛膝 黄芩 栀子 益母草 杜仲 桑寄生 夜交藤 茯神

天王补心丹(《摄生秘剖》)生地黄 玄参 天冬 麦冬 酸枣仁 柏子仁 丹参 当归身 五味子 远志 人参 茯苓 桔梗 辰砂

调气平胃散(《证治准绳》)木香 乌药 白蔻仁 檀香 砂仁 藿香 苍术 厚朴 陈皮 甘草

调荣饮(《仁斋直指》)莪术 川芎 当归 延胡索 白芷 槟榔 陈皮 赤芍药 桑白皮 大腹皮 赤茯苓 葶苈 瞿麦 大黄 细辛 官桂 甘草

调胃承气汤(《伤寒论》)大黄 甘草 芒硝

葶苈大枣泻肺汤(《金匮要略》)葶苈子 大枣

通窍活血汤(《医林改错》)赤芍 川芎 桃仁 红花 老葱 鲜姜 红枣 麝香 黄酒

通幽汤(《兰室秘藏》)生地黄 熟地黄 桃仁 红花 当归 升麻 槟榔 炙甘草

通瘀煎(《景岳全书》)当归尾 山楂 香附 红花 乌药 青皮 木香 泽泻

痛泻要方(《丹溪心法》)白术 白芍 陈皮 防风

W

胃苓汤(《丹溪心法》)苍术 陈皮 厚朴 甘草 泽泻 猪苓 茯苓 白术 肉桂

温胆汤(《备急千金要方》)半夏 竹茹 枳实 橘皮 茯苓 生姜 大枣 甘草

乌梅丸(《伤寒论》)乌梅 细辛 蜀椒 黄连 黄柏 附子 干姜 桂枝 人参 当归

乌头汤(《金匮要略》)麻黄 芍药 黄芪 甘草 川乌 蜂蜜

无比山药丸(《太平惠民和剂局方》)山药 茯苓 泽泻 熟地黄 山茱萸 巴戟天 菟丝子 杜仲 牛膝 五味子 肉苁蓉 赤石脂

五磨饮子(《医方集解》)木香 沉香 槟榔 枳实 乌药

五皮散(《华氏中藏经》)陈皮 茯苓皮 生姜皮 桑白皮 大腹皮

五味消毒饮(《医宗金鉴》)金银花 野菊花 蒲公英 紫花地丁 紫背天葵

五汁安中饮(经验方) 韭菜汁 牛乳 生姜汁 梨汁 藕汁

X

犀角地黄汤(《备急千金要方》)犀角(现用水牛角代) 生地黄 芍药 牡丹皮

犀角散(《备急千金要方》)犀角(现用水牛角代) 黄连 栀子 升麻 茵陈

香附旋覆花汤(《温病条辨》)生香附 旋覆花 苏子霜 薏苡仁 半夏 茯苓 橘皮

香砂六君子汤(《时方歌括》)木香 砂仁 陈皮 半夏 党参 白术 茯苓 甘草

香苏散(《太平惠民和剂局方》)紫苏叶 香附 陈皮 甘草

新加香薷饮(《温病条辨》)香薷 鲜扁豆花 厚朴 金银花 连翘

旋覆代赭汤(《伤寒论》)旋覆花 代赭石 半夏 生姜 人参 大枣 甘草

逍遥散(《太平惠民和剂局方》)柴胡 白芍 当归 白术 茯苓 甘草 薄荷 煨姜

小半夏加茯苓汤(《金匮要略》)半夏 生姜 茯苓

小半夏汤(《金匮要略》)半夏 生姜

小蓟饮子(《济生方》)小蓟 生藕节 蒲黄 生地黄 滑石 木通 淡竹叶 栀子 当归 甘草

小建中汤(《伤寒论》)饴糖 桂枝 芍药 生姜 大枣 甘草

小青龙汤(《伤寒论》)麻黄 桂枝 干姜 细辛 五味子 白芍 半夏 甘草

小续命汤(《备急千金要方》)麻黄 防己 人参 黄芩 桂心 甘草 川芎 芍药 杏仁 附子 防风 生姜

血府逐瘀汤(《医林改错》)桃仁 当归 红花 赤芍 牛膝 川芎 柴胡 桔梗 枳壳 生地黄 甘草

洗心汤(《辨证录》)人参 甘草 半夏 陈皮 附子 茯神 生酸枣仁 石菖蒲 神曲

泻白散(《小儿药证直诀》)桑白皮 地骨皮 甘草 粳米

泻心汤(《金匮要略》)大黄 黄连 黄芩

星蒌承气汤(验方) 大黄 芒硝 胆南星 瓜蒌

芎芷石膏汤(《医宗金鉴》)川芎 白芷 石膏 菊花 藁本 羌活

Y

养心汤(《证治准绳》)黄芪 茯苓 茯神 当归 川芎 炙甘草 半夏曲 柏子仁 酸枣仁 远志 五味子 肉桂 人参

一贯煎(《柳州医话》)生地黄 枸杞 当归 北沙参 麦冬 川楝子

益胃汤(《温病条辨》)沙参 麦冬 生地黄 玉竹 冰糖

薏苡仁汤(《类证治裁》)薏苡仁 苍术 羌活 独活 防风 制川乌 麻黄 桂枝 当归 川芎 生姜 甘草

茵陈蒿汤(《伤寒论》)茵陈 栀子 大黄

茵陈四苓汤(《济生方》)茵陈　泽泻　白术　赤茯苓　猪苓

茵陈五苓散(《金匮要略》)茵陈　泽泻　猪苓　茯苓　白术　桂枝

茵陈术附汤(《医学心悟》)茵陈　附子　干姜　肉桂　白术　甘草

银翘散(《温病条辨》)金银花　连翘　荆芥穗　淡豆豉　薄荷　牛蒡子　桔梗　甘草　竹叶　苇根

右归饮(《景岳全书》)熟地黄　山茱萸　枸杞　山药　杜仲　甘草　附子　肉桂

右归丸(《景岳全书》)附子　肉桂　鹿角胶　熟地黄　山茱萸　枸杞　山药　菟丝子　杜仲　当归

玉女煎(《景岳全书》)石膏　熟地黄　知母　麦冬　牛膝

玉屏风散(《丹溪心法》)黄芪　白术　防风

玉液汤(《医学衷中参西录》)生黄芪　生山药　知母　天花粉　葛根　鸡内金　五味子

越婢加半夏汤(《金匮要略》)麻黄　生石膏　生姜　大枣　甘草　半夏

越婢加术汤(《金匮要略》)麻黄　石膏　生姜　甘草　白术　大枣

月华丸(《医学心悟》)沙参　麦冬　天冬　生地黄　熟大黄　阿胶　山药　茯苓　桑叶　菊花　獭肝　百部　三七　川贝母

Z

增液承气汤(《温病条辨》)玄参　麦冬　细生地黄　大黄　芒硝

真人养脏汤(《太平惠民和剂局方》)罂粟壳　肉豆蔻　诃子　肉桂　人参　白术　当归　白芍　木香　甘草

真武汤(《伤寒论》)附子　茯苓　生姜　白术　芍药

镇肝熄风汤(《医学衷中参西录》)怀牛膝　代赭石　龙骨　牡蛎　龟甲　白芍　玄参　天冬　茵陈　川楝子　生麦芽　甘草

拯阳理劳汤(《医宗必读》)黄芪　人参　肉桂　当归　白术　甘草　陈皮　五味子　生姜　大枣

知柏地黄丸(《医宗金鉴》)知母　黄柏　熟地黄　山茱萸　牡丹皮　茯苓　泽泻　山药

枳实导滞丸(《内外伤辨惑论》)大黄　枳实　黄芩　黄连　茯苓　泽泻　白术　神曲

枳实薤白桂枝汤(《金匮要略》)枳实　厚朴　薤白　桂枝　全瓜蒌

枳壳化滞汤(《症因脉治》)枳壳　厚朴　神曲　陈皮　莱菔子　麦芽　砂仁

止嗽散(《医学心悟》)紫菀　百部　桔梗　白前　橘红　荆芥　甘草

至宝丹(《太平惠民和剂局方》)犀牛角　麝香　龙脑　安息香　牛黄　玳瑁　朱砂　琥珀　雄黄　金箔　银箔

中满分消丸(《兰室秘藏》)黄芩　黄连　知母　厚朴　枳实　砂仁　陈皮　白术　人参　炙甘草　茯苓　猪苓　泽泻　姜黄　干姜　半夏

舟车丸(《丹溪心法》)芫花　甘遂　大戟　大黄　黑丑　青皮　陈皮　槟榔　木香　轻粉

驻车丸(《备急千金要方》)黄连　阿胶　当归　干姜

滋肾通关丸(《兰室秘藏》)知母　黄柏　肉桂

竹茹汤(《普济本事方》)竹茹　葛根　半夏　甘草　生姜　大枣

竹叶石膏汤(《伤寒论》)石膏　竹叶　人参　麦冬　半夏　粳米　甘草

紫雪丹(《太平惠民和剂局方》)犀角(水牛角代) 羚羊角 麝香 生石膏 寒水石 滑石 玄参 升麻 木香 丁香 沉香 黄金 朱砂 磁石 芒硝 硝石 甘草

左归丸(《景岳全书》)熟地黄 龟甲胶 鹿角胶 山茱萸 山药 枸杞 菟丝子 川牛膝

左归饮(《景岳全书》)熟地黄 山茱萸 山药 枸杞 茯苓 炙甘草

左金丸(《丹溪心法》)黄连 吴茱萸

附录二　病案分析题参考答案

1. 感冒
   诊断:感冒　风寒感冒夹滞
   治法:解表清热,宣中导滞。
   方药:防风通圣散加减。
2. 风温肺热病
   诊断:风温肺热病　痰热壅肺
   治法:清热解毒,宣肺化痰。
   方药:麻杏石甘汤加减。
3. 咳嗽
   诊断:咳嗽　肺阴亏虚
   治法:养阴润肺,宁肺止嗽。
   方药:沙参麦冬汤加减。
4. 哮病
   诊断:哮病　肺脾气虚之风哮
   治法:培土生金,益气疏风,化痰平喘。
   方药:黄龙疏喘汤合玉屏风散加减。
5. 喘病
   诊断:喘病　肺肾气虚
   治法:补益肺肾,纳气平喘。
   方药:玉屏风散或保元汤合参蛤散加减。
6. 肺痈
   诊断:肺痈　热壅血瘀
   治法:清热解毒,散结消痈。
   方药:苇茎汤合桔梗汤加减。
7. 肺痨
   诊断:肺痨　气阴两虚
   治法:益气滋阴,杀虫抗痨。
   方药:保真汤加减。
8. 肺胀
   诊断:肺胀　痰热郁肺

治法:清肺化痰,降逆平喘。

方药:越婢加半夏汤合桑白皮汤加减。

9. 肺痿

诊断:肺痿　气血亏虚,阴损及阳

治法:补气养血,救阴扶阳。

方药:炙甘草汤加减。

10. 心悸

诊断:心悸　阴虚火旺

治法:益气养阴,清心安神。

方药:天王补心丹加减。

11. 胸痹心痛

诊断:胸痹心痛　血瘀气滞

治法:活血化瘀,理气止痛。

方药:血府逐瘀汤加减。

12. 不寐

诊断:不寐　肝郁化火

治法:疏肝泄热,佐以安神。

方药:龙胆泻肝汤加减。

13. 癫狂

诊断:癫狂　气滞痰凝

治法:疏肝解郁,理气化痰。

方药:癫狂梦醒汤加减。

14. 痫病

诊断:痫病　瘀阻脑络

治法:活血化瘀,息风通络。

方药:通窍活血汤或桃红四物汤加减。

15. 厥病

诊断:厥病　血厥实证兼有痰饮

治法:活血化瘀,理气化痰。

方药:通瘀煎(或血府逐瘀汤)加浙贝母。

16. 头痛

诊断:头痛　血瘀头痛

治法:通窍活络化瘀。

方药:通窍活血汤加减。

17. 眩晕

诊断:眩晕　中气不足

治法:补益中气,健脾益胃。

方药:补中益气汤加味。

18. 中风

诊断:中风　中经络 痰热腑实

治法:化痰通腑。
方药:星蒌承气汤加减。
19. 郁病
诊断:郁病 肝气郁结
治法:疏肝解郁,理气畅志
方药:柴胡疏肝散加减。
20. 老年呆病
诊断:老年呆病 髓海不足
治法:补肾益髓,填精养神。
方药:七福饮加味。
21. 胃痛
诊断:胃痛 脾胃虚寒,气滞血瘀
治法:温中健脾,理气活血。
方药:黄芪建中汤合金铃子散加味。
22. 胃痞
诊断:胃痞 寒热错杂,气机中阻
治法:平调寒热。
方药:半夏泻心汤加减。
23. 腹痛
诊断:腹痛 中虚脏寒
治法:温中补虚,缓急止痛。
方药:小建中汤加减。
24. 呕吐
诊断:呕吐 脾虚痰湿,肝气犯胃
治法:健脾祛湿,疏肝降逆。
方药:半夏厚朴汤、柴胡疏肝散合四君子汤。
25. 呃逆
诊断:呃逆 脾虚痰湿,肝气犯胃
治法:健脾祛湿,疏肝降逆
方药:旋覆代赭汤合柴胡疏肝散。
26. 噎膈
诊断:噎膈 痰瘀交阻,热毒内结
治法:化瘀祛痰,解毒清热。
方药:开道散(验方)含化配合内服活血化瘀、清热化痰、宽胸降逆之汤剂。
27. 泄泻
诊断:泄泻 肠胃积热
治法:疏导积热。
方药:黄芩黄连甘草汤合小承气汤加味。
28. 痢疾
诊断:痢疾 湿热痢

治法:清热化湿解毒,调气行血。

方药:芍药汤加减。

29. 便秘

诊断:便秘　肝肾阴虚,津枯肠燥

治法:滋补肝肾,润肠通便。

方药:六味地黄丸加减。

30. 胁痛

诊断:胁痛　瘀血阻络

治法:活血化瘀,通络止痛。

方药:膈下逐瘀汤加减。

31. 黄疸

诊断:黄疸　阴黄

治法:温脾化湿,补气活血。

方药:茵陈术附汤加减。

32. 积聚

诊断:聚证　肝郁气滞痰结

治法:行气解郁,化痰散结。

方药:四七汤(《太平惠民和剂局方》引《简易方》)、小乌附汤(验方)综合化裁。

33. 鼓胀

诊断:鼓胀　水鼓

治法:清热化湿,健脾利水。

方药:中满分消丸方加减。

34. 水肿

诊断:水肿　阳水　风水泛滥,兼有湿浊

治法:散风清热,宣肺利水除湿。

方药:越婢加术汤。

35. 淋证

诊断:淋证　劳淋　气阴两虚,湿热下注

治法:清热利湿,益气养阴。

方药:清心莲子饮加减。

36. 癃闭

诊断:癃闭　肾阳衰惫

治法:温阳益气,补肾利水。

方药:济生肾气丸加减。

37. 关格

诊断:关格　脾肾阳虚(偏脾阳虚)

治法:温补脾肾,益气化湿。

方药:防己黄芪汤合附子理中丸加减。

38. 遗精

诊断:遗精　心肾不交

治法:清热滋阴,交通心肾。

方药:三才封髓丹加减。

39. 痹病

诊断:痹病　痛痹

治法:温经散寒,祛风除湿。

方药:乌头汤加减。

40. 痉病

诊断:痉病　心营热盛

治法:清心透营,开窍止痉。

方药:清营汤加减,并送服安宫牛黄丸或至宝丹,或紫雪丹。

41. 痿病

诊断:痿病　脾胃亏虚

治法:健脾益气。

方药:参苓白术散。

42. 腰痛

诊断:腰痛　肾虚(偏阳虚)

治法:温肾助阳。

方药:右归丸加减。

43. 颤病

诊断:颤病　肾精亏虚兼有脾虚

治法:滋补肝肾,育阴息风通络,健脾益气。

方药:大补阴丸合六味地黄丸加减。

44. 血证

诊断:紫斑　心脾两虚,气血不足

治法:益气养血,化瘀止血。

方药:归脾汤加减。

45. 汗病

诊断:汗病　阴虚火旺。

治法:滋阴降火。

方药:当归六黄汤加减。

46. 痰饮

诊断:痰饮　支饮

治法:温肺化饮。

方药:小青龙汤加减。

47. 消渴

诊断:消渴　阴阳两虚

治法:滋阴温阳,补肾固涩,兼活血通络。

方药:金匮肾气丸加减(加用益肾收涩、活化瘀药)。

48. 虚劳

诊断:虚劳　肺肾气虚

治法:补肺益肾,培元纳气。

方药:补肺汤合人参蛤蚧散。

49. 内伤发热

诊断:内伤发热　血虚发热

治法:益气健脾,养血宁心。

方药:归脾汤加减。

50. 瘿病

诊断:瘿病　气郁痰阻

治法:理气舒郁,化痰消瘿。

方药:四海舒郁丸。

51. 癌症

诊断:肺癌　热毒痰瘀阻肺,气阴两伤

治法:痰瘀同治,清解热毒,益气养阴。

方药:南沙参 12g　北沙参 12g　天冬 10g　麦冬 10g
猫爪草 20g　山慈菇 15g　泽漆 15g　白薇 15g
炙僵蚕 10g　海藻 12g　漏芦 12g　炙蜈蚣 2 条
太子参 12g　生黄芪 15g　旋覆花(包)10g　降香 5g
茜草根 15g　桃仁 10g

57检